KAPITEL

Inhaltsverzeichnis

Vorwort des Autors

Dass Gesundheit grundsätzlich von natürlicher, möglichst chemiefreier Vollwerternährung, optimaler Mikronährstoffversorgung, einem neutralen Säuren-Basen-Verhältnis und seelischem Wohlbefinden abhängig ist, weiß man in der Ernährungswissenschaft und Naturheilmedizin schon lange. Dieses Buch soll den Menschen einerseits die Notwendigkeit dieser Faktoren zur Erhaltung der Gesundheit und andererseits erfolgreiche therapeutische Maßnahmen zur Wiedererlangung der Gesundheit auf möglichst natürlicher Basis vermitteln. Ebenfalls werden die gravierenden gesundheitlichen Folgen durch den Dauerkonsum denaturierter, industrialisierter und mit Chemie versetzter Nahrungsmittel aufgezeigt. Auch die Problematik unseres einseitigen „totalitären Gesundheitssystems" und die verheerenden Auswirkungen der chemischen Medikation werden beleuchtet, zumal diese körperfremden, chemisch-giftigen Arzneimittel größtenteils nur die Symptome einer Krankheit lindern können. Die Ursache der Erkrankung bleibt somit grundsätzlich unbehandelt, die Krankheit selbst bestehen und schreitet fort.

Um das große Versagen der Schulmedizin im Hinblick auf die Verhinderung und Heilung von Zivilisationskrankheiten besser verstehen zu können, ist es auch notwendig, die Zusammenhänge und Verstrickungen zwischen der Pharmaindustrie, Schulmedizin, Ärzteausbildung, Ernährungsindustrie, Politik und auch die "Fälschung der Wissenschaft" etwas zu beleuchten. Die Erkenntnisse lassen den Schluss zu, dass unsere Politik in Bezug auf das Gesundheitswesen mehr Diener der Pharma-, Chemie- und Ernährungsindustrie, als Diener des Volkes sein dürfte.

Die pharmazieabhängige Schulmedizin hat sich mit immer mehr Kranken und Krankheiten auf all ihren "Irrwegen" in eine Sackgasse manövriert, aus der sie bei gründlicher Betrachtung kaum mehr heraus kommen wird, ohne das Gesicht zu verlieren. Scheinbar hat der ursprüngliche Grundgedanke, nämlich den Menschen zu Gesundheit zu verhelfen, den wirtschaftlichen und finanziellen Interessen des "Gesundheitswesens", der Chemie- und Ernährungsindustrie weichen müssen. Immer mehr werden die Patienten offensichtlich mit allen Mitteln an die Schulmedizin und chemische Medikation „gekettet", wobei die Krankenkassen in Form ihrer "Leistungswilligkeit" scheinbar als „Leitsystem" dienen. Die wissenschaftlich begründete Naturheilkunde wird hingen vom vorherrschenden "Gesundheitssystem dogmatisiert, in Verruf gebracht, verhindert und insbesondere in Österreich ungerechtfertigt aus dem „Gesundheitswesen" ausgeschlossen. Zwischenzeitlich haben wir aber zur Kenntnis nehmen müssen, dass Gesundheit weder beim Arzt noch Apotheker käuflich erwerbbar ist. Die aufgrund ungesunder, denaturierter Ernährung, Vitalstoffmangel, Übersäuerung und Chemiegiften aller Art sowie schweren seelischen Belastungen entstandenen Krankheiten können durch schulmedizinische Behandlungen mit chemisch-giftigen Medikamenten größtenteils nicht geheilt, sondern nur die Symptome der Krankheiten unterdrückt werden.

Es kann nicht länger hingenommen werden, dass dem Volk vorgetäuscht wird, die Ursache der meisten Volkskrankheiten sei nicht bekannt. Es ist unbestritten, das sie einerseits in der denaturierten, vitalstoffarmen Zivilisationskost und der damit einher gehenden, chronischen Vitalstoff-Unterversorgung des Organismus, Übersäuerung des Körpers, Bewegungsarmut und andererseits in all den Umweltbelastungen sowie schweren psychischen Belastungen begründet sind, was teilweise auch die WHO verkündet. Dass das Volk über diese wichtigen Erkenntnisse durch unser "Gesundheitssystem" nach wie vor unzureichend informiert wird und dass darüber auch viele Ärzte nicht genügend Bescheid wissen, bzw. wissen wollen oder dürfen, deshalb am Grundproblem vorbeitherapieren, liegt in der Verantwortung der an diesem Problem vorbei schauenden Politik und der Ärzte selbst.

Gesundheit ist aber vordergründig auch eine Sache der Eigenverantwortung. Sehr einfach und machbar, *beginnt sie schließlich bei ausgeglichener, vollwertiger, natürlicher Ernährung und einer vernünftigen Lebensführung. Wie fatal die Außerachtlassung dieser Grundsätze sich auswirkt, zeigt sich in der heutigen Krankheitsflut und den schulmedizinischen Behandlungsmitteln und -methoden bei Zivilisationskrankheiten. Es erscheint doch sonderbar, dass wir in dieser modernen Zeit trotz vermehrter finanzieller Aufwendungen, "bester medizinischer Versorgung", massenhaft verordneter chemischer Medikamente, „hoch qualifizierten" Ärzten und höchster Technologie immer mehr Kranke und Krankheiten haben. Das hat dazu geführt, dass derzeit die meisten Krankenkassen trotz jährlich geringerer Leistungen am Rande des Bankrotts stehen. Dass bei dieser permanenten Kranken- und Krankheitsvermehrung etwas Grundsätzliches schief läuft, müsste eigentlich jedem auffallen. So stellt sich die Frage, ob dieses "Versagen" nicht zuletzt System hat und im Sinne der Wirtschaftlichkeit/finanzieller Interessen gewisser Nutznießer gewollt ist.*

Die Anwendung professioneller naturheilkundlicher Behandlungsmaßnahmen zeigen jedenfalls tagtäglich, dass die meisten (auch so genannten "unheilbaren") Leiden mit den richtigen Mitteln und Methoden positiv beeinflussbar und heilbar sind, aber ohne die vielen Nebenwirkungen der chemischen Medikamente in Kauf nehmen zu müssen, die geeignet sind, neue Krankheiten hervorzurufen und lt. einer Statistik die vierthäufigste Todesursache darstellen.

Hochwertige Mikronährstoffe können einerseits einen wirksamen Gesundheitsbasisschutz darstellen und andererseits durch die stimulierende Wirkung auf das Immunsystem - auch bei schweren Krankheiten - die Genesung positiv beeinflussen. Die fatale Situation im „Gesundheitssystem" wird uns aufgrund der vorherrschenden Krankheitsflut sowie des Erfolgdruckes der naturheilkundlichen Medizin im Laufe der Zeit aus finanziellen Gründen zwingen, uns wieder auf die Natur, ihre Gaben und Gott zu besinnen. Niemand, der wirklich heilen will, kommt ohne die gesunde, natürliche Ernährung und die Naturheilkunde aus!

Oft finden Patienten erst nach vielen „Irrwegen" und jahrelanger erfolgloser schulmedizinischer Behandlungen schlussendlich bei Naturärzten, Naturheiltherapeuten/Heilpraktikern Heilung. Rund 90% aller Patienten der Naturheiltherapeuten sind solche, die vorher über Jahre hinweg die Schulmedizin erfolglos durchlaufen, danach in der Naturheilkunde größtenteils Heilung gefunden haben.

Eigentlich müsste das der Medizin und Politik zu denken geben. Diese Fakten werden von diesen Machtkomplexen aber nach wie vor ignoriert und mit nicht ernst zu nehmenden Begründungen als Zufall oder fragwürdig dargestellt. Solange dieses System sich der öffentlichen Krankenkassen als „Lenkeinrichtung" zur Geldflussregelung in Richtung Schulmedizin - Pharmazie bedienen kann und das Bewusstsein der Menschen sich nicht sensibilisiert hat, wird sich hier nicht viel ändern und das Geschäft mit der Krankheit nach wie vor eine Blütezeit erleben. Angst vor überlegener Konkurrenz, Abwanderung der Patienten in die erfolgreiche Naturheilkunde und der damit verbundene Verdienstausfall für die Schulmedizin und Pharmaindustrie dürfte wohl die ehrlichste Erklärung für die Unterdrückung/Verhinderung der Naturheilkunde sein. Dass Heilpraktiker/Naturheiltherapeuten in Österreich nicht zugelassen sind, dürfte denselben Hintergrund haben.

***Die Notfallmedizin** (Operationen, insbesondere die Unfallchirurgie) wird in diesem Buch nicht berührt, denn sie ist großartig und wichtig. Auch die Chemie ist in der Notfallmedizin unverzichtbar. Es geht also darum, die Chemie am richtigen Ort und zur richtigen Zeit einzusetzen, der Naturheilkunde aber dort ihren Platz einzuräumen, wo sie wesentlich erfolgreicher ist als die Schulmedizin (Zivilisationskrankheiten). Nicht schön geredete Ergebnisse von fragwürdigen klinischen Studien sondern mit nebenwirkungsfreien Mitteln geheilte Patienten müssten für die Anwendung von Präparaten ausschlaggebend sein, denn sie sind der einzig wahre Beweis für erfolgreiche Therapien und Heilung. Wer heilt hat Recht!*

Wir brauchen ein neues Gesundheitssystem, mit charaktervollen, unabhängigen Politikern, ganzheitlich ausgebildeten Ärzten, die frei sind von den "Einflüssen" der Pharmaindustrie, Ernährungsindustrie, sowie anderen Großkonzernen, deren Lobbyisten und Tarnorganisationen. Wir brauchen ein Gesundheitssystem, in dem die demokratischen Grundsätze sowie Ehrlichkeit und Verantwortung nicht nur auf dem Papier existieren sondern gelebt werden, ein Gesundheitssystem, in dem die Ethik und Moral, der Respekt, die Würde und Achtung vor Mensch und Tier wieder den angestammten Platz einnehmen können.

Als Verfasser dieses Buches darf ich darauf hinweisen, dass ich weder Arzt noch sonst im Heilberuf tätig bin, 20 Jahre im Polizeidienst war, mich aber seit rund sieben Jahren in Verbindung mit einem Heilpraktiker intensiv mit der Naturheilkunde, den fragwürdigen Grundsätzen, Behandlungsmethoden und -mitteln der etablierten Medizin beschäftige.

Die Ausführungen in diesem Buch gründen in der im Literaturverzeichnis ersichtlichen Fachliteratur und wurden im Hinblick auf die medizinische Richtigkeit vom erfahrenen Heilpraktiker Dieter Ondreka aus Weil am Rhein überprüft.

Josef Bechter, im Oktober 2004

Geleitwort

von Heilpraktiker Dieter Ondreka

Ein Wort von Arthur Schopenhauer wird immer wieder von vielen Menschen zitiert:

„Gesundheit ist nicht alles, aber ohne Gesundheit ist alles nichts!"

Was aber ist Gesundheit? Die World Health Organisation (WHO) bot 1946 folgende Definition des Begriffs an: Gesundheit ist ein Zustand vollständigen physischen, geistigen und sozialen Wohlbefindens, nicht nur Abwesenheit von Krankheit und Gebrechlichkeit. Die Realität sieht heute aber ganz anders aus. Wir sind aus nachvollziehbaren Gründen mit immer mehr Kranken und Krankheiten konfrontiert. Gesundheit ist nichts Starres, auch nichts Selbstverständliches, sondern voll Dynamik und sie will täglich erworben, erhalten, verbessert und gepflegt werden, bis ins hohe Alter.

Ein Hauptanliegen dieses Buches ist die gesunde, vollwertige Ernährung. Der Bundesbürger verzehrt in immer größerem Ausmaß zuviel Kalorien und vor allem in großen Mengen entwertete tierische, auch gehärtete "künstliche" Fette, tierisches Eiweiß und in erheblichen Mengen entwertete Kohlenhydrate wie Fabrikzucker und Feinmehl. Eine der gravierendsten Folgen ist die Gewichtszunahme, gefolgt von Vitamin- und Mineralstoffmangel. Trotz der erheblichen Gewichtszunahme sind die Menschen eigentlich **unterernährt**.

Der Zuckerverbrauch stieg seit 1900 von 10 kg auf 30 kg pro Kopf und Jahr. Der Fettkonsum schnellte in der gleichen Zeit bei zunehmender Bewegungsarmut ebenfalls um den Faktor drei hoch. Zahlen die zu denken geben sollten! Heute sind 25% der Jugendlichen aufgrund der ungesunden Ernährung extrem übergewichtig, mit unglaublichen Folgen für deren Gesundheit und Kosten zu Lasten des Gemeinwohls. Man geht heute davon aus, dass weit über 50% der Gesamterkrankungen ernährungsbedingt sind. Hinzu kommen noch Massendrogen wie Nikotin, Alkohol, Kaffee usw.

Zum Nachdenken: "Um 500 Gramm Fett abzubauen, muss man z.B. rund acht Stunden Foxtrott tanzen, sieben Stunden Holz hacken oder 36 Stunden laufen." Die einfachste Möglichkeit, das Idealgewicht zu erreichen oder zu halten, wäre aber natürliche, vollwertige Ernährung und täglich etwas Bewegung.

Dieses Buch vermittelt eindringlich, wie wichtig eine gesunde, vollwertige Ernährung, optimale Vitalstoffversorgung, Bewegung und seelisches Wohlbefinden zur Erhaltung der Gesundheit und Fitness bis ins hohe Alter, aber auch zur Wiederherstellung der Gesundheit ist. Gleichzeitig beinhaltet es wertvolle Anregungen über naturheilkundliche Behandlungsmöglichkeiten bei den unterschiedlichsten Erkrankungen.

Naturheilkunde – Ernährung- Orthomolekulare Medizin - Gesundheit

Was ist Naturheilkunde?

Unter Naturheilkunde versteht man vordergründig gesunde, ausgeglichene, vollwertige, natürliche Ernährung und natürliche Heilmethoden, die so alt sind wie die Welt selbst. Berühmte Ärzte wie Hippokrates (460 – 375 v. Chr.), Paracelsus (1493-1541) usw. haben diese Heilmethoden erfolgreich angewendet, in Schriften festgehalten und uns überliefert. Diese Heilmethoden beruhen darauf, die Selbstheilungskräfte auf natürliche Weise zu aktivieren und zu unterstützen, die sozialen Aspekte und die Seele in die Behandlung mit einzubeziehen und damit dem Körper die Chance zu geben, sich selbst zu regenerieren und zu heilen, indem ihm alle dazu erforderlichen Grundstoffe zur Verfügung gestellt werden. Unterstützend zur natürlichen, vollwertigen Ernährung werden in erster Linie Kräuter, Pflanzenextrakte, Mikronährstoffe eingesetzt, die als natürliche Medikamente sehr hilfreich sind. Diese Stoffe stehen in einer sehr engen und natürlichen Beziehung zu unserem Körper, da der Mensch und die Pflanze denselben Ursprung haben, die chemischen Medikamente hingegen unnatürlich, körperfremd, größtenteils giftig sind und vielfach keine Heilwirkung haben. Die Naturheilkunde ist aber auch von der besonderen Einstellung des Therapeuten zur Natur und zum Patienten geprägt.

Im letzten Jahrhundert kamen dann die „klugen" Menschen zur Welt, denen die Natur und ihre Gaben in keiner Hinsicht ausreichten. Sie haben begonnen in allen Bereichen der Natur „herumzupfuschen", zu verändern, manipulieren, ganz besonders aber an den Nahrungsmitteln und im Gesundheitswesen. So ist im Laufe der Jahre die chemische, pharmazeutische Industrie und die Schulmedizin entstanden, die durch totale Abwendung von der Natur - und im Vergleich zu naturheilkundlichen Behandlungen mit nicht patentierbaren Substanzen - alles besser machen wollte, zwischenzeitlich aber im Hinblick auf die Zivilisationskrankheiten zu einem maroden Krankenverwaltungsapparat verkommen ist. Die Schulmedizin hat sich in jeder Hinsicht abhängig gemacht von der Pharmaindustrie, ihren chemisch-giftigen Medikamenten bis hin zu den Hightech-Geräten. Wie erbärmlich die schulmedizinischen Erfolge bei der Behandlung von Zivilisationskrankheiten aber tatsächlich sind, zeigt die jährlich steigende Zahl kranker Menschen.

In ihrer Euphorie um die manchmal sehr zweifelhaften "Fortschritte" haben viele Wissenschafter und Ärzte die seit Jahrtausenden bestehende Naturheilkunde als „Alternative Medizin" bezeichnet, an die letzte Stelle gereiht und ihre eigenen, neuen Errungenschaften als das „Allheilmittel" in den Vordergrund gerückt. Sie haben sich durch ihr Verhalten in grenzenloser Anmaßung selbst zu den "Göttern der Gesundheit" erklärt. Die Menschen haben es geglaubt. Und wohin hat das alles geführt? Zu kranken Menschen wo man hinschaut?

Wenn es aber eine „Alternative Medizin" gibt, dann ist es die Schulmedizin. Die Naturheilmedizin gab es schon lange bevor diese „klugen Menschen" alles umgekrempelt, an der Natur und ihren Produkten „herumgepfuscht“, die Schöpfung nach allen Regeln der Kunst missachtet und missbraucht haben. Die Naturheilmedizin hat sich über mehr als 2000 Jahre absolut bewährt. Die universitäre Medizin hat das im Hinblick auf Heilung und vor allem im Hinblick auf Verhinderung von Zivilisationskrankheiten noch vor sich und wird sich ohne Rückbesinnung auf die Natur schwer tun. Die Auswirkungen, die uns diese Neuerungen beschert haben, bekommen wir schon lange in allen Industrieländern hautnah und in jeder Hinsicht zu spüren. Wir haben in Bezug auf die Zivilisationskrankheiten zwischenzeitlich ein „Gesundheitssystem“ das von seinen Machern und Nutznießern auf für sie finanziell ertragreiche, aber funktionell teils "tödliche Abwege" gelenkt wurde. Diese Medizin ist aufgrund dessen offensichtlich schon lange nicht mehr in der Lage, ihrer ursprünglichen Aufgabe, nämlich den Menschen zu Gesundheit zu verhelfen, nachzukommen. Hunderte Milliarden Dollar werden jährlich für diese Medizin ausgegeben, die einem Fass ohne Boden gleicht, aber mehr den finanziellen Nutznießern als der Gesundheit der Menschen dienlich zu sein scheint.

Dabei wäre Gesundheit mit einfachsten Mitteln, in den meisten Fällen allein durch richtige ausgewogene, vollwertige, natürliche Ernährung, gute Vitalstoffversorgung und regelmäßige Bewegung möglich. Aber die derzeit vorherrschende Unvernunft, Mangel an Ethik, Moral, Achtlosigkeit vor Natur, Tier und Mensch, die Gier nach Geld, Macht und Ruhm in unserem "Gesundheitswesen" und Politik scheinen die grundlegenden Hinderungsgründe zu sein.

Die Natur, das Universum, wird uns früher oder später aber wieder die Richtung weisen. Viele haben jedoch ihre fortlaufend deutlicher werdenden Signale immer noch nicht verstanden oder wollen sie – aus welchen Gründen auch immer – nicht verstehen! Und sie schreiten mutig, aber mit der gleichen Unbedachtheit, Respektlosigkeit und Unvernunft in derselben Richtung weiter und übersehen dabei den unmittelbar vor ihnen lauernden Abgrund.

Gründe der "unerklärlichen" Krankenvermehrung aus naturheilkundlicher Sicht

- Die so genannte Industriekost, Fertigprodukte, denaturierte, mit Tausenden chemischen Stoffen versetzte, vitalstoffarme Nahrungsmittel, wir essen oft zu viel, zuviel tierische Fette/Eiweiße, anstatt überwiegend nährstoffreiche, vollwertige, natürliche pflanzliche Nahrung, biologisches Vollgetreide, Vollkornprodukte, Gemüse aus biologischem Anbau, in ausgeglichener Form, richtig zubereitet, wodurch ein neutraler Säuren-Basen-Haushalt gewährleistet wird
- die handelsüblichen, hoch erhitzten und chemisch haltbar gemachten Industrie-Fette – Öle mit mehrfach gesättigten Fettsäuren, spielen bei vielen Erkrankungen eine wesentliche Rolle (Stoffwechselbehinderungen/-blockaden). Es sollen ausschließlich biologische, kalt gepresste Öle, natürliche Fette verwendet werden (siehe Bücher von Dr. Budwig, "KREBS - Das Problem und die Lösung"/"ÖL-EIWEISS-KOST"/"Das Fettsyndrom").
- chronischer Mangel an Vitaminen, Mineralstoffen, Spurenelementen, Faserstoffen aufgrund dieser ungesunden und denaturierten Nahrungsmittel (Weißmehl,

Weißbrot, Fabrikzucker, Süßigkeiten, Industriefleisch, Fertigprodukte, süße mit künstlichen Substanzen versetze Getränke usw.), die nicht nur Vitalstoffarmut verursachen sondern auch das Säuren-Basen-Verhältnis aus dem Gleichgewicht bringen

- Bewegungsarmut (vorwiegend sitzende Tätigkeiten im Büro, Auto, Fließbandarbeit usw., kein Bewegungsausgleich)
- übermäßiger Stress in allen Facetten, schwere seelische Belastungen, Unterdrückung - im Beruf, in der Familie, Partnerschaft, Mobbing usw. All das belastet die Seele, somit das Immunsystem und leistet Krankheiten Vorschub
- ungesunde Lebensführung, Suchtgifte, übermäßiger Genuss von Alkohol und Nikotin usw. ("Vitamin-/Mineralstoffräuber")
- Hunderttausende Schadstoffe aus der Umwelt (Luft, Wasser, Getränken, Nahrung, Kosmetik-, Putz-, und Reinigungsartikel usw.) die entweder direkt oder über das Grundwasser wieder in unseren Körper gelangen, ihn vergiften und vermehrt "Freie Radikale" freisetzen
- Vergiftung des Körpers durch zigtausende chemische Medikamente, die vielfach keine Heilwirkung haben, mit denen an der Ursache und somit am Heilerfolg vorbeitherapiert wird. Neben der direkten Gifteinwirkung auf den Organismus gelangen diese Substanzen über den Urin und Kot in das Grundwasser, wodurch diese Gifte zwangsläufig auch in die Körper der noch weinigen gesunden Menschen gelangen.

Die Bestätigung für diese Ursachen finden wir auch in der sich über Generationen erstreckten wirtschaftlichen Entwicklung und der damit einhergehenden Veränderung, Denaturierung der Lebensmittel. So blicken wir zurück in die sehr aufschlussreiche Vergangenheit:

- die Menschheit in ihrem heutigen Erscheinungsbild besteht seit etwa 300 000 Generationen
- vor ungefähr 500 Generationen begann die Landwirtschaft
- vor rund 10 Generationen setzte das Industriezeitalter ein
- vor 2 Generationen begann die intensive industrielle Verarbeitung, Manipulation der Nahrungsmittel, Ausscheidung von Teilsubstanzen und Beimengung von chemischen Zusätzen in den Nahrungsmitteln. In der Tiermast finden ebenfalls schon lange höchst fragwürdige Mittel und Zusatzstoffe (Wachstumshormone, Antibiotika, Impfungen, chemische Zusätze in der Verarbeitung-Aufbereitung) Verwendung, welche auch Menschen, die solche Produkte meiden, indirekt über das Grundwasser usw. wieder aufnehmen
- dazu kam der mit der Technisierung, Industrialisierung verbundene Bewegungsmangel.
- endgültig kritisch wird es für die Gesundheit, wenn schwere seelische Belastungen, soziale Probleme dazu kommen, mit welchen die Menschen in dieser "fort-

schrittlichen" Zeit der Zentralisierung und Globalisierung vermehrt konfrontiert sind.

Und genau seit diesen 2 Generationen (wir befinden uns jetzt in der 3. Generation) haben sich die meisten Zivilisationskrankheiten rasant entwickelt, welche uns heute so zu schaffen machen und mit chemischen Medikamenten sowie schulmedizinischen Symptombehandlungen nicht in den Griff zu bekommen sind. Diese Krankheitsentwicklung ging auch mit dem Aufschwung der Pharma- Chemieindustrie, dem vermehrten Einsatz chemisch-giftiger, hoch toxischer Medikamente und dem ständig wachsenden Ärztepool einher. Einer britischen Statistik zufolge verringerte sich während eines dreimonatigen Ärztestreiks die Todesrate um fast 30 Prozent. Vermeide das Gift und du wirst gesünder und lebst länger!

Somit kommt auch der ursächliche Zusammenhang zwischen der "heutigen" Ernährung, der teils sinnwidrigen Behandlung mancher Krankheiten (chemische Medikation) und dem damit verbundenen Gesundheitsdesaster unübersehbar zum Ausdruck. Die Folgen der heutigen industrialisierten, denaturierten Ernährung (Fertigprodukte aller Art, Ausscheidung von wichtigen Mikronährstoffen, Tausende verschiedene beigemengte chemische Zusätze usw.), die Nebenwirkungen der chemischen Medikamente werden immer noch unterschätzt, bagatellisiert, von der Schulmedizin übergangen, verdrängt oder tot geschwiegen. Es ist erschreckend, mit welch gesundheitlichen Defekten die Kinder schon belastet sind, angefangen von dickem, zähflüssigem Blut mit hohen Blutfettwerten bis hin zur starken Neigung von Venenerkrankungen, Übergewicht und Krankheiten verschiedenster Art.

Und die Schulmedizin kennt sonderbarer Weise trotz ihrer "Wissenschaftlichkeit" die Ursachen der meisten Zivilisationskrankheiten immer noch nicht oder will sie nicht kennen?

Wir müssen den Weg zurück finden, zu einfacher, biologischer, natürlicher, chemiefreier, ganzheitlicher Landwirtschaft und Nahrung. Der Trend und die Propaganda verlaufen heute aber genau in die entgegen gesetzte Richtung: immer mehr Fertigprodukte, mehr Denaturierung, mehr chemische Zusätze, mehr chemische Medikamente usw. In der heutigen Zeit zählt ausschließlich die Belebung der Wirtschaft, verbunden mit Zentralisierung, Globalisierung, Bereicherung der Wirtschaftsgiganten, "Vernichtung" der Kleinbetriebe, was unweigerlich große Nachteile für die soziale Sicherheit, Demokratie, aber auch für die Gesundheit der Menschen mit sich bringt. So dürfen wir gespannt sein, was aus den Kindern unserer Kinder wird, wenn die Schulmedizin/Politik nicht umdenkt und das so weitergeht. Das scheint aber weder Politiker noch Ärzte zu interessieren, da diese bis dahin der irdischen Vergangenheit angehören und es somit nicht mehr ihr Problem ist. Das einzige Interesse der Politiker scheint ihre Wiederwahl zu sein und dafür sind eben "wichtigere" Dinge vordringlich: Schönrederei, Loyalität zur Industrie, den Großkonzernen und ihrer finanziellen Bedürfnisse, da man sonst in der durch die Industrie diktierten Politik nicht mehr "wählbar" ist. Der Großteil der Ärzteschaft glänzt ebenfalls durch Wegschauen, Nichterkennen (wollen) des Problems, begründet nicht zuletzt in der einseitigen universitären Ausbildung (es fehlt Ernährung, Biologie) mit feindseliger Prägung gegenüber der Naturheilkunde (dazu aber später mehr). Wird das Ganze bewusst so gesteuert, um den Wirtschaftszweig "Gesundheitswesen" zu beleben, die Vollbeschäftigung der Ärzte sicherzustellen und die Gewinne der Pharma-Giganten zu begünstigen?

Die ausgewogene Ernährung

Die Formel für die Gesunderhaltung des Körpers und auch Genesung ist einfach und lautet:

"Gib dem Körper, was er braucht, vermeide das Gift und er erhält sich selbst gesund!" Das ist in erster Linie - wie schon erwähnt - gesunde, ausgewogene, vollwertige, natürliche Nahrung und genügend Vitalstoffe. Vernünftige Lebensführung, regelmäßige Bewegung und seelisches Wohlbefinden sind genauso wichtig. Ein mögliches Defizit an Vitaminen, Mineralstoffen, Spurenelementen, Aminosäuren, Faserstoffen soll und kann grundsätzlich durch die richtige, natürliche, ausgewogene Ernährung verhindert, anderenfalls durch gute Präparate ausgeglichen werden.

Nach wie vor werden aber die Zusammenhänge zwischen richtiger, natürlicher Vollwerternährung, optimaler Versorgung mit Makro- und Mikronährstoffen (Naturheilkunde) und der erfolgreichen Bekämpfung von "Zivilisationskrankheiten" vom Gesundheitssystem mit all seinen "Dienern" teilweise falsch interpretiert, verschleiert oder bewusst als unbedeutend dargestellt. Die Deutsche Gesellschaft für Ernährung (DGE) - oft als "Sprachrohr der Chemie- und Lebensmittelindustrie" bezeichnet - verbreitet ebenfalls ihre Ernährungsphilosophie über verschiedenste Medien und spricht von ausgewogener Ernährung, die einen optimalen Mikronährstoffhaushalt sicherstellen sollte.

Das verleitet zur Frage, was denn "ausgewogene" Ernährung laut DGE ist? Stellt die von ihr empfohlene Ernährung ein ausgeglichenes Säuren-Basen-Verhältnis sicher und wirklich genügend Vitalstoffe zur Verfügung? "Ausgewogen" ist so gesehen ein Ausdruck mit wenig Aussagekraft, der einer genauen Definition bedarf. Eine ausgewogene, gesunde Ernährung besteht aus vollwertigen, naturbelassenen Produkten, die aus biologischem Landbau stammen, richtig zusammengestellt und zubereitet sind, ein ausgeglichenes Säuren-Basen-Verhältnis sicherstellen und darf keine Fertigprodukte oder andere denaturierte Nahrungsmittel (z.B. weißen Reis, Weißmehl usw.) beinhalten. Wirklich gesunde und natürliche Nahrung darf auch keine der handelsüblichen hoch erhitzten, mit Wasserdampf behandelten und künstlich haltbar gemachten Fette/Öle mit mehrfach gesättigten Fettsäuren enthalten, die in der alltäglichen Industrienahrung massenhaft vorhanden sind und den gesamten Stoffwechsel beeinträchtigen.

Aber davon sind die Ernährungsempfehlungen der DGE weit entfernt. All diese wichtigen Hinweise fehlen, was auf die enge und wohlgefällige Verbindung zur Ernährungsindustrie schließen lässt. An diesen wesentlichen Punkten reden die meisten so genannten "Ernährungsexperten", ihre Diätbücher und Ernährungsempfehlungen – aus welchen Gründen auch immer – vorbei. Obwohl diese wichtigen

Erkenntnisse an den Universitäten bekannt sind, werden sie nicht zuletzt zur Schonung der Chemie- und Nahrungsmittelindustrie nicht verbreitet, durch die Medien der so genannten "Ernährungsexperten" nicht richtig interpretiert oder gar verschwiegen. Darüber darf auch die DGE einmal gründlich nachdenken, falls die Pharma- und Ernährungsindustrie es ihr "erlaubt". Wo bleiben denn die Hinweise der DGE auf die Schädlichkeit der handelsüblichen, hydrisierten, denaturierten, Industrieöle und –fette (Dr. Budwig), des Fabrikzuckers, die unerlässliche Vollwertigkeit, Natürlichkeit der Produkte, Notwendigkeit schadstoffarmer Bio-Produkte, Hinweise auf die Jodüberlagerung, usw.?

Nur unter Berücksichtigung der angeführten Faktoren ist eine Nahrung wirklich gesund, eine ausreichende Mikronährstoffversorgung und ein ausgeglichener Säuren-Basen-Haushalt durch die Nahrungsaufnahme annähernd gegeben. Da sich die meisten Menschen aber mit denaturierten, chemiehaltigen Nahrungsmitteln, Fertigprodukten, Süßigkeiten und süßen Getränken aus dem Supermarkt versorgen, sind die meisten Menschen übersäuert und leiden an Vitalstoffmangel, was im Laufe von Jahrzehnten die Basis für verschiedenste Erkrankungen bildet. Deshalb wird insbesondere jenen Menschen, die sich nicht so gesund ernähren, für den Vitalstoffausgleich eine gute Nahrungsergänzung empfohlen.

Professor Dr. Kollath (geb.11.6.1892) hat schon sehr früh die Problematik der denaturierten Nahrungsmittel (Mesotrophie - Halbernährung), den damit verbundenen Vitalstoffmangel und gesundheitlichen Verfall der Menschen wissenschaftlich erklärt und darauf hingewiesen. Seine Erkenntnisse und Hinweise bestätigen sich fortlaufend (dazu aber später mehr).

Orthomolekulare Medizin – was ist das?

Orthomolekulare Medizin ist ein wesentlicher Teilbereich der gesamten Naturheilkunde - ein Begriff, den manche vielleicht schon gehört haben, der aber vielen fremd geblieben sein dürfte. Dieser Begriff und die medizinische Anwendung ist trotz der vielen Erfolge ein Stiefkind der Schulmedizin geblieben. Dieses Stichwort wird kaum in einem Lexikon zu finden sein und Ihr Arzt wird Ihnen dazu auch nicht viel sagen können, weil er während seiner schulmedizinischen Ausbildung an der Universität davon so gut wie nichts gehört hat. Der amerikanische Biochemiker, Vitaminforscher und zweifache Nobelpreisträger Prof. Dr. Linus Pauling gilt als Begründer der orthomolekularen Medizin. Diesen Begriff und das Wirkungsprinzip erklärte er folgendermaßen:

> "Orthomolekulare Medizin ist die Erhaltung guter Gesundheit
> und die Behandlung von Krankheiten
> durch Veränderung der Konzentration von Substanzen,
> die normalerweise im Körper vorhanden
> und für die Gesundheit verantwortlich sind."

Prof. Dr. Linus Pauling

Durch die orthomolekulare Medizin wird der durch ungesunde, denaturierte Industrienahrung und andere Faktoren verursachte Mikronährstoffmangel ausgeglichen.

Schauen wir uns diese Begriffe etwas genauer an. "Orthos" stammt aus dem Griechischen und bedeutet soviel wie "richtig - gut" und "molekular" ist von Molekül abgeleitet (lateinischer Ausdruck) und bedeutet "Baustein von Substanzen." Daraus resultiert die Bezeichnung "orthomolekulare Medizin", die auch Teil der Ganzheitsmedizin ist.

Prof. Dr. Linus Pauling war als Chemie- und Vitaminforscher ebenfalls sehr stark mit den Attacken von Pharmazie und Schulmedizin konfrontiert. Er prophezeite schon damals, dass das, was die Schulmediziner jetzt so heftig kritisieren, sie später einmal ihr „Eigen“ nennen werden.

Und der Philosoph Arthur Schopenhauer (1788 – 1860) sagte seinerzeit schon: "Große Entdeckungen gehen durch drei Stadien,

- erst werden sie belächelt
- dann werden sie heftig kritisiert
- und schließlich werden sie als Selbstverständlichkeit angenommen."

Und es hat sich teilweise schon bewahrheitet. In kleinen Schritten werden verschiedene naturheilkundliche Therapien von der Schulmedizin übernommen, teils in ungenügender Form und Kenntnis angewendet, weshalb die Erfolge auch dementsprechend bescheiden sind. Naturheilkunde will gelernt sein, bedarf einer umfassenden Ausbildung und Erfahrung.

Jedes chemische Medikament enthält **körperfremde, giftige** Stoffe, die vom Organismus wieder mühsam abgebaut werden müssen (sollten). Diese Stoffe stellen eine enorme zusätzliche Belastung für den kranken Körper dar, sollten deshalb nur bei Erforderlichkeit, am besten gar nicht eingesetzt, ansonsten so bald wie möglich wieder abgesetzt werden. Naturheilmittel hingegen sind natürlicher Art, begünstigen den Heilungsvorgang und belasten den Organismus nicht. In der hervorragend funktionierenden Notfallmedizin hingegen sind in der heutigen Situation chemische Substanzen oft erforderlich und lebensrettend.

Die orthomolekulare Medizin verwendet also ausschließlich Substanzen, die in unserem Körper und der Nahrung grundsätzlich, aber bei der heutigen denaturierten Durchschnittsernährung und den gegebenen Lebensbedingungen vielfach in zu geringem Maße vorhanden sind. Das Therapieprinzip beruht auf der Erkenntnis, dass der menschliche Körper für die einwandfreie Funktion aller Zellen/Organe eine Vielzahl an Vitalstoffen benötigt, um optimalen Gesundheitsschutz gewährleisten zu können. Diese Vitalstoffe müssen aber in der richtigen Zusammensetzung und Menge vorhanden sein. Vitalstoffe ist der Sammelbegriff für Vitamine, Mineralstoffe, Spurenelemente und essentielle (lebenswichtige) Fett- und Aminosäuren. Bei mangelhafter Ernährung und Vitalstoffversorgung laufen nämlich verschiedenste Stoffwechselfunktionen teilweise mangelhaft oder gar nicht mehr ab, was ungenügende Zellversorgung, Übersäuerung und fehlerhafte Organfunktionen zur Folge hat. Im Laufe der Zeit kann dies zu ernsthaften Erkrankungen aller Art führen.

Der richtig ausgebildete Therapeut wird bei der Diagnose und Therapie der Gesamtheit der Nahrung und Nährstoffe (Vitamine, Mineralstoffe, Spurenelemente usw.), sowie der Lebenssituation des Patienten entsprechendes Augenmerk schenken. Es ist ebenfalls die *biologische Individualität* des Patienten zu berücksichtigen, da der Nährstoffbedarf genetisch oder lebensbedingt von Mensch zu Mensch verschieden hoch sein kann. Aus Erfahrung weiß man, dass manche Menschen trotz gesunder Ernährung, aber aufgrund ihrer genetischen Veranlagung für die Erhaltung der Gesundheit täglich zusätzlich Mikronährstoffe in verschieden hoher Dosis benötigen. Es gibt aber auch das Gegenteil, nämlich Menschen, die trotz ungesunder Lebensweise ein relativ hohes Alter erreichen können. Das sind aber Einzelfälle.

Wenn Patienten (unnötigerweise) viele chemische Medikamente, Substanzen (Nahrung, Präparate) mit körperfremden Stoffen einnehmen, sind Nährstoff-Supplemente besonders wichtig, denn Mikronährstoffe haben die Fähigkeit, die unerwünschten Nebenwirkungen der chemischen Medikamente zu verringern. Fallweise unterstützen sie auch deren Wirkung. Vielfach hat sich auch gezeigt, dass bei richtiger Ernährung und Anwendung orthomolekularer Medizin die chemischen Medikamente schon nach kurzer Therapiezeit stark reduziert oder gänzlich abgesetzt werden konnten.

Durch vollwertige, natürliche Ernährung (Vollgetreide, Vollkornprodukte, Gemüse usw.) wendet also jedermann selbst schon orthomolekulare Medizin an, weil dadurch dem Körper (wenn auch vielfach unzureichend) zum Teil lebenswichtige Vitalstoffe (Vitamine, Mineralstoffe, Spurenelemente) zur Verfügung gestellt werden, die für die reibungslose Funktion unseres Organismus und ein stabiles Immunsystem unerlässlich sind. Die gesunde Ernährung stellt somit auch den ersten und wichtigsten Schritt zur echten Gesundheitsvorsorge dar.

Die Schulmedizin erwähnt zwar unter Ignoranz der neuen Ernährungslehre die gesunde Ernährung. Sie zählt noch die Kalorien, spricht lediglich von viel Obst, Salat und Gemüse, legt aber offensichtlich (aus Unwissenheit?) nicht allzu großen Wert auf das Wichtigste, nämlich die Vollwertigkeit und Natürlichkeit der Nahrungsmittel (auch Fette – Öle), sowie die Zusammenstellung/Zubereitung der Nahrung und ein ausgeglichenes Säuren-Basen-Verhältnis. Dies findet auch in der mangelhaften Aufklärung der Patienten und beispielsweise in der Krankenhauskost seine Bestätigung. Die Schulmedizin findet tragischer Weise vielfach auch heute noch keinen nennenswerten direkten Zusammenhang zwischen ungesunder Zivilisationskost, Vitalstoffmangel, psychischen Belastungen und den gegenwärtigen Zivilisationskrankheiten bis hin zum Krebs, obwohl diese Zusammenhänge zumindest in der Naturheilkunde schon lange bekannt sind. Dafür vertritt die Schulmedizin unter anderem die Meinung, dass bei "gesunder Ernährung" (lt. DGE?) der Vitamin- und Mineralstoffbedarf der Menschen gedeckt sei und versucht die Gesundheitsprobleme mit giftigen Pillen zu beheben.

Mit dem schulmedizinischen Rat, "essen Sie viel Obst, Salat und Gemüse", ist es da nicht getan. Das ist weit von gesunder Ernährung entfernt. Es gibt nämlich nur ganz wenige Menschen, die sich wirklich gesund, ausgeglichen, vollwertig und natürlich ernähren, z.B. mit Vollkornprodukten, frischem biologischem Vollgetreide, Naturreis, Gemüse, richtig zubereitet, heimisches unbehandeltes, sonnengereiftes Obst aus Bio-Anbaugebieten konsumieren, ausschließlich kalt gepresste Öle aus biologischem Anbau verwenden, Fertigprodukte meiden, möglichst wenig Fabrikzucker und Süßigkeiten, keine Limonaden, Cola, wenig Alkohol konsumieren, nicht rauchen usw. Bei dieser kleinen Gruppe, die sich wirklich daran hält, kann man am ehesten davon ausgehen, dass der Vitamin- und Mineralstoffhaushalt durch die Ernährung einigermaßen gedeckt, das Säuren-Basen-Verhältnis annähernd ausgeglichen ist, sofern diese Menschen zusätzlich zur gesunden, vollwertigen Ernährung einen gemäßigten, in jeder Hinsicht stressfreien Lebensstil führen, mit genügend Bewegung, ohne Alkohol und Nikotin. Stress jeglicher Art (psychisch und physisch) trägt ebenfalls zur Übersäuerung bei und bewirkt erhöhten Vitaminverbrauch.

Wie groß dieser wirklich gesund lebende Personenkreis ist, kann sich nun jeder selbst ausrechnen. Es möge sich jede/jeder einmal Gedanken darüber machen, inwiefern die oben angeführten Punkte auf sie/ihn zutreffen. Nicht viele werden das von sich behaupten können.

Der Großteil der Menschen ernährt sich leider ungesund mit industriell behandelten und chemischen Zusatzstoffen (E-Nr.) versetzten Nahrungsmitten aus dem Supermarkt, Fertigprodukten, mit den handelsüblichen, raffinierten, künstlich haltbar gemachten Ölen/Fetten, sie rauchen, trinken Alkohol, Cola, Eistee, Limonaden mit hohem Zuckergehalt und der schädlichen künstlichen Zitronensäure usw. Hier gilt es einerseits, die verminderten Vitamin- und Mineralstoffkonzentrationen in der Industrienahrung und andererseits die gesundheitsschädigenden Stoffe ("Vitaminräuber") in den Produkten zu berücksichtigen. Viele Menschen glauben nur, sich gesund zu ernähren und gesund zu leben, weil sie z.B. auch Fruchtsäfte trinken, Obst essen usw., tun es in Wirklichkeit aber nicht.

Rückgang der Vitalstoffe: Statistiken zufolge ist bei Handelsobst, -gemüse, -früchten, innerhalb der letzten 20 Jahre ein kontinuierlicher Rückgang an Vitamin- und Mineralstoffen (je nach Sorte usw.) um bis zu 70% zu verzeichnen. Gründe dafür sind:

- an natürlichen Mineralstoffen ausgelaugte, übersäuerte und mit Kunstdünger überlagerte Böden
- verwendete Pestizide, Spritzgifte
- Ernte in unreifem Zustand
- langer Transportweg usw., insbesondere bei Südfrüchten (trifft teilweise bei einheimischem Obst nicht alles zu)
- lange Lagerung, chemische Behandlung, Poliermittel, chemische Haltbarkeitsstoffe und ähnliches, um den Fäulnisprozess zu verhindern. Obst, Früchte und Gemüse dieser Art haben einen weit herabgesetzten Nährwert und weisen Schadstoffe auf.
- industrielle Behandlung, Denaturierung der Nahrungsmittel, Entfernung der wichtigsten Substanzen, nämlich der Vital- und Faserstoffe (z.B. bei Getreide,

Reis, Salz, usw.). Das Salz z.B. wird vom "weißen Gold zum weißen Gift veredelt." Es sind also viele schädigende Faktoren zu verzeichnen.

Deshalb ist es wichtig, dass wir in erster Linie Lebensmittel (Getreide, Gemüse, Obst, usw.) aus Bio-Anbaugebieten, im ursprünglichen, natürlichen Zustand, also der jeweiligen Erntezeit entsprechend zu uns nehmen, die in der Region (näheren Umgebung) gewachsen sind. Wir sollten immer jenes Obst, Früchte, Gemüse, Salate usw. konsumieren, für das gerade die Erntezeit angebrochen ist. Den Hauptanteil der Ernährung sollte biologisch angebautes Vollgetreide, Gemüse und die daraus verarbeiteten Produkte stellen. Ideal sind Naturreis, Hirse, Buchweizen, Gerste, Hafer, Dinkel. Wurzelgemüse ist ebenfalls gut.

Wer für seine Gesundheit etwas Gutes tun will, sollte sich lieber auf wirkliche Ernährungsexperten (von denen es nicht viele gibt), seinen gesunden Menschenverstand, die Vernunft und Logik verlassen, als auf die Empfehlungen so genannter "unabhängiger" Vereinigungen wie "Codex Alimentarius" ("internationales Richtlinienwerk für Lebensmittel") oder die "DGE" (Deutsche Gesellschaft für Ernährung) - lt. Dr. Brucker Sprachrohr der Ernährungsindustrie sowie anderer pharma- und ernährungsindustriefreundlicher Institutionen. Insider wissen, mit wem es diese Herrschaften gar so gut meinen, ob mit den Menschen, die sie mit aller Gewalt vor gesundheitsfördernden Vitaminen "schützen" wollen, oder mit der Pharma- und Ernährungsindustrie (dazu später mehr).

Ursachen für den erhöhten Mikronährstoffverbrauch

- falsche und mangelhafte Ernährung, vitamin- und mineralstoffarme, denaturierte, industriell behandelte, mit Tausenden chemischen Zusatzstoffen versetzte Nahrungsmittel, Auszugsmehle, Fabrikzucker. Wir essen oft zu viel, konsumieren zu viel tierische Fette, handelsübliche, hydrisierte, künstlich haltbar gemachte Industrieöle und -fette mit mehrfach gesättigten Fettsäuren, zu viel Fleisch, tierisches Eiweiß, die falschen Nahrungsmittel, usw.
- Stress jeglicher Art (Zeitdruck, Sorgen, Probleme in der Partnerschaft, Familie, Beruf, Mobbing, usw.)
- Rauchen (Vitamin- Mineralstoffräuber)
- übermäßiger Alkoholgenuss (Vitamin- Mineralstoffräuber)
- Schwangerschaft, Stillzeit (z.T. mehr als doppelter Vitalstoffverbrauch)
- Belastung des Stoffwechsels durch den Abbau der Schadstoffe aus der Umwelt (Nahrung, chemische Medikamente, Wasser, Luft usw.)
- Bewegungsmangel - Sauerstoffmangel – beeinträchtigt den Stoffwechsel

Der Vergleich zur Fitnesskost des Steinzeitmenschen

Orientieren wir uns doch an den Steinzeitmenschen, die sich noch mit naturbelassenen Nahrungsmitteln wie z.B. Beeren, Pflanzen, magerem Wildfleisch, usw. ernährten. Die Steinzeitmenschen nahmen noch **vollwertige** Kohlenhydrate mit niedrigem glykämischem Index zu sich. Der glykämische Index gibt an, wie schnell die in Nahrungsmitteln enthaltenen Kohlenhydrate (Zucker) ins Blut gehen und dementsprechend die Insulinausschüttung stimulieren.

Heute konsumieren wir in erster Linie Kohlenhydrate mit hohem glykämischem Index (schneller Zucker), wie Weiß- und Graubrot, daraus verarbeitete Produkte, Fabrikzucker, konzentrierte Süßstoffe, mit diesem Zucker gesüßte Produkte wie Schokolade, Torten, Limonaden, Cola, Eistee usw. Dadurch wird die Bauchspeicheldrüse für die notwendige Insulinerzeugung immer zu Hochleistung gezwungen und die Verstoffwechselung dieser Produkte hat einen enorm hohen Aufwand an Energie und Mikronährstoffen.

Der Steinzeitmensch nahm im Gegensatz zu uns, aufgrund der einfachen aber vollwertigen Lebensmittel noch ein Vielfaches an den so wichtigen Vitaminen, Mineralstoffen, Spurenelementen und Faserstoffen zu sich. Er konsumierte wesentlich weniger Eiweiß, dafür aber gutes und gesundes, in erster Linie pflanzliches, aber auch in Form von magerem Wildfleisch. Heute konsumieren viele Menschen vorwiegend (manche täglich) tierisches Eiweiß/Fett in Form von Wurst, mit Chemie belastetem Industrie-Fleisch und dazu noch in vielfacher Menge als früher, was unseren Organismus sehr belastet.

Mit der heutigen Industrienahrung konsumiert der Mensch auch die mehrfache Menge ungesunder Fette als der Steinzeitmensch, ebenfalls in Form von Industrie-Fleisch, Wurst, der handelsüblichen denaturierten Industrieöle und -fette sowie daraus gefertigten Nahrungsprodukten usw. Fett ist wichtig, aber in natürlicher Form und bester Qualität. Es sollen ausschließlich biologische Öle aus erster und kalter Pressung sein, vor allem Leinöl, auch Sonnenblumenöl, Distelöl usw., mit den hochwertigen ungesättigten Fettsäuren und hoher Lichtenergie. Diese sind bekömmlich, leicht verwertbar und für einen geordneten allgemeinen Stoffwechsel, insbesondere aber für optimalen Fett- und Gehirnstoffwechsel unverzichtbar.

Außerdem waren die Steinzeitmenschen nicht mit all den Umweltbelastungen und hunderttausenden chemischen Substanzen konfrontiert, die heutzutage in der Luft, im Wasser, in Nahrungsmitteln, Getränken usw. in großen Mengen vorhanden sind und unsere Gesundheit beeinträchtigen. Sie waren ebenfalls keinen derartigen Stresssituationen ausgesetzt, welche uns die heutige Zeit beschert.

Somit wird auch die anhaltende Krankheitsflut verständlicher. Vermeiden Sie so gut es geht übermäßigen Stress, denaturierte, industriell bearbeitete Nahrungsmittel und Getränke, da diese oft mehr ein Chemie-Experiment, als ein richtiges Lebensmittel zu sein scheinen.

Wir alle kennen doch das Sprichwort:

"Der Mensch ist was er isst!"

Hippokrates sagte schon:

"Deine Nahrung sei dein Heilmittel!

Dein Heilmittel sei deine Nahrung!“

Und Paracelsus stellte fest:

„Aus der Nahrung kommt die Krankheit und die Heilung!“

Wer sich nach diesen Gesichtspunkten einfach, **ausgewogen und vollwertig** ernährt, auf regelmäßige Bewegung und vernünftige Lebensführung und ein positives soziales Umfeld achtet, wird grundsätzlich ein gesundes Leben führen können, ohne Arzt oder Heilpraktiker in Anspruch nehmen zu müssen, sofern es sich nicht um erblich bedingte und schon bestehende chronische Krankheiten handelt, oder die Inanspruchnahme von Therapeuten in vorbeugender Form erfolgt. (Notfallmedizin ausgenommen).

Der Körper ist die Basis deiner irdischen Existenz und das einzige, was dir bis zum Lebensende erhalten bleibt! Deshalb schenk ihm täglich neue Kraft und Energie mit besten, natürlichen, vollwertigen Lebensmitteln (Bio-Produkte) und er wird es dir ein Leben lang mit Gesundheit danken!

In der Wissenschaft ist heute bekannt und wird auch durch die WHO verkündet, dass rund 70% aller so genannten Zivilisationskrankheiten in den westlichen Industriestaaten ernährungs- und umweltbedingt sind (Vitalstoffarmut, ungesunde Fette, Übersäuerung), wobei der Bewegungsmangel und die psychischen Belastungen ebenfalls eine Rolle spielen. In Anbetracht dessen müsste doch sowohl in der Vorbeugung als auch in der Behandlung von Krankheiten eine ganz andere Vorgangsweise die logische Konsequenz sein. Der Schwerpunkt der schulmedizinischen Behandlung von Zivilisationskrankheiten müsste somit in der Ernährung, Vitalstoffversorgung und Behebung des Bewegungsmangels liegen und nicht in der Verschreibung von giftigen Pillen. Die seelische Komponente müsste ebenfalls (aber ohne Psychopharmaka) Berücksichtigung finden. Warum werden diese Erkenntnisse (WHO) von der Politik und Schulmedizin nicht verbreitet und umgesetzt sondern nur Symptome behandelt? In unserem Gesundheitssystem fehlen die so einfachen, wirkungsvollen Krankheit verhindernden Maßnahmen, die aber dem Pharmamarkt und Ärztestand finanziell arg zusetzten würden!

Wer also gesund sein oder werden möchte, sollte besser auf die Ratschläge der Jahrtausende alten Erfahrungs- und wissenschaftlichen Naturheilmedizin, aber auch auf die "innere Stimme" hören, anstatt die Gesundheit bedenkenlos den "Giftpillen" verschreibenden Ärzten überlassen. Bewegung ist für die Gesundheit genauso wichtig, wie die natürliche Vollwerternährung. Es muss ja nicht unbedingt Jogging oder Kraftsport sein. Ganz im Gegenteil! Jeder soll die sportlichen Aktivitäten nach seinen gesundheitlichen, körperlichen Möglichkeiten und persönlichen Bedürfnissen ausüben. Wichtig ist, dass der Mensch sich dabei wohl fühlt, sich selbst nicht überfordert und er an der frischen Luft ist. Körperliche Überanstrengung kann ebenfalls schädliche Auswirkungen für „Jung und Alt“ haben, zusätzlichen Stress bedeuten und auch zur Übersäuerung beitragen.

Gesunde Ernährung – was versteht man darunter?

Gesunde Ernährung ist einfach, vollwertig, natürlich, enzymreich, schmackhaft, besteht aus natürlichen, möglichst schadstofffreien Produkten (Bio-Anbau), in der richtigen Zusammensetzung mit natürlichen Kräutern/Gewürzen, aus besten, natürlichen Ölen und Fetten bei schonender Zubereitung. Bei dieser Ernährung und seelischem Wohlbefinden laufen die Stoffwechselreaktionen im Körper optimal ab, womit Gesundheit, Wohlbefinden und Idealgewicht grundsätzlich gewährleistet sind.

Vergessen Sie all die Diäten, die in Hunderten von Büchern propagiert werden, grundsätzlich am Hauptproblem vorbeizielen, vordergründig in finanzieller Hinsicht den "Erfindern" dienen dürften und meistens der Gesundheit mehr schaden als nützen. Alles was an der Vollwertigkeit und Natürlichkeit vorbeizielt (denaturiert, chemisch behandelt usw.), erscheint höchst fragwürdig. Sie können sich an der vorhin angeführten Definition orientieren. Im Detail sieht die Einteilung der Nahrungsprodukte folgendermaßen aus:

Grundsätzlich muss man heute zwischen so genanten **„Nahrungsmitteln"** und **„Lebensmitteln"** unterscheiden.

„Nahrungsmittel" sind aus naturheilkundlicher Betrachtungsweise solche, die chemischer Düngung, Pestiziden ausgesetzt sind, in der Regel in Fabriken hergestellt, verarbeitet werden und Raffinierungsprozessen unterworfen sind. Durch die Denaturierung werden die meisten wichtigen Nährstoffe ausfiltriert, vermarktet, dafür aber zur Sicherstellung der Haltbarkeit der Nahrungsmittel zum Teil gesundheitsschädliche chemische Substanzen (gekennzeichnet durch E-Nummern) hinzugefügt, wodurch das Ganze doppelt negativ zu Buche schlägt und aus ernährungsphysiologischer Sicht vielfach mehr ein „Abfallprodukt" als ein richtiges Lebensmittel übrig bleibt. Wer sich gesund, bewusst und natürlich ernähren will, tut gut daran, diese „Nahrungsmittel" nach Möglichkeit zu meiden.

Milch z.B. wird durch die Ultrahocherhitzung und Homogenisierung zerstört. Die schwer verdaulichen Milcheiweiße bedeuten für den Organismus bei der Verstoffwechselung Schwerarbeit. Das eigentliche Problem sind nicht die Milch und Milchprodukte sondern die heutigen Verarbeitungsmethoden, welche die wertvollen Inhaltstoffe und natürliche Struktur des Produktes "zerstören." Deshalb ist es günstig - sofern die Möglichkeit besteht - Frischmilch vom Bauern zu konsumieren oder die Industriemilch durch z.B. Sojamilch zu ersetzen. Biologische Sojamilch enthält beispielsweise dreißig Mal soviel Eisen wie Kuhmilch und viele Vitamine. Das scheint in erster Linie für Anämiepatienten interessant zu sein. Das Kapitel Milch hat Dr. Brucker in seinem Buch "Der Murks mit der Milch" eindrücklich abgehandelt.

„Lebensmittel" sind naturheilkundlich gesehen reine, vollwertige und unraffinierte, natürliche Produkte, z.B. Vollkorngetreide, vor allem Buchweizen, Gerste, Hirse, Dinkel, Hafer, Naturreis, Gemüse, Obst, Früchte und daraus verarbeitete Produkte usw., naturbelassen, aus Bio-Anbaugebieten, frei von Pestiziden und Pflanzenschutzmitteln, ohne Kunstdünger und beigesetzte Chemikalien, möglichst in der Region gewachsen, sodass lange Lagerzeiten und Transportwege sowie verschiedenste Haltbarkeitszusätze nicht nötig sind und ausgeschlossen werden können.

Ebenfalls biologische, kalt gepresste Öle mit einem hohen Anteil an ungesättigten Fettsäuren, vor allem das hochwertige Leinöl und Sonnenblumenöl, Diestelöl auch Olivenöl usw. Gesunde Süßstoffe (langsamer Zucker) sind Zuckerrohrmelasse, Reissirup (ähnlich wie Honig), Gerstenmalz.

Aus naturheilkundlicher Sicht gibt es schlussendlich noch die so genannten **„tödlichen Nahrungsmittel"**, die in keiner Weise empfohlen werden können:

- Das sind z.B. Fabrikzucker, all die Süßigkeiten die in den Supermärkten angeboten werden. Fabrikzucker ist lt. Dr. Brucker eines der schädlichsten "Nahrungsmittel" überhaupt und wird unter anderem mit Osteoporose in Zusammenhang gebracht. Deshalb sollte man grundsätzlich sparsam damit umgehen und Süßigkeiten, Limonaden, Schokolade usw. meiden, denn sie tragen ebenfalls wesentlich zur Übersäuerung, Vitalstoffarmut und verschiedenen Erkrankungen bei. Diese Produkte belasten den Organismus ernorm und der Körper verbraucht für den Abbau große Mengen der spärlich vorhandenen Vitamine (vor allem B^1) und Mineralien. Außerdem wird die Bauchspeicheldrüse durch die erforderliche Insulin-Erzeugung-Ausschüttung sehr strapaziert. Der Organismus verbraucht "riesige" Mengen Insulin, um diesen "schnellen" Zucker aus der Blutbahn zu nehmen. (Zum Thema Zucker siehe Buch "Zucker, Zucker" von Dr. Brucker/Ilse Gutjahr).
- Torten und Kuchen sollten nicht regelmäßig verzehrt werden. Ab und zu (z.B. Wochenende, Festtage) ein Stück ist nicht das Problem.
- Die handelsüblichen, hoch erhitzten, chemisch haltbar gemachten Industrieöle und -fette. Sie beeinträchtigen den gesamten Stoffwechsel, insbesondere aber den Fett- und Gehirnstoffwechsel (Dr. Budwig - siehe auch Teil ÖLE UND FETTE).
- Aus Auszugsmehlen zubereitete Gerichte haben äußerst geringen Nährwert, beinhalten so gut wie keine Vitalstoffe und Faserstoffe, belasten deshalb den Stoffwechsel und Organismus, tragen zur Übersäuerung bei. Warum backen Sie die Roulade, den Kuchen nicht mit z.B. frisch gemahlenem Dinkelmehl oder mischen es eins zu eins, Pfannkuchen mit natürlichem Buchweizen usw. Das schaut nicht nur gut aus sondern schmeckt auch hervorragend! Das wäre auch eine Anregung für manche Bäckereien - Konditoreien, um etwas Neues auszuprobieren und anzubieten! Als Backfett kann biologisches, kalt gepresstes Maiskeim-Öl oder Oleolux nach Dr. Budwig, anstatt irgendein künstliches Fettprodukt mit den schädlichen, mehrfach gesättigten Fettsäuren verwendet werden
- Limonaden und andere hoch zuckerhaltige Getränke, die auch chemische Zusätze, künstliche Zitronensäure enthalten. All diese Getränke belasten den Stoffwechsel, die Bauchspeicheldrüse, weil sie viel Zucker beinhalten, vielfach mit chemischen Stoffen versetzt sind und zur Übersäuerung beitragen. Alkohol, Kaffee im Übermaß, usw. Hinweis: Eines der besten Getränke ist nach wie vor reines Quellwasser. Verschiedene Tees werden empfohlen, auch der mineralien-

reiche Kukicha-Tee (ungezuckert) ist ebenfalls ein gutes Getränk mit ausgleichender Wirkung.

- Vor allem Fastfood-Gerichte, sämtliche frittierten Speisen, angefangen von Pommes frites über Rösti (Fertigprodukte), Kartoffelchips, teilweise Knäckebrot, „Wiener Schnitzel“ bis zum Schnitzel-Burger und Ähnlichem beinhalten schädliche Rückstände (Transfettsäuren) aus den hoch erhitzten Industriefetten, beeinträchtigen vor allem den Fettstoffwechsel enorm, lagern sich im Gewebe ab. Durch das oftmalige Erhitzen und Überhitzen der Fette wird auch vermehrt das hochgiftige und Krebs erregende Acrylamid freigesetzt. Im Tierversuch löst Acrylamid Krebs aus und schädigt das Erbgut. Die Wahrscheinlichkeit ist sehr hoch, dass diese Wirkung auch beim Menschen auftritt. Spricht man die Zuständigen in der Ernährungsindustrie darauf an, stößt man vorwiegend auf ausweichende, nichts sagende Antworten, oder sie hüllen sich grundsätzlich in Schweigen. (Quelle: Krebs-Kompass - Schwedische Studie, VN Januar 03, Mein Einkauf 16.01.03, u.a.).

- Die Lebensmittelbehörde in Schweden fand Acrylamid in Kartoffelchips, Pommes frites und Knäckebrot und hat pro Kilogramm bis zu 2000 Mikrogramm Acrylamid gemessen. Die (großzügige) WHO sieht aber die Toleranzgrenze bei 1 Mikrogramm Acrylamid pro Kilogramm Körpergewicht (also 70 kg Körpergewicht/max. 70 Mikrogramm Acrylamid) vor. Isst eine Person z.B. 1 kg dieser Nahrungsmittel, hat sie den Grenzwert bis um rund das 30-fache überschritten.

- Weniger tragisch ist es, wenn gutes Öl nur einmal mäßig erhitzt und verwendet wird, vor allem aber Überhitzung (über 110 Grad) vermieden wird. Dies dürfte im Privathaushalt am ehesten möglich sein. Würde man diese Produkte aber kochen oder dünsten anstatt frittieren, könnte man dem Problem grundsätzlich aus dem Weg gehen.

Gesunde Ernährung – was ist zu beachten?

- Es gibt Grundsätze für die Ernährung, aber keine strikte, einheitliche, für jeden Menschen gültige Ernährungsnorm. Da nicht alles für jeden gut ist und nicht jeder alles gleich gut verträgt, gilt es die Individualität, die genetische Veranlagung zu berücksichtigen. Der Mensch muss wieder lernen auf die Signale seines Körpers, seine innere Stimme zu hören. Nach der östlichen Ernährungslehre (Yin und Yang) gibt es 3 Grundtypen:

  - den "yangigen" mit kräftiger Konstitution
  - den "yingigen" mit eher zarter Konstitution
  - den Mischtypen, der eher in der Mitte ausgerichtet ist.
  - diese drei Grundtypen werden wiederum in Yin und Yang unterteilt, wodurch 9 Menschentypen entstehen.

Der "yangige" Typ ist stabil, kräftig, kann sehr viel vertragen, ist störenden Einflüssen gegenüber relativ unempfindlich, neigt jedoch bei nicht gemäßer Lebensführung (Ernährung) zu Herz- Kreislauferkrankungen und Herzinfarkt.

Der "yinige" Typ mit schwächerer Konstitution geboren, kann durch richtige Ernährung (z.B. Fünf-Elemente-Ernährung nach Jörg Krebber) kräftiger, stabiler, also "yangiger" werden. Er kann dabei essen soviel er will und trotzdem schlank bleiben, hat wenig Lust auf Genussmittel und fühlt sich wohl.

- In der natürlichen, vollwertigen Ernährung liegt der Schlüssel zu einem starken Immunsystem, gut funktionierendem Stoffwechsel, ordnungsgemäßer Organ- und Zellfunktion und somit zu Gesundheit. Gesunde, vitalstoffreiche Vollwertnahrung ist der beste Schutz gegen Krankheiten aller Art. Auf Grundlage der vollwertigen und natürlichen Ernährung kann der Körper seine natürlichen Abwehrkräfte gegen alle Krankheitserreger entwickeln, was vielen Experten zufolge auch der bessere Schutz gegen Viren, Bakterien ist als diverse Impfungen, wodurch den Menschen die „Krankheit" auf unnatürliche Art und Weise mit Krebs erregenden Inhaltsstoffen eingeimpft wird.
- Verwenden Sie zum Würzen von Speisen anstatt jodiertem und fluoriertem Industrie-Kochslaz natürliches, unraffiniertes Meersalz, Ursalz oder Kristallsalz und Kräuter aus biologischem Anbau.
- Vermutlich wissen nur wenige Menschen, dass das dem üblichen Kochsalz und vielen Nahrungsmitteln beigemengte künstliche Jod aus hochgiftigem Recyclingmaterial wie Autokatalysatoren, Röntgenkontrastmitteln und Druckerfarben erzeugt wird. Und das soll gesund sein? Auf den Verpackungen des Kochsalzes (und auch anderen Nahrungsmitteln) ist als Zusatzstoff vielfach nur Jod angeführt, aber nicht in welcher Form. Außerdem besteht die Gefahr einer mehrfachen Jodüberlagerung, da die meisten Nahrungsmittel mit Jod versetzt sind und mit jodhaltigem Salz erzeugt werden.
- Empfehlenswerte Würzmittel sind auch fermentierte "Pasten und -soßen" wie Ume-Paste oder Miso-Paste, Ume Su, Shoyu. Sie beinhalten viele hochwertige Mineralien, Verdauungsenzyme, die den Aufbau einer gesunden Darmflora begünstigen. Diese Produkte sind ideal zum Würzen vieler Speisen, z.B. von Suppen, Gemüsegerichten usw., geben ihnen einen hervorragenden natürlichen Geschmack. Frische, biologische Kräuter oder getrocknete aus dem Naturkostladen sind (die meisten basisch) aufgrund ihrer Inhaltsstoffe auch für den Säuren-Basen-Ausgleich unverzichtbar. Diese Würzmittel sind in guten Naturkostläden erhältlich. Legen Sie nach Möglichkeit auch einen kleinen Gemüsegarten für die Selbstversorgung an.
- Wichtig ist aber, dass diese hochwertigen Würzmittel und Kräuter nicht mitgekocht, sondern erst nach dem Kochen den Gerichten beigemengt werden. Auch das hochwertige, biologische, kalt gepresste Öl soll (z.B. beim Linseneintopf usw.) erst nach dem Kochen eingerührt werden. Bei Linsengerichten muss immer (biologisches, kalt gepresstes) Öl dazu gegeben werden und zwar mindestens 5% der Gesamtmasse, weil Linsen sonst Blähungen verursachen. Das Öl

(Olivenöl, Sonnenblumenöl, Distelöl, Rapsöl, Sesamöl, Maiskeimöl usw.) darf aber nicht mitgekocht sondern erst zum Schluss eingerührt werden.

- Schlussendlich sollten die Mahlzeiten so zusammengestellt sein, dass sie ein ausgeglichenes Säuren-Basen-Verhältnis gewährleisten. Konsumieren wir zuviel Lebensmittel (Fertigprodukte, Süßigkeiten, Auszugmehle usw.) die vorwiegend Säuren enthalten, ist der gesamte Organismus übersäuert. Die Säuren lagern sich ins Gewebe ein und der Stoffwechsel ist gestört. Eine möglichst geringe Säuremenge im Bindegewebe ist gerade auch im Hinblick auf Krebs und alle anderen chronischen Erkrankungen, besonders aber für den Magen-Darm-Trakt sehr wichtig.

- Die Ernährung soll oder kann (je nach Verträglichkeit) auch einen gewissen Anteil **Rohkost** (Gemüse, Obst, Früchte) beinhalten, weil durch das Kochen teilweise Enzyme, Vitamine zerstört werden. Der Rohkostanteil muss je nach Verträglichkeit dem Menschen individuell angepasst werden, da Rohkost schwer verdaulich ist. "Yangige" (kräftiger gebaute) Menschen vertragen Rohkost grundsätzlich gut, "yinige" Menschen mit schwächerer Konstitution hingegen reagieren auf Rohkost manchmal sensibel. Rohkost kann insbesondere bei Magen-Darm-Erkrankungen oder Empfindlichkeit des Verdauungstraktes problematisch sein. Alle Ernährungsrichtlinien sind immer individuell zu sehen und anzuwenden. Jeder muss selbst herausfinden, was ihm im Rahmen der Vollwertigkeit und Natürlichkeit am besten bekommt. Natürliche pflanzliche Lebensmittel haben eine hohe Nährstoffdichte und einen hohen Anteil an lebenswichtigen, gesundheitsfördernden Mikronährstoffen. Tierische Lebensmittel beinhalten oft größere Mengen unerwünschter Bestandteile und belasten den Organismus.

- **Rohes Obst** liegt ebenfalls im sauren Bereich und hat außerdem kühlende Wirkung, weshalb Obst bei kühlen Temperaturen nicht so ideal ist. Obst auf nüchternen Magen ist wegen des Säuregehalts und "schnellen" Fruchtzuckers nicht so gut. Die Problematik der Obst-/Fruchtsäure ist unter anderem von fast durchfressenen Magen- und Darmwänden amerikanischer Models bekannt, die mit Obstdiäten ihren Körper zur Idealfigur führen wollten. Wer glaubt, sich etwas Gutes zu tun, wenn er Hauptmahlzeiten durch Obst ersetzt, unterliegt einer Täuschung, denn dies bewirket einen Säureschub, und der Fruchtzucker (Fructose – schneller Zucker) lässt den Insulinbedarf in die Höhe schnellen, was von der Bauchspeicheldrüse Hochleistung erfordert. Das soll nicht heißen, dass Obst ungesund ist, sich aber besser als Nachtisch und in Verbindung mit anderen gut verträglichen Nahrungsmitteln eignet, anstatt als Hauptmahlzeitersatz. Außerdem ist Gemüse wesentlich reicher an Vitaminen, Mineral- und Faserstoffen.

- **Obst und Früchte** sind gut wenn sie **sonnengereift** geerntet werden. In unreifem Zustand geerntetes und in Lagerhallen gereiftes, mehrfach chemisch behandeltes Obst hat einen geringen Vitalstoffanteil und ist mit schädlicher Chemie belastet (Pestizide, Politurmittel)

- **Gemüse** ist um einiges reicher an Vitaminen und Mineralstoffen, in rohem Zustand aber schwer verdaulich. Durch Kochen, Kräuter und Gewürze werden die Nahrungsmittel (auch Obst) in den basischen Bereich verschoben, sind gesund und werden dem entsprechend gut vertragen.
- **Gemüse, Salate** usw. (Bioprodukte) sollen möglichst frisch sein, das bedeutet, nach Möglichkeit vom Feld-Garten-Bauernmarkt auf den Tisch kommen, da durch Lagerung/Transport (Kaufhaus, Supermarkt) ein gravierender Nährstoff- und Qualitätsverlust entsteht.
- Verwenden Sie als **Salat-Marinade** nach Möglichkeit z.B. biologischen Aceto-Balsamico-Essig, anstatt normalen Industrie-Essig (hochgradig sauer - ungesund).

  Eine Marinadeempfehlung von Jörg Krebber:

  2 **EL** Ume Su, 3 **EL** Genmai Su, 6 **EL** Maiskeimöl, 4 **EL** Mirin, 4 **EL** Apfeldicksaft vermischen
- Die Mahlzeiten sollten nicht zu üppig sein und gut gekaut werden. Denn durch langes Kauen erfolgt eine gute Einspeichelung der Nahrung und die Verdauungsenzyme im Speichel bewirken schon eine Vorverdauung. Da der Speichel basisch ist, wird der Speisebrei auch in die basische Richtung verschoben. Nehmen sie lieber mehrere kleine Mahlzeiten zu sich, als ein paar große. Speisen und Getränke sollen nicht zu heiß und nicht zu kalt sein. Zwischen den Mahlzeiten sollten auf keinen Fall Süßigkeiten usw. zugeführt werden.

Faserstoffe sind sehr wichtig:

- die Pflanzenfasern (Faserstoffe) sind teilweise unverdaulich und das macht sie so wertvoll; sie fördern die Verdauung.
- Faserstoffe beschleunigen die Darmpassage der Nahrung, wodurch die negative Wirkung der Schad- und Reizstoffe reduziert wird
- sie wirken entgiftend, weil sie unerwünschte Nahrungsbestandteile aller Art aufsaugen und abführen
- sie haben darmreinigende Wirkung
- unsere raffinierte Industriekost hat aber nur einen unbedeutenden Anteil dieser äußerst wichtigen Faserstoffe.

Schonende Zubereitung der Lebensmittel:

- Da sich unter der Schale die besten Nährstoffe befinden, sollte man die meisten Produkte nicht schälen. Bei den „gespritzten" Produkten sind die erlaubten (oder mehr) Restbestände (Pestizide usw.) nicht nur auf und direkt unter der Schale, sondern in der ganzen Frucht vorhanden
- Gemüse nach dem Zerkleinern nicht wässern (Vitalstoffverlust)

- die Produkte nicht allzu klein schneiden, denn je kleiner sie geschnitten werden, umso größer der Verlust an Vitaminen
- Gemüse soll gedämpft, aber nicht verkocht sein, sodass es noch einen "leichten Biss" hat und die Vitamine so gut wie möglich erhalten bleiben
- Kochtopf zudecken
- Gemüse soll nur gekocht werden, wenn die Flüssigkeit ebenfalls verzehrt wird (z.B. Eintopf, Suppen usw.), weil durch das Kochen dem Produkt entzogene Mikronährstoffe sich teilweise in der Kochflüssigkeit angesammelt haben
- die zubereiteten Speisen bis zum Verzehr abdecken (Vitaminverlust)

In Anbetracht der Notwendigkeit natürlicher Vollwerternährung nochmals der Hinweis: Jede medizinische Behandlung, die eine ausgewogene, natürliche Vollwerternährung nicht **zwingend** vorsieht, ist keine richtige Heilbehandlung und verfehlt deshalb auf Dauer ihre Wirkung. Vollwertige Ernährung ist immer die Grundvoraussetzung, die einfachste und billigste Maßnahme, Krankheiten vorzubeugen oder bestehende Krankheiten positiv zu beeinflussen und zu "heilen"! Durch orthomolekulare oder homöopathische Therapien und gute Naturheilpräparate kann der Heilvorgang wesentlich unterstützt und beschleunigt werden.

Wer sich nach den angeführten Grundsätzen ernährt, wird kaum mit der Gesundheit/Krankheit und mit Über- oder Untergewicht ein Problem haben. Und was macht die Schulmedizin? Sie hat das offensichtlich bis heute nicht "verstanden" oder darf es (aus pharmazeutisch-wirtschaftlichen Gründen?) nicht verstehen und richtig anwenden? Sie verschreibt fleißig Pillen für alle Krankheiten - es gibt ja über 100.000 verschiedene - anstatt sich den eigentlichen Themen, der Fehlernährung und den seelischen Problemen als Hauptursachen zu widmen.

Nun noch ein weiser Satz von Dr. Max Bircher-Benner:

> **"Die Ernährung ist nicht das Höchste im Leben, aber sie ist der Nährboden, auf dem das Höchste** (Gesundheit) **gedeihen oder verderben kann."**

Enzyme – was ist das?

Enzyme bildet der gesunde Körper selbst aus den Vitaminen/Vitalstoffen, die dem Körper über die Nahrung/Vitalstoffpräparate zugeführt werden, was auch die Notwendigkeit natürlicher Vollwerternährung und optimaler Vitalstoffversorgung unseres Körpers verdeutlicht. Enzyme sind in lebenden Zellen gebildete organische Verbindungen, welche die Stoffwechselvorgänge im Organismus in verschiedenster Hinsicht entscheidend beeinflussen. Diese Enzyme bilden einen Mechanismus in unserem Körper, der die Antriebsfeder für alle biochemischen Abläufe und Stoffwechselreaktionen in der "Chemiefabrik" unseres Körpers sind. Es handelt sich um spezialisierte organische Substanzen. Für eine bestimmte Stoffwechselreaktion werden Millionen solcher Enzyme in Gang gesetzt. So wird in Millisekunden irgendein Hormon aktiviert oder ein Eiweißbauteilchen zusammengestellt. Diese Enzyme steuern mehr oder wenig alle chemischen Reaktionen und Vorgänge im Stoffwechsel. Sie können aber nur aktiv werden, wenn genügend Vitamine, Mineralstoffe und Spurenelemente zur Verfügung stehen, aus denen sie sich bilden. Ist ein Mangel an verschiedenen Vitalstoffen gegeben, so sind viele Stoffwechselvorgänge gestört oder laufen überhaupt nicht mehr ab. Spätestens jetzt müsste jeder (auch die Ärzte) die Notwendigkeit einer optimalen Mirkonährstoffversorgung erkennen.

Heute kennt man einige Tausend Enzyme, deren Wirkungen teilweise noch nicht ganz erforscht sind. Das spielt im Hinblick auf die Gesundheitserhaltung keine wesentliche Rolle, denn wenn der Körper mit allen Mikronährstoffen optimal versorgt ist, werden vom Organismus automatisch alle erforderlichen Enzyme gebildet und aktiviert, sofern keine Organ- und Zellschwächen vorliegen, die meistens auf ungesunde Ernährung und Vitalstoffarmut zurückzuführen sind. Bei der Behandlung von Krankheiten ist es mitunter vorteilhaft, teilweise speziell abgestimmte Enzymkombinationen, Mineralstoffe und Spurenelemente einsetzen zu können (z.B. bei Krebs: Glutathion, Selen, Zink, usw.).

Enzyme werden bei verschiedensten Erkrankungen eingesetzt, insbesondere zur Stärkung der Immunabwehr, bei Krebs, Herz-, Kreislauferkrankungen u.a.m. Dass Enzyme und Mikronährstoffe zum Schutz vor Krankheiten beitragen, wird von vielen führenden Naturwissenschaftern bestätigt. In Anbetracht der positiven Erfahrungswerte hinsichtlich Enzyme und Vitalstoffe, wäre es doch nur logisch, bei schweren Krankheiten (insbesondere bei Krebs) solchen Behandlungsformen Priorität einzuräumen. Menschen mit einem starken Immunsystem laufen weit weniger Gefahr, an Krebs zu erkranken. Dies wird in der Onkologie sowohl in der Prophylaxe (z.B. auch Brustkrebs in der Familie), als auch in der Behandlung von anderen Krankheiten in grob fahrlässiger Weise nicht berücksichtigt.

Enzyme arbeiten hoch effizient. Eine winzige Enzymmenge bewirkt bei Körpertemperatur Reaktionen, die sonst nur mittels aggressiver Chemikalien und bei hohen Temperaturen in Gang gesetzt werden können. Um die ungeheure Wirkung der Enzyme zu verdeutlichen, ein Beispiel: Ungefähr 30 Gramm reines Pepsin (Enzym) würde ausreichen, um innerhalb weniger Stunden über zwei Tonnen Putenfleisch abzubauen. Ein Temperaturanstieg kann die Reaktion der Enzyme beschleunigen; sie werden aber bei Erhitzung instabil.

Also Vorsicht! Kochen der Speisen vernichtet Enzyme! Deshalb ist es wichtig, dass der Mensch auch etwas Rohkost zu sich nimmt. Nehmen wir aber gesunde, vollwertige, vitalstoffreiche Nahrung zu uns, kann der Körper Enzyme grundsätzlich selbst bilden.

DIE GRUNDNAHRUNGSSTOFFE

Der Grundstein für die neue Ernährungslehre wurde im Wesentlichen vom schweizer Arzt Dr. Bircher-Benner gelegt und fand durch den Ernährungsforscher Prof. Kollath (und andere) im Großen und Ganzen wissenschaftliche Bestätigung. Sie haben ausdrücklich auf die Unabdingbarkeit der natürlichen Getreidenahrung, die Notwendigkeit biologischer, naturbelassener und vitalstoffreicher Lebensmittel hingewiesen, andererseits die gesundheitsschädlichen Folgen der denaturierten Nahrungsmittel (Weißmehl, polierter Reis, Fabrikzucker usw.), den damit verbundenen Mikronährstoffmangel und den ursächlichen Zusammenhang mit Krankheiten aufgezeigt. Zwischenzeitlich hat sich herausgestellt, dass die heutige, industrialisierte Ernährung neben anderen Begleitumständen auch zu permanenter Übersäuerung führt, der Körper für den Neutralisierungsprozess (Säuren-Basen-Ausgleich) zusätzlich einen hohen Vitamin- und Mineralstoffverschleiß hat und all diese Umstände Ursache vieler Erkrankungen sind.

Dessen ungeachtet verzehren die meisten Menschen denaturierte Nahrungsmittel sowie Fertigprodukte und gehen davon aus, dass diese problemlos verdaut und verwertet werden. Eine Zeit lang kann der Körper dies verkraften und kompensieren. Im Laufe der Jahre verändert sich der Stoffwechsel durch die "Nährstoffinformationen" dieser denaturierten, vitamin- und mineralstoffarmen Produkte. Stoffwechselprobleme und -blockaden, schlechte Zell- und Organfunktion sind die Folgen. Diese Umstände führen im Laufe der Zeit zu einem ausgemergelten, an Vitalstoffen verarmten Körper, Gesundheitsproblemen und Krankheiten aller Art.

So wird schon seit vielen Jahren zumindest teilweise im naturheilkundlichen Bereich der wahre Wert der Nahrung an der Vollwertigkeit, Natürlichkeit, den Mikronährstoffen (Vitalstoffen), der Lebendigkeit, sowie Säuren und Basen gemessen. Die guten Naturärzte, Heilpraktiker und Naturheiltherapeuten haben die Erkenntnisse der neuen Ernährungslehre teilweise aufgegriffen, umgesetzt und sie erzielen damit, sowie mit ergänzenden Vitalstofftherapien nach wie vor gute Heilerfolge auch bei schulmedizinisch als "unheilbar" dargestellten Erkrankungen. Diese wichtigen Erkenntnisse der neuen Ernährungslehre sind insbesondere in der Schulmedizin vielfach nicht bekannt, werden nicht gelehrt, ignoriert, teilweise nur "halbherzig" oder gar nicht angewendet und umgesetzt. Man möchte meinen, dass die Flut der fortlaufend steigenden Volkskrankheiten jedem einzelnen Menschen, auch der Schulmedizin und den Verantwortlichen des "Gesundheitswesens" zu denken gäben und sie bei einem bisschen Vernunft zum Umdenken bewegen müsste, was bisher aber nicht der Fall ist.

Die Zusammensetzung der Nahrung sollte folgendermaßen aufgebaut sein:

- rund 70 % vollwertige, natürliche Kohlenhydrate (Getreide, Gemüse = Zucker = Glucose = Energie)
- etwa 20 % natürliches Eiweiß
- und 10 % natürliche Fette und Öle, Vitamine/Mineralstoffe/Spurenelemente /Aminosäuren

All diese Grundstoffe müssen vollwertig, und natürlich, unraffiniert, die Eiweiße und Fette pflanzlicher Natur, die Öle aus kalter und erster Pressung sein und dürfen keiner chemischen Behandlung unterliegen.

Die Hauptnahrungsmittel sollten vorwiegend aus vollwertigem Getreide und daraus verarbeiteten Produkten bestehen, insbesondere Buchweizen, Gerste, Dinkel, Hafer, Hirse, Naturreis, Gemüse, Hülsenfrüchten, Kräutern, besten natürlichen Ölen und natürlichen Gewürzen.

KOHLENHYDRATE

Als Kohlenhydrate (=Zucker) bezeichnet man chemische Verbindungen aus Kohlenstoff/Wasserstoff/Sauerstoff. Kohlenhydrate zählen zu den Hauptnährstoffen der menschlichen Ernährung (ca. 70%) und dienen zur Abdeckung des Energiebedarfs. Diese Energie wird sehr schnell zur Verfügung gestellt und Glucose (Zucker) ist Mittelpunkt vieler Biosynthesen. Unter Biosynthese versteht man den Aufbau von chemischen Verbindungen in lebenden Zellen zur Aufrechterhaltung der gesamten Organfunktionen. Rund 60% der Kohlenhydrate dienen der direkten Energieversorgung. Der Rest wird in Form von Glykogen als "Reserve" in der Leber und den Muskeln gespeichert. Bei Bedarf wird das Glykogen zur Energiegewinnung freigesetzt und abgebaut, bzw. in Fett umgewandelt und im Bindegewebe gespeichert.

Bei der Verdauung der Kohlenhydrate werden die verschiedenen Saccharide (Zucker) zu Einfachzuckern aufgespalten. Das beginnt im Mund durch das Enzym Amylase. Dieser Vorgang wird im oberen Dünndarmabschnitt abgeschlossen. Dort erfolgt die Resorption (Aufnahme) der entstandenen Monosaccharide Glucose, Fructose und Galaktose ins Blut.

Man unterscheidet zwischen

- **Einfachzucker** (Monosaccharide) = schneller Zucker – geht schlagartig ins Blut
- **Zweifachzucker** (Disaccharide) = schneller Zucker – geht schlagartig ins Blut
- **Dreifachzucker** (Trisaccharide) haben für den Menschen keine besondere Bedeutung
- **Mehrfachzucker** (Polysaccharide) = langsamer Zucker und deshalb ideal. Er wird kontinuierlich zur Energiegewinnung freigesetzt, sodass keine erhöhte Insulinerzeugung notwendig ist.

Die Problematik des schnellen Zuckers

Beim Konsum von Einfach- und Zweifachzucker - das sind Fabrikzucker, Traubenzucker, Fruchtzucker - wird dieser schlagartig freigesetzt. Dabei muss die Bauchspeicheldrüse unter Höchstleistung "riesige" Mengen Insulin erzeugen, um den Zucker aus der Blutbahn zu nehmen, da wir sonst ins Koma fallen und sterben würden. Konsumieren wir viel Fabrikzucker, damit gesüßte Gerichte, stark gesüßte Getränke wie Limonaden, Eistee, Cola usw. oder Fruchtzucker (Obst, Früchte), arbeitet die Bauchspeicheldrüse dauernd an der Leistungsgrenze, was im Laufe der Zeit zur Überforderung und verminderter Leistungsfähigkeit führen kann. Die gut geregelte Insulinausschüttung und -verwertung hält uns frei von Unter- und Überzucker.

Der Fabrikzucker hat noch einen riesigen Nachteil. Durch die Raffinierung wurden die wertvollen Vital- und Begleitstoffe entfernt und er ist sehr schwer verstoffwechselbar. Für den Zuckerstoffwechsel benötigt der Körper viele Vitalstoffe, die aufgrund ungesunder Ernährung (denaturierte Nahrungsmittel) meistens nicht ausreichend vorhanden sind. Somit greift der Organismus zu diesem Zweck zwangsläufig auf die körpereigenen Reserven zurück und entzieht die dafür notwendigen Mineralien dem Bindegewebe und den Knochen. Das führt im Laufe der Zeit zu Substanzverlust und einem ausgemergelten Körper. Das Bindegewebe und die Knochen werden dadurch geschwächt. Aus diesem Grund wird der Fabrikzucker auch ursächlich mit Osteoporose in Zusammenhang gebracht (siehe auch Buch "Zucker, Zucker" von Dr. M.O. Brucker).

Der gute, langsame Mehrfachzucker

Mehrfachzucker (Polysaccharide), in natürlicher Form aus **naturbelassenen** Getreideprodukten, keimender Gerste oder Malzextrakt, Reis-Sirup, Zuckerrohrmelasse usw. wird langsam und kontinuierlich freigesetzt. Das ist schonend für die Bauchspeicheldrüse, weil für die Glucoseregelung nur sehr wenig Insulin erforderlich ist. Deshalb sollen natürliche Süßungsmittel und Brotaufstriche wie z.B. Reis-Sirup (ähnlich wie Honig), Gerstenmalz, natürliche Zuckerrohrmelasse (sehr vitalstoffreich) verwendet werden. Das wäre insbesondere für Diabetiker sehr wichtig. Aber wer sagt ihnen das?

Der Begriff Kohlenhydrate (Zucker) ist allgemein bekannt, wird meistens undifferenziert verwendet und darin besteht das große Problem. Auch Fabrikzucker, Weißmehl, somit auch Weiß-, Misch- und Zopfbrot, geschälter Reis usw. sind Kohlenhydrate, haben aber aufgrund ihrer Denaturierung und Vitalstoffarmut eine gesundheitsbeeinträchtigende Wirkung. Im Gegensatz dazu fördern vollwertiges, natürliches Getreide, daraus verarbeitete Produkte wie Vollkorngetreide, Vollkornbrot, andere Vollkornprodukte, biologisches Gemüse usw. aufgrund ihrer und Mikronährstoffvielfalt die Gesundheit. Deshalb sind Kohlenhydrate in der Empfehlung als vollwertige und natürliche zu definieren. Unverständlicher Weise spricht und schreibt man in der heutigen Ernährungslehre und diversen Kochbüchern überall von Kohlenhydraten, vielfach ohne dabei das Wichtigste, nämlich die Vollwertigkeit und Natürlichkeit sowie die Chemiefreiheit als unerlässlich darzustellen.

Die wichtigsten natürlichen Kohlehydratträger sind vollwertiges, natürliches Getreide, Getreideprodukte und Hülsenfrüchte.

Naturreis z.B. ist gut, verbrennt mit einem neutralen PH-Wert und beinhaltet viele wichtige Vitalstoffe, z.B. B-Vitamine und 15 Mal mehr Selen als polierter Reis. Naturreis hat auch einen hervorragenden Eigengeschmack, der dem geschälten (weißen) Reis völlig fehlt. Als Vollgetreide kann in erster Linie Buchweizen Hirse, Gerste, Dinkel, daraus verarbeitete Produkte wie Vollkornbrote, am besten abwechselnd verschiedene Sorten empfohlen werden. Vorteilhaft ist Vollkornbrot auf Sauerteigbasis, weil Hefe bei der Gärung so genannte „Chelate" bildet. Chelate sind Substanzen, die Mineralien fest an sich binden. Deshalb kann der Organismus sie nicht aufnehmen und sie werden teilweise ungenutzt ausgeschieden. Es besteht auch die Wahrscheinlichkeit, dass diese Chelate, die durch die ohnehin oft geringen Mineralienmengen im Weißmehl nicht vollständig gebunden sind, sich deshalb bis zur vollständigen Sättigung Mineralien aus den Körpersäften holen. Mit Hefe gebackene Teigwaren haben also in jedem Fall eine demineralisierende (säuernde) Wirkung!

Frischkornbrei – ein guter Kohlehydrat- und Vitalstoffspender

Dr. Brucker rät täglich einmal Frischkornbrei aus frisch gemahlenem, eingeweichtem Getreide. Das ist aber mit Vorbehalt zu sehen, weil ungekochtes, nicht gebackenes/gekochtes Getreide schwerer verdaulich ist und somit nicht von allen Menschen gleich gut vertragen wird. Es können abwechslungsweise auch Hafer- und Reisflocken verwendet werden. Frischkornbrei d.h. Getreide ganz allgemein ist Garant für eine gute Mikronährstoffversorgung, weil in den Randschichten des Korns die für unseren Organismus so wichtigen natürlichen Fette, Eiweiße, Mineralstoffe und Vitamine vorhanden sind. Deshalb soll Frischkornbrei von jenen die ihn mögen und auch vertragen, konsumiert werden. Auch die Müslikost soll nicht in Fanatismus ausarten. Jeder muss irgendwie selbst herausfinden, was ihm am besten bekommt und schmeckt, aber eine gute Vitalstoffversorgung sicherstellt, ohne dass die Ernährung zu Übersäuerung führt.

Frischkornbrei - Zubereitung

Der Frischkornbrei kann aus einzelnen oder gemischten Getreidesorten (Vollkorn – Bio-Produkte) wie z.B. Buchweizen, Hirse, Hafer, Dinkel, Gerste, Roggen, hergestellt werden. Zwei bis drei Esslöffel Getreide werden mittels geeigneter Mühle (Kaffeemühle oder Getreidemühle) für jede Zubereitung frisch gemahlen. Das gemahlene Getreide wird mit kaltem Leitungs- oder Quellwasser übergossen, zu einem Brei gerührt und dann ca. 8 - 12 Stunden stehen gelassen. Es soll aber nur soviel Wasser verwendet werden, dass nach der Quellung des Getreides kein Wasser weggegeben werden muss.

Frischkornbrei - Zugaben

Zum Beispiel: Nach der Stehzeit von ca. 10 Stunden (z.B. über Nacht) wird 1 Kaffeelöffel Honig (besser Reis-Sirup – langsamer Zucker), etwas Zitronensaft, je nach Bedürfnis ein paar Mandeln, Nüsse (nach Art des Birchermüslis), dem aufgeweichten Getreide beigeben. Ebenfalls soll ein Apfel (Grundbestandteil) gerieben und wegen Oxidation gleich untergemengt werden. Er enthält unter anderem Vitamin C, A, B^1, B^2, Chlorophyll, Kalk, Phosphor – viele sekundäre Pflanzenstoffe. Wird der Apfel gerieben anstatt geschnitten, macht das den Brei flaumig und bekömmlich. Es können aber auch verschiedene andere Früchte (Weintrauben, Pfirsich usw.) dazu gegeben werden, ganz nach Geschmack und Bedürfnis. So zubereitet ist dieser Frischkornbrei bei guter Verträglichkeit nicht nur gesund, weil alle im Vollkorn vorhandenen Vitalstoffe erhalten bleiben, sondern schmeckt auch hervorragend.

Ebenfalls können 2 Esslöffel biologisches Leinöl, etwas Magerquark oder natürlicher Sojajoghurt beigemengt werden. Biologisches, kalt gepresstes Öl ist ein wertvolles Hauptnahrungsmittel, macht den Brei besonders fein und geschmeidig.

Warum Vollkorn?

Der tägliche Konsum von frischem, gemahlenem Bio-Getreide ist unter anderem wegen des hohen Vitamin- und Nährstoffgehalts wichtig, weil auch beim Backvorgang des Vollkornbrotes und Kochen der Speisen verschiedene Enzyme und Vitamine verloren gehen. Die in den Randschichten und im Keim des Korns vorhandenen Vitamine und Mineralstoffe, insbesondere auch die B-Vitamine sind ganz allgemein und auch für den Gehirnstoffwechsel, die Denkvorgänge, Nerven, Reizweiterleitung usw. von größter Bedeutung. Mit der Produktion der Auszugsmehle (Weiß- und Graubrot usw.) werden neben den wichtigen Mineralien auch die wichtigen Ballaststoffe ausgeschieden.

Budwig-Müsli

Das "Budwig-Müsli" ist im Hinblick auf den Fettstoffwechsel und allgemeinen Stoffwechsel ebenfalls sehr empfehlenswert, insbesondere für jene, die Getreidebrei nicht vertragen, nicht mögen oder Abwechslung bevorzugen. Die Zugabe von Früchten (sauer - schneller Zucker) soll nicht im Übermaß erfolgen. Diese Müsli-Gerichte können als Frühstück, Mittagessen oder Dessert verzehrt werden. Dr. Johanna Budwig hat in ihrem wissenschaftlich fundierten Kochbuch "ÖL-EIWEISS-KOST" viele bekömmliche Rezepte zusammengestellt. Das Abendessen sollte eher bescheiden ausfallen. Suppen oder leicht verdauliche Gemüsegerichte sollen bevorzugt werden.

Zutaten (für 1 Person): Ungefähr 100 – 125 g magerer Speisequark, 3 Esslöffel biologisches, kalt gepresstes (natives), Leinöl, 3 Esslöffel Milch oder Wasser, (wenn vorhanden 2 Esslöffel Linomel), 1 Teelöffel Honig (besser Reis-Sirup = "langsamer" Zucker). Früchte (Beerenobst, Pfirsich, Aprikosen Weintrauben) oder ein geriebener Apfel, geriebene Nüsse. Wer das Müsli gerne dünnflüssiger hat, kann mit etwas Milch oder Wasser verdünnen. Je nach Geschmack können auch frisch gepresste oder biologische Fruchtsäfte beigemengt werden. Wer auf frisch gemahlenes, eingeweichtes Getreide wie Buchweizen, Dinkel usw. nicht verzichten will, kann auch davon etwas dazu geben.

Zubereitung: Leinöl, Milch und Honig werden mit einander vermischt - es kann (insbesondere bei größerer Menge) ein elektrisches Mischgerät verwendet werden. Dann wird der Quark dazu gegeben und alles zu einer cremigen Masse verrührt, bis das Öl nicht mehr sichtbar ist.

Der Geschmack kann täglich durch Zugabe verschiedener Früchte, Zitronen- Orangensaft, andere frisch gepresste Fruchtsäfte in geringen Mengen, Zimt, usw. variiert werden. Die Fruchtsäfte werden zuletzt dazu gegeben.

Anrichten: Zuerst gibt man zwei Esslöffel Linomel (geschrotete Leinsaat) in eine Schale. Darüber werden die Früchte geschichtet, die mit der Quark-Leinöl-Creme abgedeckt werden. Es können auch alle Zutaten mit der Creme vermischt werden (in Form von "Bircher-Müsli).

Hinsichtlich Wertigkeit und Notwendigkeit des Budwig-Linomel-Müslis mit Leinöl und dessen hoch ungesättigten Fettsäuren in Verbindung mit Quark siehe Kapitel Ernährung, Teil "ÖLE UND FETTE"

Hinweis: Linomel z.B. ist in allen neuform-Reformhäusern erhältlich.

NOTWENDIGKEIT VOLLWERTIGER KOHLENHYDRATE

Denaturierte Kohlenhydrate - Vollkorn- Weißmehl - wissenschaftliche Versuche mit Ratten

Professor Kollath hat seinerzeit mit seinen wissenschaftlichen Ernährungsexperimenten die ernährungsphysiologische Minderwertigkeit der Auszugsmehle (Weißmehl) deutlich demonstriert. Er hat einerseits die Auswirkungen gesunder, vollwertiger und andererseits die industrialisierter, denaturierter Nahrungsmittel in humanen Tierversuchen an Ratten nachgewissen.

Nur mit Weißmehl gefütterte Ratten starben bei diesen Tierversuchen nach wenigen Wochen. Bei Vollkornmehl hingegen blieben sie gesund! Dieses Beispiel allein verdeutlicht auch die biologische Minderwertigkeit der Auszugsmehle und der daraus verarbeiteten Produkte wie Weißmehl, Weiß-/ Graubrot, Zwieback usw. unmissverständlich. Jetzt kann man sich vorstellen, was so genannte und manchmal ärztlich verordnete, fettarme "Schondiäten" mit Weißbrot und Zwieback bei Schwerkranken für Auswirkungen haben, insbesondere dann, wenn nicht gleichzeitig Vital- und Faserstoffe zugeführt werden, was in der Schulmedizin grundsätzlich unterlassen wird. Bei diesem Vergleich muss man auch die individuelle Lebenszeit von Ratten und Menschen berücksichtigen.

Kohlenhydrate - Mesotrophie - Halbernährung - "Zivilisationskost" und die Folgen

Mesotrophie bedeutet Halbernährung (Fehlernährung), das Fehlen bestimmter Wirkstoffgruppen in der Nahrung, und das führt lt. Dr. Kollath im Laufe der Zeit zu Stoffwechselproblemen, erhöhten Blutfettwerten, Bluthochdruck, verschiedenen Krankheiten, betrifft auch das Gehirn, kann zu Depressionen führen, usw.

Mit mesotrophischer Kost (ähnlich der heutigen, denaturierten, vitalstoffarmen Industriekost), etwa wie sie heute der Großteil der Menschen zu sich nimmt, gelang es Professor Kollath, bei Versuchsratten eine ungekürzte Lebensdauer zu erzielen, wobei sich aber an den Versuchsratten fast dieselben Krankheitszustände zeigten, wie sie heute in den westlichen Industrieländern bei vielen Menschen als Zivilisationskrankheiten auftreten. Diese Ernährungsform nannte Prof. Kollath "Mesotrophie"

Bei diesen Versuchsratten traten folgende Störungen und Krankheiten zutage:

- Zahn- Kieferveränderungen, Karies, Gebissverfall, Haarausfall
- Skelettveränderungen, Bandscheibenschäden, Arthrosen
- Kalkablagerungen, Degeneration der Muskulatur
- krankhafte Blutveränderungen, verfrühte Alterserscheinungen
- Lungenblutungen, Vergrößerung der Thymusdrüse
- Flüssigkeitsansammlungen im Körper
- Cysten, Geschwülste, Sarkome
- Eintrübung der Augenlinsen, Gelbsucht
- Darmfloraveränderungen, Dysbakterie
- Nierenschädigungen, Narben in der Nierenrinde, Schrumpfnieren
- Herzmuskelerkrankungen, Blutgefäßverengungen
- Leberschäden

Und genau diese Krankheiten machen den Menschen unserer heutigen Wohlstandsgesellschaft mit industrialisierten, denaturierten Nahrungsmitteln so zu schaffen. Es ist also eine eindeutige Parallele zwischen der Halbernährung ("Mesotrophie") bei den Ratten und den Folgen der heutigen industrialisierten, denaturierten Zivilisationskost - wie sie die Menschen vorwiegend zu sich nehmen - zu erkennen. All die bei den Ratten zutage getretenen Krankheitszustände, treten schon lange vermehrt bei den Menschen in den zivilisierten Industriestaaten auf.

So kommt die biologische Minderwertigkeit der denaturierten Nahrungsmittel (Weiß-/Graubrot, geschälter Reis, Fabrikzucker usw., alles was denaturiert wurde) doch unübersehbar zum Ausdruck, wie es noch deutlicher gar nicht sein könnte. Und trotzdem schauen Ärzte und Gesundheitspolitiker nach wie vor an den eigentlichen und längst bekannten Grundursachen der Krankheitsflut (absichtlich?) vorbei. Blind? Bewusste Ignoranz zugunsten der Chemie- und Ernährungsindustrie mit schweren Nachteilen für die Gesundheit der Menschen? Ausbrechen aus den fragwürdigen Normen unseres verfilzten Gesundheitssystem verboten?

Dr. Kollath begründete solche Krankheitsbilder mit der durch diese Halbernährung bedingte Vitalstoffarmut. Er hat seinerzeit schon darauf hingewiesen, dass bei unzureichender Mikronährstoffversorgung über die Nahrung, der Körper die für den Stoffwechsel erforderlichen Mineralien dem körpereigenen "Speicher", nämlich dem Skelett und dem Bindegewebe entzieht, um die wichtigsten Organ- und Stoffwechselfunktionen aufrecht erhalten zu können. Wird dieses Mikronährstoffmanko nicht behoben (natürliche, vollwertige Ernährung, Nahrungsergänzung), führt das zu Substanzverlust, was längerfristig diverse Erkrankungen zur Folge haben kann. In diesem Zusammenhang wird dies naturheilkundlich auch als Hauptgrund der heutigen Zivilisationskrankheiten gesehen.

Es existieren Hunderte derartige und eindeutige Hinweise auf die Entstehung unserer Zivilisationskrankheiten und die Pharmazie/Schulmedizin schaut und "forscht" nach Jahrzehnte langer Erfolglosigkeit (nicht zuletzt bewusst?) immer noch genau in der verkehrten Richtung am Problem vorbei und sucht die Lösung in der Verabreichung von Hunderttausenden giftigen Pillen. Die Lösung des Problems liegt aber schon lange auf dem Tisch. Warum ist das so? Weil diese "natürliche Medizin" nicht in die Finanzstrategie der Ernährungs-, Pharma- und Chemieindustrie passt und die Gesundheitserfolge durch vollwertige, natürliche Nahrung und Vitalstoffgaben der Pharmazie und Schulmedizin schmerzliche finanzielle Verluste und außerdem die größte Blamage des Lebens bereiten würde? Viele unangenehme Fragen wären aufgrund der natürlichen Heilerfolge zu beantworten! Gesundheit durch Vollwerternährung, **beste, natürliche Öle** und Vitalstoffgaben funktioniert! Man weiß es und will es gerade deshalb nicht haben?

In den späten 1960er Jahren sagte Dr. KOLLATH bei einer Begegnung zu Dr. **SCHNITZER: "Sie werden es noch erleben, dass die Mesotrophie (Halbernährung Fehlernährung) auch vor dem Gehirn nicht halt macht!** Die ständige Zunahme an Krankheiten wie Depressionen, Schizophrenie, Demenz, Alzheimer, Konzentrationsschwächen, Hyperaktivität, irrationale Aggressionen, Migräne usw. lassen den Schluss zu, dass Dr. KOLLATH mit dieser Aussage seinerzeit schon recht hatte. Und was macht die Schulmedizin? Sie stopft Kinder und Erwachsene mit giftigen Pillen ("Suchtmitteln" Neuroleptika, Ritalin usw.) voll.

Die flächendeckende Anwendung dieser einfachen Erkenntnisse (natürliche Ernährung, optimale Vitalstoffversorgung) würde höchstwahrscheinlich einen drastischen Rückgang der meisten chronischen Krankheiten bewirken. Die Folgen für den von Krankheiten und deren Ursachen profitierenden Sektor wären katastrophal! Kaum noch kranke Menschen, arbeitslose(s) Ärzte/Pflegepersonal, erhebliche Umsatzeinbrüche, Wertverluste an den Börsen, Firmenpleiten, insbesondere im Bereich Pharmazie - Ernährungsindustrie, im Wirtschaftszweig "Gesundheitssystem" ganz allgemein, Anstieg der Arbeitslosigkeit wären enorm. Dürfen deshalb diese Erkenntnisse keine Verbreitung finden? Werden deshalb die Ärzte nach wie vor über die Notwendigkeit und Auswirkungen natürlicher Vollwerternährung, das Rollenspiel der Vitalstoffe nicht ausgebildet, gezielte "Desinformationen" in die Welt gesetzt, welche die Bevölkerung verunsichern und den Glauben an die heutige Medizin und Industrienahrung stabilisieren sollten? In diesem Gefüge sind offensichtlich alle Schlüsselstellen der Macht und des "Informationsflusses" felsenfest "interessengesichert", scheinbar ohne Rücksicht auf Ethik und Moral.

Gesünder durch biologische Lebensmittel?

Hinsichtlich Bio-Nahrung werden nach wie vor umfangreiche Studien durchgeführt, deren positive Ergebnisse der Bevölkerung durch die Politik, offensichtlich im Sinne der Nahrungsindustrie, Gentech-, Kunstdünger-, Pestizid- und medizinischen Wirtschaft, gerne vorenthalten werden. Solche Studien besagen nämlich, dass

- biologischer Anbau eine bessere Qualität der Nahrung für die Gesundheit darstellt, da beim Bio-Anbau der Einsatz von Pestiziden verboten ist und somit höchst selten Rückstände davon in den Lebensmitteln gefunden werden
- Bio-Nahrung im Durchschnitt eine höhere Konzentration von Vitaminen und Mineralien sowie Pflanzenstoffe beinhaltet, die gegen Krebs-/Herzkrankheiten und altersbedingte neurologische Fehlfunktionen wirksam sind
- Berichten zufolge Bio-Nahrung eine deutliche Erhöhung der natürlichen Killerzellen im Blut bewirkt und das Immunsystem unterstützt
- Bio-Produkte einen wesentlich höheren Gehalt an **un**gesättigten Fettsäuren haben, die das Risiko verringern, an Krebs und Arteriosklerose zu erkranken
- in der Muttermilch weniger Pestizide gefunden wurden
- Bio-Ernährung bei Männern zu einer erhöhten Spermienkonzentration von 30% führte
- mit Bio-Nahrung gefütterte Versuchstiere (Zuchtstiere, Hühner, Kaninchen, Ratten) eine größere Fruchtbarkeit, bessere Samenqualität hatten und die Anzahl der Totgeburten geringer war.

Dessen ungeachtet wird die industrielle Agrarwirtschaft unter massenhaftem Einsatz von Kunstdünger, Pestiziden und Gentech-Saatgut politisch forciert. Gentechniker manipulieren und "verpfuschen" vermehrt, unsere Lebensmittel und "verseuchen" mit politischer Unterstützung die ganze Welt mit ihren fragwürdigen, risikoreichen und kostensteigernden Produkten, die im Laufe der Zeit die gesamte Agrarwirtschaft in die absolute Abhängigkeit dieser rücksichtslosen Saatgutkonzerne treiben. Welche (Un)Moral verbirgt sich den hinter dieser Politik und Wirtschaft?

EIWEISS (Protein)

Ohne Eiweiß ist kein Leben möglich. Die lebenswichtigen Aminosäuren sind wichtiger Bestandteil der Eiweiße. Diese sollten in natürlicher gut verdaulicher Form zugeführt werden und pflanzlicher Natur sein, da diese wesentlich leichter zu verstoffwechseln sind als tierische Eiweiße. Durch den geringen Energieaufwand bei der Verstoffwechselung des pflanzlichen Eiweißes bleiben Energiereserven für den Körper und geben ihm Power.

Gutes Eiweiß ist in den meisten Hülsenfrüchten (Bohnen, Linsen, Erbsen, Soja usw.), Gemüse-/Getreidearten, vorhanden. Es ist auf biologischen Anbau zu achten. Als tierisches Eiweiß kann biologischer Magerquark in mäßigen Mengen verzehrt werden. Gegen biologischen Bergkäse/Ziegenkäse in Maßen ist bei gesunden Menschen ebenfalls nichts einzuwenden.

Eiweiß besteht aus sehr großen Molekülen, die ihrerseits aus Aminosäuren zusammengesetzt sind. Sie sind die Grundbausteine allen Lebens und erfüllen in allen Bereichen des Körpers wichtige Aufgaben verschiedenster Art, weshalb auf die bestmögliche Natürlichkeit und Chemiefreiheit der Produkte allergrößten Wert gelegt wird. Der Mensch besteht aus ca. 15 – 20% aus Eiweiß. Jede einzelne der rund 100

Billionen Zellen des menschlichen Körpers enthält lebenswichtiges Eiweiß, das fortlaufend über die Nahrung zugeführt werden muss. Lebenswichtig ist aber nicht das Eiweiß selbst, sondern seine Bausteine, die Aminosäuren.

Bei der Verdauung spaltet der Organismus Eiweiß in die einzelnen Aminosäuren auf. Diese sind die kleinsten Bausteine der Eiweiße. Es sind ca. 20 natürliche Aminosäuren bekannt, von denen 8 für den Menschen essentiell (lebensnotwendig) notwendig sind. Wenn sich 2 Aminosäuren verbinden, nennt man das ein **Dipeptid.** Bei einer Verbindung bis zu 100 Aminosäuren spricht man von einem **Polypeptid**. Erst bei einer Verbindung von mehr als 100 Aminosäuren handelt es sich um ein **Peptid.**

Eiweiß ist erforderlich für:

- das Immunsystem
- den Zellaufbau – Muskeln, Knochen, Haut, Haare, etc.
- Aufbau von Enzymen und Hormonen
- Übertragung von Nervenimpulsen
- Transportproteine, z.B. Hämoglobin - transportiert Sauerstoff
- Strukturproteine

Einteilung der Aminosäuren

- **Essentielle Aminosäuren:** Leucin, Isoleucin, Lysin, Methionin, Valin, Phenylalanin, Threonin, Thryptophan.
- **Nicht-essentielle Aminosäuren:**
  Arginin, Ornithin, Asparaginsäure, Cystein, Glutaminsäure, Prolin, Histidin, Taurin, Prolin, Hydroxyprolin, (Glycin), Serin, Tyrosin.

Für einen ordnungsgemäßen Proteinstoffwechsel ist es unerlässlich, dass alle Aminosäuren im richtigen Verhältnis vorhanden sind. Fehlt eine Aminosäure, so gerät der ganze Verwertungsprozess in Unordnung. Deshalb ist eine natürliche, ausgeglichene Ernährung so wichtig. Aus den erwähnten Gründen erscheint es sinnvoll, bei der Nahrungsergänzung kombinierte Produkte einzunehmen.

Zuviel Eiweiß – egal ob pflanzlich oder tierisch – ist eine große Belastung für den Körper, weil er das überflüssige Eiweiß in sehr komplizierter Weise über die Leber in Glucose zurück verwandeln muss. Man beachte das Verhältnis: 70% Kohlenhydrate/20% Eiweiß.

Eiweiß - Wertigkeit

Hochwertige Eiweißdrinks (z.B. aus der Apotheke), propagiert als hochwertiges "Eiweiß bester Qualität", sollte etwas genauer betrachtet werden. Diese "hochwertigen" Eiweiße sind stark denaturiert. Je "hochwertiger" ein Eiweiß ist und je mehr es denaturiert wurde, umso aufwändiger und komplizierter ist die Verstoffwechselung. Diese Eiweiße müssen vom Körper mühsam in die einfachsten Bausteine, nämliche die Aminosäuren umgewandelt werden. Die chemischen und synthetischen Zusätze belasten den Organismus zusätzlich. Durch teures Geld eine zusätzliche Belastung für den Körper?

Auch Krabben, Miesmuscheln usw. sind "hochwertiges" Eiweiß und sie werden überall als Spezialitäten angepriesen. Dieses Eiweiß muss ebenfalls unter großem Energieaufwand durch Leber und Galle zerlegt werden. Wie wär's denn mit weniger "hochwertigen" Eiweißen, ganz normaler, pflanzlicher Natur aus Bio-Anbaugebieten (Gemüse, Hülsenfrüchte), die wirklich gesund sind und mit geringstem Energieaufwand vom Organismus verwertet werden können?

Fleisch - Fleischeiweiß

Fleischeiweiß besteht aus Muskel- und Fetteiweiß. Auch mageres Rindfleisch hat immer noch ein Fetteiweißgehalt von rund 80%. Bei Puten-, Truthahn- oder Hühnerfleisch ist es genau dasselbe. Tierisches Eiweiß hat in der Regel nur bis zu 8 Aminosäuren. Bis zu 18 und mehr findet man in pflanzlichen Produkten. Außerdem hat Fleisch einen hohen Anteil an Purinus (Harnsäuren) und anderen unerwünschten Bestandteilen. Das bedeutet, dass der Urin in das Fleisch eingewoben ist und nach dem Verzehr über den Stoffwechsel heraus filtriert werden muss. Insbesondere bei Krankheiten sollte kein oder möglichst wenig Fleisch verzehrt, vor allem aber auf Industrie-Schweinefleisch verzichtet werden. Das bedeutet Verringerung belastender Stoffe und der Übersäuerung, Entlastung des Stoffwechsels, Schonung der Reinigungsorgane Leber, Nieren.

Fisch als Alternative! Fischeiweiß ist gut verdaulich. Fischgerichte mit Forellen aus sauberen Berggewässern anstatt aus verschmutzten Seen/Meeren sind in Ordnung. Auf den Fischereiflotten schockgefrorener Hochseefisch ist sehr gut, weil diese Eiweiße absolut frisch sind, wahrscheinlich frischer als das von auf Eis gelagerten Fischen in Vitrinen und Kühlwagen. Fische aus der Nord- und Ostsee leben in "verschmutzen" Gewässern und können deshalb nicht empfohlen werden. Bei Allergien, Neurodermitis usw. sollte aber grundsätzlich auf Fremdeiweiße, also auf tierisches Eiweiß, manchmal auch auf Weizeneiweiß verzichtet werden.

Schweinefleisch – wie schädlich ist es tatsächlich?

Viele Menschen wollen aber auf Fleisch nicht gänzlich verzichten, was für den gesunden Menschen auch nicht notwendig ist. Auch Schweinefleisch-Liebhaber kommen auf ihre Kosten. Der mäßige Verzehr von Schweinefleisch (z.B. einmal pro Woche) aus artgerechter Tierhaltung und natürlicher Fütterung ist für den gesunden Menschen tolerierbar. Es macht nämlich einen großen Unterschied, ob der Mensch so genanntes Industrie-Schweinefleisch konsumiert, also von Tieren, die in großen Zuchtställen auf kleinstem Raum eingepfercht, vielleicht noch in Reihe und Glied angebunden sind (Kerker) und dem entsprechend "frustriert" ihr Leben fristen, zusätzlich in unnatürlich kurzer Zeit (in 3 Monaten) mit verschiedensten fragwürdigen Zusätzen (Antibiotika, Wachstumshormone, Süßstoffe usw.) sowie "hoch frisiertem" Industriefutter schlachtreif gemästet wurden, oder ob es sich um Schweinefleisch handelt, von Tieren aus artgerechter Haltung mit Auslauf in der freien Natur, die bei natürlicher Fütterung und unbeeinflusster Mastdauer herangewachsen sind. Neben dem natürlichen Nahrungsangebot aus der Natur, ausgesuchtem Getreide und Molke schlägt sich das Wohlgefühl der Tiere durch den Auslauf in der Natur ebenfalls in der Fleischqualität nieder. Ein sehr gutes Beispiel ist hier das "Vorarlberger Alpschwein" das den höchsten Kriterien entspricht.

Schweinefleisch dieser Art kann von gesunden Menschen in Maßen verzehrt werden, ohne dass die Gesundheit schaden erleidet. Es kommt auch auf die Zubereitung an. Wird ein Schweineschnitzel paniert und in hoch erhitztem Industriefett (ca. 200 Grad) frittiert, anstatt in gutem Fett bei kleiner Flamme gebraten, so kommt ein gesundheitsschädigender Faktor dazu (siehe auch Bereich ÖLE und FETTE). Entsprechend den Aufzuchtbedingungen ist das qualitativ hochwertige und natürliche Schweinefleisch etwas teurer.

Der Verzehr von Industrie-Schweinefleisch kann hingegen aufgrund der verwendeten Chemikalien (Wachstumshormone, Impfungen, Antibiotika usw.) nicht empfohlen werden.

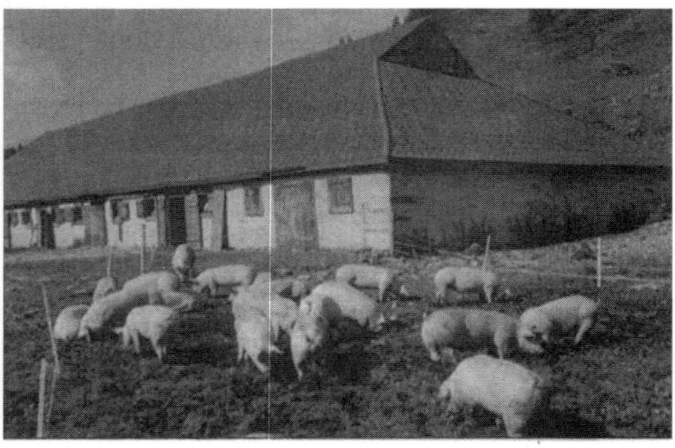

"Vorarlberger Alpschwein"

Foto aus "Mein Einkauf" im Juli 2003

Auch in Niederösterreich z.B. wird die natürliche Schweineaufzucht praktiziert. Diese Schweine leben auf großen Flächen in der freien Natur, haben eine Schlafhütte, Schlammbecken und erfreuen sich natürlicher Fütterung. Aufgrund den natürlichen Lebens- und Fütterungsbedingungen sind die Tiere kerngesund, haben ein stabiles Immunsystem, benötigen keine Antibiotika, auch keine Impfungen, grundsätzlich keinen Tierarzt und liefern daher ein Fleisch erster Klasse.

Auch diese Art von Schweinezucht liefert untrüglich den Beweis, was Tier und Mensch für Gesundheit benötigen: Natur pur, Vermeidung von Gift und Chemikalien. Die etablierte Medizin handelt aber genau gegenteilig. Sie "pumpt" die "vergifteten" und erkrankten Menschen neuerlich mit Gift voll.

In der industriellen Tiermast sieht es ähnlich aus: unwürdige Zustände aufgrund der Massenhaltung, massenhafter Einsatz von Chemikalien, Antibiotika, andere Medikamente, Impfungen.

ÖLE UND FETTE

Natürliche, kalt gepresste Öle wurden von den alten Ägyptern als "flüssiges Gold" bezeichnet. Damals schon hatten die Menschen die Einmaligkeit dieser wertvollen Naturprodukte erkannt. Sie machten sich diese in der Heilkunst und Schönheitspflege zunutze. Und was macht die Fettindustrie schon seit Jahrzehnten? Sie "zerstört" dieses wertvolle Geschenk der Natur durch ihre Bearbeitungsmethoden und -mittel.

Fett ist nicht gleich Fett! Fette werden daher in der "modernen" Ernährung " zu Unrecht geächtet". Man muss hier ganz klar zwischen den gesundheitsfördernden, wertvollen, natürlichen Fetten und den hydrierten, denaturierten, chemisch haltbar gemachten und der Gesundheit abträglichen Industrieölen -fetten unterscheiden. Während die einen (denaturierten, hydrisierten) Fette ausgesprochene "Dickmacher" und Stoffwechselhemmer sind, potentiell zu Arteriosklerose, Organverfettung, Herzinfarkt, mangelhafter Leber-Galle-Funktion, auch zu Geschwulstbildung und sogar zu Krebs führen können, befähigen andere, nämlich die natürlichen Öle/Fette, dieselben Krankheiten zu verhindern oder gar zu beseitigen (Dr. Budwig).

Fette sind die alle Lebenserscheinungen beherrschenden Substanzen, sagt die Krebs- und Fettforscherin Dr. Johanna Budwig. Sie beherrschen den gesamten Stoffwechsel, aber auch den Energiegewinn und die Bildung neuer Zellen intensiver als alle anderen Nahrungsmittel, wobei dem elektronenreichen Leinöl mit den hoch ungesättigten Fettsäuren die größte Bedeutung zukommt. Vor allem Leinöl in Verbindung mit Quark gibt den (kranken) Menschen Energie, Auftrieb, ebenso Gesundungswillen und Genesungskraft. Auch für die Erhaltung der Gesundheit ist das ein sehr wichtiger Aspekt.

In der Erforschung der Fette und des Fettstoffwechsels sind in den letzten Jahrzehnten enorme Fortschritte erzielt worden. Vor 1950 konnten die Fettsäuren von Olivenöl, Leinöl, Sonnenblumenöl usw. kaum voneinander unterschieden werden. Heute sind über 300 verschiedene Fettsäuren bekannt.

Die Qualität der Fette und ihre biologischen Eigenschaften sind von der **Natürlichkeit** und den Fettsäuren abhängig. Man unterscheidet bei den Fetten zwischen einfach, zweifach und mehrfach **un**gesättigten, sowie **gesättigten** Fettsäuren. Tierische Fette haben grundsätzlich **gesättigte** ("tote") Fettsäuren, die gemieden werden sollten.

Die wichtigen, ungesättigten Fettsäuren findet man in den naturbelassenen, kalt gepressten Pflanzenölen. Deshalb sollen wir nur natürliche (native) Öle aus erster und kalter Pressung verwenden, wie zum Beispiel Leinöl, Distelöl, Sonnenblumenöl, Maiskeimöl, usw. Diese Öle sind insbesondere in Bio-Länden erhältlich.

Fette und die Chemie - gesättigte und ungesättigte Fettsäuren

Fett besteht aus Glyzerin. Dieses hat drei "Arme" und an jedem "Arm" ist eine Fettsäurekette angelagert. Daher rührt auch die Bezeichnung Triglyceride. Das Glycerinmolekül ist in jedem Fett/Öl gleich, aber die angelagerten Fettsäuren bestimmen die Eigenschaften/Wertigkeit des Produktes. Die Fettkette der Butter besteht beispielsweise aus 4 Gliedern. Cocosfett und Palmkernfett hingegen haben 14 oder 16 Glieder. Wesentlich ist die Menge der in einer Fettsäure gebundenen Kohlenstoff- und Wasserstoffatome, da diese für die Stoffwechselaktivität des Fettes in unserem Körper maßgebend sind. Wenn <u>nicht</u> alle freien "Binde-Arme" des Fettes mit der höchstmöglichen Anzahl von Wasserstoffatomen belegt, also gesättigt sind, **können die Kohlenstoffatome untereinander Doppelverbindungen eingehen. Dadurch werden viele wichtige chemische Reaktionen und Stoffwechselvorgänge in unserem Körper bewirkt, was bei den gesättigten Fettsäuren nicht möglich ist.**

Fettsäuren - was versteht man darunter?

Je nach Sättigungsgrad der Kohlenstoffatome werden die Fettsäuren in ungesättigte, einfach oder mehrfach ungesättigte eingeteilt.

Einfach ausgedrückt: Den gesättigten Fettsäuren fehlt die Eigenschaft, mit anderen chemischen Stoffen/Atomen eine für den allgemeinen Stoffwechsel wichtige Verbindung einzugehen, weshalb sie auch als „tote“ Fette bezeichnet werden. Sie sind grundsätzlich in tierischen Fetten wie Schmalz, Talg und Butter vorhanden, entstehen aber vorwiegend bei der Härtung von Fetten, bei der Margarineerzeugung. Substanzen dieser Fette lagern sich teilweise in den Zellen, Organen ab und behindern den Stoffwechsel. **Diese Fette können nicht empfohlen werden.**

Ungesättigte Fettsäuren sind "lebendig" und haben die Eigenschaft, mit anderen Stoffen/Atomen neue **wichtige** Verbindungen einzugehen und sind deshalb sehr wertvoll. Wir sprechen von einfach, zweifach und mehrfach gesättigten Fettsäuren. Das bedeutet, dass die betreffenden Fettsäuren die Eignung für eine oder mehrere wichtige chemische Reaktionen mit anderen Atomen haben und diese ermöglichen.

Ölsäure ist die wichtigste einfach **un**gesättigte Fettsäure. Einfach ungesättigt heißt, dass nur ein benachbartes Paar von Atomen nicht gesättigt ist, mit dem **eine chemische Reaktion** zustande kommt. Ölsäure kommt in kleineren Menge in vielen natürlichen pflanzlichen, auch tierischen Fetten vor. Beispielsweise Erdnussöl, Olivenöl bestehen größtenteils aus dieser einfach ungesättigten Fettsäure. **Einfach un**gesättigte Fettsäuren haben eine günstige Wirkung auf den Organismus. Mehrfach **un**gesättigte Fettsäuren haben hingegen schon "heilende" Wirkung.

Mehrfach ungesättigte Fettsäuren (z.B. Leinöl, Sonnenblumenöl, Diestelöl usw.) sind mit mehr als einem Paar nebeneinander stehenden Atomen nicht gesättigt und stehen daher für **<u>mehrere</u> wichtige chemische Reaktionen** zur Verfügung. Hochungesättigte Fettsäuren, z.B. Linolsäure, sind Grundbausteine für die rund 100 Billionen Zellen des menschlichen Körpers. Sie werden deshalb als essenzielle Fettsäuren bezeichnet. Mehrfach <u>un</u>gesättigte Fettsäuren kann der menschliche Körper selbst nicht aufbauen, benötigt sie aber zur Aufrechterhaltung der Lebensfunktionen. Sie sollten deshalb täglich zugeführt werden - mit besten, natürlichen Ölen. Besonders empfohlen werden kann das elektronenreiche, biologische Leinöl mit einer hohen Anzahl an hoch ungesättigten Fettsäuren.

Was sind raffinierte Öle/Fette?

Raffinierte Fette sind so genannte „gereinigte" Öle/Fette; sie sind **denaturiert**, entsäuert, deodoriert (geschmacksneutralisiert), entfärbt und gedämpft. Durch das Erhitzen oder Härten (chemische Behandlung) von Ölen, z.B. für die Herstellung von Margarine, Backfetten, Salatdressings usw., aber auch durch Prozesse, die der Ertragssteigerung und Haltbarmachung der Öle dienen, werden die wertvollsten Bestandteile, nämlich die essentiellen Fettsäuren zerstört. Diese Fette erfahren eine Veränderung in ihrer Struktur, dass sie für den menschlichen Körper sozusagen fast wertlos werden, teilweise gesundheitsschädlich sind. (Dr. Budwig)

Das handelsübliche "Salatöl" ist ebenfalls raffiniert, wird teilweise bei Erhitzung bis zu 170 Grad gepresst, (auch von den wichtigen Bestandteilen) "gereinigt", geschmacklich neutralisiert, chemisch haltbar gemacht und damit völlig denaturiert . **Es werden ausschließlich biologische, naturbelassene Öle aus erster und kalter Pressung empfohlen.**

Was sind gehärtete Fette?

Unter Härtung versteht man ein technisch-chemisches Verfahren zur Herstellung von streichfähigen Fetten aus Ölen pflanzlicher oder tierischer Herkunft, z.B. der Erzeugung von Margarine aus Öl. Bei hohen Temperaturen (bis zu 270 Grad) wird unter erhöhtem Druck und Anwendung eines Katalysators das Öl mit Wasserstoff (Wasserdampf) vermischt. Dieser lagert sich an die Doppelbindungen der Fettsäuren an. Die hochwertigen ungesättigten Fettsäuren werden dabei in ungesunde, gesättigte und mehrfach gesättigte Fettsäuren umgewandelt, wodurch ein höherer Schmelzpunkt des Fettes erreicht werden kann. Dieser Vorgang hat auch die Zerstörung von Vitaminen/Mineralstoffen zur Folge. Diese Öle/Fette verlieren dadurch ihre Eigenschaft als biologische Wirkstoffe, belasten den Fettstoffwechsel, werden im Körper abgelagert und können großen Schaden anrichten (Dr. Budwig u.a.). Der Härtungsprozess kann in jedem Stadium abgebrochen werden, wodurch Fette mit beliebiger Konsistenz und Streichfähigkeit hergestellt werden können, die sich dann in gewünschter Weise zu Margarine verarbeiten lassen.

Die industrielle Härtung der Pflanzenöle zur Herstellung von Margarine, Koch- und Backfetten bewirkt, dass die Moleküle der Fettsäuren in ihrer Anordnung von der natürlichen "Cis-Form" zur "Trans-Form" verändert werden. Man geht davon aus, dass die Trans-Fette als toter Ballast in den Zellwänden abgelagert werden und diese unter anderem auch die Entstehung von "Freien Radikalen" begünstigen.

Trans-Fettsäuren - mögliche Auswirkungen auf Herz-Kreislauf/Schwangerschaft

Trans-Fettsäuren entstehen durch den Verarbeitungsprozess der Öle. Es handelt sich um in ihrer chemischen Struktur veränderte, mehrfach gesättigte Fettsäuren, die einen negativen Einfluss auf den Fettstoffwechsel und Cholesterinspiegel haben, Stoffwechselblockaden und Verschlackungen verursachen. Diese Fettsäuren werden auch mit Arteriosklerose, Herz- Kreislauferkrankungen usw. in Zusammenhag gebracht. Weiter haben sie die Eigenschaft, das "böse" LDL-Cholesterin zu erhöhen und gleichzeitig das "gute" HDL-Cholesterin zu senken, was zu einem erhöhten Risiko für Herzerkrankungen führen soll.

Untersuchungen von Münchener Kinderärzten konnten zudem zeigen, dass Trans-Fettsäuren über die Plazenta an den Embryo weitergegeben werden. Im embryonalen Stoffwechsel stören sie verschiedene Enzymsysteme und beeinflussen so das Wachstum des Nervengewebes und des Gehirns. In der Münchener Studie zeigte sich außerdem, dass Säuglinge mit einem hohen Trans-Fettsäurengehalt im Blut ein besonders niedriges Geburtsgewicht aufwiesen.

Über die Muttermilch können Trans-Fettsäuren ebenfalls auf Babys weitergegeben werden. Vor allem Schwangere und Stillende sollten deshalb auf eine Trans-Fettsäuren-arme, natürliche Ernährung mit Bio-Produkten achten.

Das bedeutet, ausschließlich natürliche, biologische, kalt gepresste (native) Öle aus erster Pressung, Produkte aus biologischem Anbau verwenden, sowie Fastfood, Fertiggerichte, Süßigkeiten, Torten (alle überflüssigen Produkte), frittierte Speisen usw. meiden, weil diese meistens mit denaturierten Ölen/Fetten hergestellt werden. Der Konsum dieser chemisch behandelten, gehärteten Öle/Fette ist aus naturheilkundlicher Sicht eine "Todsünde", der Verzehr von nichtpflanzlichen Margarinearten für den gesundheitsbewussten Menschen aber grundsätzlich kein Thema.

Achten Sie deshalb beim Einkauf gut auf die Angaben auf der Verpackung. Gehärtete Fette müssen durch Angaben auf der Verpackung wie "gehärtet" oder "z.T. gehärtet" gekennzeichnet sein.

Fett- und Eiweißstoffwechsel - Das Zusammenspiel - Gesundheit

Die Krebsforscherin Dr. Johanna Budwig erforschte schon vor rund 50 Jahren die grundlegenden Gesetze des Fettstoffwechsels. Sie stellte im Rahmen ihrer Forschungen fest, dass ein Mangel an essentiellen, ungesättigten Fettsäuren und ein Übermaß an gesättigten Fettsäuren die Ursache vieler Fehlsteuerungen im menschlichen Körper sind. Den gesamten Komplex dadurch entstandener Stoffwechselentgleisungen nannte sie "Fettsyndrom". Diesen Titel trägt auch eines ihrer Bücher.

Bei der Analyse verschiedener Fette/Öle stellte sie fest, dass das Leinöl reich an dreifach ungesättigten Fettsäuren ist, deren besondere Wirksamkeit sie in ihren wissenschaftlichen Arbeiten nachweisen konnte. Sie kam zur Erkenntnis, dass diese hoch ungesättigten Fettsäuren negativ geladen sind und positiv geladene, schwefelhaltige Eiweißmoleküle – wie sie vorwiegend im Quark vorkommen - anziehen, sich mit ihnen verbinden und dadurch wasserlöslich werden. Dadurch entstehen hochwertige so genannte Lipoproteine ("Fetteiweiß" – Lipos = Fett, Protein = Eiweiß), die den gesamten Wasser-, Enzym- und Hormonhaushalt steuern. Außerdem regen diese Lipoproteine ordnungsgemäße Schleimsekretion im Drüsensystem an.

Gesättigte Fette – die Problematik

Den gesättigten Fetten fehlt lt. Dr. Budwig hingegen die Anlagerungsfähigkeit an Eiweiß und die Eigenschaft zur Wasserlöslichkeit. Dadurch fehlt ihnen auch die Fähigkeit, in die Kapillargefäße vorzudringen, verdicken das Blut und begünstigen dadurch Herz-/Kreislaufschäden. Diese Fette sind schwer verwertbar, werden vom Organismus ausgesondert, im Gewebe, in den Organen, Gefäßen und unter der Haut abgelagert. Organe und Zellen werden somit zum "Schuttablageplatz" für Gift- und Fremdstoffe und Brutstätte schädlicher Mikroorganismen. Für die so genannten Nanobakterien - die so klein sind, dass sie erst in den letzten Jahren entdeckt wurden - scheinen die Fettablagerungen ebenfalls ein idealer Nistplatz zu sein.

Ebenfalls ist seit langem bekannt, dass die Trans-Fettsäuren in den Fettdepots gespeichert werden. Von dort aus behindern sie lt. Dr. Budwig unaufhörlich die Verbindung von Proteinen und ungesättigten Fettsäuren und wirken so gesehen als "Atemgifte". Pestizide, Herbizide, Medikamenten- und Umweltgifte aller Art haben dieselbe Wirkung. Erschwerend kommt hinzu, dass zahllose Bakterien, Viren, Parasiten, Pilze gerade im anaeroben, sauerstoffarmen Milieu gut überleben können.

Mit dem Phasenkontrastmikroskop konnte Dr. Budwig beobachten, dass im Zuge ihrer Öl-Eiweiß-Diät bei schwerkranken Menschen schon bald "wurmartige Individuen" die Erythrozyten verließen. Das macht doch deutlich, dass u.a. Sauerstoffmangel Ursache für Einlagerung von Parasiten und Toxinen ist, da diese bei der Aktivierung der Sauerstoffversorgung durch die Öl-Eiweiß-Kost mit der "Auswanderung" begannen. Dass diese "wurmartigen Lebewesen" zu vielen pathologischen Erscheinungen führen können, erscheint einleuchtend. Am Schluss dieser Ansammlung negativer Faktoren steht dann die Entartung der Zelle zur Krebszelle und anderen Erkrankungen.

Hoch ungesättigte Fette wie z.B. Leinöl, Sonnenblumenöl usw. hingegen sind für den Organismus bekömmlich, leicht verstoffwechselbar, in Verbindung mit gutem Eiweiß (z.B. Quark) wasserlöslich und können somit bis in die kleinsten Kapillargefäße vordringen, tragen zu optimaler Viskosität des Blutes bei. Deshalb ist es so wichtig, dass täglich natürliches, hochqualitatives Fett/Öl (z.B. 2-3 Esslöffel biologisches Leinöl) verzehrt wird. Am besten in Verbindung mit Magerquark, in Form des legendären Budwig-Müsli. Die aufgenommene wertvolle Nahrung soll aber ebenfalls gründlich "veratmet" werden. Das bedeutet, täglich Bewegung an der frischen Luft. Das ist für die Gesundheit ebenfalls wichtig und sollte daher unbedingt in den Tagesablauf eingeplant werden.

Untersuchungen von Dr. Johanna Budwig zufolge kommt unter allen qualitativ hochwertigen Ölen dem natürlichen Leinöl aufgrund des einzigartigen Spektrums an wertvollen Fettsäuren der höchste gesundheitliche Nutzen zu. Grundvoraussetzung ist aber: Pressung ohne Erhitzen (nativ), keine Verwendung chemischer Hilfsmittel und keine denaturierende Behandlung durch Wasserdampf, Konservierungsmittel usw.

Dr. Budwig konnte nachweisen, dass allein schon der tägliche Verzehr von Leinöl das Blutbild bei Schwerkranken positiv beeinflusste und eine Besserung der Situation bewirkte. Entsprechend positive Entwicklung der Blutkörperchen und bessere Sauerstoffversorgung des Gewebes waren im Labor messbar.

Im Jahr 1959 erklärte Dr. Johanna Budwig in einem Vortrag - Zitat: *"Der Fettstoffwechsel ist so umfassend wirksam für alle Lebensfunktionen und für jede Organfunktion, für das gesamte Leben schlechthin, einschließlich der Erzeugung neuen Lebens, dass der Mangel an ungesättigten Fettsäuren nicht mehr weiter vertretbar ist. Wenn jemand leber-/gallekrank ist, so weiß der ganz genau, es hat etwas mit Fett zu tun. In der Medizin sagte man, wenig Fett essen, weil man beobachtete, dass Fett dem Kranken nicht bekommt. Wenn man diesem Leber-Galle-Kranken gutes Fett einverleibt, so bekommt ihm das ausgezeichnet! Am besten gibt man die dreifach ungesättigten Fette aus Leinöl, zusammen mit dem Stoff, der diese Fette dann leicht löslich macht, das ist Quark.*

Also zum Verdruss mancher ganz hoch gelehrter Leute: Durch Leinöl kann man diese großen Probleme der Medizin heute auf einfacher Basis lösen. Das kranke Organ verträgt diese Substanz bestens." Zitatende.

Hydrisierte, mit Wasserdampf behandelte Öle – "höchstes Gift" für den Menschen?

In der unveränderten Natürlichkeit liegt der größte Einfluss, ob ein Öl/Fett gesund oder gesundheitsschädlich ist. Dazu ein kurzes Zitat aus dem Buch "KREBS – Das Problem und die Lösung" von Dr. Johanna BUDWIG.

Zitat: *"Chemiker messen die Jodzahl der Fette und sagen, wenn Öle eine bestimmte Jodzahl haben, dann sind diese Öle ungesättigt. Wenn Öle – egal ob Sonnenblumen oder Leinöl – mit überhitztem Wasserdampf behandelt wird, dann können diese Öle zwar eine positive Jodzahl geben, aber es handelt sich dabei nicht um die lebensnotwendigen Fette mit 18 Gliedern in einer Kette,* ***sondern sie bilden Querverbindungen zwischen den Fettsäuren wie ein großes Netz und sind höchst schädlich für den Stoffwechsel der Fette und wirken mit Eiweiß wie Radikale.***

Noch einmal, weil es so wichtig ist. Ich habe in den mit Wasserdampf behandelten Ölen Bestandteile nachgewiesen, die zwar eine positive Jodzahl geben, aber höchstes Gift für den Menschen darstellen." **Zitatende.**

In Anbetracht solcher Feststellungen wird nochmals auf die Dringlichkeit der Verwendung von natürlichen Ölen, kalter und erster Pressung hingewiesen. Denaturierte, mit Wasserdampf behandelte Industrieöle/-fette sind aufgrund vieler Forschungsberichte der Gesundheit abträglich, hauptverantwortlich für mangelhaften Fettstoffwechsel, schlechte Fettverbrennung, werden außerdem mit Herz-

/Kreislauferkrankungen, Arterienverkalkung, auch Krebs und anderen Erkrankungen in Zusammenhang gebracht, weil der Organismus offensichtlich außerstande ist, diese denaturierten Fette ordnungsgemäß zu verarbeiten

Insbesondere Menschen, die zu Übergewicht neigen, sollten bedenken, dass gerade diese (auch im Fastfood, allen frittierten Speisen reichlich enthaltenen) Öle/Fette den Fettstoffwechsel beeinträchtigen. Gute, natürliche Fette hingegen tragen zur Optimierung des Fettstoffwechsels bei. (Siehe auch Bücher von Dr. Johanna Budwig "KEBES – Das Problem und die Lösung", "ÖL-EIWEISS-KOST")

Fette/Öle - die Zellatmung

Die Bedeutung der essentiellen Fettsäuren für die Zellatmung war eine weitere bedeutende Entdeckung von Dr. Johanna Budwig. Auch in diesem Zusammenhang hat sie die Notwendigkeit der essentiellen Fettsäuren, der Grundbausteine des Eiweißmoleküls, insbesondere von Cystein und Glutathion sowie Linolsäure wissenschaftlich nachgewiesen. Bei einem Mangel an hoch ungesättigten Fettsäuren und gewissen Enzymen ist die Bindung und Abgabe des Sauerstoffs an die roten Blutkörperchen schwer beeinträchtigt. Die Atmungskette ist gestört und somit auch die Übertragung des von den roten Blutkörperchen herbei transportierten Sauerstoffes auf den Wasserstoff des Nahrungssubstrates. Das Gewebe bzw. die Zellen werden dadurch dementsprechend schlecht mit Sauerstoff versorgt und sie kämpfen ums Überleben, mit dem "Erstickungstod". Ohne ungesättigte Fettsäuren würden wir trotz ausreichender Sauerstoffversorgung ersticken. Und gerade diese hoch ungesättigten Fettsäuren, die für die Atmung unserer Zellen (Mitochondrien) die entscheidende Rolle spielen, werden durch die industrielle Verarbeitung der Öle zerstört. Ein gravierender Mangel der hoch ungesättigten Fettsäuren behindert viele Lebensfunktionen oder bringt diese zum Erlahmen. Die fatalen Folgen dieser denaturierten Industrieöle/-fette, wie sie vorwiegend verwendet und in viele industrialisierte Nahrungsmittel eingearbeitet werden, sind somit gut nachvollziehbar. Im Hinblick auf Krebsentstehung und -heilung wurde die gestörte Zellatmung auch von vielen anderen Forschern als Grundübel erkannt (Dr. Gerson, Dr. Seeger, Dr. Warburg, Dr. Heinrich Kremer usw.)

Dr. Johanna Budwig hat ihre Forschungserkenntnisse über Öle/Fette und dadurch bedingte Gesundheitsbeeinträchtigungen in folgenden Büchern (und vielen Studien) fundiert dargestellt:

- **"KREBS – Das Problem und die Lösung"**, ISBN 3-932576-63-2, Sensei Verlag
- **"ÖL-EIWEISS-KOST",** ISBN 3-932576-64-0, Sensei Verlag
- **"MENSCH – SEIN Atmung, Immunabwehr im Würgegriff"** (Eigenverlag)
- **"Das Fettsyndrom"**

Dr. Johanna Budwig war aufgrund ihrer bahnbrechenden Erkenntnisse hinsichtlich lebensnotwendiger und gesundheitsschädlicher Fette ebenfalls vielen Anfeindungen der Fettindustrie und universitären Medizin, Krebsindustrie und Politik ausgesetzt, nachdem sie Bestechungsgelder für die Einstellung der Verbreitung ihrer Forschungsergebnisse usw. abgelehnt hatte (siehe auch Kapitel Krebs).

Empfehlenswerte natürliche Öle

LEINÖL

ist seit eh und je eines der wertvollsten natürlichen Öle, reich an der wichtigsten und mehrfach ungesättigten Linolsäure. Die elektronenreiche Linolsäure gilt als lebensnotwendig. In ihrer zweifachen Doppelbindung ist besonders viel elektrische Energie. Leinöl enthält zusätzlich rund 50% der hoch ungesättigten Linolensäure (18 Kettenglieder, dreifach ungesättigt), die noch ungesättigter ist als Linolsäure.

Langkettige Fettsäuren mit einem starken Grad an Ungesättigtheit, 18 Kettengliedern und mehr, wie Leinöl, Sonnenblumenöl, sind für die Gesundheit des Menschen ganz allgemein, den Fettstoffwechsel, insbesondere auch für die Gehirnfunktion sehr wichtig.

Geschmack: leichter Walnussgeschmack.
Verwendung: kalt, für Salate, Müsli, besonders wertvoll in Verbindung mit gutem Eiweiß (Quark, Sojajoghurt) z.B. Müsli nach Dr. Budwig (siehe Buch "ÖL-EIWEISS-KOST"). Darf vorsichtig erhitzt werden.

SONNENBLUMENÖL

diente schon den Indianern Nordamerikas als Lebens- und Heilmittel. Es ist reich an der hochwertigen, ungesättigten Linolsäure und Vitamin E, relativ hitzebeständig und deshalb auch zum Kochen/Braten geeignet. Es bindet ebenfalls Toxine.

Geschmack: mild, Nussgeschmack
Verwendung: kalt, Braten und Kochen.

MAISKEIMÖL

ist reich an mehrfach ungesättigten Fettsäuren. Es ist oxidationsbeständig und deshalb geeignet zum Dünsten, leicht anbraten, aber auch zum Backen. Bei diesem Öl ist die Wahrscheinlichkeit sehr hoch, dass gentechnisch veränderte Organismen mit im Spiel sind. So gesehen wird es kaum ein Maiskeim- oder Sojaöl geben, das wirklich naturbelassen ist. Das trifft auch auf Rapsöl zu.

Geschmack: neutral
Verwendung: kalt, Dünsten, Braten, Backen.

Zum Backen kann anstatt z.B. 250 g Butter, 200 g Maiskeimöl verwendet werden.

SOJAÖL

ist reich an mehrfach ungesättigten Fettsäuren, insbesondere an Linolsäure und Linolensäure. Es hat außerdem einen hohen Eiweiß- und Lezithingehalt.

Geschmack: neutral.
Verwendung: kalt, Dünsten, Kochen.

OLIVENÖL

enthält vorwiegend einfach ungesättigte Fettsäuren. Die Fettsäuren im Olivenöl gelten nicht als lebensnotwendig, sind aber wichtig und gut.

Geschmack: leicht herber Eigengeschmack
Verwendung: kalt, nicht erhitzen.

SESAMÖL

enthält einfach und mehrfach ungesättigte Fettsäuren.

Geschmack: mild, Nussgeschmack
Verwendung: dünsten, Anbraten, Braten. Ist für die Zubereitung von Tofugerichten und Gemüse geeignet.

TRAUBENKERNÖL

Das im Traubenkernöl konzentrierte OPC (Pygogenol) hat sich als starker Radikalenfänger erwiesen. Es hat Schutzwirkung vor Arteriosklerose, begünstigt die Stabilisierung der Blutgefäße und der Kollagenbildung.

Geschmack: neutral
Verwendung: kalt, geeignet zum Anbraten, da es relativ hitzeunempflindlich ist.

Die Butter

Auch die gute alte Butter hat vorwiegend gesättigte, aber auch ungesättigte Fettsäuren. Einer Studie ("Butter und Margarine") von Prof. Schweigart zufolge wurden in der Butter über 70 Fettsäuren identifiziert. Butter ist also kein besonders hochwertiges Fett, für den (gesunden) Körper aber kein Problem, insbesondere wenn gleichzeitig auch hoch ungesättigte Fettsäuren (z.B. Leinöl, Sonnenblumenöl usw.) zugeführt werden. Es ist ein Irrtum, zu glauben, dass Margarine (gehärtete Fette) gesünder sei als Butter. Ganz im Gegenteil! Butter ist ein relativ natürliches, wenn heute auch vielfach "fabriksmäßig" verarbeitetes Produkt. Bei der industriellen Butteerzeugung werden vielfach ebenfalls chemische Substanzen (so genannte Weichmacher) beigemengt, welche die Streichfähigkeit auch bei kühlen Temperaturen sicherstellen sollen. Butterfreunden wird deshalb die biologische Butter empfohlen. Absolut natürlich ist die Alpbutter.

Die Fett-/Margarineindustrie hat es seit Jahrzehnten verstanden, in Form geschickter Werbung, unter Verschweigen der Problematik der hydrierten, chemisch behandelten Öle/Fette, die Margarine mit all den tollen Namen als Butterersatz, „Gesundheits- und Schlankheitsprodukt" anzupreisen und somit der Butter den Rang abzulaufen. Die unwissende Bevölkerung ist darauf hereingefallen, weil sie niemand über die in der Wissenschaft schon lang bekannten, insbesondere den Fettstoffwechsel belastenden Folgen der hydrierten, mit Wasserdampf behandelten, gehärteten Fette aufgeklärt hat. In den meisten der heutigen Nahrungsmittel (Kuchen, Kekse, Backwaren aller Art, Fertiggereichten, Süßigkeiten, Schokolade, Torten, Cremen usw.) sind ebenfalls solch unnatürliche und schwerst verstoffwechselbare Fettsubstanzen vorhanden.

In vielen Fachpublikationen ist die Problematik der Industrieöle/-fette dokumentiert, die Verbreitung dieser Erkenntnisse wurde aber nicht zuletzt zur Wahrung finanzieller Interessen erfolgreich verhindert. Auf den meisten Internetseiten und Propagandaeinrichtungen der Fettindustrie und ihr nahe stehenden Institutionen sind die Problemfaktoren schön "verpackt" nur am Rande oder gar nicht vermerkt.

Butter ist kein hochwertiges Fett, kann aber in gesundheitlicher Hinsicht mit gutem Gewissen den hoch erhitzten, chemisch behandelten Fetten der Fettindustrie vorgezogen werden. Bei gesunden Menschen ist hinsichtlich Butterkonsum (z.B. als Brotaufstrich) nichts einzuwenden, sofern man sie (biologisch) sparsam verwendet und zusätzlich hochwertige Öle/Fette verzehrt werden. Die lägst veraltete, aber teilweise in der Schulmedizin immer noch vorherrschende These, dass Butter - auch in normalem Maße konsumiert - an cholesterinhaltigen Ablagerungen in den Blutgefäßen und somit an der Entstehung von Arteriosklerose und Herzerkrankungen mitschuldig sei, ist zumindest naturheilkundlich schon lange überholt. Am wichtigsten Faktor, nämlich den denaturierten Industrieölen/-fetten, Vitalstoffunterversorgung und der damit verbundenen Instabilität der Blutgefäße hat die Medizin – aus welchen Gründen auch immer - bisher vorbeigeschaut.

Fettarme Nahrung - ein fragwürdiger ärztlicher Ratschlag?

Fettarme Nahrung zu konsumieren (fragwürdiger Ratschlag vieler Ärzte?) ist nur wichtig, solange man falsche, (hydrisierte, gehärtete) Fette/Öle verwendet. Da gute Fette für den Körper und die Gesundheit aber wichtig sind, ist die Empfehlung fettarmer Kost ein fataler Ratschlag. Die Auswirkungen der dem Körper über die Nahrung zugeführten Fette sind eine Frage der Qualität, Natürlichkeit und die hochwertigen, natürlichen Fette für einen geordneten allgemeinen Stoffwechsel, auch Fett- und Gehirnstoffwechsel eine absolute Notwendigkeit. Fette und Eiweiße in bester

Qualität und im richtigen Verhältnis sind für die Gesundheit unerlässlich. Sie müssen aber natürlich, bekömmlich und leicht verbrennbar sein. Die beste Kombination ist Leinöl mit Quark, der die Fette wasserlöslich macht (siehe Bücher "Krebs – das Problem und die Lösung" sowie "ÖL-EIWEISS-KOST" von Dr. Johann Budwig).

Ein gut funktionierender Organismus verarbeitet nämlich die in normalem Maße aufgenommenen natürlichen Fette (kalt gepresste Öle) so, dass es zu keinen krankhaften Ablagerungen im Gewebe/Blutgefäßen und sonstigen Gesundheitsbeeinträchtigungen kommt. Das ändert aber nichts daran, dass viele Mediziner das immer noch nicht verstanden haben, nicht verstehen wollen oder dürfen. Es müsste auch zu denken geben, dass nicht nur die Herz-/ Kreislauferkrankungen um ein Vielfaches zugenommen haben, sondern auch alle anderen Volkskrankheiten, wie Rheuma, Krebs, Neurodermitis, Allergien, usw. Die gewonnenen Erkenntnisse lassen keinen Zweifel offen, dass alle Zivilisationskrankheiten auch dieselben Hauptursachen haben, nämlich:

- die denaturierte Industriekost, ihre gesundheitsbeeinträchtigende Eigenschaft, Vitalstoffmangel, Übersäuerung, dadurch entstandene Stoffwechselprobleme
- der mit dieser Kost verbundene Konsum von denaturierten, hydrierten Ölen/Fetten, die dadurch beeinträchtigte Stoffwechsellage (Dr. Budwig),
- Umweltfaktoren, Luft-, Boden-, Wasserverschmutzung, seelische Belastungen usw. tragen ebenfalls dazu bei.

Übersäuerung (Hauptursache für viele Krankheiten – Einfluss der Nahrung)

Übersäuerung ist ebenfalls ein Produkt falscher Ernährung. Über Säuren und Basen, aber auch die Folgen der Übersäuerung, Vitalstoffarmut weiß man heute in der Ernährungswissenschaft, an den Universitäten sehr genau Bescheid. Die Erkenntnisse sind in der allgemeinen Literatur jedoch vielfach anders dargestellt. Schmerzlich ist, dass die meisten Ärzte über dieses Problem (Ernährung, Übersäuerung, Mikronährstoffe) zu wenig Bescheid wissen, aber die kranken Menschen beraten sollten und diesen wichtigen Bereich bei der Behandlung von Krankheiten ignorieren.

Aus Übersäuerung, schlechter Stoffwechsellage, damit verbundener Vitalstoffarmut und "Körpervergiftung resultieren viele Beschwerden und Krankheiten wie Rheuma, Gicht, Bindegewebserkrankungen, Allergien, Neurodermitis, Psoriasis, degenerative Erkrankungen des Bewegungsapparates, Bandscheibenleiden. Aber auch Migräne, Schmerzustände, Osteoporose, Herz-/Kreislaufstörungen, Krebs, Durchblutungsstörungen, chronische Müdigkeit, Schlafstörungen, Erschöpfungszustände, Abgeschlagenheit usw. stehen meistens mit Übersäuerung, schlechten Fetten und Mikronährstoffmangel in Zusammenhang. Übersäuerung hat ebenfalls Einfluss auf die Elastizität der roten Blutkörperchen, die aufgrund dessen die kleinsten Kapillargefäße nicht mehr passieren können. Auch das Gehirn und die Psyche werden durch Übersäuerung beeinflusst. "Saure" Menschen reagieren oft überempfindlich, sind gereizt, grundlos aggressiv und wenig belastbar. Müdigkeit nach dem Essen, Abgeschlagenheit, Schwächegefühl, dauernd kalte Hände und Füße, andauerndes Frösteln, Kältegefühl usw., sind deutliche Hinweise auf chronische Übersäuerung und thermische

Unterkühlung. Ebenfalls können Haarverlust, schüttere Haare und Glatzenbildung (neben genetischer Veranlagung) durch Übersäuerung gefördert werden. Das Säuren-Basen-Gleichgewicht spielt bei allen degenerativen Erkrankungen bis hin zu Multiple Sklerose und Krebs eine wesentliche Rolle. Deshalb ist darauf besonders Bedacht zu nehmen und die Regulierung in erster Linie über die Nahrungsaufnahme zu erwirken. Hilfsmittel wie "Basen-Pulver" sollten nicht als "Ersatz" für ausgeglichene Nahrung in Anspruch genommen werden.

Kommt nämlich die Nahrung in schon ausgeglichenem Säuren-Basen-Verhältnis in den Magen, so wirkt sich das sehr schonend auf den Organismus aus, weil er wenig pH-Wert-Ausgleichsarbeit zu verrichten hat und somit wenig Mikronährstoffe verbraucht, die dadurch für die Körperenergie zur Verfügung stehen. Der Speichel liegt bei guter Ernährung im basischen Bereich, weshalb durch gutes Kauen schon eine Vorarbeit für die basische Verstoffwechselung der Speisen geschaffen wird. Wichtig ist auch, dass möglichst **biologische** Lebens- und Gewürzmittel verwendet werden, denn alle chemischen Substanzen hinterlassen bei der Verbrennung im Körper "Ruß/Rauch" und verschiedenste Schadstoffe, die in den Zellen abgelagert werden, den Stoffwechsel und die Organfunktionen beeinträchtigen.

Unsere Nahrung sollte auch reich an Enzymen sein, die für die Verbrennung so wichtig sind. Nicht umsonst werden sie in der Medizin als "Funke des Lebens" bezeichnet. Sie haben die Fähigkeit, unseren Körper vom sauren in den basischen Bereich zu bringen. Und da spielen die Milchsäurebakterien ebenfalls eine wesentliche Rolle. Verfügt die Darmflora über genügend solcher Bakterien, sind beste Voraussetzungen für eine gute Verbrennung der Nahrung und eine optimale Stoffwechsellage gegeben. Deshalb wäre es auch wichtig, täglich etwas rohes **biologisches,** 6 Monate vergorenes Sauerkraut zu essen oder **biologischen** Sauerkrautsaft zu trinken. Damit werden dem Darm regelmäßig diese für den Aufbau der Darmflora so wichtigen Bakterien zur Verfügung gestellt. Das Sauerkraut muss aber gut gekaut und eingespeichelt werden. Genauso wichtig ist es für den Darm, möglichst keine **raffinierten** Kohlenhydrate (Auszugsmehle, Weißbrot, geschälter Reis, Süßigkeiten, Torten usw.) und **hydrisierten Fette** zu konsumieren. Naturreis z.B. und natürliche biologische Fette/Öle hingegen verbrennen im Körper mit einem neutralen pH-Wert. Über die Industrie-Nahrung konsumieren wir aber tagtäglich vorwiegend denaturierte Kohlenhydrate, vitalstoffarme, saure Produkte und „tote" Fette, was ein großes Ungleichgewicht darstellt. Auch Ärger, Zeitdruck, übermäßige psychische und auch körperliche Belastungen wie z.B. beim Sport und Ähnliches können den Säurespiegel ansteigen lassen.

Um ein ausgeglichenes Säuren-Basen-Verhältnis (ca. 25% Säuren/75% Basen) über die Nahrung sicherzustellen, müssen die Nahrungsmittel biologisch, naturbelassen, dementsprechend ausgewählt und zubereitet werden. Bei einem ausgeglichenen pH-Wert (7,3) arbeitet die Niere völlig normal.

Nehmen wir zu viel säurehaltige Nahrungsmittel zu uns (denaturierte Industriekost, Fleisch usw.) muss der Körper die überschüssigen Säuren neutralisieren, in Basen oder im umgekehrten Fall, Basen in Säuren umwandeln. Dafür verbraucht der Organismus sehr viel Energie und Mikronährstoffe. Sind diese in der zugeführten (Industrie-)Nahrung nicht **ausreichend** vorhanden, ist der Organismus gezwungen, zur Aufrechterhaltung des Säuren-Basen-Ausgleiches und der Stoffwechselfunktionen auf die körpereigenen "Depots" zurück zu greifen und die dafür notwendigen Mineralien dem Bindegewebe und den Knochen zu entziehen. Dieser Neutralisierungsprozess bedeutet für den Körper Schwerarbeit, weshalb viele Menschen nach dem Essen müde sind. Im jugendlichen Alter kann der Organismus durch Fehlernährung entstandene Ungleichgewichte und den Mikronährstoffmangel relativ gut kompensieren, was aber mit zunehmenden Alter stagniert. Dieser dauernde Mineralstoffentzug (aus Bindegewebe und Knochen) führt im Laufe von Jahrzehnten zur Degeneration und Destabilisierung des Bindegewebes, der Knochen und somit zu all den bekannten Zivilisationskrankheiten, auch Osteoporose, Bandscheibenleiden usw. Deshalb sollte der Körper optimal mit Mikronährstoffen aus der Nahrung versorgt sein. Diese Logik ist dermaßen einfach, dass jeder Mensch bei vernünftiger Erklärung das versteht, aber offensichtlich die Schulmedizin nicht. Diese Logik scheint aber unwiderlegbar zu sein.

Nach einer vollständigen Mittagsmahlzeit - es dürfen auch keine basischen Präparate eingenommen werden - sollte der pH-Wert des Urins ca. 2 – 3 Stunden nach dieser Mahlzeit im basischen Bereich liegen. Ist er das nicht, dann besteht eine so genannte latente Acidose, also eine Versauerung des Bindegewebes mit all den negativen Folgen. Die Inanspruchnahme eines Naturheiltherapeuten kann neben der Nahrungsumstellung hilfreich sein.

Der Säuergrad, also die pH-Reaktion des Harnes oder Speichels ist mit pH-Indikationspapierstreifen unkompliziert und für jedermann (auch am Arbeitsplatz) gut messbar, wobei diese Messergebnisse nicht genau, sondern eher Anhaltspunkte sind. Das Indikationspapier ist in Apotheken und verschiedenen Firmen oder beim Heilpraktiker mit Arzneimittelversand (100 Stk. ca. 5 Euro) erhältlich. Es ist ein Hilfsmittel zur Orientierung hinsichtlich pH-Wertes.

Die meisten Nahrungsmittel liegen im sauren Bereich, ganz besonders aber die so genannte Industriekost, die denaturierten Fertigprodukte sowie Fleisch, Wurst, Spargel usw. Auch Getreide, Getreideprodukte, Milchprodukte, Obst, usw. haben teilweise einen höheren Säurenanteil, wobei Buchweizen, Gerste und Dinkel nur geringfügig im sauren Bereich liegen. Obst ist ebenfalls sauer und sollte grundsätzlich gekocht (Kompott), mit Zimt und Nelken (basisch) gewürzt werden, denn das Kochen der Speisen bedeutet immer eine Verschiebung von sauer auf basisch, wodurch unter Verwendung von natürlichen Kräutern und Gewürzen (basisch) der Säuren-Basen-Ausgleich unterstützt werden kann.

Säuernde Mittel - Faktoren

- Schwarzer Tee, Kaffee, (sparsam konsumieren, sie entziehen außerdem dem Körper Kalium und Eisen; sehr schädlich ist Kaffe in Verbindung mit Zucker oder Süßstoffen)
- Colagetränke, Limonaden
- Mineralwasser mit Kohlensäure (phosphat- und säurehaltig)

- Wein, Bier, alkoholische Getränke (stark)
- Alkohol usw. (raubt dem Körper außerdem die B-Vitamine, Zink, Magnesium und viele wichtige Vitalstoffe)
- Essig (hochgradig sauer)

Weitere säuernde Faktoren

- Medikamente allgemein
- körperliche Überanstrengung,
- Angst, Ärger, **Stress jeglicher Art,** Zeitdruck
- mangelhafte Verdauung
- Gär- und Fäulnisprozesse im Darm
- Teer, Nikotin bei Rauchern und den so genannten „Mitrauchern“

Ständige Müdigkeit und Frieren - ein Problem der Ernährung und Übersäuerung

Ein weiteres Produkt ungesunder Ernährung und Übersäuerung ist andauernde Müdigkeit und das ständige Frieren. Rund 80% der Menschen leiden an solchen Störungen. Laut Ernährungsexperte Jörg Krebber liegt der Hauptgrund dafür im Darm, weil die meisten Menschen aufgrund schlechter Ernährung (Industrienahrung) übersäuert und thermisch unterkühlt sind. Für eine ordnungsgemäße Verstoffwechselung der Nahrung ist aber eine gewisse "Betriebstemperatur" erforderlich, die wiederum von der Qualität und Zusammensetzung der Nahrung abhängt.

Ist der Darm als "Universalorgan" aufgrund falscher Ernährung unterkühlt, fehlt ihm die notwendige "Betriebstemperatur", wodurch nur eingeschränkter "Betrieb" möglich ist und die Verdauung nicht mehr ordnungsgemäß ablaufen kann. Auch die Funktion der Galle ist gewissermaßen von optimalen thermischen Bedingungen abhängig. Ist die Galle aufgrund mangelnder "Betriebstemperatur" oder anderer Faktoren überreizt, so führt dies ebenfalls zu Funktionsbeeinträchtigungen. Auch emotionaler Stress kann sich negativ auf die Galle und alle anderen Organe auswirken.

All das stört das Zusammenspiel aller Organe. Leber, Niere usw. sind ebenfalls davon betroffen und können nicht einwandfrei funktionieren. Ein schlecht funktionierender Darm löst also eine negative Kettenreaktion aus. Ein Wärmedefizit im Darm von 0,5 bis 1 Grad reichen aus, um verschiedenste Darmprobleme hervorzurufen. Gasentwicklung, Blähungen, Durchfall – abwechslungsweise mit Verstopfung und Pilzinfektionen können die Folgen sein. All diese Umstände sind geeignet, den pH-Wert aus dem Gleichgewicht zu bringen und führen somit zu Übersäuerung. Durch vollwertige, gesunde Ernährung lässt sich dieses Problem beheben.

Pilzinfektionen sind ebenfalls ein Problem der Übersäuerung, so auch "Candida albicans." Von diesem Pilz sollen rund 70% der Frauen betroffen sein. "Candida albicans" fühlt sich vor allem in saurem Milieu wohl. Das verlangt unmissverständlich nach basischer Ernährung, wodurch der pH-Wert angehoben wird und das ist die beste Möglichkeit "Candida albicans" die Grundlage zu entziehen. Die Körpertemperatur geht meistens automatisch mit dem pH-Wert einher. Übersäuerte, kränkelnde Menschen haben meistens eine um ca. 0,5 – 1 Grad niedrigere Körpertemperatur und das wirkt sich insgesamt negativ auf die Gesundheit aus.

Wärme schaffen mit Ingwer – Gemüsesuppe ("Druidentrank")

Die Körpertemperatur lässt sich ganz einfach über die (vollwertige) Ernährung erhöhen. Ernährungsexperte Jörg Krebber empfiehlt insbesondere den ("yingigen") Menschen, die keine so starke Konstitution haben, zu Frieren und Energielosigkeit neigen, sonst kränklich sind oder Darmprobleme haben, täglich ein- bis zweimal eine Portion Ingwer–Gemüsesuppe ("Druidentrank"). Das gibt dem Darm Wärme, erhöht unverzüglich den Basengehalt im Körper, steuert den PH-Wert nach oben und erzeugt die für den Stoffwechsel die notwendige "Betriebstemperatur". Auch Kukicha-Tee ist mineralienreich und hat ausgleichende Wirkung. Das Immunsystem wird angekurbelt und die Zellenergie aktiviert. Wer es schafft, sollte wegen der besseren Wirkung diesen "Druidentrank" am Morgen auf nüchternen Magen zu sich nehmen. Mit dieser Grundlage lässt sich später das Frühstück (Vollkornbrot, Kaffee) genießen.

Rezept für "Druidentrank"/Guten–Morgen-Gemüsesuppe mit Ingwer (nach Jörg Krebber)

Zutaten: 15 g getrocknete Shitakepilze, 25 g getrockneten Sengiri-Rettich, 3 mittelgroße Zwiebeln, 3 mittelgroße Karotten, 1 Stange Lauch, 1–2 Knollen Ingwer (gerieben), etwa 4 Esslöffel Shoyu und etwas Ume Paste zum Würzen, fein gehackte Kräuter nach Belieben.

Zubereitung: Pilze und den getrockneten Rettich eine halbe Stunde in Wasser einweichen, danach Rettichstreifen ein paarmal durchschneiden, Pilze beliebig klein schneiden und wieder in den Topf geben, unter Verwendung des Einweichwassers ca. 1,5 bis 2 Liter Wasser (Gesamtmenge) aufgießen, die gehackten Zwiebeln und Karotten dazu geben und alles ca. 15 Minuten kochen. Dann den geschnittenen Lauch dazugeben und alles auf kleiner Flamme (ca. 5 – 10 Minuten) weiterköcheln lassen, aber nur so lange, dass das Gemüse noch (einen) "Biss" hat. (Es kann auch anderes Gemüse dazu gegeben werden. Zum Beispiel: Sellerie, Weißkohl, Blumenkohl, Brokkoli, Bohnen)

Würzen: Den Topf von der Kochstelle nehmen, etwas abkühlen lassen, die Suppe mit Shoyu und Ume Paste (je nach Geschmack) würzen, den geriebenen Ingwer einrühren. Die Kräuter nicht in die Suppe einrühren – erst im Teller darüber streuen.

Hinweise: Im Kühlschrank hält die Suppe mehrere Tage. Die gewünschte Portion abschöpfen und vorsichtig erwärmen, damit die wertvollen Inhaltsstoffe erhalten bleiben.

Sengri-Rettich und Shitake-Pilze haben eine starke natürliche Entgiftungskraft und sind erstklassige "Fettverbrenner". Shitake-Pilze beinhalten außerdem 18 Aminosäuren. Ingwer ist ein hervorragender Energiespender für die Leber. Diese Zutaten, Ume Paste, Shoyu usw. sind enzymreich, für den Verdauungstrakt sehr wertvoll und in verschiedenen Naturkostläden erhältlich.

Haferschleimsuppe - ein Stärkungsmittel: Schwächlichen und kränkelnden Menschen kann auch Haferschleimsuppe oder Haferbrei aus biologischen Produkten empfohlen werden. Hafer ist ein altbekanntes "Kraftfutter." Verwenden Sie ebenfalls biologische Würzmittel. Wenn Sie mit Salz würzen, verwenden Sie ausschließlich unraffiniertes Meersalz oder Kristallsalz. Durch die Verwendung vitalstoffreicher biologischer Produkte kann auch die Aufnahme von Schadstoffen verringert und die Effektivität der Nahrungsmittel wesentlich gesteigert werden.

Die „Alterskrankheiten", die es gar nicht gäbe...

All die aufgrund mangelhafter Ernährung im Alter zutage tretenden gesundheitlichen Probleme nennt man in der heutigen Medizin dann "Alterskrankheiten", die es bei richtiger Ernährung und Lebensweise gar nicht gäbe. Diese Krankheiten sind nicht auf das Alter, sondern auf Jahrzehnte lange Fehlernährung, Übersäuerung, Vitalstoffarmut und damit verbundene Stoffwechselprobleme zurück zu führen. Sie entwickeln sich langsam und können sich deshalb logischer Weise erst im Alter bemerkbar machen. Das Alter hat so gesehen mit der Entstehung von Krankheiten, auch Osteoporose und anderen Degenerationskrankheiten überhaupt nichts zu tun. Und die Schulmedizin weiß in dieser modernen Zeit, am Beginn des 21. Jahrhunderts angeblich immer noch nicht (oder darf es nicht wissen), wie die meisten Krankheiten entstehen.

Nahrung als Heilmittel

Ernährungsexperte Jörg KREBBER -, aus schulmedizinischer Sicht mit 24 Jahren unheilbar krank - ging nach Asien, lernte die östliche Medizin kennen und durfte erfahren, dass diese natürliche Medizin ihm zu Gesundheit verhelfen konnte, wobei die natürliche Ernährung der wesentlichste Faktor war. Nach 11 Jahren Studienzeit/Aufenthalt in Ländern wie Indien, Nepal usw. kehrte er gesund nach Europa zurück und studierte moderne, westliche Ernährungslehren. Nach seinen Erkenntnissen lautet der Sammelbegriff für unsere Zivilisationskrankheiten "Übersäuerung", die zu diversen Stoffwechselproblemen und im Laufe der Jahre zu all den bekannten Zivilisationskrankheiten führt.

Seine Ernährungslehre nach den „5 Elementen" ist eine Synthese (Verbindung-Verschmelzung) aus den Lehren der alten tibetischen Medizin, der japanischen traditionellen Zen-Klöster, dem indischen Ayurveda und den Erkenntnissen der modernen westlichen Ernährungslehre.

Jörg KREBBER hat sein umfangreiches Wissen über die Auswirkungen der Ernährung auf die Gesundheit in seinem Buch dokumentiert. Auch wissenschaftliche Details über Nahrungsmittel, ihre Auswirkungen, die Verwertbarkeit und richtige Zubereitung sowie Kochrezepte finden sie in diesem Buch.

Wer also tiefer in die Materie eintauchen und die Nahrung wirklich zur Medizin machen möchte, kann sich dieses Buch beschaffen, aber auch besonders bei seinen Informationsabenden und Ernährungsseminaren im Hinblick auf alle Zivilisationskrankheiten (Allergien, Neurodermitis, Diabetes, Herz-/ Kreislauferkrankungen, Krebs usw.) wichtige Erkenntnisse erwerben. Die richtige Ernährung (auch bei Kindern) kann hinsichtlich der Heilung von Krankheiten wahre "Wunder" bewirken.

Informationen dazu finden Sie unter www.5elements-4you.com.

Bio-Produkte und Bezeichnungen

Beim Kauf von Bio-Produkten ist Wachsamkeit geboten! Bezeichnungen wie: „ungespritzt“, „aus chemiefreier Landwirtschaft“ usw. entsprechen nicht den **österreichischen** gesetzlichen Bestimmungen, wobei diese Produkte deshalb nicht unbedingt schlecht sein müssen.

In Österreich sind derzeit grundsätzlich drei Bezeichnungen für echte Bio-Produkte vorgesehen und mit dem Bio-Kontrollzeichen versehen:

- „aus biologischem Anbau“
- „aus biologischem Landbau“
- „aus biologischer Landwirtschaft“

Statt „biologisch“ kann auch „ökologisch“ verwendet werden. Ebenfalls sind Wortzusammensetzungen wie: „organisch-biologisch“ oder „biologisch-dynamisch“ erlaubt.

In Deutschland bestehen gleichwertige Vorschriften. Folgende Bezeichnungen weisen auf biologischen Landbau hin:

- bio, biologisch, Bioanbau
- biologisch-dynamisch
- organisch biologisch
- kontrolliert ökologischer Anbau
- kontrolliert biologischer Anbau (kbA)
- ökologischer Landbau
- EG-Kontrollsystem

Sicherheit für Bio-Produkte gewährt gesetzlich schlussendlich nur das staatliche Bio-Zeichen. Nur dieses Zeichen bürgt für "ökologisch" und "biologisch". Die zusätzliche Nummer der jeweiligen Kontrollstelle (z.B. DE-000-Öko-Kontrollstelle) auf dem Etikett garantiert:

- strenge Kontrollen

- artgerechte Tierhaltung sowie natürliche Fütterung
- Produktion ohne chemische Pflanzenschutzmittel, chemische Düngemittel, Wachstumstreiber, Gentechnik
- bestrahlungsfreie Verarbeitung, ohne Geschmacksverstärker und künstliche Aromen

In Deutschland vertreten besonders die Firmen Demeter, Bioland, Biokreis, Biopark, Naturland, usw. die biologisch-landwirtschaftliche Seite.

Schweiz: Erzeugnisse dürfen als biologische Produkte gekennzeichnet werden, wenn sie nach der geltenden Verordnung produziert oder eingeführt sowie aufbereitet und vermarktet werden.
Für die Kennzeichnung als biologisches Erzeugnis dürfen folgende Bezeichnungen (wie Bio-, Öko-) verwendet werden:

a) **deutsch:** biologisch, ökologisch
b) **französisch:** biologique
c) **italienisch:** biologico
d) **romanisch:** biologic

ABFALL-RECYCLE-JOD IN BIO-PRODUKTEN!

- Auch Bio-Produkte können Jodsalz enthalten!
- **Alle bekannten Bio-Verbände außer DEMETER erlauben die Verwendung von Jodsalz bei der Produktion!**
- Alle Verbände erlauben aber den Einsatz von jodhaltigem Kraftfutter in der Bio-Landwirtschaft!

Der Ruf der Bio-Verbände ist gefährdet – Verwendung von Jodsalz müsste für die Produktion von Bio-Produkten VERBOTEN werden!

(Künstliches Jod, Zwangsjodierung und die Problematik siehe Teil **"Natursalz - vom weißen Gold zum weißen Gift veredelt - Jod und Fluor"**)

E-Nummern - gesundheitsschädigende Zusatzstoffe in Nahrungsmitteln

E-Nummern sind Bezeichnungen, für die den Produkten beigemengten chemischen Zusatzstoffe, deren es zwischenzeitlich Tausende gibt. Diese Bezeichnungen sind in allen EU-Ländern gültig. Sie werden eingeteilt in: Süßungsmittel, Konservierungsmittel, Antioxidationsmittel, Trägerstoffe und Trägerlösungsmittel, Säuerungsmittel, Säureregulatoren, Trennmittel, Schaumverhüter, Schaummittel, Füllstoffe, Emulgatoren, Schmelzsalze, Festigungsmittel, Geschmacksverstärker, Geliermittel, Überzugsmittel und Gleitmittel, Modifizierte Stärken, Packgase, Treibgase, Backtriebmittel, Komplexbildner, Stabilisatoren, Verdickungsmittel, Mehlbehandlungsmittel usw. Viele dieser Stoffe (Multiplikator) belasten unseren Organismus erheblich, sind aber unter dem Titel „unbedenklich“ genehmigt. Hunderte dieser Zusätze nehmen wir täglich über die Industrie-Nahrung zu uns und das soll "unbedenklich" sein .

Die Bedeutung der E-Nummern sind in verschiedenen Verzeichnissen im Internet und kleinen Büchlein dargestellt (z.B. E-Nummern von Heinz Knieriemen, ISBN 3-85502-670-X).

Eine vollwertige, naturbelassene Ernährung ist auch Grundbestandteil einer ganzheitlichen Krebsbehandlung, wobei unter anderem auch der Qualität der Fette (Natürlichkeit) eine ganz besondere Bedeutung zukommt. Diesem fundamentalen Bereich (Ernährung – Fette) misst die Schulmedizin auch in der Krebsbehandlung und Krebsnachsorge größtenteils – wiederum zum Leidwesen der Patienten – kaum oder keine Bedeutung bei und setzt die gewonnenen Erkenntnisse kaum oder gar nicht um. Schauen Sie sich die Ernährung in Krankenhäusern, insbesondere Krebskliniken einmal an. Alle Patienten werden (außer ein paar halbherzigen Diäten) mit denselben "Industrie-Materialien" versorgt wie in anderen allgemeinen Krankenhäusern. Dieses Essen ist zwar gut zubereitet, schmeckt gut, ist aber, da vitalstoffarm, nicht der Gesundheit zuträglich.

Auch in den schulmedizinisch geführten Krebs-Selbsthilfegruppen fehlen fataler Weise diese wichtigen Informationen über die verheerenden Folgen denaturierter Nahrungsmittel - Pestizidrückstände und chemischer Stoffe – Übersäuerung – Vitalstoffarmut, Industrieöle/-fette und Krebsmedikamente ebenfalls (siehe auch Teil "ÖLE UND FETTE").

Die gewonnenen Erkenntnisse umsetzen und anwenden

Johann Wolfgang von Goethe sagte:

„Es ist nicht genug zu wissen, man muss es auch anwenden,
es ist nicht genug zu wollen, man muss es auch tun!“

Warum setzt die Schulmedizin die heutigen wissenschaftlichen ernährungsphysiologischen Kenntnisse weder in der Allgemeinmedizin noch in der Krebsbehandlung um? Warum werden die Mediziner in dieser Hinsicht nicht entsprechend ausgebildet?

In der Ernährungswissenschaft ist schon längst bekannt, dass Gesundheit aber auch Krankheit vordergründig von der richtigen natürlichen Ernährung, Vitalstoffversorgung und Lebensführung abhängt. Und dann wundern wir uns in Anbetracht der medizinischen "Wissensvermittlung", Behandlungen und massenhaften Pillenverordnungen über das stetig zunehmende Gesundheitsdesaster. Dabei wäre Gesundheit so einfach und mit geringstem Aufwand machbar! Leider „brauchen“ wir die kranken Menschen scheinbar notwendiger denn je, um den Wirtschaftszweig „Pharmazie-Schulmedizin-Gesundheitssystem“ aufrecht zu erhalten?

Außerachtlassung gesunder Ernährung – typisches Beispiel aus der Praxis

Ein Patient mit Bauchspeicheldrüsenkrebs kommt zum Heilpraktiker. Dieser klärt den Patienten über die Notwendigkeit gesunder, vollwertiger, naturbelassener und der Krankheit angepasster Ernährung auf, sagt ihm, was er nicht essen darf, was er essen soll und unterbreitet ihm einen Therapievorschlag. Der unwissende Patient ist ob dieser einfachen Maßnahmen erstaunt und kann sich nicht für eine solche Behandlung entscheiden.

Zwei Wochen später erscheint der Patient wieder beim Heilpraktiker und sagt vorwurfsvoll zu ihm: "Nach ihrem Therapievorschlag bin ich zum Arzt gegangen, einem Professor. Der hat gesagt ich könne essen wie bisher, wichtig und ausschlaggebend seien die richtigen (chemischen) Medikamente. Danach habe ich einen Onkologen aufgesucht und der hat dasselbe gesagt."

Da muss sich niemand mehr wundern, dass man die Notwendigkeit vollwertiger, natürlicher Ernährung nicht ins Bewusstsein der Menschen bringt, solange diese "Medizinspezialisten" den Patienten solche Ratschläge geben, in so wichtigen und grundlegenden Teilen der Krankheitsursachen/-heilung nicht ausgebildet sind, diesen grundlegenden Dingen vielleicht deshalb aus Unwissenheit oder Pharmagehorsam keine Bedeutung beimessen und den Patienten indirekt sogar von wirklich gesunder Ernährung abraten.

Man hat es uns ja lange genug eingeredet, dass ausschließlich der Arzt weiß, wie man Krankheiten <u>behandelt</u>. Krankheiten <u>heilen</u> ist hingegen eine ganz andere Sache. Auch in diesem Fall stellt die Außerachtlassung wirklich gesunder, der Krankheit angepasster Ernährung und der Anwendung von geeigneten Mikronährstofftherapien ein Erscheinungsbild höchster Verantwortungslosigkeit dar. In diesem Zusammenhang darf ich nochmals darauf hinweisen, dass man an den Universitäten über die Notwendigkeit gesunder, vollwertiger und natürlicher Ernährung, die Auswirkungen der denaturierten Industrienahrung, der handelsüblichen Industriefette/-öle, die Notwendigkeit guter Vitalstoffversorgung für die Gesunderhaltung und auch Genesung von Krankheiten Bescheid weiß. Dennoch findet das in der Ärzteausbildung und schulmedizinischen Behandlung von Krankheiten keine Berücksichtigung. Warum denn wohl?

Ernährungsumstellung

Stellen Sie ihre Ernährung langsam, vernünftig, aber konsequent und auf Dauer um. Beginnen Sie mit Ingwer-Gemüsesuppe ("Druidentrank"), Haferschleimsuppe, Vollkornbrot, Budwig-Müsli, Getreidebrei. Essen Sie mehr Gemüse, Fische aus sauberen Gewässern, möglichst wenig Fleisch. Vermeiden Sie **hydrierte Fette/Öle** (Stoffwechselbeeinträchtigung/-blockaden), Süßigkeiten, Fabrikzucker, Fertigprodukte, stark gesüßte Limonaden- und Aufputschgetränke usw. Süßungsmittel, Marmelade usw. können Sie durch Gerstenmalz, Reis-Sirup und Zuckerrohrmelasse ersetzen. Arbeiten Sie so auf eine gesunde, ausgewogene Ernährung hin. Auch die Ernährung soll nicht in Fanatismus ausarten und einen gewissen Spielraum lassen, aber die grundlegenden Dinge müssen dennoch beachtet werden. Kranke hingegen müssen sich strikt an gesunde Ernährung halten, sofern sie Heilung bringen soll. Der Organismus gesunder Menschen kann hingegen kleine Sünden problemlos verkraften und kompensieren, sofern er grundsätzlich mit guten Lebensmitteln versorgt wird. Die Ernährungsumstellung soll also nicht in "krankhaftem" Gesundessen und somit zu einer „Krankheit" ausarten sondern Spaß machen, Appetit und Wohlgefühl vermitteln. Für dauerhafte Gesundheit bis ins hohe Alter ist die disziplinierte Einnahme natürlicher, vollwertiger Nahrung und Maß halten in allen Belangen aber wichtig. Auch Übergewichtige brauchen nicht zu hungern, können sich bei regelmäßiger aber mäßiger Bewegung mit besten Gerichten satt essen und nehmen trotzdem ab, sofern sie wirklich gesunde Vollwertnahrung erhalten.

Kleine "Ernährungssünden" kann sich der gesunde Mensch erlauben. Was wäre denn das Leben ohne die Sünde? Wer niemals sündigt, verliert den Spaß an der Tugend, lautet ein altes Sprichwort. So ist es auch kein Problem, wenn jemand z.B. am Wochenende seine geliebten Weißbrötchen, Semmel oder Zopf mit etwas Butter und Kaffee oder Kuchen konsumiert, sofern er sich grundsätzlich wirklich gesund ernährt.

ERNÄHRUNG – ÜBERGEWICHT – BEWEGUNG - FLÜSSIGKEIT

Fettleibigkeit ist ebenfalls ein Produkt falscher, ungesunder, denaturierter Industrienahrung, der handelsüblichen, gehärteten, chemisch haltbar gemachten Industriefette, von Vitalstoffarmut, Bewegungsmangel, daraus resultierenden Fehlsteuerungen und Stoffwechselentgleisungen. Es handelt sich um ein immer deutlicher werdendes Problem in unserer heutigen Wohlstandsgesellschaft, mit dem nicht nur viele Erwachsene sondern auch vermehrt Kinder konfrontiert sind. Bald jedes dritte Kind ist übergewichtig. Viele leiden an verschiedensten Krankheiten wie Allergien, Schlafstörungen, Lernschwächen, Depressionen usw. Ärztliche Behandlungen, sinnlose Diäten für Gewichtreduzierung oder Hungerkuren werden in Anspruch genommen, chemische Medikamente geschluckt und das meist ohne Erfolg. Manche Patienten lassen sich beim Zahnarzt den Mund zunähen um nur noch flüssige Nahrung konsumieren zu können. Auch sündhaft teure Operationen wie Magenverkleinerung (auf Kosten der Krankenkasse/Allgemeinheit) usw. vervollständigen die Liste der Unvernunft auf Seiten der Medizin und der Betroffenen. Dabei wäre die Lösung so einfach. Sie liegt in der natürlichen Ernährung, Vermeidung hydrisierter Fette, daheim in der Küche, im richtigen Essverhalten, am Esstisch und in der Behebung des Bewegungsmangels.

Vor allem in Amerika, auch Südeuropa sind viele Kinder schon übergewichtig, wobei in Europa Italien mit 36% (Kinder) der Spitzenreiter ist (VN vom 5.9.2003). Was ist los mit der gesunden mediterranen Küche? Was essen die denn vorzugsweise? Zum Frühstück Weißbrot, mittags und abends Pizza und Nudelgerichte, lauter Produkte aus Auszugsmehlen (vorwiegend Weißmehl), industriell hergestellte, chemisch angereicherte Pasten, nebenbei Eis und andere Süßigkeiten, trinken Limonade und Cola, usw. Sie konsumieren genau die ungesündesten Produkte aus Auszugsmehlen, sowie hoch zucker- und chemiehaltige Getränke und haben kaum Bewegung.

Der Wohlstand hat auch in Italien seine Spuren hinterlassen. Beide Elternteile sind berufstätig. Die Großmutter, die noch gesund und richtig kochen konnte, die richtigen Kräuter und Gewürze verwendete, wird aus dem Haus gejagt oder ist verstorben. Mit unzähligen Chemikalien versetzte Fertigprodukte sind an der Tagesordnung, die Kinder wachsen auf der „Straße“ auf, bedienen sich der Angebote von Fast-Food-Ketten und Supermärkten (denaturierte Produkte, hydrisierte Fette), sitzen beim Nintendo oder Computer, sind bewegungsfaul und leiden an Bewegungsmangel. Somit wäre es ja im höchsten Maße unverständlich, wenn die Kinder unter diesen Umständen nicht dick wären. Dies trifft im Großen und Ganzen aber nicht nur auf Italien, sondern alle Industriestaaten zu.

In Deutschland, Schweiz und Österreich, Holland usw. ist die Situation ähnlich. Hier sind neben Weißmehlbrötchen, Pizzas und Nudelgerichten (Weißmehlprodukte) hochsüße "Chemiegetränke", vermehrt Pommes frites, Hamburger, Industriefleisch und andere Industriekost an der Tagesordnung. Bewegungsmangel ist obligatorisch. Wer wundert sich da noch?

Gesunde, vollwertige, natürliche und somit "lebendige" Nahrung“ ist auch hier das Maß aller Dinge. Hände weg von Fastfood, Auszugsmehl-Produkten, Fertiggerichten, schlechten Fetten, Süßigkeiten, süßen Getränken wie Limonaden, ähnlichen "Chemiegetränken" und allen anderen leeren Kalorienträgern, denn dadurch entstehen Übersäuerung, schlechte Stoffwechsellage, Fettleibigkeit, Trägheit, Müdigkeit, Lustlosigkeit und auch Krankheiten. Diese denaturierte Nahrung belastet den Stoffwechsel enorm, beinhaltet kaum richtige Nähr- und Vitalstoffe, die der Körper für den geordneten Stoffwechsel, Fettabbau und Säure-Basen-Ausgleich so dringend braucht. Das ist mit ein Grund, warum die Menschen nach solchen Mahlzeiten müde sind und sehr schnell wieder Hunger haben. Das Hungergefühl macht sich bald wieder bemerkbar, "wahrscheinlich in der Hoffnung", richtige, vollwertige und natürliche Nahrung, voller Nähr- und Vitalstoffe zu bekommen, die für die Versorgung und den ordnungsgemäßen Stoffwechsel von Billionen Zellen notwendig wären. Ohne die richtige Ernährung und vernünftige Bewegung ist ein sinnvolles Abnehmen nicht möglich. Eine Umstellung auf vollwertige, natürliche Nahrung muss unter Umständen (z.B. bei älteren, kranken Menschen) langsam vollzogen werden (harmonischer Übergang), erfordert Ausdauer, einen starken Willen und Konsequenz, macht sich aber in vielerlei Hinsicht bezahlt.

Wer sich wirklich gesund und natürlich ernährt, regelmäßig und vernünftig bewegt, hat grundsätzlich - auch bei einer Neigung zu Fettleibigkeit - kein Problem das Idealgewicht zu halten oder zu erreichen, ohne zu hungern, sündhaft teure und unvernünftige Diäten in Anspruch zu nehmen, deren es Hunderte gibt, die aber der Gesundheit nicht selten mehr schaden als nützen. Allerdings geschieht das nicht von heute auf morgen, sondern kontinuierlich, in gesunder Form, dennoch relativ rasch und ist von dauerhaftem Bestand. Durch gesunde Ernährungsweise und optimale Vitalstoffversorgung laufen alle Stoffwechselfunktionen, auch der Fettstoffwechsel perfekt ab, der Körper wird zwangsläufig auf sein Idealgewicht eingependelt, gleichzeitig der allgemeine Gesundheitszustand wesentlich verbessert und stabilisiert. Auch der Blutdruck kann sich dabei im Normalbereich einpendeln und andere Krankheitssymptome verschwinden. So einfach ist dauerhafte, kostengünstige und gesunde Gewichtsreduzierung sowie Gesundheit in einem zu erreichen. Es ist auch nicht richtig, dass die Übergewichtigen kaum Fett essen sollten. Gesundes Fett, natürliche, kalt gepresste Öle (z.B. Leinöl, Sonnenblumenöl usw.) sind auch bei Übergewicht notwendig, denn sie bilden die Basis für einen gut funktionierenden Fettstoffwechsel. Die Vermeidung der handelsüblichen hydrisierten Fette/Öle und denaturierten Nahrungsmittel scheint hingegen eine absolute Notwendigkeit zu sein *(siehe auch Kapitel Ernährung, Teilbereich "ÖLE-FETTE")*.

Übergewicht - Gesundheit und die Bewegung

Viele plagen sich mit regelmäßigem Lauftraining-Jogging usw. ab, weil das in verschiedenen Büchern und ärztlichen Empfehlungen als gesundheitsfördernde Maßnahme propagiert wird und für die Gewichtsreduzierung und -stabilisierung notwendig sein soll. Das ist aber ein Irrglaube! Wenn jemand joggen geht, weil es ihm richtig Spaß macht und ohne Überforderung, so ist das in Ordnung. Wenn aber jemand nur aus den oben angeführten Gründen (erzwungener Gewichtsreduzierung) joggt, das nicht mit Freude sondern mit Widerwillen macht, weil es gesund und fürs Körpergewicht notwendig sein soll, sich dabei abplagen muss, dann ist es der Gesundheit abträglich und nicht förderlich. Schauen Sie sich die schweißtriefenden und frustrierten Gesichter vieler Jogger einmal an, wenn sie sich mühselig und schwitzend über die Straßen und Spazierwege wälzen, oder die Radfahrer mit hochrotem Kopf unter größter Anstrengung die Bergstraße "bezwingen." Ich konnte in den seltensten Fällen Freude und Zufriedenheit in deren Gesichtern erkennen. Bewegung solcher Art ist hochgradiger Stress, gesundheitsschädlich und trägt unter anderem wesentlich zur Übersäuerung bei. Viele glauben aus Unwissenheit, sich damit etwas Gutes zu tun, erreichen aber das Gegenteil. Andere hingegen meinen, sich selbst oder anderen durch Erbringung besonderer "Leistung" (z.B. Extremjoggen, Marathon, Rad fahren) etwas beweisen zu müssen, klagen aber nach solchen Gewaltakten über schmerzende Beine oder Gelenke und bedürfen langer Erholungsphasen. Und das soll gesund sein? Auch Bürgermeister, Stadträte, Parteifunktionäre schlüpfen in T-Shirts und kurze Hosen, wirken bei solchen Ereignissen (z.B. Stadtmarathon) aktiv mit und machen sich unter dem Motto "Sport ist gesund" für solche "Gewaltakte" stark.

Gesunde und dauerhafte Gewichtsreduzierung und -stabilisierung, Gesundheit ganz allgemein, ist ausschließlich durch richtige Ernährung und optimale Vitalstoffversorgung **in Verbindung** mit regelmäßiger, vernünftiger, wohltuender Bewegung möglich. Bewegung muss Spaß machen, Wohlbefinden vermitteln und darf zu keiner Überforderung führen. Alles andere ist "Vergewaltigung" des Körpers und der

Seele. Mit zügigem Gehen oder gemütlichem Wandern, wobei man die Schönheit der Natur noch wahrzunehmen in der Lage ist, sich an ihr erfreuen kann, findet man neben richtig gesunder Ernährung Zweckerfüllung. Tanzen, Aerobic, Gymnastik ist ebenfalls gut, sofern das einem zusagt, man Spaß daran hat. Bewegung ist absolut notwendig, aber sie darf nicht zur übermäßigen Belastung werden und diese Schwelle ist sehr schnell überschritten.

Nahrung für Geist und Seele - Musik und Ruhe

Musik und Ruhe ist Nahrung für Geist und Seele. Seit Jahrtausenden ist der positive, heilende Einfluss der Musik auf die Seele bekannt. Musik wird von Heilern und Schamanen seit Urzeiten als Medizin angewendet. Die harmonisierende und heilende Wirkung der Musik auf Geist und Seele gewinnt auch in der Wissenschaft zunehmend an Bedeutung. Will man durch die Musik bestimmte Effekte auf die Seele/den Körper erzielen, so spielt die Auswahl der Musik eine bedeutende Rolle. Schnelle Musik wirkt anregend, Entspannungs- und Meditationsmusik hingegen entspannend, insbesondere wenn der Takt langsamer ist als der Herzschlag. Die positive und heilende Eigenschaft dieser Musik ist zwischenzeitlich auch wissenschaftlich begründet und so gesehen geistige Nahrung, die sich über die Seele entfaltet und somit ein ganzheitliches „Heilmittel“. Sie fördert die Herstellung der inneren Balance und kann somit Krankheit verhindern, die Genesung fördern. Musik baut auch Ängste ab. Verschiedene Ärzte, vor allem Zahnärzte beschallen die Patienten in den Wartezimmern mit beruhigender Musik. Aber auch in Krankenhäusern kommt die Musiktherapie zwischenzeitlich vereinzelt zum Einsatz.

Nicht jede Art von Musik wirkt auf jeden Menschen gleich. Dasselbe Musikstück kann z.B. auf einen Menschen fröhlich und beruhigend wirken, wenngleich ein anderer es als schwer oder deprimierend empfindet (Individualität). So soll jeder jene Musik für sich auswählen, die im zusagt, ihm je nach Bedarf Ruhe, Harmonie, Spiritualität oder Fröhlichkeit vermittelt. Für den einen ist es vielleicht Klassik, Entspannungsmusik, für den anderen Schlagermusik, gehobene Unterhaltungsmusik, guter Jive, Rock’n Roll.

Hardrock darf es aber nicht sein, denn diese Musik wirkt zerstörerisch auf Geist und Seele. Es ist bekannt, dass hier vielfach für den menschlichen Verstand nicht wahrnehmbare negative akustische Suggestionen (Schwingungen) eingebaut sind, die aber auf Seele und Geist ihre negative Wirkung nicht verfehlen. So darf in dieser Hinsicht auch auf die biophysikalischen Eigenschaften des Wassers und auf die wissenschaftlichen Erkenntnisse von Prof. Masaru Emoto hingewiesen werden. Unsere Seele ist aber wesentlich sensibler und empfindsamer als Wasser.

Beim Fotografieren von Kristallen gefrorenen Wassers zeigte sich deutlich die Wirkung von Musik und Worten. Wurde das Wasser vorher z.B. mit Musik von Mozart oder Bach bespielt, mit den Worten „Gott“ oder „Danke“ beschallt, bildeten sich wunderbare gefrorene Kristalle, die fotografisch dokumentiert sind. Hardrock hingegen, oder Worte wie „Hitler, Dummkopf“ usw. brachten grässliche, zum Teil

Krebsgeschwür ähnliche Bilder hervor. Allein anhand dieser Wissenschaft sind die Auswirkungen von Musik, Worten und ihren Schwingungen erwiesen. Sie können heilbringend, aber genauso zerstörerisch sein. (Siehe auch Buch „Wasserkristalle" von Prof. Masaru Emoto).

Nahrungsergänzung – Hinweise

Nahrungsergänzung aus ökologisch einwandfreien Anbaugebieten, bei sorgfältiger Verarbeitung und guter Zusammensetzung ist weit mehr als von der Schulmedizin dargestellt. Es handelt sich um wirksame Mikronährstoffpräparate, mit denen ein Mangelzustand im Körper ausgeglichen wird, weil dieser chronische Mangelzustand und andere Faktoren zu verschiedenen Krankheiten geführt hatten oder im Laufe der Zeit zu all den bekannten, degenerativen Erkrankungen führen kann. Diese Mikronährstoffpräparate stellen dem Organismus die für den Stoffwechsel und für das Immunsystem notwendigen Stoffe zur Verfügung, können auch viele andere aus Umwelt, Nahrung usw. herrührende schädliche Einflüsse kompensieren. Zusätzliche Mikronährstoffe sind insbesondere bei mangelhafter Ernährung (heutigen denaturierten Industrienahrung) und Lebensführung ein entscheidender Faktor zur Erhaltung und auch Erlangung von Gesundheit.

Dass die für unsere Gesundheit Verantwortlichen (Politik, Ärzteschaft, Gesundheitsbehörden, Schulmedizin usw.) die heutige Industriekost - welche aus naturheilkundlicher Sicht vielfach mehr ein "Abfallprodukt" als gesunde Nahrungsmittel darstellt - und den dadurch bedingten Vitalstoffmangel als nicht gesundheitsschädlich ansehen, verdeutlicht entweder ihre "Unwissenheit" oder vielleicht ihre besondere Verbundenheit mit der Ernährungs- und Pharmaindustrie. Es ist doch etwas komisch, dass interessierte Menschen über die Vitalstoffarmut der Industriekost und die Folgen einigermaßen Bescheid wissen, aber offensichtlich unsere Mediziner, Bundes- und EU-Politiker nicht. Jedenfalls sind fortlaufend Gegner aus diesen Lagern bemüht, die Wirkung von Naturheilstoffen, die Notwendigkeit natürlicher Nahrung, hochwertiger, natürlicher Fette, und guter Nahrungsergänzung herunterzuspielen oder als unnötig darzustellen.

Gute Nahrungsergänzung, Vitalstofftherapien und gute Fette haben noch niemanden geschadet. Ganz im Gegenteil! Sie haben den Menschen Gesundheit gebracht, im Gegensatz zu den chemischen Medikamenten, deren Nebenwirkungen einer Statistik zufolge die vierthäufigste Todesursache darstellen. Trotzdem warnt unverständlicher Weise vor der Einnahme dieser chemischen Medikamente und ihrer tödlichen Gefahr aber niemand ernsthaft genug. Anstatt dessen werden sie im Namen der Pharmazie, Schulmedizin und Republik täglich massenhaft verordnet und in die Hälse der Patienten "geschaufelt."

Jene, die glauben sie seien – aus welchen Gründen auch immer – außerstande, sich gesund, ausgeglichen, vollwertig und natürlich zu ernähren und vorwiegend Industrie-Nahrung konsumieren, wird empfohlen, wenigstens eine gute Nahrungsergänzung mit qualitativ gutem Hintergrund einzunehmen. Diese soll vor allem ausreichend (gepuffertes) Vitamin C, den Vitamin-B-Komplex, Magnesium, Calcium,

Selen, Folsäure, aber auch alle anderen wichtigen Substanzen beinhalten, wodurch aller Voraussicht nach eine ausreichende Mikronährstoffversorgung des Organismus gewährleistet sein dürfte, sodass der Körper für die Nahrungsverarbeitung - Verstoffwechselung nicht auf die Vitalstoffdepots in den Knochen und im Gewebe zurückgreifen muss. Das scheint unter diesen Umständen (denaturierte Industriekost) für die Gesunderhaltung wichtig zu sein. Die pharmazieorientierten Ärzte können dem aber nicht viel abgewinnen. Wahrscheinlich deshalb, weil sie beim Studium in Ernährung und der Funktion der Mikronährstoffe keine fundierte Ausbildung erfahren haben.

Im Hinblick auf die Effektivität und die gesundheitsfördernde Wirkung sollen grundsätzlich keine so genannten "Billigprodukte" konsumiert werden, denn Qualität hat wie überall, auch hier seinen Preis. Es soll also auf Qualität in jeder Hinsicht, auch auf die Lichtenergie der verwendeten Pflanzen und Produkte geachtet werden.

Aloe zum Beispiel, eine Wasser speichernde Wüstenpflanze, die sich schon Paracelsus (1493 – 1541) in der alchimistischen Bearbeitung zur Herstellung von Naturstoffen zunutze machte. Diese Pflanze enthält 18 Aminosäuren und rund 300 zum Teil noch nicht gänzlich erforschte natürliche Wirkstoffe (Vitamine, Mineralien, Spurenelemente usw.), die in den Aloe Vera Präparaten vorhanden sind. Die Aloe reift über Jahre hinweg unter fast ununterbrochener Sonneneinstrahlung heran. Und diese Sonnenenergie macht die Aloe zu einer an Lichtenergie reichsten Pflanzen überhaupt. Damit im Organismus mit seinen Billionen Zellen die Stoffwechselvorgänge in der notwendigen Schnelligkeit ablaufen können, bedarf es eines besonderen Kommunikationssystems. Dieses funktioniert mit Lichtenergie (Biophotonen). Der in der Aloe in nennenswerten Mengen enthaltene Stoff Acemannan (ein Glucopolysacharid) ist ein Lichtspeicher und -spender. Wenn wir z.B. Aloe-Vera-Saft trinken, dann wird die gespeicherte Energie auf den Organismus übertragen. Eine optimale Vitamin-C-Versorgung ist aber grundlegend wichtig. Es gibt verschiedene gute Kombi-Vitalstoffprodukte. Mineralstoffe und Spurenelemente haben einen ebenso großen Einfluss auf die Gesundheit wie die Vitamine. Lassen Sie sich von einem Fachmann beraten.

Es sei aber nochmals darauf hingewiesen, dass keine einzige Nahrungsergänzung die gesunde, ausgewogene, vollwertige, natürliche Nahrung ersetzen, jedoch im Krankheitsfall, aber auch in der Vorbeugung sehr hilfreich sein kann.

Die Hinweise auf gesunde vollwertige Ernährung und Nahrungsergänzungsprodukte ersetzen bei Erkrankungen keinesfalls die Inanspruchnahme eines guten (ganzheitlichen) Arztes/Therapeuten.

Flüssigkeit – wie viel soll man täglich trinken?

Seit einigen Jahren wurde die Wasser-trinken-Hysterie in Umlauf gebracht, wonach der Mensch über den Tag verteilt mindestens 2 – 3 Liter Wasser trinken sollte. Diese Auffassung wird sowohl in der Schulmedizin als auch teilweise in der Naturheilkunde vertreten. Es ist zweifellos wichtig, dass dem Körper genügend Flüssigkeit zur Verfügung gestellt wird. Die Menge ist von verschieden Faktoren abhängig. Die meisten Menschen, die sich bemühen diese vorgegebenen Mengen (2 bis 3 Liter) zu bewältigen, geben aber zu, damit die größte Mühe zu haben, dass sie sich dazu zwingen müssen und es meistens auch nicht schaffen. Das ist ein Zuwiderhandeln gegen die Natur und kann somit nicht richtig sein. Man kann das nicht schablonisieren, denn auch der Flüssigkeitsbedarf ist individuell und von verschiedenen Umständen abhängig.

Deshalb gilt es Folgendes zu beachten: Der Mensch nimmt durchschnittlich im Zuge der Nahrungsaufnahme ungefähr 1 ½ Liter Flüssigkeit zu sich, weil die Nahrung in der Regel zu ca. 80% aus Wasser besteht. Die Ausscheidung der Wassermenge wird in erster Linie über den Urin, Kot, Schweiß, geregelt und ist somit immer von Tag zu Tag, je nach Nahrung und Tätigkeit verschieden. So wird der Schwerarbeiter unter starker Sonneneinwirkung und hoher körperlicher Anstrengung einen weit größeren Flüssigkeitsbedarf haben als beispielsweise ein Kanzleiarbeiter in einem klimatisierten Büro. Genauso wird bei scharf gewürzten Gerichten ein größeres Trinkbedürfnis gegeben sein, als bei leicht gewürzter Kost. Wir sehen also, dass verschiedene Faktoren den Flüssigkeitsbedarf beeinflussen.

Der Wasserhaushalt im Körper, die Flüssigkeitsaufnahme wird grundsätzlich von Natur aus über den Durst, das Trinkbedürfnis geregelt. Wenn also der Organismus für die Stoffwechselvorgänge mehr Flüssigkeit benötigt, so signalisiert er das in der Regel über den Durst, das Durstgefühl und zwar so lange, bis er die erforderliche Menge Flüssigkeit bekommen hat. Das beste Getränk ist sicherlich reines Quellwasser, aber auch verschiedene Tees (z.B. Kukicha-Tee - basisch, Grüner Tee usw.) sind empfehlenswert. Bei der Auswahl der Flüssigkeit sollen die Signale des Körpers berücksichtigt werden. Ist das Bedürfnis nach Wasser gegeben, soll man eben gutes Wasser trinken und im umgekehrten Fall soll eben Tee getrunken werden. Die üblichen Fertigfruchtsäfte können wegen des Zuckergehalts und teils chemischer Zusätze zur Durststillung nicht empfohlen werden. Dabei ist es aber äußerst wichtig, dass beim Auftreten des Durstgefühls auch sofort Flüssigkeit zugeführt wird. Aus Erfahrung weiß man, dass Menschen manchmal – aus welchen Gründen auch immer – das Durstgefühl ignorieren, diesem nicht sofort nachgeben und erst später trinken. Das kann dann schon als schädlich bezeichnet werden. Wenn das Durstgefühl nämlich da ist, soll man diesem auch unverzüglich nachgeben und Flüssigkeit zuführen, weil der Körper danach verlangt und somit auch benötigt. Ist hingegen kein Durstgefühl vorhanden, kann man davon ausgehen, dass der Körper im Moment für alle Funktionen genügend Flüssigkeit zur Verfügung hat.

Es gibt kein perfekteres System, das prompter und besser reagiert als unser Körper, aber wir müssen seine Signale wahrnehmen und darauf richtig reagieren. Wir essen im Normalfall auch nicht, wenn wir keinen Hunger haben. Wenn wir aber trotzdem und ohne Hunger Essen in uns hineinstopfen, kann das nicht gesund sein. Ähnlich verhält es sich mit der Flüssigkeitszufuhr.

Das gilt grundsätzlich für die Kranken genauso wie für die Gesunden oder vermeintlich Gesunden. Auch hier ist es so, dass der Patient nur dann essen und trinken soll, wenn er das Verlangen danach hat. Allerdings muss auf die richtige Kost geachtet und zwischen verschiedenen Krankheiten wie z.B. Bulimie, Nierenerkrankungen usw., die einer ganz besonderen Behandlung bedürfen, unterschieden werden. Wenn aber Menschen grundsätzlich – außer über die Speisen – kaum Flüssigkeit zu sich nehmen, so ist das nicht gut. In einem solchen Fall muss danach getrachtet werden, dieses Manko zu beheben, indem eine langsame Steigerung der Flüssigkeitszufuhr angestrebt wird, wodurch im Laufe der Zeit sich auch das Durstgefühl wieder einstellt.

Steigerung der Flüssigkeitszufuhr – insbesondere bei Kranken

Kranke, geschwächte Menschen trinken oft sehr wenig oder fast nichts, was zweifellos nicht gut ist. Hier funktioniert die Flüssigkeitszufuhr in Form von guten, natürlichen Suppen am besten, da gute Suppen fast alle Menschen mögen. Dabei ist aber nicht die harnsäurehaltige Fleischsuppe oder künstliche Päckchen- oder Dosensuppe gemeint, sondern gute, natürliche Suppen, hergestellt aus Bioprodukten, ausschließlich mit natürlichen Gewürzen und Kräutern zubereitet, wie z.B. Blumenkohlsuppe, verschiedene Gemüsesuppen, Gemüsebrühen, usw. Die Verwendung von üblichem industrialisiertem, mit künstlichem Jod und Fluor angereichertem Kochsalz ist „verboten“. Verwenden Sie zum Würzen/Salzen unraffiniertes Meersalz, Kristallsalz und frische Kräuter oder Miso Paste, Ume Paste, Ume Su, Shoyu (fermentierte Salz-/Sojaprodukte - in Naturkostläden erhältlich). Diese Produkte eignen sich hervorragend zum Würzen verschiedener Speisen, z.B. Suppen, Gemüsegerichten. Sie beinhalten viele hochwertige Mineralien, Verdauungsenzyme und geben den Gerichten einen guten, natürlichen, aber etwas anderen Geschmack. Bei kranken Menschen ist auch wichtig, dass sie täglich mit 1 – 2 Esslöffeln natürlichem, kalt gepressten Öl (am besten Leinöl) versorgt werden. Gerade bei älteren Menschen ist die tägliche Zufuhr der **lebenswichtigen**, hoch ungesättigten Fettsäuren besonders wichtig.

Große Flüssigkeitsmengen – erhöhte Belastung der Nieren

Die über den Durst hinaus, dem Körper "zwangsweise" in großen Mengen zugeführte Flüssigkeit führt außerdem zu einer zusätzlichen Belastung des Organismus, da er unnötigerweise eine zusätzliche Menge Flüssigkeit zu verarbeiten hat. Diese muss über den Darm resorbiert und über die Nieren ausgeschieden werden, die aufgrund dessen im "Dauerstress" sind, was auch für diese Organe auf Dauer nicht gut sein kann. Man beachte hierbei, dass ein Nierenkranker im Krankenhaus zur Schonung der Nieren manchmal tagelang nichts zu trinken bekommt. Im Hinblick auf die Flüssigkeitszufuhr ist grundsätzlich das individuelle Bedürfnis jedes Einzelnen der Maßstab aller Dinge.

Wasser ist nicht gleich Wasser. Es besteht ein riesiger Unterschied zwischen reinem Quellwasser und dem Leitungswasser, das heutzutage notwendiger Weise mit Chlor und anderen bakterienhemmenden Chemikalien angereichert ist. Gutes Quellwasser ist das beste Getränk. Dabei sollten aber nicht gleichzeitig (wie z.B. im Leitungswasser vorhandene) beträchtliche Mengen chemische „Verunreinigungsmittel" dem Körper zugeführt werden. Wenn die Möglichkeit der Quellwassernutzung nicht besteht und kein gutes Leitungswasser zur Verfügung steht, kann natriumarmes, **kohlensäurefreies** Mineralwasser empfohlen werden. Es gibt ebenfalls preisgünstige, haushaltsfreundliche Wasser-Filtergeräte, welche die meisten Chemie- Medikamentenrückstände und andere Schadstoffe herausfiltern.

Kuckicha-Tee – das neutrale und somit ideale Getränk für alle

Kukicha-Tee wird aus Zweigen des Teestrauches, Stücken von Stamm und Blättern hergestellt, die erst nach drei Jahren geerntet werden. Die Teeherstellung erfolgt im Zuge schonender und hochwertiger Röstverfahren. Kukicha-Tee schmeckt sehr solide, enthält kein Teein, regt nicht an oder auf und ist deshalb für jede Tages- und Nachtzeit, auch für Kinder, Menschen mit Schlafstörungen usw. bestens geeignet. Auch andere Tees sind gut und wertvoll. Aufgrund des guten Eigengeschmacks des Tees, sollte dieser nicht gesüßt werden. Besteht dennoch das Verlangen nach einem Süßungsmittel, so soll auf keinen Fall Fabrikzucker sondern Reis-Sirup (süß wie Honig) verwendet werden, weil es sich hier um natürlichen und somit „langsamen" Zucker handelt. Außerdem enthält dieser Tee von allen japanischen Teesorten am meisten Mineralien und hat die Fähigkeit, sowohl Säureüberschüsse als auch zu stark basische Konditionen im Körper zu neutralisieren. Dieser Tee ist in Form von gebrochenen Zweigen oder gemahlen, in den üblichen Teebeuteln erhältlich. Auch Grünteesorten können empfohlen werden.

Zubereitung: Gebrochene Kukicha-Tee-Zweige sollten im Wasser 5 – 10 Minuten mitkochen; sie können ein zweites Mal verwendet werden. Ein halber Esslöffel Kukicha-Tee-Zweige ist ausreichend für ca. 2 Liter Tee.

Bei Verwendung des gemahlenen Kukicha-Tees in Teebeuteln lässt man den Tee hingegen ca. 5 Minuten ziehen.

Limonaden, Cola, andere süße Getränke und viele Fruchtsäfte beinhalten teilweise viel Fabrikzucker (gesundheitsschädlich), sind meistens mit künstlicher Zitronensäure und anderen chemischen Substanzen angereichert und können somit nicht empfohlen werden, weil sie den Körper mehr belasten, als sie ihm nützen. Viele Menschen trinken morgens und mittags Kaffee, zwischendurch Fruchtsäfte und kohlensäurehaltiges Mineralwasser, führen damit dem Körper Flüssigkeit aber auch schädliche Stoffe (u.a. Zucker, Säuren, chemische Substanzen) zu und glauben, für die Gesundheit etwas Gutes getan zu haben. Dem ist aber nicht so! Der Körper muss den "schnellen" Zucker, die chemischen Zusätze wieder mühevoll verarbeiten und ausscheiden, die Säuren in Basen verstoffwechseln. Fruchtsäfte (sauer) sollen nicht im Übermaß und vor allem nur frisch gepresst getrunken werden.

Manche Menschen trinken auch während dem Essen oder unmittelbar danach große Mengen Flüssigkeit. Das Problem liegt darin, dass dadurch der Magensaft verdünnt wird. Dieser sollte aber für die Verdauung und Aufspaltung der Eiweiße unverdünnt sein. Bei verdünntem Magensaft erfolgt unter anderem die Eiweißaufspaltung nicht optimal und das belastet den Dickdarm, was dort wiederum zu einer Veränderung der bakteriellen Zusammensetzung führt. So können im Laufe der Zeit Fäulnis- und Gärungsprozesse auftreten.

Sauerstoff, Bewegung an der frischen Luft! Auch Sauerstoff ist für unsere Zellen Nahrung, also ein „Lebensmittel." Die Zellatmung hat eine bedeutende Auswirkung auf unsere Gesundheit. Viele Menschen atmen kurz und oberflächlich. Die Atemzüge sollten aber langsam und tief sein. Ein altes Sprichwort aus China lautet: "Deine Atemzüge und Herzschläge sind gezählt!" Im Klartext: „Atme tief und langsam und du wirst länger und gesünder Leben." Wir sollten uns täglich mindestens eine halbe Stunde an der frischen Luft bewegen und uns eine „langatmige und tiefe" Atemtechnik angewöhnen. Ein gesundes Blut (Transportmittel) ist Grundvoraussetzung für einen gut funktionierenden Sauerstofftransport und optimale Zellatmung. Das ist insbesondere auch bei Krebserkrankungen ein sehr wichtiger Faktor.

Gesundheitsvorsorge und die Medizin

"Wenig Spareffekt durch Vorsorge" lautete die Schlagzeile am 25. August 2003 in den "Vorarlberger Nachrichten." Präventivmedizin sei eine Fehlanzeige. Die Theorie sei optimal, die Praxis unmöglich, ließ Hans Troidl, Direktor der chirurgischen Klinik Köln bei den Technologiegesprächen am Forum Alpbach verlauten. Und Pharmaökonom Clement meinte, dass selbst bei Heilung früh erkannter Krankheiten die Gesundheitskosten steigen würden, weil Personen später Krankheiten bekämen.

Welch ein Unsinn! Was für verantwortungslos anmutende Aussagen? Das mag richtig sein, solange die Menschen und Ärzte über die katastrophalen Folgen falscher Ernährung, Übersäuerung, schädlicher, denaturierter Industrieöle und -fette sowie Vitalstoffarmut nicht richtig informiert sind oder sie die gewonnenen Erkenntnisse ignorieren, nicht anwenden, man die Menschen krank werden lässt, um sie dann mit chemisch-giftigen Medikamenten behandeln zu können, die wiederum geeignet sind neue Krankheiten auszulösen und so das Heer der Kranken zu vermehren. Die Herren unseres "Gesundheitswesens", der Großteil der Schulmediziner und "Gesundheitsprofessoren" scheinen noch nichts begriffen zu haben, wollen oder "dürfen" das Ernährungsproblem aus "pharmakologisch-medizinisch-finanziellen" Interessen nicht verstehen und dementsprechend handeln?

Die bisher praktizierte, aber falsch benannte "Gesundheitsvorsorge" ist eben keine Gesundheitsvorsorge, weil sie lediglich der Früherkennung von Krankheiten dient, nicht aber der Verhinderung solcher! Krankheiten müssen aber verhindert werden! Das ist mit den richtigen Mitteln und Methoden möglich und damit sinken auch die Kosten enorm! Richtige Gesundheitsvorsorge macht sich allemal bezahlt und beginnt mit ausgeglichener, vollwertiger, natürlicher Ernährung, vernünftiger Lebensführung, optimalem Mikronährstoffhaushalt und Vermeidung all der schädlichen Stoffe in unserer heutigen Industriekost, aber auch der überflüssigen chemischen Medikamente (Nebenwirkungen). Die Vermeidung dieser schädlichen Einflüsse und optimale Vitalstoffversorgung sind die besten Maßnahmen zur Krankheitsverhinderung und effektiver Gesundheitsvorsorge! Das führt "zwangsläufig" zu gesunden Menschen und auch zu "gesunden Gesundheitskassen."

Aber das ist den Verantwortlichen in unserem "Gesundheitswesen" offensichtlich zu einfach und scheinbar vor allem finanziell zu wenig ertragreich, um es umzusetzen. Daran ist für die Pharmazie und Medizin nichts zu verdienen! Gesunde Menschen brauchen keine medizinischen Behandlungen, somit keinen Doktor, keine chemischen Medikamente mehr und genau hier scheint das Problem zu liegen. Die Ärzte bräuchte man in erster Linie für die richtige Gesundheitslehre, richtige Ernährungslehre, da dies die einzige effektive Krankheitsvorbeugung ist. Leider haben aber die meisten Ärzte von richtig gesunder Ernährung wenig oder gar keine Ahnung, weil sie es in ihrer Ausbildung nicht gelernt haben. Das dürfte auch ein Hauptgrund dafür sein, dass im Hinblick auf Gesundheit – Krankheitsursache soviel Unwissenheit vorliegt oder "Unsinn" dem Geist solcher Fachleute entstammt. Es ist doch interessant, dass manch einfacher Bürger bei vernünftiger Erklärung das Ernährungsproblem versteht, nicht aber viele jener, die sich für unsere Gesundheit verantwortlich fühlen und vielleicht sich selbst im "Glauben" an die chemische Medikation, Technik, finanziellen Vorteile und Korruption verloren haben.

Um es in Anbetracht der unvernünftigen Wortmeldungen dieser "Krankheits- oder Pharmaexperten" nochmals zu betonen: Es gibt keine so genannten Alterskrankheiten! Krankheiten entstehen grundsätzlich im Laufe von Jahrzehnte langer, vorangegangener falscher Ernährung, damit verbundener Übersäuerung und Vitalstoffarmut sowie ungesunder Lebensführung. Aufgrund dieser langzeitigen falschen Ernährung machen sich die Krankheiten logischerweise erst nach Jahrzehnten und im Alter bemerkbar, die bei richtigem Verhalten (Ernährung, Lebensführung usw.) grundsätzlich verhinderbar sind. Auch genetische Schwachstellen und schwere seelische Belastungen können Krankheitsursache sein. Dessen ungeachtet suggeriert die Pharmazie-Schulmedizin-Politik den Menschen fortlaufend, dass das zunehmende Alter unweigerlich Krankheit mit sich bringen würde. Hier zeigt sich ein Erscheinungsbild höchst verantwortungsloser Handlungsweise. Das Alter hat so gesehen mit der Ursache von Krankheiten überhaupt nichts zu tun!

Es wäre die ureigenste Aufgabe der "Medizin“, unseres Gesundheitssystems, die Jahrtausende alten Überlieferungen und Erfahrungen aus der Naturheil- und Erfahrungsmedizin sowie die neuesten Erkenntnisse der Ernährungswissenschaft zu lehren. Aber wie sollen sie es den lehren, wenn sie es selbst nicht gelernt haben oder nicht lehren dürfen? Die Politik überlässt diese wichtige Aufgabe der profitorientierten Ernährungs- und Medizinindustrie in Form ihrer eigenen, tückischen Werbestrategie. Dass diese mehr nach finanziellem Gewinn als der Gesundheit der Menschen ausgerichtet sein dürfte, versteht sich von selbst. Unsere Schulmediziner sind im letzten Jahrhundert von Doktoren (= Lehrer) vielfach zu "Fließbandmechanisten" und "Pillenverschreibern" entartet. Viele von ihnen verdienen den Titel Doktor nicht mehr, denn Doktor heißt "Lehrer" und das sind sie schon lange nicht mehr. Lehren, beraten erfordert viel Zeit, die unsere Ärzte in der heutigen 5-Minuten-Medizin nicht mehr haben. Lehren ist etwas anderes als elektronische Geräte anschließen und Pillen verschreiben, meistens ohne die Ursache der Erkrankung erkannt zu haben.

Aus all den wissenschaftlichen Erkenntnissen sowie Erfahrungen aus praktischen Heilanwendungen gibt es hinsichtlich der Ernährung eine logische Schlussfolgerung: Wenn Krebs, die Zivilisationskrankheiten allgemein, neben anderen Faktoren durch falsche, ungesunde, industrialisierte Ernährung gefördert und verursacht werden können - was übrigens auch die WHO verkündet - dann muss richtige und gesunde, vollwertige Nahrung unter Berücksichtigung aller krankheitsverursachenden Faktoren (sehr wichtig die psychisch-seelische Komponente und der Umweltfaktor), Krebs und andere Krankheiten auch eindämmen bzw. verhindern können! Und nochmals die Frage, warum diese Erkenntnisse nicht umgesetzt werden. In diesem Zusammenhang darf ich erneut die Worte von Hippokrates in Erinnerung rufen:

„Dein Nahrungsmittel sei dein Heilmittel!
Dein Heilmittel sei deine Nahrung!"

Die medizinischen und technischen Fortschritte sind zweifellos wichtig, insbesondere in der Notfallmedizin. Aber man darf sich nicht ausschließlich auf sie allein verlassen! Krankheiten durch Unterlassung wichtiger Maßnahmen "züchten" oder erfinden, anstatt zu verhindern, der Schöpfung, der Natur und ihren heilenden Gaben immer mehr den Rücken kehren und die Naturheilkunde als Quacksalberei abstempeln ist schon lange legitimiert und an der Tagesordnung.

Die Vergangenheit hat uns klar gezeigt: In jenem Maße, in dem wir uns von der Natur abgewendet, mehr chemisch behandelte Industriekost konsumiert, Gifte aller Art erzeugt, geimpft haben usw., haben auch die Krankheiten an Intensität und zahlenmäßig zugenommen. Und die Nebenwirkungen der chemischen Medikamente haben auch einen wesentlichen Beitrag geleistet. Das Spiegelbild der Gesellschaft führt uns die Ursache des Gesundheitsdesasters tag-täglich vor Augen. Nur die Schulmedizin kennt sonderbarer Weise die Ursache der meisten Krankheiten noch nicht. Welch blamable "Rückständigkeit" in dieser modernen Zeit!

Die Genfood-Verseuchung Europas - ein Gesundheitsrisiko?

Genmanipulation und die unabsehbaren Folgen

Die amerikanische Genfood-Welle hat schon länger die europäischen Länder erreicht. Doch niemand aus der europäischen Politik warnt ernsthaft und verantwortungsvoll vor diesen genmanipulierten Nahrungsmitteln, obwohl auf der ganzen Welt niemand weiß, wie sich diese genveränderten Strukturen auf unsere und vor allem die Gesundheit nachkommender Generationen tatsächlich auswirken werden, inwiefern sich die manipulierten Organismen möglicherweise unkontrollierbar entwickeln, ohne sie jemals wieder unter Kontrolle bringen zu können. Ganz im Gegenteil! Es wird alles bagatellisiert, durch die Politik vorangetrieben, gestützt und gefördert. Jene Länder, die sich gegen den Anbau genmanipulierter Nahrungsmittel/Produkte wehren, werden von der EU durch entsprechende Gesetze zur Zulassung von genmanipulierten Produkten verpflichtet. Der gesamte EU-Bereich wird so zwangsweise der Genmanipulation geopfert. Kein Fleck in diesem vereinten Europa soll anscheinend mehr frei sein von gottlosen Manipulationen, Genprodukten, Missbrauch der Natur und Schöpfung.

Erkennen Sie, was seit der Installierung der EU von der Demokratie, den verfassungsmäßig gewährleisteten Rechten auf "Freiheit, Unversehrtheit, Gesundheit" noch übrig geblieben ist, wie sie fortlaufend dahinschwinden? Und wofür bezahlen die Länder ihre gut honorierten EU-Vertreter? Offensichtlich um sich den amerikanischen Forderungen anstandslos zu beugen, den Vorgaben der Großkonzerne/Ernährungsindustrie zu entsprechen, allem nickend zuzustimmen, scheinbar ohne sich über die möglichen Folgen einer Maßnahme oder die verfassungsrechtlich "gesicherten" Grundrechte und Sorgen des „Fußvolkes“ Gedanken zu machen? Oder haben unsere entsandten Vertreter in Brüssel etwa kein Stimmrecht, verschlafen sie es oder interessiert es sie nicht was mit uns und unserer Gesundheit passiert? Gesundheit ist ein Menschenrecht, schon lange in höchstem Maße gefährdet und die Demontage funktioniert immer besser! Aber die meisten Politiker scheint das nicht im Geringsten zu interessieren, denn wer von der durch die Wirtschaft (Großkonzerne-Industriebetriebe) vorgegebenen Richtung abweicht, ist in der Politik nicht tragbar und somit nicht mehr "wählbar". Da aber alle wieder "wählbar" sein wollen, müssen sie vorsichtig sein und der Industriemacht gegenüber loyal agieren. Nicht zuletzt steuern wir im heutigen Wahn der Genmanipulation einer Zeit entgegen, in der später einmal Länder mit gentechnikfreien Agrarprodukten gefragt sein werden wie nie zuvor und dadurch ein riesiges Potenzial an unschätzbarem Reichtum haben.

In vielen Agrarbereichen haben wir Überproduktionen. Was ist aber mit dem unterdrückten, von der Politik vergessenen, in Bezug auf Gesundheit aber so notwendigen biologischen Landbau, der Spezialisierung und Förderung der Bio-Bauern für die Produktion gesunder, natürlicher Lebensmittel? Hier kämpfen vereinzelt ein paar

Politiker aus den "grünen Parteien" hoffnungslos gegen die rücksichtslos anmutende Übermacht einer fast ausschließlich wirtschaftlich denkenden Politik und chemisch orientierten Ernährungsindustrie, bei denen die Gesundheit der Menschen scheinbar an allerletzter Stelle steht. Die Bio-Bauern mit ihren gesunden Produkten sind hier allein gelassen, ohne jegliche Unterstützung oder Förderung.

Zukunftsaussichten im Gen-Zeitalter?

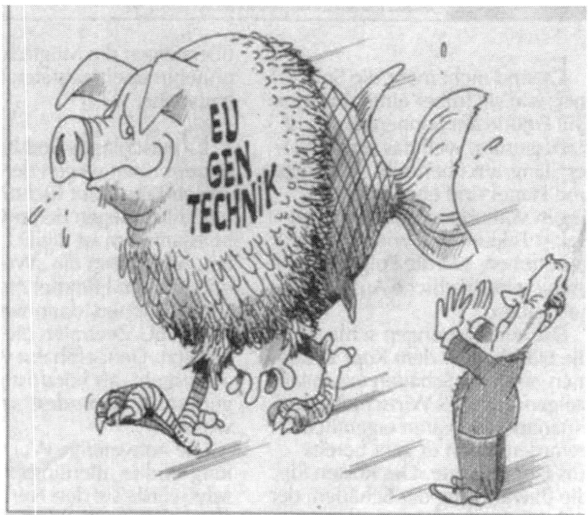

LR Erich Schwärzler wehret den Anfängen!

Karikatur Genprodukte

(Vorarlberger Nachrichten im Sommer 2003, Karikatur von Silvio Raos)

Genfood und die Zwangsbeglückung der Menschheit durch Amerika

Dass der amerikanische Präsident George W. Bush (2003), Herrscher über das weltweite Genfood, aus wirtschaftlichen Interessen für Amerika rücksichtslos die ganze Welt mit genmanipulierter Nahrung überwuchern will, ist hinlänglich bekannt. Um den Verkauf amerikanischer Gentech-Produkte voranzutreiben, bedient er sich einerseits der "Moralpredigt" und verweist auf die hungernden Menschen in Afrika, obwohl das eine mit dem anderen nichts zu tun hat oder die Produktion genmanipulierter Agrarprodukte (Verteuerung, schlechtere Erntebestände) sich gar als kontraproduktiv erweist. Andererseits übt Amerika massiven Druck auf andere Länder und Staatengemeinschaften aus, will unterentwickelte Länder gegen ihren Willen mit diesen unwillkommenen Genprodukten beschenken, droht mit Klagen vor der Welthandelsorganisation (WTO) und anderem mehr.

Doch die Menschen dieser unterentwickelten Länder scheinen schlauer als George W. Bush und unsere EU-Politiker zu sein. Sie sind nämlich aufgrund der befürchteten Risiken an den gespendeten amerikanischen Gen-Produkten nicht interessiert, wollen sie nicht annehmen, sind aber dennoch diesem Machtkomplex hilflos ausgeliefert. Unter dem Druck der UNO wurden Zimbawe und Mosambik trotzdem gezwungen, den Gen-Mais anzunehmen.

Die Menschen der unterentwickelten Länder erkennen also das hohe Risiko der Genmanipulation im Gegensatz zu Amerika und den verantwortlichen Politikern im europäischen Raum und anderen Industrieländern.

In Anbetracht dieser Umstände wäre es doch vernünftig und sinnvoll, unsere Agrarpolitiker aus den hoch entwickelten Industrieländern und der EU zur eigenen Weiterbildung und "Entwicklungshilfe" nach Zimbawe und andere unterentwickelte Länder zu entsenden, da in diesen Kulturen zumindest im Ernährungsbereich und in der Agrarwirtschaft der Sinn für das Normale, die Vernunft und Verantwortung noch erhalten geblieben sind.

Die unterentwickelten Länder wollen die gespendeten amerikanischen Gen-Produkte nämlich nicht

- aufgrund der vielen unbekannten, befürchteten Risiken, denn bisher ist die genaue Wirkung der Mechanismen, mit denen bei Pflanzen und Tieren das Erbgut verändert wird unklar und vielfach unbekannt. Fortlaufend tauchen bei Gen-Pflanzen unerwartete, nicht erklärbare Eigenschaften auf
- weil diese Länder sehr große Erfahrungen mit eigenen regional angepassten Nutzpflanzensorten haben
- weil sie ihr Saatgut derzeit aus der eigenen Ernte gewinnen oder es mit anderen Bewirtschaftern tauschen, wodurch sie nicht von der Gentechnik-Industrie abhängig sind
- aufgrund der Besorgnis, dass durch genmanipuliertes Saatgut die eigene Landwirtschaft "kontaminiert" (Samenflug) wird und somit die Agrarexporte in andere Länder gefährdet würden
- weil die Ertragssorten der Gentech-Konzerne einen sehr hohen Bedarf an Wasser, Kunstdünger und Pestiziden haben und deshalb für solche Länder (trocken – wasserarm) völlig ungeeignet sind
- weil das Saatgut der Gentech-Konzerne so manipuliert ist, dass es nach einer oder wenigen Wachstumsperioden die Fruchtbarkeit verliert und damit immer wieder neues teures Saatgut gekauft werden muss
- dadurch profitieren die Saatgut-Konzerne auf Kosten der sowieso schon armen und nun von den Gensaat-Herstellern abhängigen Bauern dieser Länder
- es ist auch unklar, wie sich der Konsum von GVO längerfristig auf die menschliche Gesundheit auswirkt. Es existieren bereits Allergie auslösende Genpflanzen
- die behaupteten wirtschaftlichen und ökologischen Vorteile konnten sich bisher nicht bestätigen. Es mehren sich Fälle von geringeren Erträgen, empfindlicheren Pflanzen und erhöhtem Pestizideinsatz. Unsere Nahrung wird mit immer mehr und noch stärkerem Gift "gesegnet". Haben wir immer noch zu wenig Kranke?

- Kostensteigerung - ein Beispiel: Die Kosten der Bauern für den Baumwollanbau in Japan haben sich aufgrund des genmanipulierten Saatgutes teilweise vervierfacht. Aufgrund dessen sowie verminderter Erntebestände usw. wurden viele in den finanziellen Ruin und Selbstmord getrieben. Sie können die Kreditzinsen nicht mehr bezahlen, müssen ihre Grundstücke verkaufen usw.

Und immer wieder zeigt sich dasselbe erschreckende Bild: Weltweite Manipulation durch die Politik zu finanziellen Gunsten der Chemie- Industriebetriebe, gottlose Denkweise, Rücksichtslosigkeit, haltlose Gier nach Macht und Reichtum der Großkonzerne auf Kosten der Armen und wahrscheinlich auch auf Kosten unserer Gesundheit?

So wurde auch die EU (2003) von Amerika aufgefordert, die Schranken für Gen-Produkte zu öffnen, weil die Weigerung der Europäer, genmanipulierten Mais zu importieren, Amerika jährlich 200 Millionen Dollar koste. Nun sollte Europa den Amerikanern Produkte abnehmen, die sie sonst nicht loswerden. So hat der amerikanische Handelsbeauftragte Robert Zoellick gedroht, dass er die EU wegen der Importsperre für genmanipulierte Nahrungsmittel vor der Welthandelsorganisation (WTO) verklagen werde. Weit haben wir es gebracht! Nun können schon Länder verklagt werden, weil sie der "Weltpolizei" Amerika den selbst produzierten "Mist" nicht abkaufen wollen, den sie sonst nicht loswerden. Wirklich toll! Dann kam aber der IRAK-KRIEG dazwischen.

Nach Ende des IRAK-KRIEGES (Sommer 2003) unternimmt Robert Zoellick erneut den Versuch bei der EU die Aufhebung dieser Importsperre zu erwirken. Und scheinbar funktioniert es. Unsere Agrarpolitiker in BRÜSSEL knicken der Reihe nach vor den massiven Attacken der Amerikaner ein. Auch unsere Länder (Österreich) werden für den Anbau genmanipulierter Nahrungsmittel frei gegeben. Die Verseuchung Europas mit genmanipulierter Nahrung (Kontaminierung durch Samenflug) scheint nicht mehr zu stoppen zu sein.

Anbau gentechnisch veränderter Produkte – schwere Sachbeschädigung?

Allein dadurch, nämlich die Schädigung der Nachbarkulturen (Kontaminierung durch Samenflug), scheint der Tatbestand der schweren Sachbeschädigung für die verantwortlichen Politiker und Saatgutkonzerne gegeben zu sein. Die betroffenen Menschen als "Freiwild" unserer Politik werden nicht gefragt, die Situation wird beschönigt, das Volk mit Halb- oder Unwahrheiten überschüttet, und die Sache ist für die Politik somit erledigt. Auch die europäische Bevölkerung und nicht zuletzt deren Gesundheit wird so gesehen dem amerikanischen Gen-Wahn geopfert, offensichtlich um hoch verschuldete, amerikanische und europäische Gen-Saatgut-Heersteller durch Markterweiterung vor dem finanziellen Ruin zu retten und dem wirtschaftlich schwer angeschlagenen Amerika einen guten Dienst zu erweisen.

Wo bleiben zu diesen "Sachbeschädigungen" die Wortmeldungen der Juristen in den Ministerien? Fällt ihnen das nicht auf oder müssen sie aufgrund "Europäisch-demokratischer-Verordnung" daran vorbeischauen und schweigen? Die Paragraphen hinsichtlich Sachbeschädigung sind in den Strafgesetzbüchern einfach und klar definiert und finden sonst wegen jeder Kleinigkeit Anwendung. Hat die Gentech-Saat-Industrie hier eine illegale Sonderstellung?

Um das Ganze auch möglichst seriös erscheinen zu lassen, hängt sich Kriegstreiber und "Weltpolizist Bush" auch noch das "Mäntelchen der Scheinheiligkeit und des Mitgefühls" um. Das von George Bush in den Vordergrund gestellte Argument, durch die Gen-Produktion die Hungersnot in der Dritten Welt zu lindern, konnte sich nicht bestätigen. Ganz im Gegenteil, massive Kostenerhöhungen für die Bauern und verminderte Erntebestände sind feststellbar!

Das Problem der Hungersnot liegt nämlich ganz woanders: Rund 90 Prozent des Getreideanbaues wird für die Tierzucht – Fleischindustrie benötigt. Alle Menschen dieser Erde hätten mehr als genug zu essen, wenn die Agrarprodukte vernünftig eingesetzt und verteilt würden. Wer also der hungernden Bevölkerung einen guten Dienst erweisen will, soll den Fleischkonsum einschränken, sich vor allem vom Industriefleisch-Konsum distanzieren, mit dem Nebeneffekt, dass er seiner eigenen Gesundheit einen guten Dienst erweist. Früher gab es vielleicht einmal in der Woche Fleisch, z.B. am Sonntag. Warum brauchen wir heute fast täglich (mit Chemie versetzte) Fleischgerichte, Wurst, Pasten usw., zumal auch bekannt ist, dass zu viel Fleisch ungesund ist, vor allem dieses hoch gezüchtete "Chemie-Industriefleisch" und daraus verarbeitete Produkte (Wurst, Pasten usw.)?

Krankheit durch Genfood? - Die Unwirtschaftlichkeit

Zwischenzeitlich hat sich durch wissenschaftliche Studien herausgestellt, dass

- z.B. mit gentechnisch veränderten Kartoffeln und Rote Beete gefütterte Ratten abnorme Veränderungen in der Leber und anderen Organen entwickelten
- auf den Philippinen die Dorfbewohner eines nahe gelegenen Maisfeldes mit gentechnisch verändertem Bt-Mais an Darm- und Atemerkrankungen leiden. Möglicherweise ist dieses Maisfeld mitverantwortlich für diese Krankheiten
- die Gentech-Saat bedeutend weniger Vorteile hat als durch die herkömmliche Züchtung oder Techniken der Agrarprodukte erreicht werden kann
- Forschungen über den konventionellen und ökologischen Anbau von Agrarprodukten nur einen Bruchteil der Investitionen benötigen, die für die Gentech-Forschung aufgebracht werden müssen. Ökologische - biologische Produkte sind insgesamt in der Herstellung also wesentlich kostengünstiger als gentechnisch veränderte Produkte.
- mit konventionellen Anbauprodukten eine erheblich höhere Produktivität erreicht werden kann, teilweise bis zu 50% und mehr
- die konventionell und biologisch bewirtschafteten Felder/Äcker bis zu 80% durch die umliegenden Gentech-Raps-Sojafelder kontaminiert worden sind (vorsätzliche schwere Sachbeschädigung?)

- wenn die Gentech-Saat einmal freigesetzt ist, sie durch nichts mehr zu stoppen ist und weder räumlich noch zeitlich begrenzt werden kann.

Die weltweite Gentech-Verseuchung wurde durch eine äußerst verantwortungslose oder schon mehr "verbrecherisch" erscheinende Industrie und Politik (nicht verhinderbare Kontaminierung der Nachbarkulturen) unaufhaltsam in Gang gesetzt. Die Irrwege der Gentechnik und wirtschaftliche Sinnlosigkeit der Manipulation von Pflanzen ist schon längst erkannt. Dessen ungeachtet wird diese mit nicht abschätzbaren Risiken behaftete Methode weiter verfolgt und durch die Politik gefördert. Die Rücksichtslosigkeit und "Perversion" der Politik/Industriegiganten scheint immer wieder eine Steigerung zu erfahren. Die Zulassung und Förderung der Genmanipulation scheint eines der größten politischen und wirtschaftlichen Verbrechen der Weltgeschichte zu sein.

Gen-Food – EU-Kennzeichnungspflicht – Gefahren – Konsequenzen

Das Europäische Parlament hat am 2. Juli 2003 eine Verordnung zu Gentech-Lebens- und Gentech-Futtermitteln beschlossen (in Kraft November 2003, Umsetzung bis April 2004), die aber (bewusst?) viele Lücken aufweist: Fleisch, Milch, Käse und Eier von Tieren, die mit gentechnisch veränderten Pflanzen gefüttert wurden, müssen nicht gekennzeichnet werden. Ungefähr Gleiches gilt für Enzyme, Aromen usw., die mittels gentechnisch veränderten Mikroorganismen hergestellt wurden. Dies nicht zuletzt mit dem Hindergrund, dass die Menschen aufgrund dessen nicht mehr wissen was sie kaufen und essen. Somit werden sie in schwer wiegenden Angelegenheiten (z.B. Gesundheitsrisiken) durch die Politik scheinbar zum finanziellen Vorteil der Gensaat-Industrie (Absatzförderung) hinters Licht geführt?

- alle(?) Produkte (mit verschiedenen Ausnahmen) müssen entsprechend gekennzeichnet werden, die mehr als 0,9 Prozent GVO enthalten, wodurch wir sowieso schon einer geringfügigen "Verseuchung" durch die Nahrungsaufnahme ausgesetzt sind
- dieser Schwellenwert ist logischer Weise zu hoch angesetzt, weil die Nachweisgrenze von GVO bei 0,1 Prozent liegt
- hoch raffinierte Öle oder Zucker aus genmanipulierten Pflanzen (gesundheitsschädlich) müssen ebenfalls gekennzeichnet werden, in denen Fremd-Protein nicht mehr nachweisbar ist
- so sind durch diese Verordnung einige brauchbare Ansätze gegeben, sie ist aber bei weitem nicht ausreichend. Es müssten grundsätzlich alle Gen-Produkte ab der Nachweisgrenze gekennzeichnet sein. Der Import nach Europa und der Anbau hier müsste aber dringend verhindert werden.
- Forscher belegen die Gefahren von Gentechnik in Experimenten. Bei diesbezüglichen Forschungen (über Fütterung) stellte sich heraus, dass ganze Abschnitte der "fremden" DNS-Moleküle im Blut der Tiere waren. Gen-Bruchstücke wurden auch in Leber, Milz und anderen Organen der Versuchs-

mäuse gefunden. Sogar im Nachwuchs der Versuchstiere waren noch einzelne Gen-Abschnitte vorhanden. Aufgrund verschiedenster Forschungsergebnisse ist zu befürchten, dass die künstlichen Gen-Konstrukte das Immunsystem der Menschen beschädigen könnten. Ein riesiges Potenzial an unbekannten Gefahren für die Gesundheit scheint auf uns zu zukommen, was scheinbar keinen EU- und Bundespolitiker zu stören scheint.

Wo bleibt hier der Aufstand der für unsere Gesundheit so "besorgten" Schulmedizin. Das Ganze scheint eine praktische und willkommene Sache zu sein. Das Gen-Zeitalter bringt offensichtlich wieder eine ganze Reihe Forschungs-, Arbeits-, Einkommensmöglichkeiten und neue Krankheiten mit sich. Da braucht man wieder neue Medikamente, Impfungen usw., viele neue Ärzte haben wieder Arbeit und die "Produktion" kranker Menschen scheint fortlaufend besser zu funktionieren? Auch die Kirche glänzt – wie immer bei höchst fragwürdigen Handlungen – durch Wegschauen.

Genmanipulierte Produkte - Schutz und Verhinderung?

Schutz und Verhinderung geschieht ganz einfach, indem wir diese Produkte - sofern sie gekennzeichnet sind - nicht kaufen, den Supermärkten fernbleiben, nach Möglichkeit selbst Gärten anlegen, auf den Bauermärkten und in den Bio-Läden einkaufen! Denn wir selbst sind in dieser Hinsicht gemeinsam die stärkste Macht und können erheblichen Einfluss nehmen! Wir haben hier eine Verpflichtung uns selbst, unserer Gesundheit, auch der unserer Nachkommen gegenüber. Jeder Einzelne von uns trägt hier eine hohe (von der Politik aber ignorierte) Verantwortung! Die Politik scheint außerstande zu sein, uns vor diesen Gefahren zu schützen, zu groß ist der von Amerika und einheimischen Großkonzernen ausgeübte Druck, zu riesig all die Verflechtungen zwischen Politik, Wirtschaft, Chemieindustrie und Gesundheitswesen.

So haben alle verantwortungsvollen Menschen die Möglichkeit, das biologische Marktwesen zu fördern, beim Einkaufen genau auf die Kennzeichnungen der genmanipulierten Produkte zu achten (sofern sie gekennzeichnet sind), beim Nahversorger, Bio-Bauer einzukaufen. Wenn nämlich niemand die genmanipulierten Produkte kauft, dann bleiben die Geschäfte, Supermärkte, Händler, Importeure auf ihren Gen-Produkten sitzen. Dann werden die Geschäfte/Supermärkte auch keine solchen mehr ins Lager, in die Regale nehmen. Das hat wiederum zur Folge, dass auch die Großhändler darauf sitzen bleiben und keine Gen-Produkte mehr kaufen. So werden sich auch die Landwirte und Agrarbetriebe danach richten und trotz Zulassung der Genmanipulation normales Getreide anbauen müssen, weil das genmanipulierte niemand kauft. Unser Konsumverhalten kann also eine wirkungsvolle Kettenreaktion auslösen.

Wir haben in dieser Hinsicht eine unwahrscheinliche Macht, sofern wir alle geschlossen und gemeinsam unser Konsumverhalten entsprechend ändern, im Hinblick auf Ernährung und Gesundheit alles kritisch hinterfragen und keine genmanipulierten Produkte kaufen. Dagegen ist gegenwärtig auch die noch so erfinderische Politik machtlos. Sicherlich ist zu befürchten, dass dann die EU, deren hoch dotierte Politiker wir bezahlen, die Kennzeichnungspflicht unter dem Druck von Amerika und der Großkonzerne aufhebt, die Menschen dann (wie in vielen anderen Bereichen) überhaupt nicht mehr wissen was sie kaufen, essen und die Politik dadurch das Volk auch in diesem Bereich offiziell zum "Freiwild" der Wirtschaft erklärt. Spätestens dann müssten aber alle Menschen wieder auf die Straße gehen, um die ureigensten Menschenrechte wieder einzufordern, die uns fortlaufend stückweise "geraubt" werden.

Genmanipulierte Produkte - Hinterlist und Verschleierung

Das Hauptproblem stellen aber jene genmanipulierten Produkte dar, die uns in verschleierter Form untergejubelt werden. Dazu verwendet man unauffällige Begriffe und Beschriftungen wie "biotechnologisch verbessert" anstatt "gentechnisch verändert" oder es ist die "transgene" anstatt gentechnisch veränderte Kartoffel. Das hört sich eben wesentlich besser an, ist geeignet die Menschen zu täuschen und viele wissen nicht, dass beide Begriffe dasselbe bedeuten. Unter Zuhilfenahme solch hintertriebener Methoden wissen viele Menschen nicht mehr was sie kaufen und essen. Das Volk wird, von der Politik geduldet, hinters Licht geführt.

Außerdem: Fast alle Tests zeigen, dass gentechnisch veränderte Nahrungsmittel im Umlauf sind, die nicht gekennzeichnet sind, sagen Konsumentenschützer. So war es am 25. November 2003 in den "Vorarlberger Nachrichten" zu lesen. Demzufolge sind Chips, Sojadesserts, Kekse, Kindernährmittel, Energieriegel, Schnittbrot, vegetarische Brotaufstriche bis hin zu Honig und Tiefkühl-Fertiggerichten vielfach mit gentechnisch veränderten Organismen versetzt, aber nicht gekennzeichnet. Außerdem ist das Risiko groß, dass in die meisten Soja-, Maisprodukte und auch andere Lebensmittel genmanipulierte Substanzen in einer nicht mehr nachweisbaren Menge eingearbeitet werden. Derzeit ist die Beimengung von bis zu 0,9 Prozent GVO gestattet. Wie lange wird es dauern, bis 10 Prozent und mehr erlaubt sind? Warum werden all diese Gesetzesbrecher, welche die sowieso schon sehr tolerante Gen-Kennzeichnungspflicht ignorieren, nicht entsprechend bestraft?

Neben der Landwirtschaft und Medizin gilt aber vordergründig die Lebensmittelindustrie als Zukunftsmarkt der Gentechnologie. Der weltweite Markt für gentechnisch erzeugte Lebensmittel wird derzeit auf 100 Milliarden Euro geschätzt. Die "große Zukunft der Verbrechen" an der Natur, den Menschen und Tieren liegt offensichtlich noch vor uns. Ein wichtiges Forschungsgebiet der Gentechniker ist die Herstellung von Mikroorganismen, mit denen Brot, Käse, Wurst, Bier usw. wesentlich schneller und einfacher produziert werden können. Das bedeutet dann, dass wir ausschließlich dem Konsum von Genprodukten ausgesetzt sind. Wir entfernen uns also immer mehr und noch weiter von der Natürlichkeit und ersetzen die natürlichen Produkte durch unberechenbare und mit vielen unbekannten Risiken behafteten Methoden und Mittel. Und das nennen unsere Politiker Verantwortung, reden großmächtig von Charakter, Moral und Gott. Scheinbar wissen dabei viele nicht mehr, wovon sie reden.

Umfragen zufolge spricht sich der Großteil der europäischen Bevölkerung (rund 70%) gegen genmanipulierte Nahrungsmittel aus. Der Wille des Volkes wird aber in unübertreffbarer politischer Arroganz ignoriert! Warum haben wir denn in Anbetracht der Umstände noch diese sinnlos gewordenen "Floskeln" wie z.B. "Das Recht geht vom Volke aus", in den Bundes- und Landesverfassungen, wenn unsere Politiker genau das Gegenteil vom Willen des Volkes tun? Der Wille des Volkes bleibt wie meistens, auch hier wieder einmal auf der Strecke. Die Politik agiert offensichtlich ausschließlich im Sinne der Industriegiganten. Inwieweit werden die Politiker hier den demokratischen Grundsätzen wirklich noch gerecht? Und was ist mit dem Eid, den Regierungsmitglieder einmal geleistet haben? Meineide am laufenden Band?

Man darf auch gespannt sein, wie lange die EU nun den Klagen von Kanada, USA und Argentinien wegen der Kennzeichnungspflicht von Genfood im europäischen Raum noch standhält. Die Genfood-Kennzeichnungspflicht stellt nämlich ein Handelshindernis für die Genfood-Produzenten/-Händler dar, weshalb sie die Abschaffung verlangen, damit die Menschen endgültig nicht mehr wissen, was sie kaufen und essen, Chemienahrung, gentechnisch veränderte Produkte mit der Eignung zur Veränderung der Menschen zum "Fabelwesen", "Krankheit und Tod" oder übliche Industrieprodukte? Und so wie es aussieht, "verkauft" uns die EU fortlaufend in Raten an die finanziell schwer angeschlagene amerikanische Wirtschaft und Großkonzerne im EU-Raum.

Das Gesundheitsdesaster – der Weg aus der Krise

Ist das Phänomen der Krankheitsvermehrung wirklich ungeklärt?

Das Phänomen der für die Schulmedizin offensichtlich immer noch "unerklärlichen" Krankenvermehrung und der unbekannten Ursachen für die meisten Krankheiten liegt nicht zuletzt in der Fähigkeit der Pharma-/Chemie- und Ernährungsindustrie, vieler industrieabhängiger Forscher und Ärzte in unüberbietbarer Arroganz und Überschätzung ihres Geistes, sich über Gott und die Schöpfung zu erheben, alles was die Natur geschaffen hat (Nahrung, Mensch, Tier), respektlos zu ignorieren, daran herumzupfuschen, wissenschaftlich-technologisch zu analysieren, verändern und somit am eigentlichen Problem vorbeizuschauen. Die teilweisen Fälschungen in der medizinischen Wissenschaft und irreführenden Tierversuche, auf deren Basis dann die medizinischen Endprodukte und Behandlungsmethoden entstehen, seien hier nur am Rande vermerkt.

Neben den ganzen Manipulationen, Chemie- und Pestizideinsätzen bei sämtlichen Nahrungsmitteln sei hier nur eines der globalen Chemie-Verbrechen in der Atmosphäre erwähnt, wo im Rahmen eines US-Projektes in vielen Ländern durch Flugzeuge Chemtrails (u.a. Aluminiumoxide in Pulverform und Barium-Salze) versprüht werden, die sich in gitterförmig angelegten, so genannten "Kondensstreifen" am Himmel zeigen. Mit solchen „Wahnsinnsmitteln“ wird versucht, die Erdatmosphäre abzukühlen und die Ozonschicht zu sanieren. Dass wir Menschen die in die Luft gesprühten „giftigen Mittel“ über die Nahrung, Luft und Wasser wieder aufnehmen und das wahrscheinlich beträchtliche Schäden für die Gesundheit haben kann, interessiert wieder einmal niemanden, weder die Medizin noch die Politik.

Die bei vielen chemischen Verfahren und Projekten verwendeten und sich bildenden Schadstoffe von derzeit rund einer Million, gelangen nämlich in alle lebenden Systeme, seien es die Pflanzen, Tiere oder Menschen. Im "blinden Forschungsfieber", unter Antrieb der Industrie, der Geldgier und des Prestigedenkens ignorieren diese „Experten“, dass schlussendlich wir Menschen wieder Endlagerstätte all dieser "Produkte", allen Unrates, allen Mülls, aller Gifte und belastenden Substanzen aus Nahrung, Medizin, Industrie, Umwelt sind. Unwillkürlich nehmen wir all diese Gifte wieder auf, sei es durch

- die "Verseuchung" der Erntebestände/Nahrungsmittel, des Grundwassers durch Chemikalien aller Art, chemische Düngemittel, Pflanzenschutzmittel usw.
- Tausende Tonnen den Menschen verordnete chemische Medikamente, Hormone, die über den Stuhl und Urin wieder ins Grundwasser gelangen und deren Restsubstanzen zwangsläufig auch von gesunden Menschen über das Trinkwasser aufgenommen werden
- Tausende Tonnen unnötig an Tiere verfütterte Antibiotika, Hormone und Tierarzneimittel, Impfstoffe mit Krebs erregenden Inhaltsstoffen, deren Restsub-

stanzen wir ebenfalls über das Fleisch, in weiterer Folge über das Trinkwasser aufnehmen

- die handelsüblichen hoch erhitzten, chemisch behandelten Industrieöle und -fette
- die denaturierten und mit Tausenden chemischen Zusatzstoffen versetzten Nahrungsmittel, die den Körper enorm belasten
- Abgase, Luftverschmutzung usw.
- Atomstrahlen, Röntgenstrahlen, Elektrosmog usw.

Aber unsere Forscher forschen und forschen nach "Krankheitsursachen" unter Missachtung der Natur, aber leider am tatsächlichen und selbst erzeugten Problem, an den wirklichen Ursachen dieser Krankheitsflut vorbei, bis die Natur und die Gesundheit der Menschen restlos zerstört ist.

Gesundheitsdesaster – der einzige Weg aus der Krise

Es gibt nur eine einzige Lösung um aus diesem in Gemeinschaftsproduktion von Pharmazie-Schulmedizin-Ernährungsindustrie und Politik entstanden Gesundheitsdesaster wieder heraus zu kommen und die besteht darin, dass der Mensch wieder selbständig zu denken und zu handeln beginnt, anstatt sich allein auf die Schulmedizin und ihre fragwürdige "Wissenschaft" zu verlassen, die schon mehr eine "Wissenschaft des Betrügens" zu sein scheint. Das bedeutet für jeden Einzelnen, unverzüglich die eigene Gesundheit selbst in die Hand zu nehmen und zu regeln, anstatt sie gedankenlos diesem "Gesundheitssystem" zu überlassen. Wir Menschen sollten uns von ihm und den chemischen Medikamenten so gut wie möglich fernhalten, diese nur bei Notwendigkeit in Anspruch nehmen, dafür aber mit den einfachen und zielführenden Mitteln wie

- einfacher, gesunder vollwertiger, natürlicher Ernährung
- Ergänzung des Vitamin- und Mineralstoffhaushaltes
- guter Lebensführung bei seelischem Wohlbefinden

die besten Voraussetzungen für Gesunderhaltung schaffen oder versuchen, die verloren gegangene Gesundheit mit natürlichen Mitteln wieder zurück zu gewinnen. Unter Anleitung erfahrener ganzheitlich praktizierender Ärzte und Naturheilkundler kann der Genesungsvorgang mit naturheilkundlichen Therapien effektiv unterstützt werden. Chemische Medikamente sind grundsätzlich keine Heilmittel im Sinne der Ursachenbeseitigung, belasten den Organismus zusätzlich enorm und sollten deshalb nur im Notfall eingenommen werden. Nur so ist die "unsichtbare Hand der Macht" in unserem verstrickten, macht- und geldgierigen Gesundheitswesen zu besiegen, indem jeder Einzelne nach diesen Prinzipien lebt, wir die Notwendigkeit gesunder, vollwertiger, natürlicher Ernährung, guter Vitalstoffversorgung und Lebensführung erkennen und uns zu Eigen machen.

Genau vor dieser notwendigen aber bisher nicht vorhandenen Selbständigkeit der Menschen haben sie scheinbar Angst, die Pharmaindustrie offensichtlich gleichermaßen wie die Schulmedizin, was auch der Grund für dafür sein dürfte, dass die Menschen über diese einfachen Grundvoraussetzungen und Maßnahmen für Gesundheit (gesunde Ernährung, Mikronährstoffe) nicht, nur ansatzweise oder falsch informiert werden, dass der Allgemeinheit Studienergebnisse und andere wichtige Erkenntnisse in dieser Hinsicht vorenthalten werden. Auch an den Universitäten weiß man über die Notwendigkeit gesunder, vollwertiger und natürlicher Ernährung zur Gesunderhaltung und Genesung Bescheid. Die Ärzte werden diesbezüglich aber (wahrscheinlich absichtlich?) nach wie vor nicht ausgebildet. Versucht eine Gesundheitsministerin die Ernährungslehre in die Ärzteausbildung zu integrieren, wird das von der Ärztevertretung ("Ethikkommission"?) prompt abgelehnt. Das verleitet zur Frage, was diese Herrschaften denn unter Ethik verstehen? Scheinbar etwas ganz anderes als die offizielle Definition vorgibt! Offensichtlich erkennt auch die Schulmedizin, dass das mit erheblichem "Patientenschwund" verbunden wäre. Und dagegen wird man sich doch noch wehren dürfen?

Man stelle sich das finanzielle/existentielle Problem der Pharmakonzerne - "Krankheitsindustrie" vor, wenn die Menschen durch gesunde, vollwertige, natürliche Nahrung, sowie naturheilkundliche Präparate Gesundheit erlangen und die "giftigen" und zum Teil krank machenden, manchmal vielleicht todbringenden Pillen der Pharmaindustrie, viele ärztliche Behandlungen nicht mehr ("benötigen") in Anspruch nehmen? Und genau darin scheint das Problem für die schulmedizinische "Unergründbarkeit" der Ursachen für unsere Zivilisationskrankheiten zu liegen und auch die Unfähigkeit sie zu heilen. Unter diesem Aspekt wird auch verständlich, warum die Ärzte hinsichtlich gesunder, vollwertiger Ernährung sowie der Notwendigkeit zusätzlicher Vitalstoffe nicht ausgebildet werden (dürfen?) und warum jene, die darüber vielleicht Bescheid wissen, es nicht umsetzen. Angst vor dem wirtschaftlichen Zusammenbruch dieses künstlich aufrecht erhaltenen Gefüges? Deshalb auch die "Verfolgung" naturheilkundlich erfolgreich behandelnder Ärzte und Therapeuten durch die Akteure des Gesundheitssystems und der Ernährungsindustrie? Auch die von der EU in Angriff genommene umfassende Einschränkung der Vitaminfreiheit scheint ein wesentlicher Schritt effektiver Gesundheitsverhinderung zu sein? Schlussendlich ist es ja auch kein Zufall dass einflussreiche Pharmaexperten (Überwachungsfunktion?) in der EU-Regierung sitzen (z.B. Fritz Bolkenstein) und Codex Alimentarius als "Sprachrohr der Pharmaindustrie" seit Jahren die Durchsetzung der Einschränkung der Vitaminfreiheit vorantreibt?

Gesundheitsinformationen und ihr wahrer Wert

Das Hauptproblem scheint in der Möglichkeit der Mächtigen im Gesundheitswesen und Industrie zu liegen, Informationen über die tatsächlichen Ursachen von Krankheit und verfrühtem Tod gezielt und perfekt zu verschleiern und zu unterdrücken. Aufgrund von Verhinderung wichtiger Gesundheitsinformationen und andererseits Verbreitung vieler Fehlinformationen aus profitorientierten Kreisen sterben jährlich frühzeitig, aber unnötiger Weise Millionen falsch oder uninformierte Menschen. Jede Krankheit hat eine Ursache, macht sich aber durch ein Symptom bemerkbar.

Da die Schulmedizin sich mit ihren Mitteln und Methoden fast ausschließlich der Symptombekämpfung widmet, die Ursache nicht findet oder gar nicht finden will und vielleicht deshalb nicht nach ihr sucht, muss man sich über die fortschreitenden Misserfolge (immer mehr Kranke) nicht wundern.

Das "Geheimnis" des ausstehenden Erfolges liegt offensichtlich in der Unterlassung der Erforschung und Beseitigung der Ursache einer Krankheit. Obwohl die Ursachen (industrialisierte, vitaminarme denaturierte Industrie-Kost, psychische Belastungen usw.) für die meisten Erkrankungen aus naturheilkundlicher Sicht schon lange gelöst sind, werden diese Erkenntnisse von der heutigen Medizin und Politik ignoriert und nicht umgesetzt.

Um das zu verdeutlichen kommt man nicht umhin, die Hauptursachen dieser Krankheiten in vier große Gruppen einzuteilen und zwar

- in ernährungsbedingte Zivilisationskrankheiten (denaturierte, vitalstoffarme Nahrungsmittel, Auszugsmehle, Fabrikzucker, denaturierte, chemisch behandelte Industrieöle und -fette, chemische Lebensmittelzusätze, usw.)
- durch Vergiftung der Umwelt hervorgerufene gesundheitliche Schäden (Luft-/Boden-/Wasserverschmutzung durch Chemikalien, Hormone, Medikamentenrückstände von Mensch und Tier, Kunstdünger, Spritzmittel usw.)
- durch die Nebenwirkungen der chemischen Medikamente hervorgerufene Folgeerkrankungen (chemische Medikamenten sind lt. einer Statistik die vierthäufigste Todesursache in der industrialisierten Welt.)
- lebensbedingte Krankheiten (Alkohol, Nikotin, Drogen, Suchtmittel, Stress Ärger, Sorgen in der Familie, am Arbeitsplatz in der Partnerschaft, usw.) Was kränkt macht krank!

Bei jeder Krankheit müssen alle **ursächlichen** Komponenten in der Behandlung berücksichtigt werden. Mit Pillen verschreiben ist hier in Bezug auf Heilung nichts getan. Ursächlichen Komponenten wie Fehlernährung, aber auch der beruflichen Situation, den Lebensbedingungen sowie der geistigen Haltung des Patienten sind besonderes Augenmerk zu schenken. Ebenfalls ist die Verbindung zu Eltern, Erziehung, Partnerschaft, Familie, die eingeprägten Erziehungs- und Informationsmuster aber auch der Zeitgeist und die Beeinflussung durch die Massenmedien zu berücksichtigen. So gilt es zunächst, den Menschen die Bedeutung einer gesunden, vollwertigen Ernährung genau zu definieren und verständlich zu machen und auch zu erklären, dass das, was heute vom "Gesundheitssystem" und dessen Verbündeten als gut und gesund angepriesen wird, vielfach längst nicht das ist, was es verspricht. Vollwertige natürliche Ernährung ist manchmal etwas ganz anderes, als das, was uns vom "Gesundheitssystem" und dessen verbündeten Wirtschaftskreisen als gesund präsentiert wird.

So ist es wichtig zu wissen, dass die etablierte Medizin jene Forschungsergebnisse, die den unmittelbaren Zusammenhang zwischen Fehlernährung und den bedeutendsten "Volkskrankheiten" beweisen, vielfach nach wie vor ignoriert, nicht verbreitet oder gar unter den "Teppich" kehrt? Zum Grundwissen gehört auch, dass es 20 bis 50 und mehr Jahre dauern kann, bis eine durch denaturierte Nahrungsmittel und

Mikronährstoffmangel hervorgerufene Zivilisationskrankheit sich so weit entwickelt hat, dass sie sich bemerkbar macht, bzw. nachweisbar ist oder zum Ausbruch kommt. Ein Grundproblem ist auch, dass diese wissenschaftlichen Erkenntnisse, die den Zusammenhang zwischen (vollwertiger, natürlicher) Ernährung, der Mikronährstoffversorgung und den Zivilisationskrankheiten in der Ärzteausbildung nicht gelehrt werden. So kommt es, dass die Arztstudenten nach dem Hochschulabschluss über die einfachsten Zusammenhänge zwischen Ernährung, Mikronährstoffen und Gesundheit weniger wissen, als mancher an diesem Gebiet interessierte Laie. Dafür wissen sie aber sehr viel über Krankheit und wie man die **Symptome einer Krankheit unbekannter Ursache behandelt**, aber so gut wie nichts über Heilung. Das Ganze haben wir somit im Doppelpack: Die in dieser Hinsicht ungebildeten Arztstudenten/Jungärzte und den Großteil der etablierten Schulmediziner, die über diese wissenschaftlichen Erkenntnisse in Bezug auf Heilung von Zivilisationskrankheiten ebenfalls nicht Bescheid wissen oder sie einfach ignorieren. Das erscheint derart grotesk, dass es verständlicher Weise für jeden Bürger nur schwer zu glauben ist. Wenn die Patienten aber diese Ärzte nach der Ursache einer Krankheit fragen, müssten sie bald merken, dass da etwas nicht stimmt. Dann warten die Ärzte gerne mit verschiedenen "Scheinargumenten" auf. Sie nennen Organerkrankungen als Grund für die Krankheit und benützen Fremdwörter die der Patient nicht versteht. Aber die vom Arzt genannten Organerkrankungen wie z.B., "das kommt von den Nieren/der Leber, vom Bluthochdruck oder vom schlechten Blut", haben doch ebenfalls eine Ursache und diese gilt es zu finden und zu beseitigen, anstatt beispielsweise nur die Leber/Niere, den Blutdruck zu behandeln, ohne die Ursache für die Fehlfunktion erkannt zu haben. **Solange die Ursache einer Krankheit nicht bekannt ist, kann die Krankheit auch nicht richtig behandelt werden!**

Wir Menschen müssen wieder lernen, uns selbständig zu informieren, den einfachen, natürlichen Dingen Aufmerksamkeit zu schenken und uns weniger an der in den Massenmedien verbreiteten Propaganda zu orientieren. Nahrungsmittelindustrie, Pharmaindustrie und andere Großkonzerne verfügen über genügend (und immer mehr) Geld und Macht um zu bestimmen, was in den Massenmedien (Werbung – Printmedien – Fernsehen) über Ernährung, Gesundheit, Medikamente, in welcher Form verbreitet wird und was nicht. Und so kommt es, dass die so genannte freie Berichterstattung scheinbar schon lange nicht mehr frei ist von finanziellen Einflüssen der Wirtschaft, Großkonzerne und der Medizin. Die Menschen nehmen diese suggestiven, "schönen Botschaften" aber auf und dementsprechend (falsch?) verhalten sie sich.

Wenn gesunde, vollwertige, natürliche Ernährung aber Zivilisationskrankheiten verhindern kann und ganz allgemein der Gesundheit förderlich ist, muss man gewissermaßen noch Verständnis dafür haben, dass z.B. die Ernährungsindustrie mit vielen der Gesundheit nicht zuträglichen Produkten kein Interesse hat, Informationen über die gesundheitsfördernde Wirkung vollwertiger, naturbelassener Ernährung zu verbreiten. Genauso wenig kann man erwarten, dass die Pharmaindustrie oder andere finanzielle Nutznießer dieses "Gesundheitssystems" sich für die Verbreitung solcher gesundheitsfördernden Informationen einsetzen. Denn beide würden sich dadurch selbst größten finanziellen Schaden zufügen. Die gut und richtig informierten Menschen würden nach gründlicher Information aufgrund der gesundheitsfördernden Wirkung vermehrt auf vollwertige, natürliche Nahrung umstellen, bzw. auf denaturierte Nahrungsmittel, so gut es geht auf Fabrikzucker, Industrie-Fleisch, hydrisierte Fette usw. verzichten. Diese Umstellung auf gesunde Nahrung vieler Menschen würde eine Kaufkraftabwanderung von der etablierten Ernährungsindustrie in die biologische Lebensmittelerzeugung bewirken. Somit wäre die Ernährungsindustrie zum Umdenken und zur Produktion biologisch wertvoller Produkte angehalten.

Dasselbe gilt für die Pharmaindustrie. Ernähren sich die Menschen mit vollwertigen und naturbelassenen Produkten, bzw. ergänzen sie den Vitalstoffhaushalt mit guten Naturpräparaten, so würde es wahrscheinlich sehr bald wesentlich weniger oder kaum mehr Kranke geben und dem entsprechend würde dann der Umsatz an chemischen Medikamenten und auch die Anzahl der Arztbesuche sinken. Somit wird auch für jeden verständlich, warum die etablierte Schulmedizin, die Pharmakonzerne und auch die Ernährungsindustrie nicht das geringste Interesse an der Verbreitung über wissenschaftliche Informationen im Hinblick auf die gesundheitsfördernde Wirkung vollwertiger und natürlicher Nahrungsmittel und guter Vitalstoffversorgung haben. Anstatt dessen werden täglich neue Krankheiten "gezüchtet" oder erfunden, Kinder und Erwachsene, Gesunde wie Kranke, vielfach wahrscheinlich unnötigerweise mit Gift und Drogen (z.B. Ritalin) behandelt (siehe Buch "Die Krankheitserfinder – Wie wir zu Patienten gemacht werden" von Jörg Blech).

Die Tragik ist aber, dass die Politik hier mit eingebunden ist, diesem Treiben nicht Einhalt gebietet und für ordnungsgemäße Information der Menschen sorgt. Hat die "Vetternwirtschaft" zwischen Politik, Pharmaindustrie und anderen Wirtschaftskonzernen ein solches Ausmaß angenommen, dass die Politik nicht mehr frei agieren kann oder will? Unverzeihbar ist aber, dass aufgrund der Unwissenheit über die Zusammenhänge denaturierter Industrienahrung, Übersäuerung, chronischem Vitalstoffmangel und schwerer psychischer Belastungen jährlich Millionen Menschen erkranken und sterben.

Die "Mörder" bekannt? Wo sind die Ankläger?

Die "Mörder" scheinen bekannt zu sein, aber die Kläger fehlen. Wie weit kommt der Staat insbesondere im Gesundheitswesen seiner ureigensten Verpflichtung, nämlich Vermittlung von Gesundheit und vor allem objektiver Gesundheitsinformationen, noch nach oder macht sich gar zum Mittäter?

All diese Umstände und fortlaufend mehr Kranke haben dazu geführt, dass unter anderem unser so genanntes "Gesundheitssystem" kaum mehr finanzierbar ist. Die Verantwortlichen schauen zu, ohne eine vernünftige Reaktion zu zeigen. Das Problem wird mit manifestiertem schulmedizinischem "Tunnelblick" von einem „Nagel“ auf den anderen gehängt! Eine vernünftige Lösung ist nicht in Sicht! Der einfache Mensch erkennt, dass, wenn fortlaufende so genannte "Verbesserungsaktionen" zu keiner Verbesserung einer bestimmten Situation, in diesem Fall zu Gesundheit führen, eine andere Richtung eingeschlagen werden muss. Wie lange wird es noch dauern, bis die „Verantwortlichen“ für unsere Gesundheit das begreifen wollen, werden oder dürfen? Jedes Tier hört irgendwann einmal auf mit dem Kopf gegen die "Wand" zu rennen, wenn sich dadurch keine "Tür" öffnet. Wie lange wollen die Verantwortlichen des "Gesundheitswesens" noch gegen diese "Wand" rennen?

Zurück zur Natur, lautet die Devise. Das betrifft insbesondere die Ernährung. Unser mächtiges "Gesundheitswesen" hat es eben verstanden, der großen Masse der Bevölkerung zu verschleiern, wie wichtig vollwertige, naturbelassene Nahrung ist und welchen negativen Einfluss die denaturierte Industrienahrung auf die Gesundheit haben kann. So ziehen offensichtlich auch im Gesundheitsbereich die Wirtschaftsgiganten die Fäden und lassen unsere Politiker scheinbar wie Marionetten nach ihrem Willen und Muster tanzen. Die Macht des Geldes scheint überall präsent zu sein. Und wer hat das Geld? Die Pharmaindustrie, die Wirtschaftsgiganten! Und wer bestimmt? Meistens jene, die das Geld und somit die auch die Macht haben! Ein Produkt der Zentralisierung/Globalisierung, wodurch die Konzerne immer mehr zur Regierung unserer Regierungen werden? Die Politik scheint den Wirtschaftsgiganten genauso hilflos ausgeliefert zu sein, wie die Menschen dieser fragwürdigen Politik, der fortlaufenden, gut getarnten Demontage der Demokratie und dem "Gesundheitssystem". Nicht zuletzt hat die Politik für ihre Parteien zu lange die „Hand aufgehalten“ und tut es wahrscheinlich immer noch. Eine Fesselung, aus der sie sich anscheinend nicht mehr zu lösen vermag! (Spendenskandale in fast allen politischen Parteien)

Die Lebensverlängerung und Jahrzehnte lange Krankheit

Auch die Lebensverlängerung - mit der unser Gesundheitssystem und die Politik so gerne prahlen - kann man nicht als Erfolg gelten lassen! Was nützt denn eine Lebensverlängerung, wenn - wie es heute vorwiegend der Fall ist - die Menschen im mittleren Alter schon krank werden, am Stock oder mit Krücken gehen, in den Rollstuhl kommen, 30 – 40 Jahre nur mit chemischen Medikamenten leben können, im Pflegeheim ihr Dasein fristen? Ist das ein lebenswertes Leben? Ist das wirklich ein Erfolg in dieser modernen und fortschrittlichen Zeit? Es sieht mehr nach dem Gegenteil aus! Auf eine solche Lebensverlängerung würden die meisten Betroffenen gerne verzichten. Für die Pharmaindustrie und Medizin sind diese Kranken aber die "Lebensgrundlage"! Wer wundert sich da noch über diese festgefahrene Situation?

Gesund alt werden wäre Erfolg und das müsste doch das eigentliche Ziel einer guten Medizin sein, was bei richtiger Ernährungs- und Lebensweise, unterstützt durch naturheilkundliche Medizin grundsätzlich möglich ist. Richtig sein dürfte auch, dass das Konzept und die angewendeten Methoden und Mittel der etablierten Schulmedizin grundlegend falsch sein müssen oder Unfähige am Werk sind, da sonst ein derartiger Misserfolg (immer mehr Kranke) trotz größter Anstrengungen und finanzieller Aufwendungen nicht möglich wäre, außer das Ganze hätte System und geschähe im finanziellen Interesse der Nutznießer?

Unser Gesundheitssystem "pharmakrank" - zweifelhaft, hinterlistig?

Pharmazie, Chemie, Schulmedizin und Technik; Natur und Heilen

Gigantische Pharmakonzerne, aus deren Schornsteinen Angst einflößende Rauchschwaden zum Himmel steigen, besiedeln in geisterförmigen Umrissen riesige Gebiete. Gewaltige, überfüllte Krankenhäuser, millionenschwere Medizin-High-Technik, neue, modernste Geräte und Operationstechniken zu horrenden Preisen, marode, fast zahlungsunfähige Krankenkassen, die Jahr für Jahr die teuren und "besseren" Medikamente von der Zahlungsliste streichen, Ignoranz der Naturheilkunde und immer mehr kranke Menschen prägen unser modernes, aber fast bankrottes „Gesundheitssystem" in dieser fortschrittlichen Zeit am Beginn des 21. Jahrhunderts.

In fast allen Wirtschaftsbereichen herrscht Stagnation. Die Pharmazie hingegen badet sich in ungebrochener Hochkonjunktur. Das Geschäft mit der Krankheit funktioniert aber wie kaum ein anderes. Viele der Systemgestalter und andere Nutznießer haben sich in diesem falsch benannten „Gesundheitssystem", das eher als "Krankheitserhaltungs- oder Krankenverwaltungssystem" bezeichnet werden müsste, zu Millionären „entwickelt". Die finanziellen Ressourcen wurden geplündert und die meisten Krankenkassen stehen kurz vor dem Bankrott. Dennoch verharrt man nach wie vor – ganz offensichtlich um den Absatzinteressen der Pharmazie/Medizin zu entsprechen – auf der wenig erfolgreichen Gift-Linie, verabreicht gesunden wie kranken Menschen chemisch-giftige Medikamente, die mit all den Nebenwirkungen ja auch einen wesentlichen Beitrag zur Entstehung neuer Krankheiten leisten. In ein „elegantes Kleid" gehüllt und beflügelt durch schöne Worte wird das Ganze jenen Menschen, die sich mit dem Thema „Gesundheit" zu wenig befassen, durch die pharmazeutischen Nutznießer in raffinierter Weise als die einzig wahre Möglichkeit verkauft.

Bemerkenswert ist jedenfalls, dass der Milliardenmarkt Pharmazie und Schulmedizin wirtschaftlich, finanziell, in seiner Existenz von genügend Kranken abhängig und an gesunden Menschen nichts zu verdienen ist. Und da müssten die Menschen hellhörig werden. Genügend Kranke lautet die Zauberformel für gutes Geschäft! Und genügend Kranke wird es wahrscheinlich nur so lange geben, wie man die Natur, ihre heilenden Wirkstoffe und Gesundheit fördernde Nahrungsmittel ignoriert, richtig angewandte Naturheilmedizin ausschließt bzw. unterdrückt und die Menschen zwangsweise (Krankenkassenregelung) an die universitäre Medizin "kettet".

Pharmazie - Schulmedizin und die verführerische Propaganda

Die Menschen haben sich an der spitzfindig gesteuerten und verführerischen Propaganda von Pharmazie, Schulmedizin, Ernährungswirtschaft und Politik orientiert.

Manche haben dies nicht zuletzt mit Krankheit und Tod bezahlt. So sind die Verantwortlichen im Gesundheitswesen mit immer mehr kranken Menschen, zahlungsunfähigen Krankenkassen, systematischen Leistungskürzungen und zum Teil widersinnigen therapeutischen Maßnahmen offensichtlich in einer ausweglosen Sackgasse gelandet, aus der die Schulmedizin ohne Imageverlust nicht mehr herauskommen wird. Um das so weit als möglich hinaus zu schieben, verharrt man auf den alten Dogmen und versucht jegliche Konkurrenz aus dem naturheilkundlichen Bereich zu verhindern?

Krankenkassenbankrott – ein Spiegelbild unserer „Gesundheitspolitik?

Man quält sich z.B. in Österreich/Deutschland/Frankreich und auch anderen Ländern seit dem Sommer 2002 intensiv mit den kuriosesten „Sanierungsmaßnahmen" der Krankenkassen, Einsparungen im "Gesundheitssystem" und findet keine vernünftige Lösung. Dilettantisch und kurzsichtig sind die „Lösungsansätze" und bescheinigen den Verantwortlichen die totale Unfähigkeit, sich aus dieser finanziellen Sackgasse wieder heraus zu arbeiten. Das Problem wird völlig konzeptlos, nach schulmedizinischem Muster am Grundproblem vorbei denkend, von einem „Notnagel auf den anderen gehängt." Eine vernünftige Lösung ist nicht in Sicht. Offensichtlich folgt ein Flickwerk dem anderen und all die Milliarden fließen in dasselbe "Fass ohne Boden".

Dabei wäre die Lösung sehr einfach:

- Den Menschen fortlaufend **die Notwendigkeit der vollwertigen, natürlichen Nahrung, der Vitamine, Mikronährstoffe** sowie eines vernünftigen Lebensstils, täglicher, aber mäßiger Bewegung und eines positiven sozialen Umfeldes bewusst zu machen, anstatt sie mit chemischen Medikamenten voll zu stopfen.
- Sie auf die Schädlichkeit der denaturierten Industriekost, der handelsüblichen, hoch erhitzen und chemisch haltbar gemachten Öle/Fette, tierischen Fette/Eiweiße, die damit verbundene Vitalstoffarmut und Übersäuerung sowie die fatalen Folgen hinweisen
- Reduzierung der Verschreibung/Ausgabe chemischer Medikamente auf das notwendige Maß – ein enormes direktes Einsparungspotenzial. Das bedeutet auch indirekt wesentlich weniger Kranke aufgrund der dadurch ausbleibenden Nebenwirkungen. **Laut Statistik stellen die Nebenwirkungen der chemischen Medikamente die vierthäufigste Todesursache in der industrialisierten Welt dar!** *(Amerikanisches Ärzteblatt "Journal of the American Medical Association", Ausgabe 15. April 1998)*
- Im kleinen Land Österreich mit rund 8 Millionen Einwohnern wurden im Jahr 100 Millionen Rezepte ausgestellt. Allein die **Medikamentenkosten** stiegen im Jahr 2003 um 150 Millionen auf 2,346 Milliarden (2.346.000.000) Euro. Diese Zahlen machen das Gesundheitsdesaster doch recht deutlich und lassen erkennen, dass die hier am Werk befindliche Medizin genauso "krank" sein dürfte wie die kranken Menschen und Krankenkassen.

- Laut Information der Allgemeinen Ortskrankenkasse Stuttgart (AOK) im Heft 4/1998 werden nach Angaben des Bundesgesundheitsamtes in Deutschland über 24.000 Pharmapräparate verkauft und von den Krankenkassen bezahlt, für deren Heilwirkung nie ein Beweis erbracht worden ist. Diese Zahlen lassen sich in etwa auch auf andere Länder umlegen. Dies ist wieder ein deutliches Beispiel dafür, wie ernst die Schulmedizin den immer in den Vordergrund gestellten "wissenschaftlichen Nachweis" nimmt. Dieser scheint nur in der ungefährlichen Naturheilkunde notwendig zu sein, nicht aber bei der Verabreichung hoch gefährlicher Chemiegifte namens Arzneimittel, fälschlicher Weise oft Heilmittel genannt.
- Aufgrund von Gesetzesänderungen wurden in jüngster Zeit wieder eine große Anzahl naturheilkundlicher Fertigarzneien bedauerlicherweise aus dem Handel genommen. Mit jeder „Gesundheitsreform" verschwinden mehr Naturheilmittel vom Markt! Wem verdanken wir denn diese merkwürdige Entwicklung, wenn nicht den Nutznießern des derzeitigen Gesundheitsdesasters, der Pharmazie, Schulmedizin sowie der mit diesen Giganten verbündeten Politik? Eine weitere wichtige Maßnahme zur Genesungsverhinderung?
- Distanzierung von falsch konzipierter Medizin sowie Unterstützung effektiver Vorbeugungsmaßnahmen und Naturheiltherapien, auch deren Bezahlung durch die Krankenkassen, denn richtig vorbeugen ist längerfristig wesentlich billiger und effektiver als die Praktiken des derzeitigen medizinischen Systems.
- Bei konsequenter Berücksichtigung dieser Maßnahmen würden die Menschen sehr schnell erkennen, dass Arztbesuche und die chemischen Medikamente in vielen Fällen überflüssig sind und manchmal nicht zuletzt der Gesundheit mehr schaden als nützen.
- Den Menschen die ihnen vom medizinischen System "geraubte" verfassungsmäßig zustehende Freiheit, nämlich die Mitbestimmung in der Wahl der Gesundheitsbehandlung (schulmedizinisch - naturheilkundlich) zurück zu geben, anstatt sie in finanzieller Hinsicht durch die Leistungen der Krankenkassen an die Schulmedizin zu binden.
- Die psychischen Hintergründe, die manchmal über Jahre andauernden und zur Unerträglichkeit angewachsenen seelischen Belastungen, die vielfach Krankheitsursache sein können, in die Diagnose und Therapie mit einbeziehen, dies in der Behandlung als möglichen Ausgangspunkt der Krankheit berücksichtigen und auch dort (ohne Chemiegift) mit der Behandlung ansetzen, anstatt nur Medikamente für erkrankte Organe verschreiben, ohne zu wissen warum sie erkrankt sind. Ganzheitlich behandeln, anstatt chemische Medikamente ausprobieren!
- Chemische Medikamente und Therapien durch die wesentlich billigeren und lt. naturheilkundlicher Fachliteratur, in vielen Fällen wirkungsvolleren Naturheiltherapien und -präparate ersetzen, welche bei sachgemäßer Anwendung keine krankheitsfördernden Nebenwirkungen haben. Beweis: Tausende geheilte Patienten, die - insbesondere bei chronischen Erkrankungen wie Neurodermitis,

chronische Polyarthritis, Rheumatismus, Herz-Kreislauferkrankungen, auch Krebs usw. - zuvor jahrelang die Schulmedizin erfolglos durchlaufen haben. Angestellte Kostenvergleiche, gemessen an den Erfolgen, sprechen hier eine deutliche Sprache.

- Vernünftige Zusammenarbeit zwischen Schulmedizin, Naturheilärzten und den erfahrenen naturheilkundlichen Therapeuten.

- Das eine darf das andere aus Konkurrenzgründen nicht ausschließen! Beides muss möglich sein! Wo das eine versagt, kann das andere oder die Kombination von Therapien hilfreich sein!

- Krankenkassen mit Bonus-System, die jenen Menschen, welche die Krankenkasse nur geringfügig (z.B. Gesundenuntersuchung, Zahnbehandlung) in Anspruch nehmen, einen reduzierten Krankenkassenbeitrag gewähren. Die Menschen hätten es nämlich selbst in der Hand, sich durch natürliche Vollwerternährung und optimale Vitalstoffversorgung gesund zu erhalten, oder aufgrund ungesunder Ernährung - Lebensführung im Übermaß ärztliche Behandlungen in Anspruch zu nehmen und giftige Pillen zu schlucken. Krankheit ist grundsätzlich nichts Zufälliges, sondern in vielen Fällen selbst verschuldet.

- die von allen Seiten in den Vordergrund gerückten, kostenaufwändigen und geförderten "Vorsorgeuntersuchungen" sind in der heutigen Situation zweifelsfrei wichtig, **zielen aber ebenfalls am Grundproblem, nämlich der Krankheitsverhinderung vorbei.** Verhinderte Krankheiten kosten nichts. Es gibt aber Interessensgruppen, die mit Krankheiten weltweit mit Abstand die größten Gewinne einfahren! Somit wird auch verständlich, warum an Krankheit verhindernden Maßnahmen niemand interessiert ist.

- Schlussendlich benötigen wir eine humane "Gesundheitskasse" anstatt Hunderte "Krankenkassen", eine "Gesundheitskasse", die den demokratischen Grundsätzen gerecht wird und die sanften, effektiven, preiswerten Naturheilmittel und -methoden anerkennt und erstattet. Das bedeutet auch eine gänzliche Neuformierung der zuständigen Gremien im Gesundheitswesen, in Österreich z.B. eine Umformung des "Obersten Sanitätsrates" in einen von der Pharmazie und Wirtschaft unabhängigen "ganzheitsmedizinischen Gesundheitsrat", der sich nicht nur aus "pharmaziehörigen" Schulmedizinern zusammensetzt und der dann in der Lage ist, von der Pharmaindustrie unabhängige Entscheidungen zu treffen. Wir brauchen eine Neuregelung für "Krankenkassen", sodass sie ihrer ureigensten Verpflichtung, nämlich der finanziellen Unterstützung für gesundheitsfördernde Mittel und Methoden wieder nachkommen kann, anstatt zigtausende chemisch-giftige Medikamente mit unerwiesener Heilwirkung und teils unnötige und uneffektive schulmedizinische Behandlungen zu finanzieren.

Unter Berücksichtigung dieser Faktoren könnten die Krankenkassen in relativ kurzer Zeit saniert werden, mit dem Nebeneffekt, Millionen Menschen anstatt pharmakranker Zustände, Gesundheit zu ermöglichen. Den Menschen auf natürliche Weise Gesundheit zu erhalten, müsste doch erstrebenswert sein, die Erkrankten natürlich gesund werden zu lassen, anstatt mit chemischer Medikation die Vermehrung Pharmakranker zu begünstigen. Und da spielt die gesunde, vollwertige, natürliche Nahrung, optimale Vitalstoffversorgung sowie das seelische Wohlbefinden eine entscheidende Rolle.

Diese Art von Sanierung will von den Entscheidungsträgern offensichtlich niemand haben, weder die Pharmazie noch die Schulmedizin und Politik. Warum? Riesige und teilweise wirtschaftlich nicht verkraftbare Umsatzeinbußen bei den Pharmakonzernen, den Produktvertreibern, Ärzten, zigtausende Personalkündigungen, halbleere Krankenhäuser und Altersheime, arbeitslose Ärzte usw. wären wahrscheinlich die längerfristigen Folgen, die man sich in diesem riesigen Weltwirtschaftszweig offensichtlich nicht leisten kann und will? Unser „Gesundheitssystem“ ist geprägt von immer mehr "unheilbaren Krankheiten", neuen Krankheiten, mysteriösen Krankheitsbildern und braucht die kranken Menschen wie die Mühle das Wasser. Gesunde Menschen wären die Bankrotterklärung für einen Großteil dieser Branche. Will das in der heutigen Zeit der Arbeitslosigkeit wirklich jemand von den Verantwortlichen im „Gesundheitswesen“ und Politik? Genügend kranke Menschen sind offensichtlich das kleinere Übel!

Das hätte mit Ausnahme der Notfallmedizin zwangsläufig eine Reduzierung des Ärztestandes zur Folge. Aufgrund richtiger Heilmedizin würde der Großteil aber als Gesundheitslehrer benötigt. Nach ordentlicher Ausbildung (Ernährung – Rollenspiel der Vitalstoffe usw.) wäre ihr Tätigkeitsfeld die regelmäßige, vorbeugende Überwachung und Beratung zur Gesunderhaltung in ehrlicher Form und sauberer Ethik. Sie müssten wieder Lehrer sein, wie seinerzeit Hippokrates, Sokrates, Paracelsus usw.

Jetzt, im Jahr 2003 begreifen teilweise die Verantwortlichen, dass dieses "Gesundheitssystem" so nicht mehr finanzierbar ist. Maßnahmen wie Beitragserhöhungen, Selbstbehalte bei Arztbesuchen, wogegen sich logischerweise die Ärzte wieder wehren (Einkommensverlust), stehen zur Diskussion oder werden beschlossen. Also neue finanzielle Belastungen (Beitragserhöhungen) für jeden Einzelnen von uns, egal ob gesund oder "krank". Und die gesamten Mehreinnahmen werden wieder in dasselbe "Gesundheitssystem", ein "Fass ohne Boden" gepumpt, anstatt vernünftige Maßnahmen zu treffen, die zu Gesundheit führen. Schließung von Krankenhäusern usw. werden ebenfalls ins Auge gefasst. Und das "Gesundheitssystem" wird - nach wie vor am eigentlichen Problem vorbeischauend - in der verkehrten Richtung "saniert."

Mit etwas Glück können diese neuen finanziellen Belastungen aller Bürger, vor allem die Selbstbehalte dazu beitragen, dass die Menschen nicht mehr wegen jeder Kleinigkeit zum Arzt oder Apotheker rennen und sinnlos chemische Medikamente einnehmen, die oft der Gesundheit mehr schaden als nützen können. Das ist die einzige positive Seite, die dieser Maßnahme abgewonnen werden kann. Vielleicht begreifen die Menschen langsam, dass Gesundheit weder beim Arzt noch Apotheker käuflich erwerbbar ist, sondern in der Eigenverantwortung, der Ernährungs- und Lebensweise liegt.

Heilerfolge der Naturheilkunde ein Konkurrenzproblem?

Wäre die Naturheilkunde in der Behandlung von Zivilisationskrankheiten im selben Maße erfolglos wie die Schulmedizin, so wäre das ja kein Problem für Pharmazie und Schulmedizin. Solange die Naturheilkundler nur ganz gewöhnlich kranken Menschen zu Gesundheit verhelfen, besteht ja noch keine allzu große Gefahr für die herkömmlichen Behandlungsmethoden der Schulmedizin. Wenn aber - wie dies fortlaufend und vermehrt der Fall ist - immer mehr zum Teil schwer kranke, schulmedizinisch austherapierte Patienten mit naturheilkundlichen Methoden (Vollwerternährung, Vitalstoffe) geheilt werden, das dazu noch Verbreitung findet, dann droht ernsthafte Gefahr für die Schulmedizin! Einerseits ist es die drohende Blamage und andererseits der drohende Patientenverlust an die erfolgreiche Konkurrenz Naturheilmedizin, die dem universitären "Gesundheitssystem" so zu schaffen machen.

Das verletzt nicht nur den Stolz der Schulmedizin und Pharmaindustrie, sondern bringt auch die Glaubwürdigkeit ihrer Behandlungsformen und Medikamente ins Wanken und das ist wesentlich schlimmer. Dann würden die Menschen langsam erkennen, dass sie von Anbeginn an hinters Licht geführt wurden. Da taucht dann auf einmal die Frage auf, wie war es nur möglich, viele Jahrzehnte lang die gesamte Menschheit unter Verschwendung von Milliarden Euro und auch vieler Menschenleben an der "Nase herumzuführen"? Auch die Politik hätte viele unangenehme Fragen zu beantworten. So wird die Naturheilkunde weiterhin und vermehrt unterdrückt und man beharrt auf den alten Dogmen. Es wird wieder an der „Gesetzesschraube“ gedreht, wodurch nicht selten der Naturheilkunde und auch den Kranken neue Nachteile erwachsen.

So werden den kleinen Herstellern von naturheilkundlichen Präparaten immer wieder scheinbar unnötige und zum Teil unerschwingliche betriebliche "Verbesserungsauflagen" verschiedenster Art für die Herstellung ihrer Produkte serviert. Für manche kleine Firmeninhaber bedeutet das aus finanziellen Gründen die Betriebsschließung und die Pharmazie ist wieder so einen "lästigen" Erzeuger von gesundheitsfördernden Produkten losgeworden. So vielfältig und einfach können Methoden mit politischer Unterstützung sein, um erfolgreiche und auch wissenschaftlich belegte Erfahrungsmedizin zu unterdrücken, Macht, "Kompetenz und den Besitzanspruch" der Nutznießer beliebig auszuweiten. Es gibt eben verschiedene Möglichkeiten, insbesondere mit Hilfe der Politik, etwas zu unterdrücken, zu liquidieren. Die guten Kontakte zwischen Pharmazie, Schulmedizin, Wirtschaft und Politik sind für die "Großen" manchmal doch sehr vorteilhaft.

Siehe dazu auch 2 Leserbriefe von Patienten, die nach einer langen Odyssee ebenfalls bei Naturheiltherapeuten ("Scharlatanen") Heilung gefunden haben.

Montag, 25. Juni 2001

LESERBRIEFE

Gesund durch „Scharlatane“

Als ich vor etwa drei Jahren sehr starke Neurodermitis hatte, bin ich von einem Arzt zum anderen gewandert und außer den Worten „Mit dem müssen Sie leben“ und einer gehörigen Portion Cortisonspritzen und Cremen konnte mir nicht geholfen werden. Als ich dann als letzten Versuch (denn schlimmer konnte es nicht mehr werden) zu einem so genannten „Scharlatan“ (ganzheitlicher Naturheiltherapeut) gegangen bin, war ich in wenigen Monaten völlig geheilt! Als ich mich mit ihr über die Ausbildung zum Naturheiltherapeuten(in) unterhalten habe, hat mich das restlos überzeugt. Unverständlich ist mir jedoch diese strenge Gesetzgebung, da ich persönlich seither weder teure Medikamente noch praktische Ärzte in Anspruch nehmen muss und sich der Staat dadurch Kosten erspart. Natürlich macht dies der sowieso schon mächtigen Pharmaindustrie einen Strich durch die Rechnung, denn gute Kunden verliert man ungern. Ich erfreue mich meiner wiedergefundenen Gesundheit jeden Tag und sage: „Ursachenfindung statt Symptombekämpfung“.

SANDRA MÄTZLER, ALTACH

Donnerstag, 12. Juli 2001

LESERBRIEFE

In Ordnung?

Sechs Jahre habe ich an Bandscheibenschmerzen gelitten und musste mit 49 Jahren in die Frührente gehen. Nachdem die Ärzte in weißen Kitteln sechs Jahre erfolglos an mir herumgepfuscht haben, wurde ich von einem Heilpraktiker in nur acht Minuten geheilt. So kann man bei den Ärzten nach Bestrahlungen, Operationen und chemotherapeutischen Behandlungen elend zugrunde gehen. Ist das Ärztegesetz immer noch in Ordnung?

ARMIN ERHART, GÖTZIS

Die Kluft zwischen der universitären Medizin und Naturheilmedizin

Das große Problem in unserem „Gesundheitswesen“ ist die Kluft zwischen der pharmaziegesteuerten Schulmedizin, die vorwiegend auf Symptombehandlung (gewinnträchtig) ausgerichtet ist und der naturheilkundlichen Erfahrungsmedizin, die sich in erster Linie der Heilbehandlung widmet und bis zu Hippokrates, Sokrates und Plato zurück auf Gesundheit bringender Erfahrung beruht. Jede Heilbehandlung setzt die Kenntnis der Krankheitsursachen voraus. Da aus schulmedizinischer Sicht die Ursache der meisten Krankheiten nicht bekannt ist, kann logischerweise auch nur eine symptomatische und keine Heilbehandlung erfolgen.

Nach naturheilkundlichen Erkenntnissen sind hingegen die Ursache der meisten Krankheiten bekannt. Nachweisliche Heilungen von Krankheiten sind in unserem „Gesundheitswesen“ aber nichts wert, sofern sie auf Naturheilbasis, mit natürlichen Heilmitteln erfolgen. Das heißt, der Naturheiler kann z.B. mit einfachen Natursubstanzen - ohne einen einzigen „Misserfolg“ - Dutzende Patienten nachweislich (ist oft der Fall) von schweren Krankheiten heilen und trotzdem wird dies von der etablierten Schulmedizin niemals als wissenschaftliches Ergebnis anerkannt, als nicht erwiesen und Zufall eingestuft. Über 20.000 Medikamente mit Dutzenden Nebenwirkungen, für deren "Heilwirkung" ebenfalls nie ein Nachweis erbracht wurde, die aber trotzdem von den Krankenkassen bezahlt werden, ist andererseits für die Schulmedizin, Krankenkassen und Politik kein Problem. Welch zynische Doppelzüngigkeit!

Die meisten Natursubstanzen sind und waren - zumindest bis heute (2004) - nicht patentierbar, somit finanziell wenig ertragreich und deshalb für die Pharmazie und ihre Geschäftspolitik uninteressant, weil ohne Patentierung die Basis für eine gute Vermarktung fehlt. Die Vermarktungsmöglichkeiten scheinen das Hauptkriterium für ein Medikament zu sein.

Die Entwicklung eines einzigen „guten“ chemischen Medikamentes soll heute angeblich viele Millionen Euro kosten, stimmt aber vielfach nicht. Dieses hat dann bis zu rund 30 Nebenwirkungen, die wiederum geeignet sind, neue Krankheiten hervorzurufen. Es hat dann meistens lebensverlängernde, aber keine oder möglichst wenig heilende Wirkung. Welche Auswirkungen das Medikament auf den Menschen tatsächlich hat, wenn es auf den Markt kommt, weiß aber niemand genau und stellt sich erst in der Testphase am Menschen heraus. Das sind also die für die Pharmaindustrie interessanten Medikamente, weil sie patentierbar sind und der Preis somit nach Belieben (bis zu 1000% und mehr) nach oben regulierbar ist. Diese "Entwicklungskosten" werden durch die horrenden Medikamentenpreise wieder hereingeholt. Und wir alle müssen das, egal ob gesund oder pharmakrank, durch Steuern und Abgaben gemeinsam berappen.

Auf der anderen Seite gibt es gegen dieselben Krankheiten kostengünstige und nachgewiesener Maßen effektive Naturheilmethoden, nebenwirkungsfreie, natürliche Präparate und Heilpflanzen mit großer Heilwirkung, die einfach ignoriert werden. Warum wird das Ernährungsproblem, die mangelhafte Mikronährstoffversorgung, die daraus resultierenden Stoffwechselentgleisungen, das bei vielen Menschen fast brach liegende Immunsystem ignoriert, daran vorbei therapiert? Warum werden verschiedenste Naturheilmethoden und -substanzen dogmatisiert, vom Gesundheitswesen ausgegrenzt, nicht gefördert, verdrängt, als wertlos und unnütz abgetan, obwohl man weiß, dass das Gegenteil der Fall ist? Beweis: Tausende geheilte Patienten, Tausende klinische Studien und Forschungsergebnisse, Tausende Feststellungen naturheilkundlicher Experten. Es existieren über 10.000 Referenzen in der Fachliteratur und im Internet.

Die übliche Argumentation, dass der wissenschaftliche Nachweis für diese naturheilkundlichen Präparate fehlen würde und deren Anwendung die Gesundheit der Menschen gefährden könnte, scheint eine lapidare Ausrede zu sein, die man auch hier nicht gelten lassen kann, da es sich um keine chemischen Medikamente ("Gift") handelt, sondern um natürliche Substanzen, Nährstoffe, also vorwiegend Bestandteile unseres Körpers und gesunder, natürlicher Lebensmittel. Eine medikamentöse Gefährdung kann bei Naturheilsubstanzen bei sachgemäßer Anwendung grundsätzlich ausgeschlossen werden.

Mit so billigen Ausreden wie "wissenschaftlich zu wenig erforscht", macht es sich die Pharmazie, Schulmedizin und Politik doch ein bisschen zu einfach, wenn man dem gegenüber stellt, dass Millionen Menschen jährlich allein an den Nebenwirkungen chemischer Medikamente, unzureichenden schulmedizinischen Symptombehandlungen sterben und auf der naturheilkundlichen Seite keine Todesfälle bekannt sind, die auf den ursächlichen Zusammenhang mit Vitaminen und Mineralstoffen zurück zu führen sind. Zuletzt gab es über 50 Tote allein durch den Cholesterinsenker Lipobay und rund 1000 schwerwiegende Erkrankungen wie Muskellähmungen usw. Hunderte Tote durch Viagra spielen offensichtlich ebenfalls keine Rolle, da das Geld in der "Familie Pharmazie" bleibt. Wo bleibt hier die Verantwortung? Scheinbar wird sie nirgends wahrgenommen. Wehe den Naturheilkundlern, wenn sie mit ihren Produkten und Methoden das Leben anderer nur in annäherndem Maße gefährden würden wie die universitäre Medizin!

Chemische Medikamente, Nebenwirkungen und die Verantwortung

Die Gesundheitsgefährdung durch die vielen Nebenwirkungen jedes einzelnen chemischen Medikamentes ist ungleich höher, da die meisten zwischen 20 bis 40 Nebenwirkungen haben. Und diese Nebenwirkungen sind da, auch wenn sie sich nicht unmittelbar durch Symptome bemerkbar machen. Diese Medikamente verrichten bis zur Äußerung von Symptomen für den Patienten unbemerkt im „Hintergrund" still und leise ihren „Dienst". Wenn sich aber Symptome verschiedenster Art wie z.B. Kopfschmerzen, Übelkeit usw. einstellen, dann ist das bereits Alarmstufe „Rot", eine erhebliche gesundheitsbeeinträchtigende Belastung für den Organismus, wodurch wieder andere Organe schwer erkranken können.

Derart schwerwiegende Nebenwirkungen können dann die Vorstufe der tödlichen Gefahr der Nebenwirkungen sein, wie dies durch den Fall des Cholesterinsenkers „LIPOBAY" im Sommer 2001 drastisch verdeutlicht wurde. Diese Nebenwirkungen werden von den Menschen zu wenig beachtet und nicht ernst genug genommen. Und das nicht zuletzt wegen (bewusst?) unzureichender Aufklärung durch die verschreibenden Ärzte, obwohl sie alle wissen, dass bei Langzeiteinnahme vieler Medikamente zum Teil schwere Gesundheitsschädigungen entstehen können oder wahrscheinlich sind.

Aber bei gewissenhafter Aufklärung würden vermutlich viele Patienten das Medikament ablehnen und sich der Naturheilkunde bedienen. Das wollen aber offensichtlich weder der Arzt, noch der Apotheker und schon gar nicht die Pharmaindustrie!

Es ist auch bekannt, dass manche Ärzte selbst diese „bitteren Pillen“ meiden, sich stillschweigend bei Heilpraktikern/Naturärzten jährlich durchchecken lassen und für sich selbst die Naturheilmedizin in Anspruch nehmen. Warum denn nur, wenn die Naturheilmedizin andererseits von der Schulmedizin fortlaufend als unwirksam und Scharlatanerie abgetan wird? Warum wenden viele Schulmediziner dieses Geschäft mit der Krankheit bei sich selbst nicht an und begeben sich kurioser Weise in naturheilkundliche Behandlung?

Die "Verantwortung" der Pharmazie/Schulmedizin

- Die allgemein bekannte und fadenscheinige Argumentation, dass aufgrund der besonderen Vorsicht die Behandlung von Krankheiten den Ärzten vorbehalten sei, kann man auch hier nicht gelten lassen. Wenn die für unsere Gesundheit Zuständigen Verantwortung wirklich ernst nehmen würden, dann müssten sie als Erstmaßnahme Tausende chemische Medikamente unverzüglich aus dem Verkehr ziehen, weil viele davon Krebs erregend sind, sie bei Langzeiteinnahme (das ist meistens der Fall) durch die vielen und zum Teil extremen Nebenwirkungen enorme gesundheitliche Schäden verursachen und zum Tod führen können. Deshalb sei nochmals erwähnt:
- Laut einer Statistik stellen Nebenwirkungen der chemischen Medikamente die vierthäufigste Todesursache dar. Da spielen Millionen Tote offensichtlich aber keine Rolle, weil diese "Wahnsinnstodesrate" universitären, schulmedizinischen Hintergrund hat.
- In Anbetracht der dogmatischen Medizinpolitik sei auch nochmals in Erinnerung gerufen, dass laut Angaben des deutschen Bundesgesundheitsamtes 24.000 Pharmapräparate ohne erwiesene Heilwirkung verkauft und von den Krankenkassen bezahlt werden. Die Kosten betragen jährlich über 50 Milliarden DM (AOK Stuttgart, Heft 4/98). Die Politik und Schulmedizin haben ja die Möglichkeit, die Maßstäbe nach Belieben anzulegen, den Menschen "Äpfel" für "Birnen" zu verkaufen und alles so zu drehen, wie sie es gerade brauchen.
- Ein weiteres Beispiel für "Verantwortung und Wissenschaftlichkeit": In genügend Fachbüchern und Ärzteblättern ist nachzulesen, dass die meisten Cholesterin senkenden Medikamente, die so genannten „Statine“ (z.B. Lovastatin, Mevinacor, Mevacor, Pravastatin, Pravasin usw.) Krebs erregende Wirkung haben! Wo bleibt hier die dringend gebotene Sorgfalt, wo es doch Millionen Herz-

Kreislaufpatienten betrifft? Warum wurden diese Medikamente nicht unverzüglich nach dieser Erkenntnis aus dem Verkehr gezogen, da auch für die Heilung von Herz-/Kreislauferkrankungen genügend effektive natürliche Mittel und Methoden zur Verfügung stehen?

Medikamentenverbrauch - fünf Mal mehr Medikamente – fünf Mal gesünder?

Nachdem der deutsche Durchschnittsbürger heute rund fünf Mal soviel Medikamente verbraucht wie vor dem 2. Weltkrieg, müsste er logischerweise auch fünf Mal gesünder sein, sofern die Medikamente, die heutige Medizin wirklich gut und in Ordnung wären. Ist er fünf Mal gesünder? Genau das Gegenteil ist der Fall! Er ist um ein Vielfaches kränker geworden! Welch brillantes Meisterwerk dieser "großartigen Medizin!" Auch das lässt erkennen, dass all die so genannten Gesundheitsverbesserungen im System nicht zuletzt unter Missbrauch der Politik am Ziel vorbei gesteuert werden, vordergründig in finanzieller Hinsicht der Pharmaindustrie und der Schulmedizin dienlich sind und nicht so sehr dem Volk? Unser Staatsapparat lässt die Bevölkerung trotzdem im Aberglauben verharren, dass all die milliardenschweren "Gesundheitsbemühungen" zu ihrem Wohle geschehen würden. Und das uninformierte Volk glaubt das selbstverständlich.

Großartig ist die Notfallmedizin, kläglich aber das Versagen der Schulmedizin bei der Behandlung von Zivilisationskrankheiten

Großartig und überdurchschnittlich sind hingegen die Leistungen der Ärzte in der Notfallmedizin, der Unfallchirurgie, im chirurgischen Bereich ganz allgemein. Patienten mit fast zur Unkenntlichkeit zertrümmerten Schädeln und Gesichtern, mit komplizierten Knochenbrüchen aller Art usw. werden von Spezialisten bravourös wieder hergestellt. Genauso großartig sind die vielen komplizierten Operationen im internistischen Bereich bis hin zu den (manchmal überflüssigen) Organtransplantationen. In diesem Bereich ist auch die Chemie zweifellos wichtig und unerlässlich.

Dennoch sei die Frage erlaubt: Wie viele Operationen ließen sich im internistischen Bereich durch richtige Gesundheitsvorsorge, nämlich Verhinderung von Krankheiten durch vollwertige, natürliche Ernährung, genügend Vitalstoffe, Einsatz guter Naturheilpräparate mit wissenschaftlichem Hintergrund, guter Lebensführung usw. verhindern? Wahrscheinlich die meisten!

Fehler und schwarze Schafe gibt es überall

Auch Naturheilmedizin ist kein Allheilmittel und es gibt in diesem Bereich genauso gute und weniger gute Therapien und Therapeuten. Auch manche Naturheiltherapeuten messen bei der Behandlung von Krankheiten der vollwertigen, naturbelassenen Nahrung, Übersäuerung zu wenig Bedeutung bei und unterlassen es infolge dessen, die vollwertige natürliche Ernährung den Menschen als wichtigsten Therapieansatz bewusst zu machen. Auch hier ist mancherorts noch sehr viel

pieansatz bewusst zu machen. Auch hier ist mancherorts noch sehr viel Aufholbedarf gegeben.

"Schwarze Schafe" gibt es ebenfalls überall: in der klassischen Schulmedizin genauso, wie in der naturheilkundlichen Medizin. Seien Sie deshalb immer wachsam bei der Inanspruchnahme von Therapien und Therapeuten, ganz egal ob schulmedizinischer oder naturheilkundlicher Art. Sind Sie kritisch in allem, hinterfragen Sie alles, denken, fühlen sie in allen Belangen mit, hören sie gut auf ihre "innere Stimme" und treffen Sie dann die entsprechenden Entscheidungen.

Wir müssen uns aber auch dessen bewusst sein: Überall wo Menschen am Werk sind, passieren Fehler. Niemand ist vollkommen! Niemand ist vor Fehlern gefeit, weder der Arzt, Naturheiltherapeut, noch wir selbst bei unseren täglichen Tätigkeiten! Dazu kommt, dass Ärzte, das Pflegepersonal in Krankenhäusern sehr lange, anstrengende Arbeitstage haben, aufgrund dessen oft übermüdet sind und trotzdem unter großem persönlichem Einsatz und Bewältigung aufwändiger bürokratischer Belange für die Patienten ihr Bestes geben. Eine bewundernswerte Einstellung und Leistungserbringung, aber leider mit Mitteln und Methoden die schon lange hätten hinterfragt werden müssen! Die programmierte und "legitimierte" Ausbeutung hinsichtlich Arbeitszeit und gravierende Unterbezahlung der jungen Stationsärzte bedarf genauso einer dringenden Neuregelung wie die Arbeitszeiten. Schade, dass die meisten Ärzte aber im Hinblick auf Gesunderhaltung und Genesung das Wichtigste (Ernährung, Wirkung der Vitalstoffe) leider nicht gelernt haben. Und wenn sie es gelernt hätten, dürften sie es in den meisten Kliniken nicht anwenden. Die Hauptschuld dafür liegt beim System, aber auch bei den Standesvertretungen der Ärzte, die das so gewollt oder zugelassen haben. So haben es die Ärzte aufgrund ihrer einseitigen und somit mangelhaften Ausbildung und der strengen, pharmaorientierten Standesführung sicher auch nicht einfach und kaum eine Möglichkeit, effektive naturheilkundliche Heilmaßnahmen in die Behandlungen mit einfließen zu lassen.

Impfen – indirekte Erzeugung kranker Menschen?

Auch das Impfen müsste einmal gründlich und **vor allem ehrlich** diskutiert werden. Bei dieser Diskussion müssten aber auch all die Kritiker, Ärzte und Wissenschaftler zu Wort kommen, die begründet zur Erkenntnis gelangten, dass manche Impfungen überflüssig sind und nicht zuletzt mehr schaden als nützen können. Nach wie vor werden die Ärzte in ihrer Ausbildung und danach auf die "Unerlässlichkeit" der Impfungen eingeschworen. Spätestens als Arzt in einer Krankenanstalt oder nach Eröffnung einer eigenen medizinischen Praxis werden sie durch die Pharmaindustrie mit "wichtigen Informationen, Empfehlungen, Statistiken" über die "Notwendigkeit" des Impfens, aber auch mit Gratismedikamenten buchstäblich überschüttet. Da diese Ärzte nichts oder viel zu wenig über das Impfen und die zu befürchtenden Impfschäden (vor allem über Mehrfachimpfungen bei Kleinkindern) wissen, sind sie gewissermaßen gezwungen, alles zu glauben, was ihnen die Pharmaindustrie vorgibt. Auf diese Art und Weise wird die **Abhängigkeit** und Gutgläubigkeit der Mediziner ausgenützt und sie werden veranlasst, Massenimpfungen an Säuglingen wie Erwachsenen durchzuführen, wodurch den Menschen vielen Impfkritikern zufolge wahrscheinlich oft schwere körperliche, seelische und auch finanzielle Schäden zugefügt werden. Wirklich nützlich sind viele Impfungen scheinbar in erster Linie den Kassen der Impfstoffhersteller, Apotheker und Ärzte. All den impffreudigen Ärzten kann zur wünschenswerten Bildung unter anderem die später angeführte Literatur empfohlen werden.

Oft treten nach Impfungen von Kindern und Kleinkindern aber auch Erwachsenen schwere Gesundheitsstörungen wie Autismus, Debilität, Hauterkrankungen, Allergien, Lähmungen usw. auf. Auch 7-Monats-Frühgeburten werden ohne Skrupel 2 Monate nach der Geburt geimpft, ebenfalls Kinder mit Mittelohrentzündung usw. (Quelle: AEGIS Schweiz, Udelbodenstr. 43, CH-6014 Littau).

Was ist denn Impfen vielfach überhaupt? Ein gewaltsamer Eingriff in die Natur? Vergewaltigung von Körper, Geist und Seele (vor allem) der wehrlosen Kinder und auch der uninformierten Erwachsenen? Jedenfalls eine Maßnahme, durch die schon Säuglinge im Zuge von Mehrfachimpfungen ("Cocktail-Misch-Masch") einer unwahrscheinlichen körperlichen und seelischen Belastung ausgesetzt werden. Bei einer 6-fach-Impfung z.B. muss der Körper des **Säuglings** mit 6-facher "Virenbelastung" und sonstigen Krebs fördernden Giften (Inhaltsstoffen) fertig werden. Ist das noch normal?

Dass die meisten Impfstoffe neben den "bearbeiteten Viren" (meistens von Affen) auch **die Krebs erregenden Giftstoffe Quecksilber, Aluminium, Phenole, Formaldehyd beinhalten**, wird den Menschen, vor allem den Eltern von Kleinkindern verschwiegen. Über alle möglichen Nebenwirkungen und Folgeerkrankungen muss sich da niemand mehr wundern. Statistiken belegen außerdem, dass Impfungen in den seltensten Fällen zu einer Verbesserung der Situation geführt haben, sondern dass die Krankheit, gegen die geimpft wurde, vielfach mehr bei Geimpften als Ungeimpften ausbrach.

Trotzdem sind in der "Pharmarepublik Deutschland" bei Kleinkindern ab dem 6. Monat folgende Impfungen vorgesehen, wobei viele Ärzte diese Impfungen den Müttern gegenüber als absolute "Notwendigkeit" darstellen und somit vorgeben, dass eine Unterlassung in höchstem Maße unverantwortlich wäre.

- 3 Sechsfachimpfungen
- 1 Dreifach-Impfung (Masern, Mumps, Röteln)
- 1 Grippeimpfung
- 1 Pneumokokken-Impfung (Lungenentzündung)

Welch ein "Wahnsinn", angesichts der gesundheitlichen Belastungen des Impfstoffes und der **Krebs erregenden Inhaltsstoffe Quecksilber, Aluminium, Formaldehyd, Phenole**, für ein Kind in diesem Alter? Und dann wundert man sich, wenn Mütter nach einem solchen "Impfhorror" über Fieber, Erbrechen, Lethargie usw.

ihrer frisch geimpften Kinder klagen. Aber lt. der impfenden Ärzte hat das dann mit Impfen selbstverständlich nichts zu tun oder diese Symptome sind "unbedeutend".

Stellt eine Mutter beim Arzt eine solche Impfung in Frage, so trifft sie unverzüglich der Vorwurf mangelnden Verantwortungsbewusstseins durch den Arzt und somit ist die unwissende Mutter mit der Impfung einverstanden, denn der Herr Doktor muss (sollte) es ja wissen. Wie wäre es denn, wenn diese impfwütigen Ärzte sich selbst besser informieren und in dieser Hinsicht ihr eigenes Verantwortungsbewusstsein, die Ethik hinterfragen würden?

Auf begründete Argumente der Impfkritiker folgen dann Entgegnungen der Ärztekammern usw. über die thematisierte "Impf-Verunsicherung" mit dem Hinweis, dass die Impfempfehlungen der obersten Sanitätsbehörden mit äußerster „Sorgfalt“ unter Einbeziehung aller "verfügbaren Erfahrungen" und Kenntnisse ausgesprochen wurden. Dazu muss man aber wissen, dass die Herrschaften in den obersten Sanitätsbehörden eine sehr "loyale Ader" zur Pharmaindustrie und Politik haben (müssen?) und dass sie als Gegner der Naturheilkunde auf die chemischen Produkte der Pharmaindustrie eingeschworen sind, da sonst ein Sitz in solchen Gremien nicht möglich wäre. Geschäftstüchtigkeit gehört nun einmal zu einem gut dotierten Job, was auch die geforderte Loyalität zu rechtfertigen scheint. Außerdem verschweigen die Herrschaften den Menschen all die Erkenntnisse von pharmazieunabhängigen Wissenschaftlern, Experten und Ärzten, die eine gänzlich andere Meinung vertreten und diese auch begründen können (siehe auch nachstehend angeführte Literaturempfehlung).

Influenza-Impfung

Und wie sieht es mit der Influenza-Impfung aus? In allen Medien wird durch die Pharmaindustrie, Ärzteschaft, Apotheker die Influenza-Hysterie unter Hinweis auf die Notwendigkeit der "(überflüssigen?) Grippeimpfung" geschürt. Unwahre und Angst einflößende Sprüche wie z.B. **„Eine Impfung ist auch jetzt empfehlenswert. Nur so lässt sich eine Grippe verhindern“** (Porf. Dr. Drexel/VN 8.1.2004) aus "Expertenkreisen" sind selbstverständlich geworden. "Rundum-Gesund-Tage werden im Herbst von den Apothekern organisiert, um die Besucher bei dieser günstigen Gelegenheit neben anderen Informationen auf die Influenza-Impfung einzuschwören. Großangelegte Werbemaßnahmen der "Gesundheitsmanager" für die Influenza-Impfung in verschiedenen Medien mit übertriebenen Influenza-Todeszahlen usw. sind ebenfalls an der Tagesordnung. Dafür verschweigen sie, dass auch Statistiken vorliegen (z.B. Journal der Amerikanischen Ärztegesellschaft), die besagen, dass ungeimpfte Kinder wesentlich gesünder waren als geimpfte. Aber das Geschäft mit der Angstschürung bei der unwissenden Bevölkerung scheint nach wie vor zu funktionieren.

Dessen ungeachtet "sucht" die geschäftstüchtige Weltgesundheitsorganisation (WHO) ungefähr ein halbes Jahr vor der "Grippesaison" ein Influenza-Virus aus, das uns schätzungsweise zum Winteranfang erreichen sollte. So werden die Impfstoffe gegen dieses "prognostizierte Virus" millionenfach hergestellt und mit schwermetallhaltigen, Krebs erregenden Inhaltsstoffen in die Körper der Menschen gejagt. Und dann kommt nicht selten ein ganz anderes "Influenza-Virus" angeflogen als prophezeit wurde, für dessen Existenz es ebenfalls keine gesicherte wissenschaftliche Grundlage gibt. Geimpft wurden die Menschen aber gegen das „prophezeite", und diesem Fall das falsche, nicht vorhandene Virus, womit auch kein Impfschutz gegeben ist. Sind die tatsächlichen (finanziellen?) Hintergründe der (künstlich erzeugten?) Influenza-Impf-Hysterie wirklich so schwer nachvollziehbar?

Außerdem wird den Menschen oft verschwiegen oder nicht richtig bewusst gemacht, dass die verabreichte Influenza-Impfung bestenfalls und ausschließlich gegen dieses eine, prognostizierte "Grippevirus" abgestimmt ist und wirksam sein kann, nicht aber gegen alle rund 300 sonstigen grippeähnlichen Viren, denen wir viel mehr ausgesetzt sind, als diesem speziellen Influenza-Virus, gegen das die Menschen geimpft worden sind. Das allein macht deutlich, wie "sinnvoll" solche Influenza-Impfungen tatsächlich sind. Mit Schürung von Angst lassen sich aber immer gute Geschäfte machen. Und geschäftstüchtig ist unser Gesundheitssystem allemal.

Wie wäre es denn mit einem umfassenden Gesundheitsschutz durch ein stabiles Immunsystem mit vollwertiger, ausgeglichener Ernährung und genügend Vitalstoffen? Dadurch wird nicht nur einem (von der WHO) bestimmten Influenza-Virus vorgebeugt, sondern der Körper ist gegen alle Arten von Krankheitserregern, Bakterien und Vieren gut geschützt. Wahrscheinlich wäre das die beste Variante, auch einer Grippe <u>wirksam</u> vorzubeugen!

Impfbefürworter sprechen von rund 20 Millionen Toten weltweit aufgrund der Influenza-Epidemie am Anfang dieses Jahrhunderts und 1000 bis 2000 zusätzlichen Todesfällen in Österreich.

Zu diesen Zahlen gibt es Folgendes zu bedenken:

- Wie genau sind diese „Erkenntnisse" und Schätzungen (Pi mal Daumen?)
- Statistiken werden gerne so gestaltet, dass sie den Nutznießern dienlich sind, werden vielfach von diesen in Auftrag gegeben, selbst bearbeitet und "kontrolliert".
- Wie viele <u>geimpfte</u> Tote wurden in diese Statistik mit eingerechnet?
- Wie viele sind aufgrund ihres schon vorher geschwächten Zustandes während einer Grippe oder grippeähnlichen Erkältung, an einer anderen, schon länger vorhandenen Erkrankung/Ursache gestorben, scheinen aber aufgrund der begleitenden Erkältung trotzdem in der Impfstatistik auf?
- Unter Berücksichtigung dieser Umstände dürften die in den Raum gestellten Zahlen bis auf ein Minimum geschrumpft sein.

Außerdem: Warum werben denn all die Nutznießer unter den „schönsten" Titeln für Impfungen, verschweigen der Bevölkerung aber die Krebs erregende Wirkung der Inhaltsstoffe, all die gravierenden und möglichen Nebenwirkungen wie z.B. allergische Reaktionen, Krämpfe, Lähmungen, Thrombozytopenie usw., insbesondere bei Kleinkindern? Warum übernehmen weder Impfstoffhersteller noch die Ärzte die Verantwortung dafür?

Impfen, Verantwortung und Schadenersatz

Grundsätzlich besteht in den meisten Ländern keine Impfpflicht. Die Impfungen werden aber von den Ärzten gerne als Notwendigkeit dargestellt und sind in verschiedenen Ländern z.B. Bedingung für den Besuch einer höheren Schule, für die Ausbildung oder die Ausübung eines bestimmten Berufes usw. Pflicht. So unterschiedlich können politisch gesteuerte "sanfte Zwangsmaßnahmen" zu Gunsten der Impfstoffhersteller - Wirtschaft und nicht zuletzt auch zum Nachteil unserer Gesundheit sein.

Gesetzlich ist es außerdem so geregelt, dass die Beweispflicht für evtl. Impfschäden dem Kläger und somit dem Patienten zukommt. Dass es fast unmöglich ist, medizinische Fehler, Fehlleistungen der Ärzte oder Impfstoffmängel zu beweisen, ist allgemein bekannt. Man lässt auch hier wieder die "Mücke" gegen "ein Rudel Elefanten" antreten. Wirklich fair! Es müsste aber genau umgekehrt sein, nämlich dass die Ärzte die Richtigkeit ihrer Handlungen unter Beweis stellen und die Impfstoffhersteller für den Impfstoff gerade stehen müssen. Versuchen Sie einmal, den Arzt vor der Impfung eine Haftungserklärung unterschreiben zu lassen! Da werden Sie aber wenig Glück haben. Im Gegenteil, der Vorwurf mangelnder Verantwortung wird Sie treffen!

Dass da Vieles nicht stimmt, müsste somit jedem einleuchten. Wären nämlich die Qualität der Impfstoffe und die Verabreichung der Impfung in medizinischer, ethischer Hinsicht einwandfrei, so gäbe es doch keinen Grund zur Verweigerung der Verantwortungsübernahme. Jeder Betrieb, jedes Dienstleistungsunternehmen muss für sein Handeln, seine Leistungen eine Garantie übernehmen. Im medizinischen Bereich scheinen die Uhren grundsätzlich anders zu laufen.

Außerdem werden Nebenwirkungen nach Impfungen nur dann als mögliche Impfschäden anerkannt, wenn sie innerhalb von 14 Tagen auftreten! Und was ist mit all den möglicherweise später auftretenden schweren bis lebensbedrohlichen Gesundheitsschädigungen als Folge von Impfungen?

Die Beweislage ist außerdem für den Geschädigten grundsätzlich nicht sehr aussichtsreich, denn die Gutachter und Sachverständigen kommen ja aus den eigenen Reihen der Ärzteschaft. Sie begutachten so gesehen ihre eigenen Handlungen selbst. So ist es doch eher unwahrscheinlich, dass die Ärzte sich selbst schuldhaften Verhaltens bezichtigen werden.

Zum besseren Verständnis der "Notwendigkeit" der Impfungen sei vermerkt, dass z.B. Aventis Pasteur, weltweit größter Impfstoffhersteller, (einer von vielen) im Jahr 2001 lt. eigener Angaben 1,4 Milliarden (1.400.000.000) Dosen Impfstoff gegen rund 20 Infektionskrankheiten produziert hat. Das reicht aus, um fast einem Viertel der Weltbevölkerung eine Impfung zu verabreichen. Erkennen Sie, warum immer mehr geimpft werden muss? In der Wirtschaft muss der Absatz funktionieren, sonst bleiben die Hersteller auf ihren "Produkten" sitzen. Da spielt die Bereitschaft der Gesundheitspolitik, Ärzte, Ärztekammern und Apotheker, die Impfungen zu empfehlen, dafür zu werben und diese zu verabreichen doch eine wesentliche Rolle? Da ist ja auch etwas zu verdienen! Haben wir deshalb all die Impfvorschriften,

-empfehlungen, -erweiterungen und Impfwerbungen in allen Medien? Politik und Gesundheitsbehörden leisten hier den Pharmabetrieben (größten Steuerzahlern) scheinbar sehr nützliche Dienste?

Jedenfalls sollten sich alle Eltern über das Impfen und die möglichen Folgen grundlegend informieren, bevor sie ihre Kinder impfen lassen. Besonders gefährlich und verantwortungslos scheinen aber die Mehrfachimpfungen bei Säuglingen zu sein. Hier tragen die Eltern große Verantwortung.

Impfen und weitere Kuriositäten

Im Infoblatt des klein-klein-verlages im Februar 2004 „Informieren ist süß! Impfen ist bitter!" werden weitere äußerst seltsame Gegebenheiten aufgezeigt.

Zitat: „Es ist nahezu unvorstellbar, dass die einzig wirksamen Bestandteile in den Impfstoffen die so genannten Hilfsstoffe und Konservierungsmittel sind. Mütter haben gefragt und die Antwort bekommen, dass in der Tat ohne diese Substanzen beim Impfen keine sichtbaren und messbaren Körperreaktionen erzielt werden können.

Rötet und verhärtet sich die Impfstelle, schreit das Kind nach der Impfung, bekommt es Fieber, Krämpfe und Lähmungen, die bis zum Lebensende bleiben können, treten Wesens-Veränderungen auf (Ablehnung der Mutter, Autismus, Hyperaktivität oder gar der Plötzliche Kindstod), wird das als Folge des Erwachens „abgeschwächter, getöteter" Erreger oder als Überreaktion des so genannten „Immunsystems" erklärt.

Nirgendwo jedoch tauchen in den Erklärungen der kleinen unbemerkten oder der großen Impfschäden die Inhaltstoffe in den Impfungen auf! Bisher noch in keinem Gutachten!

Ist dies seltsam?

- **Nicht, wenn man weiß**, dass diese Inhaltsstoffe wie z.B. Formaldehyd, Quecksilber, Phenole, Aluminium usw. schulmedizinisch nachgewiesene Gifte sind, die zum Teil im Körper nicht abgebaut werden können und deshalb lebenslang als Nerven-, Fortpflanzungs-, und Muskel-Gifte wirken.
- **Nicht, wenn man weiß,** dass es schon lange bekannt ist, dass das Impfen neben der giftigen Wirkung auch eine wissenschaftlich nachweisbare, starke psychosomatische Wirkung hat, die bei vielen Kindern das Urvertrauen in die Mutter und die Umgebung beeinträchtigt, außerdem bis zu Autismus und Tod führen kann.
- **Nicht, wenn man weiß,** dass die zuständigen Gesundheitsbehörden schon lange zugegeben haben, dass Impfschäden absichtlich nicht registriert werden, um sie so ignorieren zu können, um so auch den Zusammenhang zwischen Impfen und "Plötzlichem Kindstod" und die durch das Impfen verursachte, extrem steigende Rate von Missbildungen bei Geburt ignorieren zu können.

- **Nicht, wenn man weiß,** ... dass es auch international keine Studien gibt, die den Nutzen des Impfens belegen könnten!
- ... **und sie haben auch zugegeben, dass die Behauptungen über krankmachende Viren unbewiesene Spekulationen des 19. Jahrhunderts sind, welche aus politischen Gründen erfunden wurden und immer noch aufrecht erhalten werden. Dabei werden die Erkenntnisse staatlicherseits unterdrückt, die „Krankheiten“ umfassend erklären und erfolgreich behandeln können“... usw.** Zitatende

Wertvolle Informationen von Selbsthilfegruppen, namhaften Ärzten und Wissenschaftlern erhalten Sie auf folgenden Internet-Seiten, in Broschüren und Büchern:

www.klein-klein-verlag.de
www.aegis.at
www.aegis-schweiz.ch
www.aegis-bayern.de
www.impf-report.de

Impfen, wertvolle Literatur

- **"klein-klein-aktuell" (Impfen-Gesundheit-Zukunft)** preisgünstiges Abo des klein-klein-veralges (www.klein-klein-verlag.de)
- **"AEGIS – IMPULS", A-8563 Ligist 89, Tel. +43-03143-279313,**
- **"Impfen – eine Entscheidung die Eltern treffen"** von Veronika Widmer/Jürgen Bernhard, ISBN: 3-937342-02-8
- **"Impfen – Völkermord im Dritten Jahrtausend"** von Karl Krafeld, Stefan Lanka u.a., Priolverlag, ISBN:3-928689-23-1
- **"Impfen – Einfach und verständlich dargestellt"** von Karin Wolfinger / Karl Krafeld u.a., ISBN: 3-937342-13-3
- **"Impfungen – der Großangriff auf Gehirn und Seele"**, von Harris L. Coulter, Hirthammer Verlag, ISBN: 3-88721-109-X
- **"Impfschutz – Irrtum oder Lüge"** von Simone Delarue, Hirthammer Verlag, ISBN: 3-88721-110-3
- **"Impfen – Das Geschäft mit der Angst",** Knaur Verlag, Dr. G. Buchwald, ISBN: 3-426-87031-2

Das schulmedizinische System, die Erfolge und das Honorar

Wollte man medizinische Leistungen gerecht entlohnen, müsste - wie in anderen Bereichen - „Lohn nach Leistung“ erfolgen. Das Honorar für Ärzte/Therapeuten müsste also nach **geheilten**, nicht nur symptombehandelten Patienten festgelegt werden. Und was Heilung betrifft, ist die Naturheilkunde unangefochten und weit voraus an erster Stelle. Die Schulmedizin wäre gezwungen, sehr schnell die sonst verschmähte Naturheilkunde zu erlernen und anzuwenden, denn niemand, der wirklich heilen will, kommt an der Naturheilkunde vorbei. Es ist ja nicht sehr rühmlich für die Schulmedizin, wenn unter anderem Heilpraktiker immer wieder solchen Patienten in relativ kurzer Zeit zu Gesundheit verhelfen, bei denen die Schulmedizin zuvor jahrelang versagt hat.

Und auch in solchen Fällen verweigert die Krankenkasse die Bezahlung des Honorars und zwar mit der Begründung, dass die angewandte Therapie wissenschaftlich nicht anerkannt ist oder die Behandlung nicht von einem Arzt durchgeführt wurde. Dass diese Therapie das Wesentliche, nämlich Heilung gebracht hat, interessiert wieder einmal niemanden. Ökonomisch? Kurios? Schizophren?

Andererseits ist z.B. die Kostenübernahme jahrelanger vorangegangener erfolgloser schulmedizinischer Behandlung mit vielfach höheren Kosten beim selben Patienten Selbstverständlichkeit! Ist das wirklich demokratisch, rechtsstaatlich, ökonomisch und vor allem moralisch in Ordnung? Man fragt bei der Kostenerstattung durch die Krankenkasse also nicht nach dem Erfolg! Nein, schulmedizinische Behandlung muss es sein, ganz egal wie erfolgreich oder erfolglos sie ist und über wie viele Jahre sich die Erfolglosigkeit erstreckt. In keinem anderen Bereich wird Erfolglosigkeit so gut und dauerhaft honoriert, wie in unserem so genannten „Gesundheitssystem“.

Unwissenschaftlichkeit der wissenschaftlichen Medizin und Kostenerstattung

In einem Verfahren, betr. Kostenersatz für alternative Therapien bei einer Multiple Sklerose Erkrankung stellte der Bundesgerichtshof lt. Urteil vom 23.6.1993 fest, "***... auch die von der überwiegenden Zahl der Ärzte und Krankenanstalten geübte Behandlung könne nach den Feststellungen des Berufungsgerichtes nicht als wissenschaftlich allgemein anerkannt werden, weil die Ursache dieser Krankheit noch immer nicht erforscht sei und jede Art der Behandlung deshalb zwangsläufig experimentellen Charakter habe, ohne dass der medizinische Nachweis geführt werden könne..."***

Da die **Ursache** der meisten Krankheiten – insbesondere der schweren – **schulmedizinisch** nicht geklärt ist, bedeutet das doch, dass die meisten Krankheiten **schulmedizinisch auch "unwissenschaftlich" behandelt werden.**

Die Krankenkasse erlaubt sich aber, diese **"unwissenschaftlichen" schulmedizinischen Behandlungen** und den größten Teil der chemischen Medikamente ohne erwiesene Heilwirkung, die aber mit Dutzenden Nebenwirkungen behaftet sind - die zu neuen Krankheiten führen können - anstandslos zu bezahlen, die Kostenerstattung hilfreicher Naturheiltherapien aber zu verweigern. Fällt das unseren so „verantwortungsvollen“ Politikern, Strafrechtlern, Verfassungsrechtlern usw. nicht auf, oder schauen sie wissentlich oder "vorgegebener" Weise an diesen scheinbar "gesetzwidrigen" Handlungen vorbei?

Pharmazie, Wissenschaft, Schulmedizin, Politik & Co haben ja an alles gedacht. Auch bei der Mitgestaltung der sie betreffenden Gesetze. Da gibt es z.B. in Deutschland rund 200 (pharmaorientierte) Wissenschaftspäpste in allen „Gesundheitsdisziplinen“, unter denen sich mehr oder weniger alles abspielt und die sehr eng mit der Industrie/Pharmazie „zusammenarbeiten.“ Als Wissenschaftler beherrschen sie die Universitäten und wachen darüber, dass ausschließlich ihr („wissenschaftliches"?) Weltbild gelehrt wird. Ihre Arme reichen aber auch weit in die Politik hinein, da sie ja dort auch als Gutachter tätig sind. Sie bestimmen unter anderem über die Vergabe der Forschungsgelder, insbesondere wer keine bekommt (Naturheilkunde?). Der Machtbefugnisse aber noch nicht genug, beherrschen sie gewissermaßen auch die Justiz, da sie auch dort ihr materialistisch erscheinendes Weltbild der „hohen Kunst der Medizin“ gutachterlich vertreten. So vermitteln sie den Richtern, was sie als „wissenschaftlich“ **anzusehen haben** und was Quacksalberei ist. Diese Wissenschaftler entscheiden aber auch darüber, wann ein Kunstfehler vorliegt, die es in den eigenen Reihen – sofern nicht versehentlich und für jeden erkennbar das falsche Bein abgeschnitten wurde – ja kaum gibt, dafür aber wegen jeder Kleinigkeit bei den Naturheilkundlern.

Der größte Unfug, den es in einem demokratischen Rechtsstaat nicht geben dürfte ist aber, dass Richter die Möglichkeit haben und vielfach davon Gebrauch machen, sich ausschließlich auf ein (manchmal äußerst fragwürdiges?) Gutachten eines solchen pharmazeutisch geprägten Wissenschaftlers zu verlassen und ein Gegengutachten durch einen von der Pharmazie unabhängigen, ganzheitlich ausgebildeten Wissenschaftler abzulehnen. Eine derartige Maßnahme stellt ganz offensichtlich eine schwere Verletzung der demokratischen, rechtsstaatlichen Prinzipien und auch eine erhebliche Beeinflussung des Gerichtsverfahrens dar, weil die betreffende Partei dadurch in der Beweisführung auf das Schwerste benachteiligt, ihr dadurch die wichtigste Beweisgrundlage entzogen und der Prozess auf diese Art durch den Richter unwillkürlich in "eine bestimmte Richtung" gelenkt wird.

Der Richter hat ja nicht die geringste Ahnung, ob dieses eine "pharmazeutisch-schulmedizinische" Gutachten lückenhaft, einseitig, manipulativ oder nur annähernd korrekt ist und verhindert eine diesbezügliche Überprüfung durch Ablehnung eines Gegengutachtens! Ist das wirklich noch in Ordnung? Das was also in rücksichtslosen Diktaturen salonfähig ist, hat scheinbar nun auch im Gesundheitswesen und der Gerichtsbarkeit jener Länder Einzug gehalten, die sich gerne mit ihren demokratischen Grundsätzen brüsten, in Anbetracht solcher Vorkommnisse aber nur noch scherzhafter Weise Demokratie und Rechtsstaat genannt werden dürften. Das sind nämlich Zustände, die in einer "Bananenrepublik" als normal angesehen werden können, es in einem demokratischen Rechtsstaat aber nicht geben dürfte.

Die Schulmedizin und ihre Behandlungen sind aufgrund des hervorragend strukturierten und organisierten „Gesundheitssystems“ nur durch sie selbst kontrollier- und überprüfbar. Die Schulmedizin hat also keine Kontrollinstanz über sich, überprüft, begutachtet sich und ihre Leistungen selbst, wird deshalb grundsätzlich solange es irgendwie möglich ist, vermutlich auch nie gegen sich selbst entscheiden und sagt den Richtern – unter welchen "Umständen" auch immer – wo es lang geht. Wie man sich bettet, so liegt man eben! Wenn das so richtig ist, warum lassen wir denn nicht das Strafgesetzbuch die Verbrecher schreiben, anstatt Juristen?

Wissenschaftlich anerkannt in der etablierten Medizin heißt so gesehen: Wir haben Recht, auch wenn wir nicht Recht haben! Wir haben immer Recht, auch wenn es nicht erwiesen oder falsch ist! Wir haben immer Recht!

Erkennen Sie, worum es hier geht? „Geld regiert die Welt“, lautet ein altes Sprichwort! Und das fließt nur in die "richtigen Kanäle", solange es nur eine (dogmatische?) alles "beherrschende", mit aller Macht ausgestattete Medizin, bei selbst bestätigter Richtigkeit und ein riesiges Heer von kranken Menschen gibt, das "zwangsweise" (Krankenkassenregelung) mit Mitteln und Methoden der Pharmaindustrie und Schulmedizin behandelt werden kann.

Die Ärzteausbildung - irreführend und lückenhaft?

Ärzteausbildung – eine einseitige Ausbildung – die Folgen

Genauso so groß wie die Erfolge in der Notfallmedizin (insbesondere im unfallchirurgischen) Bereich sind, ist aber das Versagen der Schulmedizin bei der Behandlung von Zivilisationskrankheiten. Die Erklärungen dafür sind logisch und einfach. Das Unheil beginnt mit der universitären Ausbildung unserer Ärzte, weil in diesem Lehrplan die wichtigste und tragende Säule zur Erhaltung und Wiedererlangung der Gesundheit fehlt, nämlich

- die Naturheilkunde und somit die Lehre über die Notwendigkeit gesunder, vollwertiger, natürlicher Ernährung
- das Rollenspiel der unentbehrlichen Mikronährstoffe im richtigen Ausmaß und ihre positiven Auswirkungen auf das Immunsystem, einwandfreie Zell- und Organfunktion sowie Gesundheit.

Da Biochemie nicht zum Studienlehrgang eines Arztes gehört und dieser wichtige Bereich somit nicht gelehrt wird, haben die meisten Ärzte davon sehr wenig Ahnung. Von der Chemie ganz allgemein verstehen viele Ärzte (lt. Kritik aus den eigenen Reihen, Dr. Klemke, Dr. Mendelsohn u.a.) ebenfalls nicht viel. In der Ausbildung werden auch die Zusammenhänge zwischen Körper-Geist-Seele und den verschiedensten Krankheiten nicht gelehrt. Fast alles, was mit Natur und Naturheilkunde, dem Seelenleben irgendwie zusammenhängt, wird in der schulmedizinischen Grundausbildung im Hinblick auf Krankheitsursachen nicht gelehrt, ist nicht erlaubt. Dafür wird ihnen beigebracht, welche chemischen Medikamente zur Symptomunterdrückung bei diesen oder jenen Krankheitsbildern verschrieben werden sollen.

So gesehen erfährt der Medizinstudent in der jahrelangen „Ausbildungszeit“ an der Universität eine kleine „Gehirnwäsche“ in Bezug auf Naturheilkunde. Tag für Tag, Jahr für Jahr wird ihm suggeriert, dass ausschließlich Chemie, Chirurgie und Technik die Allheilmittel zur Behandlung von Krankheiten sind, was mit **Heilung** vielfach aber kaum etwas zu tun hat. Dementsprechend geprägt und mit einseitigem Wissen überschüttet, fernab von jeglicher Beziehung und Verständnis zur Natur, zu den Mikronährstoffen und ihrer Wirkungsweise, die Naturheilkunde als „Feind“ und „Scharlatanerie“ sehend, kommt der Medizinstudent nach jahrelanger universitärer aber "halbseitiger" Ausbildung als Praktikant z.B. in ein Krankenhaus oder in eine Arztpraxis. Die ihm in der Schulzeit suggerierten negativen Eindrücke gegen die Naturheilkunde, die natürlichen Wirkstoffe sind so tief in seinem Unterbewusstsein verwurzelt, dass er meistens von deren Richtigkeit absolut überzeugt ist und vielfach der Naturheilkunde gegenüber für immer verschlossen bleibt.

Ein weiteres großes Problem ist, dass die Jungmediziner an der Universität nichts über Krankheitsursachen, Maßnahmen zur Erhaltung der Gesundheit sondern nur über Diagnostik in Verbindung mit technischen Geräten und die Behandlung von Krankheiten mit chemisch-giftigen Medikamenten lernen, was aber mit Heilung sehr wenig zu tun hat. Im wichtigsten Bereich, nämlich über Maßnahmen zur Verhinderung von Krankheiten, die damit verbundene Notwendigkeit gesunder, vollwertiger und natürlicher Ernährung und optimale Vitalstoffversorgung erhalten sie keine fundierte Ausbildung, werden aber dessen ungeachtet auf die Menschheit losgelassen. Eine Ausbildung, in der dieser unabdingbare Bereich nicht berücksichtig wird, erscheint absolut unzureichend und lässt auf ein geringes Verantwortungsbewusstsein der Verantwortungsträger schließen. Angesichts dessen sind die Kranken größtenteils mit "halb ausgebildeten" Schulmedizinern konfrontiert. Die Ursache einer Krankheit liegt immer in der Vergangenheit, grundsätzlich in der falschen Ernährung und Lebensführung, dem damit verbundenen Vitalstoffmangel, der Übersäuerung, der geschwächten Immunabwehr und den Stoffwechselproblemen. Und die Schulmedizin versucht witziger Weise diese Probleme mit giftigen Pillen zu kompensieren anstatt mit natürlicher Vollwerternährung und optimaler Vitalstoffversorgung (Kraftstoff für den Organismus) die Basis für Gesundheit zu schaffen.

Erinnern Sie sich doch an Ihre Arztbesuche und an die Antworten des Arztes, als Sie ihn nach der Ursache ihrer Erkrankung gefragt haben. Als Ursache erwähnen die Ärzte je nach Symptom, entweder eine Kreislaufstörung, Bluthochdruck, oder dass die Störung vom Herzen, von der Schilddrüse oder Leber ausgeht usw. Damit nennt der Arzt aber lediglich fehlgesteuerte und erkrankte Organe, was mit einer Ursache überhaupt nichts zu tun hat. Dass diese Organe nicht mehr richtig funktionieren oder entsprechende Symptome vorhanden sind, hat ja ebenfalls eine Ursache und genau die ist interessant, muss erkannt und beseitigt werden. Der Arzt umgeht also die Frage nach der wirklichen Ursache geschickt und täuscht den Patienten über die Tatsache hinweg, dass er als Arzt die Ursache - und somit das Wichtigste - gar nicht kennt. Der Patient bekommt dann ein chemisches Medikament, das die Symptome des erkrankten Organs unterdrückt, wodurch beim Patienten Heilung vorgetäuscht wird. Die Krankheit bleibt somit bestehen, die Ursache unerkannt und die Krankheit verschlimmert sich oder es kommen neue Krankheiten dazu.

Mit den heutigen angewendeten Untersuchungsmethoden lassen sich logischerweise nur Krankheitsbefunde erstellen, die auf den derzeitigen Gesundheits-/Krankheitszustand des Patienten hinweisen. Das Wichtigste aber, die Ursachenfindung bleibt auf der Strecke. Obwohl von den Naturheilkundlern fortlaufend vorexerziert, ist es für die Schulmediziner "unbegreiflich", dass die Ursache der Erkrankungen in der Vergangenheit, meistens in den vergangenen 20 - 40 und mehr Jahren liegen könnte und in ungesunder Lebensführung, denaturierter Industriekost, in chronischem Vitamin- und Mineralstoffmangel, Übersäuerung und seelischen Problemen begründet ist. Wie soll den eine an Mikronährstoffen verkümmerte "Biochemie-Fabrik-Mensch" mit Milliarden Stoffwechselvorgängen pro Sekunde noch ordnungsgemäß funktionieren, wenn der dafür erforderliche "Kraftstoff" (Mikronährstoffe) nicht ausreichend vorhanden ist? Warum können, wollen oder dürfen denn die Schulmediziner diese einfache Logik nicht verstehen und dementsprechend handeln? So wird heute schulmedizinisch vielfach an den Krankheiten vorbei diagnostiziert und therapiert.

Dieses Nichtwissen oder Nicht-wissen-dürfen ist offensichtlich auch Ursache für unzählige Fehldiagnosen und die fragwürdigsten Erklärungen im Hinblick auf die Krankheitsentstehung und -behandlung, verbunden mit Kosten in vielfacher Milliardenhöhe und nicht zuletzt der Verschwendung vieler Menschenleben? Ein Warten ohne Ende auf den Sieg der Moral und Vernunft?

Genauso fatal wirkt sich in der Ausbildung aus, dass die untrennbare Einheit Körper-Geist-Seele im Lehrplan keine Berücksichtigung findet, da schwere seelische Belastungen (schwerer Kummer, Sorgen usw.) im Laufe der Zeit grundlegend, insbesondere aber bei sensiblen, duldsamen Menschen körperliche Erkrankung nach sich ziehen. Zuerst erkrankt die Seele, danach das Immunsystem und somit der Körper. Eine Erkrankung findet grundsätzlich im seelischen und körperlichen Bereich statt. Die gekränkte, erkrankte Seele beeinträchtigt den Körper und umgekehrt, der erkrankte Körper die Seele. Auch dieser Materie steht die Schulmedizin in "analphabetischem Unbewusstsein" oder vielleicht bewusster Verleugnungsstrategie mit ausweichenden Argumenten gegenüber? Hat das vielleicht einem guten Grund? Die Anerkennung dieses Wissens würde ihre bisherigen universitären Behandlungsmethoden, -mittel und -theorien total in Frage stellen, einen gewaltigen Imageverlust nach sich ziehen. Wie soll man denn nach Jahrzehnte langem Leugnen plötzlich die Anerkennung all dieser Faktoren als Krankheitsursache rechtfertigen, ohne das Gesicht zu verlieren? Was tut man also, um diesem Problem aus dem Weg zu gehen? Man verharrt auf den alten Dogmen und setzt die Flucht nach vorne fort.

Die Lehrzeit des jungen Arztes

Jedenfalls beginnt der Jungmediziner nach abgeschlossenem Studium in einem Krankenhaus oder einer Arztpraxis dann sozusagen die „Lehre“, wie andererseits z.B. ein Mechanikerlehrling in der Kfz-Werkstätte. Denn diesem Medizinstudenten wurde an der Universität ja fast ausschließlich Anatomie, Chemie und dergleichen, also in erster Linie theoretisches Wissen näher gebracht. Nun gilt es, das theoretische Wissen in der Praxis zu erlernen, umzusetzen und zwar mit den „Allheilmitteln“ Chemie, Chirurgie und Technik, den Mensch als Materie aus Fleisch und Knochen sehend, aber offensichtlich ohne zu bedenken, dass er auch noch eine Seele hat.

Diese einseitige Fortbildung in Richtung Chemie/Technologie findet in der praktischen Ausbildung die chronische Fortsetzung und ein neuer Arzt nach streng schulmedizinischem Muster, der die Krankheit als einzelnen Bestandteil des Menschen und nicht als Symptom des Ganzen sieht, der deshalb nicht nach der Ursache sucht und somit das Symptom oder kranke Organ anstatt der Ursache behandelt, ist geboren. Ein Arzt, der mit schulmedizinischem „Tunnelblick“ seine Karriere startet, ein Arzt, dem während seiner Ausbildung scheinbar der letzte Funke Verstand für die Naturheilkunde und ihre hilfreichen Mittel "ausgelöscht" wurde. So ist es nicht verwunderlich, dass diesen fundamental geprägten Ärzten die Notwendigkeit natürlicher Vollwerternährung (die sie meistens gar nicht kennen) und naturheilkundlicher Heiltherapien trotz vieler wissenschaftlicher Forschungsergebnisse nicht oder nur schwer verständlich gemacht werden kann. Ganz im Gegenteil! Das wird von vielen Ärzten kategorisch abgelehnt und sie beharren auf den alten Lehrbüchern und ihrer universitären Ausbildung. Manche aber wissen oder erfahren später aus diversen Gründen, dass die Naturheilkunde, natürliche, vollwertige Ernährung wichtig und notwendig wären, wagen aber aus gesellschaftlichen Gründen (intern) nicht, diese Meinung öffentlich zu vertreten oder haben Angst als „Geächtete" die gesellschaftliche und berufliche Stellung in Medizinerkreisen zu verlieren oder schwere finanzielle Einbußen und nicht zuletzt den Verlust der Arbeitsstelle usw. zu erleiden.

Die medizinische Universität und ihre Lehrer

Von wem werden diese Medizinstudenten denn unterrichtet? Von pharmazeutisch geprägten Professoren natürlich! Und woher haben diese ihr Wissen? Aus den Forschungsergebnissen all dieser Studien, die größtenteils von **der Pharmazie, sowie pharmazielastigen und schulmedizinisch geführten Krebshilfe-Vereinigungen** (z.B. Deutsche Krebshilfe) oder „loyalen Verwandten" in Auftrag gegeben wurden, oder aus anderen zwielichtigen und manchmal gefälschten Forschungsergebnissen sowie den eigenen Erfahrungen. (Dazu aber später mehr).

Und wie wird man Professor, Lehrer an der Universität? Man muss in der ärztlichen Laufbahn uneingeschränkten schulmedizinischen Gehorsam erkennen lassen, der Naturheilkunde absolut ablehnend gegenüberstehen und somit ein gutes Verhältnis zur Führungsetage der Schulmedizin – Pharmazie und Politik aufbauen. Wenn der Sprung zum Lehrstuhl an der Universität geschafft ist, muss man gewisse Dinge sagen und lehren, genauso wie man andere gewisse (aber wichtige) Dinge nicht sagen und lehren darf. Die Naturheilkunde, ein wichtiger und großer Teil ganzheitlich medizinischer Ausbildung ist verpönt, hat dort nichts zu suchen! Wer das nicht hinnehmen will, ganz egal ob Schüler oder Professor, kann bittere Erfahrungen machen. Auf jeden Fall muss das vom Lehrer Gesagte und Gelehrte den Vorstellungen der Chefstrategen des medizinischen Systems (Pharmaindustrie?) entsprechen, egal ob der Professor persönlich eventuell anderer Überzeugung ist oder nicht. Trifft das nicht zu, so löst es Unmut in der Chef-Etage aus und das kann für den Lehrer/Professor schwerwiegende Konsequenzen haben. Loyaler Charakter ist gefordert! Diese Herren Professoren müssen also sehr achtsam sein in Hinblick darauf, was sie sagen und somit auch lehren, denn da kann ein positiver Hinweis auf die Naturheilkunde "tödlich" sein. Niemand verliert doch gern einen guten und angesehenen Lehrstuhl, und das vielleicht wegen unbedachter Worte hinsichtlich wirkungsvoller Naturheilkunde!

Die oberste Schicht unseres Gesundheitswesens, als Strategen und Planer, als Kopf der gesamten Branche hat es eben verstanden, die Ärzte und Lehrer auf ihre Produkte (Medikamente, Geräte, usw.) "einzuschwören", lockt mit finanziell interessanten „Angeboten" sowie anderen Annehmlichkeiten und hat so zufriedene und nicht schlecht verdienende Mitarbeiter. Es steckt eine unwahrscheinlich ausgeklügelte, allumfassende Strategie und Philosophie hinter unserem so genannten „Gesundheitssystem," lückenlos abgesichert, angefangen von der gezielt einseitigen Ärzteausbildung bis hin zum Verkauf von zigtausend Pillen und Präparaten oder den personellen Besetzungen aller wichtigen Schlüsselstellen, auch in den Bereichen Wirtschaft, Arzneimittelbehörden und Politik. Das macht auch im Hinblick auf die Zulassung chemischer Medikamente und der Stabilisierung dieses uneffizienten Gesundheitswesens usw. durchaus Sinn. Nicht zuletzt wurden und werden manche Politiker in Pharmabetrieben oder "deren Verwandten" ausgebildet, die später womöglich in Lage sein sollten durch die Politik das Gesundheitswesen entsprechend pharmafreundlich mit gestalten zu können. Alt-Bundeskanzler Kohl, der "tapfere Schüler" des BAYER-Konzerns ist hier ein sehr gutes Beispiel. Wenn man überall die richtigen Leute hat, wird eben vieles möglich, was sonst nicht möglich wäre.

Ein neuer Arzt und die Praxiseinrichtung

Macht sich ein neuer Arzt selbständig und eröffnet eine Praxis, dann laufen die Pharmavertreter aller Konzerne um die Wette, um diesem Arzt „behilflich" zu sein. Die Pharmakonzerne sind nämlich in allen "gesundheitlichen" Belangen äußerst behilflich und "zuvorkommend", nicht nur bei der Neugestaltung von Gesetzen auf Bundesebene und in der EU. Dass hier nicht zuletzt die eigenen (finanziellen) Interessen vor diejenigen der Kranken gestellt werden, erscheint nahe liegend. Da gibt es unter anderem die tollsten Beratungen für die Jungärzte, besonders günstige Angebote und Unterstützungsmöglichkeiten in verschiedensten Richtungen, angefangen von den Medikamenten bis hin zur Praxiseinrichtung. Geschickt und geschäftstüchtig erweist sich diese Vorgangsweise insbesondere bei guter vertraglicher Absicherung durch die „beratende" pharmazeutische Firma. Die dadurch entstehenden Konsequenzen werden von den betroffenen Ärzten oftmals unterschätzt. Sollte ein betroffener Arzt später einmal (vielleicht aus Gewissensgründen) das Bedürfnis verspüren umzudenken, sitzt er in der Falle. Diese Verträge werden nämlich meistens sehr langfristig abgeschlossen.

In Anbetracht der derzeit vorherrschenden allgemeinen Umstände kann unser heutiges schulmedizinisches „Gesundheitswesen" in Bezug auf Zivilisationskrankheiten folgendermaßen definiert werden:

„Ein sich selbst für die Gesundheit zuständig erklärtes, aufgeblähtes System mit totalitärem Charakter, dessen Fortschritt im Bereich der Zivilisationskrankheiten darin besteht, dass wir trotz modernster Technik und Wissenschaft, auf "höchstem Niveau" ausgebildeten Medizinern und fortlaufend erhöhter finanzieller Mittel immer mehr chronisch Kranke haben, die für vermehrten Absatz chemischer Medikamente, Umsatzsteigerungen der Pharmakonzerne und Schulmediziner unerlässlich sind, was durch die Verflechtungen von Pharmazie, Schulmedizin, Politik, Wirtschaft und den Ausschluss der wichtigsten Teile der Naturheilkunde ermöglicht wird."

Die Computermedizin, Einzelorganbehandlung und die Folgen

Die „allumfassende" Computermedizin

Ärzte mit rein „schulmedizinischem Tunnelblick" warten immer noch auf die allumfassende Computermedizin mit einwandfreier Diagnosetechnik, sowie Therapieauswahl und automatischer Durchführung. Diese Ärzte werden auf Dauer auf der Verliererseite zu finden sein! **Das kann finanziell funktionieren, nicht aber medizinisch,** denn der Mensch ist ein Individuum in jeder Hinsicht und muss allein schon unter der Berücksichtigung der *biochemischen Individualität* als Individuum behandelt werden. Der Mensch lässt sich nicht schablonisieren oder generalisieren! Er ist ein Individuum - bestehend aus Körper, Geist und Seele und ist als solches zu behandeln!

Vielleicht erkennen manche Ärzte im Laufe der Zeit, dass Diagnostik nicht nur aus dem Anschließen der Geräte, den Bildschirm- und Diagrammaufzeichnungen besteht, sondern dass es ebenso wichtig ist, sich den Patienten genau anzuschauen, ausführliche Gespräche zu führen, die psychischen Hintergründe eines Symptoms zu hinterfragen und mit einzubeziehen. Dass der erfahrene Therapeut aus dem Erscheinungsbild des Patienten, aus Gesicht und Augen oft Krankheiten "herauslesen" und diagnostizieren kann, die vorher von verschiedenen Fachärzten und auch in Krankenhäusern trotz modernstem Geräteeinsatz nicht erkannt wurden, unterstreicht die Wichtigkeit dieser Tatsache. Bei jeder Diagnosestellung und Therapie ist auch die gesunde, vollwertige und natürliche Nahrung zwingend zu berücksichtigen, da die Ernährung, Übersäuerung, Vitalstoffversorgung bei allen Volkskrankheiten eine grundlegende Rolle spielen. Dazu ist aber in erster Linie die menschliche Gesinnung des Arztes notwendig, die Distanz zum materiellen Denken, dass er sich die erforderliche Zeit nimmt, sich in der Ernährung auskennt und die Wirkung der Vitalstoffe versteht, was aber meistens nicht der Fall ist.

Der Mensch ein Individuum – deshalb individuelle Behandlung

Jeder Mensch ist vom anderen verschieden. Von all den Billionen Zellen unseres Körpers ist keine einzige gleich wie die andere und die eines anderen Menschen. Billionen verschiedene Erbanlagen, genetische Schwachstellen, Stärken, im Zellsystem und in der Seele kennzeichnen unsere Verschiedenheit, Individualität. All diese Eigenheiten, psychische, physische Hintergründe usw. spielen eine wesentliche Rolle in der ursächlichen Krankheitsentstehung und -behandlung. Somit muss auch jeder Patient als Individuum behandelt und gesamthaft gesehen werden, also in der Einheit von Körper, Geist und Seele. Und wie macht man das mit der heutigen durchschnittlichen Behandlungsdauer von rund 5 Minuten pro Patient und mittels Computerdiagnostik, wenn zur Abklärung dieser Umstände z.B. ein Gespräch von vielleicht 2 Stunden erforderlich wäre? Auch in Zukunft wird kein medizinisches

Gerät in der Lage sein, auf all diese körperlichen und seelischen Verschiedenheiten, Probleme und Bedürfnisse des Patienten einzugehen. Aufgrund dieser Ein-paar-Minuten-Geräteauswertungen wird aber die Diagnose erstellt. Das bildet dann die Basis für die Einzelorganbehandlung mit giftigen Medikamenten. Und wir wundern uns über die fortlaufenden Misserfolge.

Es ist einfach, ja schon fast schizophren, ein einzelnes Organ zu behandeln, ohne zu wissen warum es erkrankt ist, denn damit ist niemanden wirklich geholfen. Die Ursache muss gefunden und behandelt werden. Nur dann und unter Anwendung der richtigen Mittel und Heilmethoden (möglichst ohne unerwünschte Nebenwirkungen) kann Heilung erfolgen. Und das erfordert Zeit, sehr viel Zeit für eine gründliche Untersuchung, ausführliche Gespräche (psychische Probleme berücksichtigen), die heute die meisten Ärzte nicht mehr haben und sich auch nicht nehmen wollen. Mit geringstem Zeitaufwand möglichst viele „Ordinationen“ scheint in der heutigen „Fünf-Minuten-Medizin“ die Devise zu sein, denn "Zeit ist Geld". Die Schuld liegt aber nicht nur beim System und der ärztlichen Ausbildung sondern zum gleichen Teil bei den Ärzten (Ärztevertretungen) selbst, die das zugelassen bzw. gewollt haben. Das Honorar müsste nach **geheilten** und nicht nach der Anzahl symptombehandelter Patienten erfolgen! Dadurch würden die Ärzte sehr schnell zum Umdenken gezwungen, müssten sich mit **vollwertiger, natürlicher Ernährung, Vitalstoffen und den seelischen Hintergründen einer Krankheit befassen** und sich für den Patienten Zeit nehmen. Sie müssten dann das Symptom hinterfragen, somit die Krankheitsursache ergründen und richtig behandeln.

Einzelorganbehandlung – Spezialisierung

Dessen ungeachtet hält der Trend zur Spezialisierung im Ärztewesen ungebrochen an, ja nimmt stetig zu. Kein Wunder, denn immer mehr Ärzte erkennen, wie gewinnbringend die Spezialisierung auf irgendein Organ ist. Wie fatal sich das aber auf die Diagnosestellung, die medizinische Behandlung, Beseitigung der Krankheitsursache auswirkt, scheint heutzutage niemanden mehr zu interessieren. Die moralische Verantwortung kommt immer mehr „unter die Räder“.

Aufgrund der Überflutung von medizinischen Spezialisten, die dringend Arbeit brauchen, sind z.B. in Österreich durch den Hauptverband "geniale" Vorschläge gefallen, denen zufolge Blutdruckmessungen zukünftig nur noch von Kardiologen durchgeführt werden sollten. Kein Wunder, handelt es sich doch um eine bemerkenswert "anspruchsvolle" medizinische Tätigkeit, die aber grundsätzlich jeder Bürger selbst vornehmen kann, sofern er ein Gerät für ein paar Euro zu Hause hat. Einkommensumlagerung von den praktischen Ärzten zu den Fachärzten scheint für die Gesundheit der Menschen besonders wichtig zu sein. Man stelle sich doch einmal vor, wie viel gesünder der Mensch wird, wenn der Blutdruck vom Kardiologen anstatt vom praktischen Arzt gemessen wird!

Heute kennen wir

- ungefähr 1.200 schulmedizinische Fachrichtungen

- rund 30.000 Krankheiten (werden an den Universitäten gelehrt, nicht aber die Gesundheit), fortlaufend werden neue "erfunden"
- in Deutschland rund 40.000 Medikamente
- in der Schweiz sind rund 6.000 registriert
- jedes Jahr kommen weltweit ungefähr 15.000 neue Zusammensetzungen auf den Markt, wobei bei einigen möglicherweise nur der Name neu ist. Im selben Zeitraum verschwinden rund 12.000 wieder, ergibt also jährlich ein plus von rund 3000
- auf dem Weltmarkt werden rund 205.000 verschiedene Medikamente gehandelt, von denen wahrscheinlich nur 205 wirklich notwendig wären.
- wann wird endlich begriffen, dass wir im Verhältnis zu den Krankheiten wesentlich zu viele Medikamente haben, die aber alle Absatz finden "müssen"? So benötigt man wieder neue (erfundene?) Krankheiten und aufgrund dessen wieder mehr Ärzte/Spezialisten, die diese Pillen vermehrt verschreiben! Eine ewige Spirale nach oben im Sinne des pharmazeutischen Absatzmarkes und der "Massenvergiftung" der Menschen? Erfinderisch genug ist unser Gesundheitssystem allemal.
- woher sollen denn all die Krankheiten kommen, die wir für den Absatz dieser Medikamente benötigen, sofern die Krankheiten nicht fortlaufend "erzeugt" oder erfunden werden, erzeugt zum Teil vielleicht gerade durch die Nebenwirkungen dieser Medikamente? Haben wir deshalb heute SARS, morgen (die auf Menschen übertragbare?) Vogelgrippe, die nicht zuletzt der Eindämmung der dominierenden japanischen Geflügelwirtschaft dienen sollte? Und 2 Wochen danach haben wir schon einsatzfähige "neue" (schon längst vorbereitete?) Medikamente - Impfungen? All die Merkwürdigkeiten fallen den meisten Menschen aber nicht auf.

Wir haben heute bald für jedes einzelne Organ einen Facharzt, vergessen dabei aber, dass für jede gute ärztliche Behandlung die Einbeziehung des Gesamtorganismus in der Einheit von Körper, Seele und Geist unerlässlich ist. Der individuelle Mensch kommt in seiner Ganzheit zum Arzt und bringt nicht nur ein einzelnes Organ zur Begutachtung. Es macht ja keinen Sinn, ein erkranktes Organ zu behandeln, wenn die Ursache der Erkrankung ganz woanders liegt und nur das Symptom über irgendein erkranktes Organ zum Ausdruck kommt. Hat man aber den Auslöser dieser Organerkrankung, also die Ursache gefunden, so wird man zunächst diese beseitigen, wodurch das Symptom am Einzelorgan automatisch verschwindet. Und damit wäre dann die vom Spezialisten womöglich mit hochgiftigen Medikamenten durchgeführte Einzelorganbehandlung (Symptombehandlung), unnötig, weil die Ursache ganz woanders liegt.

Die Entstehung von Krankheiten und schweren Symptomen durch so genannte Störfelder wird in der Schulmedizin teilweise ebenfalls zu wenig oder überhaupt nicht mehr beachtet.

Dazu ein Beispiel aus der Neuraltherapie nach Dr. Huneke

Eine Frau leidet an schweren Asthma-Anfällen. Im Zuge des Gespräches teilt sie dem Therapeuten mit, dass diese Asthmaanfälle vor 9 Jahren im Wochenbett eingesetzt hätten. Nach zweimaliger Procainbehandlung des Unterleibs verschwindet das Asthma. Außerdem wurde die Frau durch diese Procainbehandlungen nach Dr. Huneke von vielen anderen jahrelangen Gesundheitsproblemen befreit, nämlich von: Periodenschmerzen, chronischen Kopfschmerzen, hochgradiger Nervosität, chronischer Verstopfung.

Was macht die Schulmedizin in einem solchen Fall? Sie behandelt selbstverständlich das Asthma und mit ziemlicher Sicherheit erfolglos, weil das Asthma eine Ursache hat, die in der Behandlung nicht berücksichtigt wird.

Krankheiten und die Psyche – seelische Hintergründe

Viele Experten, ganzheitlich denkende und praktizierende Ärzte/Wissenschaftler, sind davon überzeugt, dass sehr viele Krankheiten ihren Ursprung im seelischen Bereich haben, insbesondere die Entstehung von Krebs vielfach auf schweren seelischen Belastungen oder einem seelischen, unbewältigten Schockerlebnis beruht. Kummer, Sorgen, Streit, Kränkungen in der Familie, Partnerschaft, Verwandtschaft, am Arbeitsplatz, Mobbing und anderes mehr, können für die Menschen - je nach seelischer Konstitution - zur schier unerträglichen Belastung werden, vor allem dann, wenn solche Zustände über einen längeren Zeitraum, über Jahre hinweg andauern. Aus solchen Situationen können dann die verschiedensten Krankheiten entstehen, angefangen von Depressionen über Allergien, Neurodermitis, Erkrankungen des Stützapparates, Bandscheibenleiden, rheumatische Erkrankungen bis hin zum Krebs.

Dies betrifft in erster Linie Menschen, die diese Bürden ruhig und stillschweigend tragen, in sich „hineinfressen", anstatt sich von diesen Lasten in jeglicher Form zu befreien, bis eines Tages das Immunsystem aufgrund der Summe an Belastungen zusammenbricht. Und in diesem Moment können sich Krankheiten in allen Organen und Zellen beliebig etablieren, Zellen entarten. So tritt eines Tages z.B. ein Tumor als Symptom all dieser seelischen Überbelastungen zutage, gegen das die Schulmedizin mit „Chemiebomben", den stärksten am Markt befindlichen Zellgiften "Krieg führt". Niemand in dieser Branche käme offensichtlich auf die Idee, diesbezüglich die psychischen Hintergründe, die Ernährungsgewohnheiten usw. zu hinterfragen, dort nach der Wurzel des Übels zu suchen, die ursächlichen Probleme zu beseitigen und somit richtig und ganzheitlich zu behandeln, obwohl das von ganzheitlich behandelnden Therapeuten und Heilanstalten fortlaufend und mit größten Erfolgen vorexerziert wird. Ist es die Unvernunft, der eingefleischte Glaube der Ärzte, dass ausschließlich mit Chemie und Technik, Krebs und andere Krankheiten besiegt werden können oder ist es ganz einfach Willkür, sich allem entgegenzusetzen, das nicht ins Wirtschaftskonzept, in den gewinnorientierten Denkprozess der finanziellen Nutznießer unseres Gesundheitssystems passt?

Körper, Geist und Seele und die ganzheitliche Behandlung

Plato beklagte schon zu seiner Zeit, dass es Ärzte für den Körper und Ärzte für die Seele gibt und Paracelsus hat gesagt, ein guter Arzt müsse in der Lage sein, aus dem Umfeld des Patienten auf seine Krankheit zu schließen und umgekehrt, müsse er in der Lage sein, aus der Krankheit des Patienten auch auf dessen Umfeld zu schließen. Das erfordert unter anderem eine logische, unkomplizierte Denkweise, auch gute psychologische Kenntnisse, besonderes Feingefühl und ganzheitliche Ausbildung. Der Patient ist also in seiner Ganzheit zu sehen, in der Einheit von Körper, Seele und Geist und in diesem Sinne zu behandeln. Das braucht aber auch Zeit, die sich die Ärzte allem Anschein nach (bis auf wenige Ausnahmen) nicht mehr nehmen. Der finanzielle Verlust wäre zu groß, die „Fließbandarbeit" würde dadurch unterbrochen. So gesehen lässt unser derzeitiges "Gesundheitssystem" eine richtige und ganzheitliche Behandlung allein schon aus dem zeitlichen und somit finanziellen Aspekt nicht zu.

Auch für die Schulmedizin müsste doch längst klar sein: Solange die seelischen Probleme des Patienten, die in vielen Fällen als Krankheitsverursacher gelten und nicht gelöst sind, ist eine gänzliche Heilung auf der körperlichen Ebene meistens nicht möglich und schon gar nicht mit giftigen Pillen! Aufgrund der schweren seelischen Belastungen leidet und erkrankt zuerst die Seele, auch Körper und Geist werden dadurch beeinträchtigt und nach langer Zeit kommt dieser unerträgliche innere Zustand in Form eines Symptoms, einer Krankheit über den Körper zum Ausdruck. Und die Schulmedizin bekämpft kurioser Weise einzig und allein das Symptom, mit der Begründung, dass es keine eindeutigen Beweise für die seelische Komponente gäbe!

Diagnose und die Geräte

Früher, als die Gerätediagnostik noch nicht so im Vordergrund stand, hat sich der Arzt die Krankheitsgeschichte des Patienten angehört, die familiären, beruflichen und weitere Bereiche hinterfragt und sich daraus eine mögliche Krankheitsursache erarbeitet. Danach erst wurden die eher dürftig vorhandenen Geräte für weitere Erkenntnisse und zur Diagnoseergänzung eingesetzt. Und die Diagnosen waren recht gut, manchmal wesentlich besser als heute!

Heutzutage schauen viele Ärzte den Patienten kaum noch an, der Blick ist ständig auf die medizinischen Geräte, den Monitor gerichtet und aus dieser Geräteauswertung ergibt sich dann die Diagnose und nicht selten eine falsche oder unvollständige, maschinell erstellt, schablonenhaft. Dabei wird aber das Wichtigste unterlassen, nämlich sich mit dem "Krankheitsträger" auseinander zu setzen.

Der Verlass auf das Gerät kann z.B. insbesondere bei Herzproblemen und EKG verhängnisvoll sein, weil das EKG noch einigermaßen akzeptable Werte zeigen kann, auch wenn der Patient schwer herzkrank und in höchster Gefahr ist. Dafür gibt es genügend Patientenbeispiele.

Das „Gesundheitswesen“ - Demokratie, Gott und Ethik

Endlose Debatten und mit Eigenlob gespickte Publikationen über verfassungsmäßig gesicherte Grundrechte wie: Gesundheit, persönliche Freiheit, freie Meinungsäußerung, Mitbestimmung usw. gehören zu den tagespolitischen Themen und "automatisierten Floskeln" der Politiker in den europäischen Staaten wie Deutschland, Österreich, Frankreich, der EU und anderen mehr. All diese Grundrechte sind in der Bundesverfassung festgeschrieben und mögen teilweise, aber aufgrund der Globalisierung immer weniger gewährleistet sein. Nur, richten sich die Bundesregierungen insbesondere im Gesundheitsbereich wirklich nach der Verfassung, dem Willen des Volkes, oder tut sie einfach, was die Pharmazie und ihr verlängerter Arm, die Schulmedizin vorgeben? Zumindest, wenn es um das „Gesundheitswesen“ geht, scheint die Frage nach verloren gegangener Demokratie gerechtfertigt zu sein. Es stellt sich kaum mehr die Frage ob, sondern in welchem Maße die verfassungsmäßigen Grund- und Freiheitsrechte der Staatsbürger durch dieses „Gesundheitswesen“ und die Ärztegesetze beeinträchtigt oder missachtet werden!

Gesundheitssystem, die Alleinherrschaft und die Demokratie

Wollte man dem Wort Demokratie gerecht werden, so müssten die Grundstrukturen des Gesundheitssystems eine positive Veränderung erfahren. Die gesundheitspolitischen Funktionen und Posten bis hinauf zum Staatssekretär für Gesundheit müssten von Vertretern aus **beiden Bereichen**, nämlich der Schulmedizin und Naturheilkunde/ganzheitlicher Medizin in gleicher Anzahl besetzt sein, die dann einem auch der Naturheilkunde gegenüber „offenen“ Gesundheitsminister unterstehen, für den die Worte Ethik und Moral noch Bedeutung haben. Derzeit ist es aber so geregelt, dass auch in der Politik ausschließlich die Schulmedizin vertreten ist, das Sagen hat und ehrliche, anständige Konkurrenz (Naturheilmedizin) mit effektiven, wirkungsvollen Methoden ausgeschlossen ist. Man hat offensichtlich bewusst den konkurrenzlosen Zustand geschaffen, um nach Belieben die eigene "Suppe" kochen zu können, uneingeschränkt mit fragwürdigen Mitteln und Methoden kranke Menschen behandeln zu können, die dadurch nicht zuletzt kränker anstatt gesünder werden? So gesehen ist der jetzige Zustand "Diktatur pur" und hat mit Demokratie kaum mehr etwas zu tun. Erfolgreiche Konkurrenz, die Naturheilmedizin muss in einer Demokratie zulässig sein, auch wenn das Image der Schulmedizin/Pharmazie dadurch stark ins Wanken kommt.

In kleinen Schritten bestätigt die Schulmedizin gezwungener Maßen oder unbedachter Weise ja immer wieder, dass die Naturheilkunde funktioniert und Heilerfolge gegeben sind.

So sei nur ein Beispiel aufgezeigt. Einem Zeitungsartikel in den Vorarlberger Nachrichten vom 4. Januar 2003 zufolge haben Dresdner Forscher Hinweise auf die schützende Wirkung von Vitaminen vor Arteriosklerose gefunden. Mit einer Kombination aus Vitaminen könne das Fortschreiten schwerer Erkrankungen der Herzgefäße eingedämmt werden, sagte der Klinik-Chef des Herz- und Kreislaufzentrums Dresden, Jai-Wun Park. Dass Vitaminpräparate demzufolge auch bei leichteren Formen der Erkrankungen wirksam sind, liegt auf der Hand.

Aber das ist doch nichts Neues, sondern uralt, in der Naturheilmedizin schon lange bekannt und wird von dieser fortlaufend erfolgreich angewendet!

Diese (und viele andere) Forscher bestätigen indirekt also genau das, was die Naturheilkundler/Heilpraktiker schon Jahrzehnte predigen, sehr erfolgreich anwenden und damit nach wie vor Patienten heilen, bei denen die Schulmedizin zuvor jahrelang mit chemischen Medikamenten am Problem vorbei therapiert und versagt hat.

Was hat der Vitaminforscher Prof. Dr. Linus Pauling schon vor geraumer Zeit gesagt und prophezeit? „Das (Vitalstofftherapien), was die Schulmediziner jetzt so heftig kritisieren, werden sie später einmal ihr „Eigen“ nennen!“ Und es bewahrheitet sich fortlaufend in kleinen Schritten.

Alle wirkungsvollen Behandlungsarten müssen möglich sein

In einem demokratischen Rechtsstaat kann und darf es nicht sein, dass Menschen durch Ausschluss der Naturheilkunde und die Krankenkassenleistungsregelung finanziell an eine wirtschaftlich orientierte und in Bezug auf die Behandlung von Zivilisationskrankheiten – solide ausgedrückt – wenig erfolgreich Medizinrichtung „gekettet“ werden. Es darf auch nicht heißen: entweder Schulmedizin oder Naturheilkunde! Beides muss möglich sein, wenn notwendig auch zusammenwirkend.

Der Patient muss in der Wahl erfolgreicher Behandlungsformen mitbestimmen können, ohne für die Erhaltung oder Erlangung der Gesundheit finanzielle Nachteile in Kauf nehmen zu müssen, auch wenn er eine erfolgreichere naturheilkundliche Heiltherapie einer schulmedizinischen Symptombehandlung vorzieht. Viele naturheilkundliche Therapien haben hochkarätigen wissenschaftlichen Hintergrund, sind effektiv und durch den Erfolg vieler geheilter Patienten gekennzeichnet, was auch die Anwendung dieser Therapien rechtfertigt.

Die Beurteilung, ob eine Therapie oder ein Präparat wirkungsvoll ist, zu Gesundheit verhilft und schlussendlich von der Krankenkasse bezahlt wird, darf nicht ausschließlich von irreführenden Tierversuchen und Ergebnissen von Doppelblindstudien abhängig gemacht werden, sondern vordergründig vom Heilerfolg, gemessen an den geheilten Patienten, was eine bedeutend höhere Beweiskraft hat. Dies hat auch dann zu gelten, wenn der Patient die Behandlung durch den wahren Fachmann, nämlich einen Naturheilarzt oder erfahrenen Heilpraktiker dem Schulmediziner vorzieht.

Es gibt keine wirkliche Freiheit
solange wir nicht mitbestimmen dürfen,
wie wir medizinisch behandelt werden möchten!

Die Ethik und das Gesundheitssystem – ein Beispiel

Dr. Vlasta VUCEVAC, Zagreb, Donje Svetice 89, Praxis für Allgemeinmedizin, hat TMAZ-Pulver und -Creme (natürliche Substanzen) bei Hautkrankheiten (Neurodermitis usw.) auf ihre Wirkung getestet und dabei sehr gute Heilerfolge erzielt. Offensichtlich war das dem Gesundheitsministerium und der kroatischen Ärztekammer ein Dorn im Auge, denn die hohen Herren des Gesundheitssystems „erkannten" hier im Hinblick auf die getestete natürliche Substanz (TMAZ) – es ist kaum zu fassen - „fachliche und ethische Probleme" und stellten mit dieser Begründung die Untersuchungen und Behandlungen von Dr. VUCEVAC mit den TMAZ-Substanzen ein.

So stellt sich die Frage, „was bedeutet denn Ethik für diese Bosse?" Ethik (griechischer Ausdruck) ist laut Duden „Sittenlehre, die Gesamtheit der sittlichen und moralischen Grundsätze einer Gesellschaft." Diese Definition drängt eine neue Frage auf! Wissen diese Herrschaften denn nicht was Ethik ist? Dr. VUCEVAC hat mit natürlichen, nebenwirkungsfreien Mitteln Patienten mit chronischen Hauterkrankungen zur Verbesserung des Gesundheitszustandes verholfen. Und das wird im Zusammenhang mit der verwendeten natürlichen Substanz (TMAZ) von gewissen Herren im Gesundheitssystem als „ethisches" Problem, also als sittenwidrig und unmoralisch angesehen! Die Begründung in dieser Geschichte beschreibt den Charakter und die Moral der Schulmedizin und Politik doch wieder einmal recht deutlich. So fragt man sich auch, sind diese „Menschen" oft nicht mehr in der Lage hell und dunkel, warm und kalt, gut und böse von einander zu unterscheiden, oder befähigt sie ein dermaßen abgestumpftes Gewissen, die Begriffe Ethik und Moral einfach so zu verwenden, wie sie zur Wahrung der Macht des Medizinkartells und guter Dauereinkünfte am günstigsten erscheinen?

Und wo liegt hier das „fachliche" Problem? Ganz offensichtlich in der Fähigkeit, Heilerfolge mit natürlichen Mitteln zu bewirken, was der Ärzteschaft und Pharmazie durch Verlust von Dauerpatienten finanzielle Einbußen beschert?

Behandlungskriterien bei den Tests im angeführten Fall

Auswahl der Patienten: Es wurden Patienten mit chronischen Hautveränderungen in die Untersuchung/Behandlung aufgenommen, und zwar in jener Reihenfolge, wie sie in der Ambulanz der Allgemeinmedizin oder im Altersheim eingetroffen waren und ihr Einverständnis für die Anwendung der TMAZ-Substanzen gegeben hatten.

Der Beobachtungs- und Behandlungszeitraum der Patienten war von der Art und dem Grad der Erkrankung abhängig und betrug je nachdem 2 Wochen bis zu 6 Monaten. Es ließen sich sehr positive Ergebnisse erzielen.

Diese von Dr. VUCEVAC erzielten, höchst interessanten Heilergebnisse möchte ich Ihnen nicht vorenthalten und zitiere die erfolgreichen Behandlungsergebnisse mit TMAZ! (Übersetzung aus kroatischer Sprache):

[In eckige Klammern gesetzte Anmerkungen sind Ergänzungen des Autors J.B.]

Zitat: (Dr. Vucevac)

"Die Beobachtungsdauer ist zu kurz und die Zahl der untersuchten Patienten zu klein, um statistische und kompetente Schlussfolgerungen zu ziehen. Was ich sagen kann, ist:

- bei keinem Patienten kam es zur Verschlechterung des Zustandes
- bei einer geringen Anzahl von Patienten (2) war ein Gefühl von Wärme und Brennen in den ersten Tagen der Anwendung der Substanz zu verspüren
- Herpes Simplex (2) [häufigste Infektionskrankheit der Haut - Hautausschlag] ist nach 5 - 7 Tagen zurück gegangen, die subjektiven Störungen sind nach 2 Tagen wiederholter täglicher Anwendung verschwunden.
- Herpes Zoster [Gürtelrose] wurde bei 2 Patientinnen in thorakaler und abdominaler glutealer Region innerhalb von 14 Tagen saniert, der Schmerz, Juckreiz und das Brennen sind innerhalb von 2 - 3 Tagen verschwunden, daher war es nicht notwendig, Analgetika einzunehmen.
- Neurodermitis auf den Fingern hat sich bei einem Patienten, ersichtlich in der Intensität und Umfang nach 14 Tagen verringert, nach 30 Tagen war sie verschwunden, bei zusätzlicher Einnahme von 6 Kapseln TMAZ täglich.
- Dermatomykosen (Hautgeschwülste) [Pilzbefall auf der Haut] bei 5 Patienten, durch interdigitale Anwendung der Substanz, auch auf Nagelbasis, haben einen Rückgang der Erytheme [Hautausschläge], Sekretion und Abschürfung gezeigt, sowie den Rückgang von degenerativen Veränderungen der Haut in einem Zeitraum von 7 - 10 Tagen.
- Postiridiative Dermatitis [Hautentzündung] (3 Patientinnen) ist nach 3 - 4 Wochen verschwunden, durch allmählichen Rückgang der Rötung und Normalisierung der Hautfarbe.
- Gutartige Hautgewächse (Fibrome, Veruke) bei 3 Patienten waren vollständig ausgetrocknet und nach 4 - 6 Wochen verschwunden.
- Dekubitaler Ulcus [wund gelegen] in sakraler [Kreuzbereich] und glutealer Region [Gesäßbereich] sowie auf Fersen bei 3 Patienten (7 Ulcuse) waren nach 15 - 20 Tagen (oberflächliche) geheilt, die tiefen, bei Patienten mit Paraplegie waren nach ca. 6 Monaten geheilt.

- Chronischer Ulcus Cruris [Beingeschwür] bei einem Patienten, der seit 2 Jahren vorhanden war, ist vollständig nach 2,5 Monaten geheilt gewesen und bei einem Patienten der seit ca. 3 Jahren diesen hatte, war dieser nach 4 Monaten geheilt.
- Bei einem Patienten mit chronischem, zirkulären Kniekehlen–Ulcus der seit ca. 15 Jahren vorhanden war, hat sich die Wunde innerhalb von 6 Monaten Beobachtung um 50% verkleinert und eine wesentlich erhöhte Rand-Epithelisation [vom Wundrand her verheilt] sowie auch eine Verringerung der Wundtiefe war ersichtlich." Zitatende!

Dr. VUCEVAC hat also mit nebenwirkungsfreien Natursubstanzen (TMAZ) großartige Erfolge erzielt, zum Teil bei Patienten, bei denen die Schulmedizin offensichtlich vorher Monate, in zwei Fällen 2 bzw. 3 Jahre und in einem Fall 15 Jahre lang versagte. Diese Erfolge bezeichnen Ärztekammer und Gesundheitsministerium als „fachliche und ethische Probleme". Ganz offensichtlich war Dr. VUCEVAC zu erfolgreich. Wer hier nicht mehr kapiert worum es geht, der wird auch heiß und kalt nicht voneinander unterscheiden können. Für wie dumm halten die denn das Volk? Was hat der Mensch für diese offensichtlich geld- und machtgierigen Vertreter unseres Gesundheitssystems noch für einen Stellenwert? Aber all das und viel mehr soll ja in Zukunft – zumindest wenn es nach gewissen Politikern und Kirchenvertretern ginge - auch noch im Namen Gottes geschehen! Da haben wir ja tolle Aussichten!

Ist es die Gier nach Geld und Macht?

Willst du die Wahrheit finden, verfolge die Spur des Geldes! So betrachten wir die ganze Geschichte einmal aus dem finanziellen Aspekt, womit diese scheinbar mehr als pervers anmutende Auslegung von „Ethik" und dem „fachlichen Problem" schon besser verständlich wird.

- Mit gewissen Naturheilsubstanzen behandelte Patienten bringen den Pharmakonzernen kein Geld, weil diese Produkte vielfach anderswo (z.B. in kleineren Betrieben) hergestellt und bezogen werden.
- Der mit natürlichen Substanzen behandelnde Arzt verstößt gegen das Konzept, die Strategie und offensichtlich auch gegen die "Ethik der Schulmedizin" (was ist das?), da für die Behandlung von Krankheiten grundsätzlich chemisch-giftige Medikamente vorgesehen sind. Dann fließt das Geld auch in die richtigen „Kanäle", egal wie gut oder schlecht die Wirkung der chemischen Medikamente im Hinblick auf Heilung auch ist.
- Der mit Naturheilmitteln geheilte Patient ist für die Ärzteschaft und Pharmazie ein verlorener Patient, weil er nach der Heilung keine schulmedizinischen Symptombehandlungen mehr in Anspruch nimmt und keine chemischen Medikamente mehr benötigt. Dieser Patient fehlt dann gleich in mehreren Bereichen als permanenter Geldbringer, nämlich beim Schulmediziner und am Absatzmarkt der Pharmazie, also auch beim Apotheker. Wäre ja gelacht, wenn das mit vorher angeführten und ähnlichen Methoden nicht zu verhindern wäre?

- Dazu kommt der damit verbundene Imageverlust der Schulmedizin, weil durch die naturheilkundlichen Heilerfolge die Glaubwürdigkeit der schulmedizinischen Mittel und Methoden ganz allgemein stark ins Wanken kommt! Es ist doch wahrlich nicht rühmlich für diese Herren, wenn ein Arzt mit einfachen Naturheilmitten chronische Hautkrankheiten in kurzer Zeit heilt oder den Gesundheitszustand wesentlich verbessert, wo chemische Medikamente und rein schulmedizinische Behandlungen zuvor jahrelang versagt haben, und andererseits die Naturheilkunde von der Schulmedizin fortlaufend als Quacksalberei und unnütz abgetan wird.

- Wehret also den Anfängen, scheint die Parole dieser „glanzvollen" Herrschaften zu lauten! Heilerfolge mit naturheilkundlichen Methoden sollen scheinbar rechtzeitig unterbunden werden, bevor diese Erfolge zu groß und vor allem in der Bevölkerung publik werden? Denn solange das Volk davon nichts erfährt, ist es zufrieden, stellt keine Forderungen nach effektiven Heiltherapien und begnügt sich mit den schulmedizinisch-chemischen Symptombehandlungen.

Das medizinische System, Ethik und die Politik – eine weitere Kostprobe

Tatort Frankreich! Ist Umwelt- und Naturheilmedizin dort illegal, strafbar? Das Luxemburgische Umwelt-Informationszentrums „AKUT" berichtete, dass dem französischen Arzt Dr. Jean-Jaques MELET infolge Gerichtsurteils die Approbation (Zulassung) entzogen wurde, weil er unter anderem zur Schadstoffanalyse einer Patientin Haare entnehmen wollte.

Und man glaubt es kaum, die Kläger sind die Gesundheitsbehörden „Conseil Departemental de l'Ordre des Médecins de l'Hérault" sowie „Conseil Departemental de l'Ordre des Médecins de l'Oise". Weiters wird Dr. MELET vorgeworfen, er habe Patienten zur Ernährungsumstellung und einer Vitamintherapie geraten und außerdem die elektromagnetischen Strahlen eines Transformators im benachbarten Grundstück einer Patientin messen wollen. Welch ein „Verbrechen", gesundheitsfördernde Maßnahmen zu empfehlen und eine Strahlenmessung durchzuführen? Für diese Gesundheitsbehörden ist die Arbeit von Dr. Melet nämlich „Jahrmarktmedizin" und sie bezeichneten das Messen von Quecksilber im Speichel und Urin als Scharlatanismus! Ist das nicht eine mehr als merkwürdige Auffassung der zuständigen französischen Gesundheitsbeamten/Politiker, wo die Schadstoffanalyse ganz allgemein eine wichtige und anerkannte Labortechnik und medizinische Maßnahme zur Feststellung von Schadstoffbelastungen im menschlichen Körper ist? Dass überhöhte Schadstoffwerte - Schwermetallbelastungen (vor allem Quecksilber) im Körper und erhöhte Strahlenintensität die Gesundheit enorm beeinträchtigen können ist ebenfalls bekannt und wissenschaftlich fundiert. Genauso hat Strahlen- und Umweltmedizin heute ganz allgemeinen einen hohen medizinischen Stellenwert. In Frankreich scheinen die Uhren aber in besonderem Maße anders zu gehen.

Auch in diesem Fall sieht es so aus, dass natürliche Heilmaßnahmen (weil geschäftsschädigend?) verpönt sind. Ist das der wahre Grund für diese merkwürdige

Anzeige der Gesundheitsbehörden und die nicht weniger merkwürdige gerichtliche Entscheidung gegen Dr. Melet? Es stellt sich auch die Frage, wie viel besser oder schlechter sind da einige Richter und die Politik ganz allgemein, die ihre Dienste in dieses offensichtlich unmoralische Spektakel einbringen?

Unterdrückung der Naturheilkunde – Umweltmedizin und die "Hexenprozesse"

In Anbetracht solcher Beispiele hat man das Gefühl in der mittelalterlichen Zeit der "Hexenprozesse" zu leben. Damals sind "Kräuterfrauen", Naturheilerinnen, spirituell begabte, "hellsichtige" oder allein stehende Frauen, insbesondere wenn sie mehrmals mit Kräutern aus dem Wald kamen und zufällig noch eine schwarze Katze besaßen, als Hexen auf dem Scheiterhaufen verbrannt worden, während sich die Gottesdiener und anderen Verantwortlichen beim Verzehr von Schweinsbraten und Rotwein an den Todesschreien der verbrennenden Frauen ergötzten. Offensichtlich ähnlich (nur in verfeinerter Form) verhält es sich beispielsweise (nicht nur) in Frankreich mit dem heutigen Gesundheitswesen. Wendet dort ein Arzt (z.B. Dr. Melet) weltweit anerkannte Umweltmedizin (z.B. Haarentnahme zur Haaranalyse oder Strahlenmessung, Schadstoffgehalt im Speichel messen) an, wird die "Verbrennung auf dem Scheiterhaufen" (Mittelalter) heute in Form von Entzug der ärztlichen Zulassung, schwersten psychischen Qualen und durch berufliche "Liquidierung" ersetzt. Scheinbar haben wird die "Hexenverbrennungen" nach wie vor, nur in einer neuen, gut getarnten Form. In anderen europäischen Ländern wie Österreich, Deutschland, Schweiz ist es nicht viel besser. Jene Therapeuten, die zu sehr von der schulmedizinischen Linie abweichen, mit effektiven Naturheilmethoden oft schwerkranken Menschen zu Gesundheit verhelfen, werden ebenfalls vor Gericht gezerrt und mundtot gemacht, oder beruflich "exekutiert".

Ethik im universitären Medizinwesen - ein "Giftmischer" - ein Paradebeispiel

In jedem anständigen Betrieb, jeder Institution ist man stets bemüht, das Führungspersonal und die Mitarbeiter nach bestem Wissen und Gewissen und ethischen Grundsätzen zu schulen, auszubilden und einzusetzen. So auch in der universitären Medizin – möchte man meinen!

P. A., ein britischer "Giftmischer" hat nach 7-jähriger Gefängniskarriere einen neuen Job: Dozent an der Universität Manchester. Und es ist kaum zu glauben: Er doziert dort über Medizin-Ethik.

Die Vorgeschichte: Der Biochemiker P. A. hat versucht seine Frau umzubringen, um anschließend seine Freundin heiraten zu können. Zur Zweckerfüllung mischte er seiner Frau Atropin in ihren Gin Tonic. Um den Verdacht von sich abzulenken, stellte er auch einige Flaschen mit vergiftetem Inhalt in einen Supermarkt. Doch anhand von Videoaufnahmen konnte der "Giftexperte" überführt werden.

Im Jahr 1995 wurde er dafür zu 12 Jahren Haft verurteilt. Da es sich offensichtlich um ein "Kavaliersdelikt" handelte, kam er nach 7 Jahren Gefängnis im Jahr 2002 wieder frei und bekam danach – "wie es sich nach einem Mordversuch eben gehört" - einen verantwortungsvollen Job im Medizinwesen: Einen Lehrstuhl! Dozent über Medizin-Ethik an der Universität Manchester.

Auf die Einstellung Agutters angesprochen, teilte ein Sprecher der Universität mit, es handle sich nur um eine Teilzeitstelle für zwei Stunden pro Woche. Nun folgt aber der Keulenhieb: Die Referenzen Agutters hätten die Hochschule überzeugt. Mordversuch an seiner Frau ist doch wirklich eine tolle Referenz für einen Medizin-Ethik-Dozenten. Auch für die Ausbildung der Schulmediziner braucht es doch "tüchtige Leute". Diese Geschichte rundet das Ethikbild unseres Gesundheitssystems jedenfalls deutlich ab. (Scherverhalt: Londoner Abendzeitung "Evening Standard" vom 10.3.04, Ärztezeitung vom 11.3.04)

Moral, Ethik im Gesundheitswesen – wo ist die Grenze der Legalität

Auch viele berühmte, von der Pharmazie unabhängige Ärzte und Wissenschaftler stellen die Moral, die der Pharmazie und Schulmedizin zugrunde liegen, mit deutlichen Wortmeldungen ernsthaft in Frage. Der berühmte deutsche Chirurg Dr. Julius Hackethal stellte in einem Interview in der illustrierten Zeitschrift "Quick", Nr. 25/1978 fest,

- dass jeder Arzt, der genügend nachdenke, spätestens nach seiner staatlichen Bestellung die Amoralität und Illegalität erkennen müsse, mit denen der Medizinerberuf zum großen Teil ausgeübt werde ...
- Der Patient riskiere – jedenfalls auf den Durchschnitt aller Krankheiten bezogen – weniger, wenn er den Ärzten fernbleibe ...
- Der Moralverfall unter den Medizinern habe inzwischen extreme Formen angenommen. In der Ärzteschaft habe sich eine Art Medizin-Mafia entwickelt. Um Privilegien zu erhalten und zu vermehren, schrecke man sogar vor Handlungen nicht zurück, die in den Strafgesetzbüchern aller zivilisierten Länder mit Strafe bedroht seien ...
- Es gäbe viele Beweise dafür, dass die Mediziner ihr Geschäft im Grunde nach den Regeln der sizilianischen Mafia betreiben würden...

Es besteht kein Grund zur Annahme, dass sich die Situation zwischenzeitlich verbessert hat. Realistischer erscheint, dass sich das Ganze mit der Geschwindigkeit des allgemeinen Fortschrittes in dieselbe Richtung weiterentwickelt hat.

Dr. Vernon Coleman, britischer Arzt und Kolumnist schrieb im Jahr 1975 Folgendes zu diesem Thema: So wie die Dinge heute liegen, beherrsche die Arzneimittelindustrie den Beruf des Mediziners. Die Ärzte würden von der Pharmaindustrie herumbugsiert, eingeschüchtert und bestochen. Die Mediziner hätten ohne Zweifel die Kontrolle über ihren eigenen Beruf verloren...

Es wäre auch nicht gerecht, einfach die Pharmaunternehmen, deren einziges Ziel es sei, Gewinne zu erwirtschaften, zu beschuldigen, dass es ihnen an starken ethischen

Motiven mangle. Die Verantwortung müsse ganz klar dem Ärztestand angelastet werden, der gegenwärtig von sich kaum noch behaupten könne, als selbständiger Berufszweig gesehen zu werden, da eine Industrie ihn auf die Stufe von Befehlsempfängern und Händlern herabgewürdigt habe (The Medecine Men, Maurice Temple Smith Ltd. 1975).

Das Medizinwesen, Korruption und Bestechung

Korruption und Bestechungsskandale in unserem Gesundheitswesen und der Politik ganz allgemein scheinen an der Tagesordnung zu sein. In verschiedenen Nachrichtenmagazinen wie "Der Spiegel" usw., aber auch von Autoren verschiedener Fachbücher wurden viele solcher Skandale zusammengetragen und scheinen die Aussagen von Prof. Dr. Hackethal zu bestätigen.

Die Ausgabe "Der Spiegel" vom 24. Juni 1985 sei jedoch aufgrund des brisanten Inhaltes noch kurz vermerkt. Die Titelseite trug in großen Buchstaben die Aufschrift: **"WIE DIE PHARMA-INDUSTRIE BONN KAUFTE."** Im mehrseitigen Artikel heißt es unter anderem, dass die Pharma-Branche der Bundesrepublik Deutschland über Jahre hinweg Bonner Politiker, Abgeordnete und Beamte "geschmiert habe, mit dem Ziel, eine industriefreundliche Arzneimittelgesetzgebung zu erwirken und das auf Kosten der Krankenversicherungen und zu Lasten von Millionen Kranken", usw.

Erinnern wir uns doch z.B. an die Spendenskandale von Alt-Bundeskanzler Kohl, der zuvor über Jahre hinweg beim Pharmakonzern BAYER im Dienstverhältnis stand, dort scheinbar "politisch" ausgebildet und danach in die Politik "gehievt" wurde, nicht zuletzt in der Erwartung, dass er das Gesundheitswesen Deutschlands entsprechend pharmafreundlich gestalten werde? Und wie man gesehen hat, ist es ihm recht gut gelungen.

In Anbetracht solcher Umstände, die in Fachbüchern/Nachrichtenmagazinen zu Hunderten aufgezählt sind, kann doch kein Politiker und Kirchenvertreter mehr ernst genommen werden, der für die Aufnahme von Gott in die Bundesverfassung und jener der EU plädiert. Es wäre der größte Missbrauch Gottes, so zu tun, als geschähe all dies auch noch in seinem Namen. Gott steht nicht für Unmoral und Skrupellosigkeit sondern für Moral, Anstand und Ehre. Eine Veränderung zu gewissenhafterem Verhalten im Hinblick auf Moral, Ethik und Verantwortung ist weder in der Politik noch im "medizinischen" System in Sicht.

Zwischenzeitlich haben wir zur Kenntnis nehmen müssen, dass der Patient, als Mensch selbst in unserem Gesundheitssystem offensichtlich nicht die wesentliche Rolle spielt, aber die Basis für finanzielle Bereicherung ist und somit den unverzichtbaren Marktplatz für Pharmazie und Schulmedizin bildet. Das erfordert unter anderem die Neuschaffung medizinorientierter Märkte. Logischerweise werden somit mehr Kranke bzw. neue Krankheiten benötigt und so haben wieder neue Ärzte Arbeit und neue Medikamente finden Verwendung. Können unsere etablierten Gesundheitswächter deshalb keine Notwendigkeit der vollwertigen, natürlichen Nahrung/guter Vitalstoffversorgung für die Gesunderhaltung bzw. Genesung erkennen? Müssen deshalb die restlichen Gesunden auch noch in Kranke umgewandelt werden? Haben wir deshalb trotz dieser "fortschrittlichen" Medizin immer mehr Kranke? Immer wieder hat sich gezeigt, dass die Entknotung dieses verfilzten Systems mit teilweise kriminell erscheinenden Strukturen nicht einfach ist. Das wird wohl auch der Grund dafür sein, dass alle sich scheuen, es einmal entsprechend anzufassen. Solche Politiker die das "eigene Nest" beschmutzen (weil die Politik integriert und mit verantwortlich ist) sind dann in der Partei nicht mehr tragbar und auch nicht mehr "wählbar". Jeder will aber wieder gewählt werden. Was macht man also? Man schweigt oder bemüht sich dieses "Gesundheitswesen" den Menschen so gut wie möglich zu "verkaufen".

Vielleicht kann die drohende Unfinanzierbarkeit des "Gesundheitssystems" zukünftig etwas zur Besserung beitragen. Ob es aber tatsächlich besser oder das Ganze nur umgelagert wird, weiß niemand. Ohne Widerstand in bekannter Form werden sich die großen Nutznießer dieses profitablen "Gesundheitssystems" wirklich positiven Änderungen vermutlich aber nicht beugen. Sehr aufschlussreich in dieser Hinsicht ist das Buch

"Heilen verboten, töten erlaubt - Die organisierte Kriminalität im Gesundheitswesen"
von Kurt Blüchel, ISBN 3-570-00703-0, Bertelsmann Verlag, München)

Auch das Buch

"Die Krankheitserfinder - Wie wir zu Patienten gemacht werden"

des Medizin- und Wissenschaftsredakteurs beim "Spiegel", Jörg Blech, bringt so manch Unschönes zutage. Was er über die Verstrickungen zwischen Medizinern, Ärzteverbänden, manchen Professoren angesehener Universitäten und großen Wirtschaftskonzernen schreibt, ist für den gutgläubigen Bürger kaum fassbar. Da heißt es unter anderem,

- dass Professoren angesehener Universitäten Deutschlands wie selbstverständlich als Meinungsbildner für die Pharmaindustrie in den Ring steigen und dass diese "Mietmäuler" (Branchenspott) für einen Vortrag oder Auftritt auf einer Pressekonferenz Honorare in der Höhe von 3000,-- bis 4000,-- Euro einstreichen sowie Werbung für entsprechende Krankheiten und die dazu passenden Produkte machen usw.
- Die Tragödie der Wissenschaft liege darin, dass Mediziner bereit seien, ihre Expertise zu verkaufen, um den Interessen der pharmazeutischen Firmen zu dienen. Unabhängig erscheinende Ärzte und Organisationen, die die öffentliche Meinung über einen körperlichen oder seelischen Zustand beeinflussen, würden in Wahrheit von einer Pharmafirma finanziert usw.
- Weiters heißt es da: "Die Pharmaindustrie definiert die Gesundheit des Menschen gegenwärtig neu, so dass Gesundheit ein Zustand ist, den keiner mehr erreichen kann. Viele normale Prozesse des Lebens – Geburt, Alter, Sexualität,

Nicht-Glücklichsein und Tod – sowie normale Verhaltensweisen werden systematisch als krankhaft dargestellt. Global operierende Konzerne sponsern die Erfindung ganzer Krankheiten und Behandlungsmethoden und schaffen so ihren Produkten neue Märkte. Denn indem man zappelnde Kinder medikamentös ruhig stellt, Cholesterin zum Risikofaktor Nummer eins erklärt oder fragwürdige Vorsorgeuntersuchungen einführt, kann man viel Geld verdienen."

Das Neue Gesundheitssystem – Gesunderhaltung – Genesung

Das neue Gesundheitssystem mit neuen Therapeuten und einwandfreier Ethik

In Anbetracht dieser Umstände benötigen wir dringend ein neues Gesundheitssystem, dessen Hauptaufgabe die praktische Gesundheitslehre ist, die unter anderem jedermann klar macht, dass – um es nochmals zu erwähnen – die Gesundheit bei der Eigenverantwortung und somit bei vollwertiger, natürlicher Ernährung, guter Vitalstoffversorgung und seelischem Wohlbefinden beginnt. Wir sind also in erster Linie selbst für unseren Körper, Geist und die Seele verantwortlich. So analysieren wir selbst rechtzeitig unsere Lebensführung, die Ernährung, Bildung, unser Verhalten, unsere soziale Umgebung und nehmen in diesen Bereichen die richtigen Änderungen vor, bevor sich Anzeichen von Krankheiten einstellen, oder wir Ärzte und Apotheken aufsuchen. Unter diesen Umständen kommen wir grundsätzlich ohne Ärzte/Therapeuten aus.

Da viele Menschen in dieser Hinsicht überfordert sind, brauchen wir auch neue Therapeuten, nämlich solche, die ihrem Doktor-Titel noch gerecht werden. **Doktor stammt aus dem Griechischen und heißt "Lehrer"**. Wir brauchen neue Ärzte/Therapeuten, die uns jene Verhaltensweisen (Ernährung – Lebensführung) lehren, die uns vor Krankheit schützen, Therapeuten, die uns beratend zur Seite stehen bevor wir krank werden, solche die zuhören können, genügend Zeit haben für die Sorgen und Nöte der Menschen, für lange ausführliche Therapiegespräche und Beratungen. Wir brauchen Therapeuten, welche auch die psychischen Probleme der Menschen in die Diagnose mit einbeziehen, anstatt alle 5 Minuten nach computergesteuertem Diagnoseverfahren einen Patienten mit ein paar Pillen abfertigen. Wir brauchen neue Therapeuten, die in erster Linie "Mensch" sind und ihren **Lehraufgaben** dem entsprechend nachkommen, anstatt Professoren in Form von "Mietmäulern" und Meinungsbildnern der Pharmaindustrie. Diese neuen Therapeuten dürfen nicht Handlanger der Pharmaindustrie und fleißige Verschreiber der oft unnützen, vielfach gesundheitsschädlichen chemischen Medikamente sein.

Die Therapeuten des neuen Gesundheitssystems müssen der Ethik im Sinne der allgemein üblichen Definition gerecht werden. Sie müssen sich distanzieren von den fabrikmäßigen Fließbandarbeiten der heutigen Schulmedizin und in Ehrfurcht vor dem Leben, dem Menschen und seiner Gesundheit dienen. Sie müssen die Kenntnisse der Jahrtausende alten, seit eh und je bewährten Naturheilmedizin haben und andererseits auch mit den neuesten medizinischen Erkenntnissen vertraut sein. Sie müssen vordergründig aber auch über Ernährung Bescheid wissen, das Rollenspiel der Mikronährstoffe verstehen, nach ethischen Prinzipien behandeln, diese selbst leben und auch Vorbild sein. Die neuen Therapeuten werden den Menschen auch bei der Auslotung des Ungleichgewichts in ihrem Leben beratend zur Seite stehen. Sie sind Berater, Lehrer, Arzt, Psychologe, also Arzt für Körper, Geist und Seele in einer Person.

Die Schulmedizin hat es umgekehrt gemacht. Sie hat am Anfang des 19. Jahrhunderts völlig unbegründet sich selbst zum "Gott der Gesundheit" gekürt und in geschickter Form den Menschen zu verstehen gegeben, dass sie sich keine Gedanken mehr über die Werte anderer Systeme machen müssen, da sie alles reparieren könne. Diese Selbstüberschätzung und die zur unerträglichen Arroganz angewachsene Verhaltensweise von Schulmedizin – Pharmaindustrie – Politik hat im Hinblick auf die Zivilisationskrankheiten offensichtlich die Menschen in den gesundheitlichen Ruin getrieben und die Länder mit immer mehr Kranken in größte finanzielle und menschliche Probleme gebracht. Die Schulmedizin hat den Kardinalfehler gemacht, der Natur, der Jahrtausende alten und erfolgreichen Naturheilmedizin und vielfach auch der Menschlichkeit den Rücken zu kehren. Sie hat bei der Behandlung von Zivilisationskrankheiten – von denen es bei natürlicher Vollwerternährung und vernünftigem Lebensstil höchst wahrscheinlich die meisten nicht gäbe - auf Chemie, körperfremde, giftige Stoffe und Technik gesetzt, mit grenzenlosem Versagen am eigentlichen Problem vorbeigearbeitet oder bewusst das Volk getäuscht, was sich in immer mehr Kranken widerspiegelt. Sie hat die Menschen und die Welt mit ihren chemischen Stoffen "vergiftet", ist selbst dabei groß, reich und zur Übermacht geworden, die Menschen dafür immer ärmer und kränker.

Die neuen Therapeuten dürfen nicht den Fehler machen, mit starrem Blick auf Chemie und Technologie (auch sie ist manchmal wichtig) oder auf einen anderen einzelnen Bereich gerichtet, an der Biologie vorbei zu schauen. Sie werden die Menschen auf alle die Gesundheit bedrohenden Stoffe in den chemischen Medikamenten, Nahrungsmitteln, Tierzucht-Fleischindustrie, Luft und Wasser aufmerksam machen. Die neuen Therapeuten müssen wirkliche Ernährungsexperten sein, frei von den Einflüssen der Wirtschaftskonzerne und Ernährungsindustrie und sie werden die Menschen lehren, sich richtig und natürlich zu ernähren, ihnen die Notwendigkeit der Vitamine, Mineralstoffe, Spurenelemente bewusst machen. Diese Therapeuten werden uns die Notwendigkeit des Bio-Landbaues, der verantwortungsbewussten Bio-Bauern und deren chemiefreien Produkte vor Augen führen. Die neuen Therapeuten werden die Menschen über die Gefährlichkeit der chemischen Medikamente aufklären, die Frauen auf die Problematik, das erhöhte Krebsrisiko der "Pille" und Hormongaben in den Wechseljahren hinweisen, die Menschen über die vielfach überflüssigen Routineimpfungen und die zum Teil katastrophalen Folgen der Mehrfachimpfungen bei Säuglingen aufklären. Sie werden die Krebspatienten nicht mit hochgiftigen Zytostatika behandeln, die oft das Gegenteil von dem bewirken, was sie heilen sollten und die bei genügend langer und hoch dosierter Einnahme früher oder später gesetzmäßig Krebs erzeugen (Dr. Heinrich Kremer). Sie werden auch das richtig stellen, was die Schulmedizin heute für gesund oder ungesund erklärt. Die neuen Therapeuten werden uns lehren, wie wir von Tag zu Tag gesünder und grundsätzlich ohne sie auskommen werden.

Diese Therapeuten werden sich in der direkten Heilbehandlung selbst fast überflüssig machen, da ihre Haupttätigkeit im Lehren besteht, weil sie uns lehren, wie wir unseren Körper, den Geist und die Seele gesund erhalten können. Die neuen Therapeuten werden sich auch genügend Zeit nehmen für stundenlange Aufklärungs- und Beratungsgespräche mit den Patienten und können dafür gut bezahlt werden, weil ein gesundes Volk riesige Kosteneinsparungen mit sich bringt und somit die Länder/"Gesundheitskassen" wieder genügend Geld haben werden auch für diese richtige Gesundheitsvorsorge, nämlich für die Lehre über die Erhaltung der Gesundheit.

Und dieses Lehren (Pflichtschulfach) durch die neuen Therapeuten muss schon im Kindergarten beginnen, in der Grundschule als Pflichtfach die Fortsetzung finden, um den Menschen schon in ganz jungen Jahren ein natürliches Ernährungs- und Gesundheitsbewusstsein zu vermitteln, weil die Kinder in diesem Alter sehr aufnahmefähig sind und nachhaltig geprägt werden! Wöchentlich mindestens zwei Stunden werden die neuen Therapeuten (Lehrer) dort den Kindern die Notwendigkeit und Vorteile gesunder, naturbelassener und vollwertiger Nahrung, der Mikronährstoffe, die Folgen der Übersäuerung, der hydrisierten, chemisch behandelten Industrieöle und -fette, auch der tierischen Eiweiße/Fette erklären und wie sich gesunde Ernährung zusammensetzt. Die Lehrer/Therapeuten werden die Kinder und Eltern ebenfalls über die Schädlichkeit all der Süßigkeiten, die Problematik der Industriekost, der chemischen Behandlung fast aller Nahrungsmittel und die daraus resultierenden Gesundheitsschädigungen usw. aufklären. Und jeden Monat einmal wird diesbezüglich ein Informationsabend mit wichtigen Hinweisen bei Anwesenheitspflicht eines Elternteiles stattfinden. Die Eltern und Kinder werden also regelmäßig über die "Basismedizin" für Gesundheit, nämlich die natürliche und vollwertige Ernährung und die Notwendigkeit der Vitalstoffe, unterrichtet. Die Eltern werden dann ihren Kindern nicht mehr Süßigkeiten als Vesper mitgeben oder Geld, um solche zu kaufen, sondern nach Möglichkeit **sonnengereiftes** Obst, Vollkornbrot mit natürlichem Brotaufstrich usw.

Dieser Unterricht muss auch in der Hauptschule und allen höheren Schulen als Pflichtfach seine Fortsetzung finden, um ein entsprechendes Ernährungs- und Gesundheitsbewusstsein in diesen jungen Menschern weiterhin zu festigen, aber nicht nach dem Muster der heutigen Schulmedizin sondern nach Jahrtausende alter, unumstößlicher Erfahrungsmedizin und den neuesten wissenschaftlichen, ganzheitlichen Erkenntnissen der Ernährungslehre, was uns heute größtenteils vorenthalten wird. Diese neuen Therapeuten werden Eltern und Kindern am Beispiel unseres derzeitigen Gesundheitsdesasters klar machen, wie katastrophal die Auswirkungen denaturierter Nahrungsmittel, eines wirtschaftlich- und pharmaorientierten Gesundheitssystems und chemischer Medikation sein können. Den Menschen wird auch verständlich gemacht, dass jeder für seine Gesundheit selbst verantwortlich ist und dass sie nicht in Form von Tausenden Medikamenten und Arztbesuchen käuflich erwerbbar, sondern grundsätzlich durch gesunde, vollwertige, naturbelassene Ernährung, gute Lebensführung, optimale Vitalstoffversorgung erhaltbar und wieder herstellbar ist.

Somit wird auch das Ministerium für Unterricht und Bildung in die Belange eines komplett neu gestalteten Gesundheitsministeriums eingebunden sein, um diese wichtige Aufgabe im Zusammenwirken mit den neuen Therapeuten (Lehrern) gemeinsam zum Wohle der Menschen, anstatt der Pharmaindustrie/Ernährungsindustrie zu erfüllen. In diesem neuen Ministerium muss die Naturheilmedizin im selben Maße vertreten sein, wie die **seriöse** universitäre Medizin, aber frei von Verfilzung mit der Chemie- und Ernährungsindustrie sowie dort eingebundenen Werbeagenturen. Viele dieser Therapeuten werden in den Lehrkörper eingebunden und somit Lehrer für Gesundheit sein.

Vital und gesund bis ins hohe Alter

Dann wird grundsätzlich auch die Zeit vorbei sein, in der viele Menschen im mittleren Alter schon an Dutzenden Beschwerden leiden, täglich gesundheitsschädliche Medikamente schlucken, am Stock oder mit Krücken gehen oder pflegebedürftig sind. Denn das ist von Natur aus nicht so vorgesehen! Das ist "hausgemacht"! Viele Krankenhäuser und Altenpflegeheime werden dann vermutlich leer stehen, Millionen Arztbesuche und ein Großteil der chemischen Medikamente werden bei gesunden Menschen nicht mehr von Nöten sein. Dieses neue System wird nicht nur gesunde Menschen sondern auch "gesunde" Krankenkassen, dafür aber finanziell "kranke" Pillenverschreiber und Pharmabetriebe zur Folge haben. Und das wissen sie höchstwahrscheinlich! Nicht zuletzt darin dürfte auch der enorme Widerstand gegen die Naturheilkunde durch unser "Gesundheitssystem" und die Politik begründet sein.

Wir brauchen also ein Gesundheitssystem, das im Hinblick auf die Gesundheit der Menschen sich nicht selbst im Wege steht, das sich nicht der Pharmaindustrie, Nahrungsmittelindustrie und den Großkonzernen mehr verpflichtet fühlt als der Gesundheit der Menschen, das sich nicht an der Verhinderung wichtiger Informationen aus der naturheilkundlichen Wissenschaft beteiligt, sondern ein Gesundheitssystem, das uns täglich sämtliche Neuigkeiten aus allen medizinischen Bereichen, auch aus der Naturheilkunde mittels aller Medien wahrheitsgetreu ins Haus liefert. Es gibt weit über 10.000 klinische Untersuchungsergebnisse und Erkenntnisse aus Fachliteratur und Internet, die auf die effektive Heilwirkung gesunder Ernährung und der Mikronährstoffe hinweisen, über die wir von unserem Gesundheitssystem nicht informiert werden. Es muss auch Schluss sein mit der schulmedizinischen Geheimniskrämerei! Alle Statistiken und Ergebnisse wissenschaftlicher Untersuchungen, klinischer Tests schulmedizinischer und naturheilkundlicher Art müssen für alle Menschen automatisch über verschiedene Medien (Internet-Plattform, Nachrichten, Infoblätter, usw.) zur Verfügung stehen, sodass sich die Menschen über alles selbst ein Bild machen können. Heute haben vielfach nur Ärzte und Behörden auf diese für jeden Bürger so wichtigen Informationen Zugriff. Warum werden diese dem Normalbürger unterschlagen? Es gibt keinen vernünftigen Grund dafür.

Untersuchungsergebnisse aller Art, auch die Anamnese müssen die Ärzte und Krankenhäuser den Patienten auf Wunsch unverzüglich aushändigen, denn es handelt sich um die ureigensten Daten des Patienten, weshalb er ein Anrecht auf alle Unterlagen hat. Viele Heilpraktiker händigen ihren Patienten Laborergebnisse und Befunde unaufgefordert aus. Das ist in vielerlei Hinsicht für den Patienten wichtig, insbesondere dann, wenn der Patient andere Ärzte, Heilmethoden in Anspruch nehmen will oder sich nach erfolgten Behandlungen Komplikationen ergeben. Es darf auch nicht mehr sein, dass unnötige Impfungen und Medikamente usw. massenhaft verabreicht werden, für die der Hersteller keine Haftung übernimmt. Auch die äußerst umstrittenen und gefährlichen Mehrfachimpfungen bei Säuglingen, für die weder Arzt noch Impfstoffhersteller eine Haftung übernehmen, müssen eingestellt werden. Wir brauchen ein neues Gesundheitssystem bei dem nicht das Geschäft mit den Kranken, Gesunden und Kindern, der Geldfluss in Richtung Pharmazie und Schulmedizin im Vordergrund stehen, sondern der Mensch und seine Gesundheit. Wir brauchen ein Gesundheitssystem, geprägt von Menschlichkeit, einer sauberen Ethik, von Anstand und Vernunft.

Beim neuen Gesundheitssystem mit neuer Leistungsfestlegung der "Gesundheitskassen" werden keine Therapien und Medikamente mehr abgerechnet werden können, die die Patienten vielleicht kränker anstatt gesünder gemacht oder deren Tod verursacht haben. Dieses neue System wird die richtigen Heiltherapien (natürliche Ernährung – Vitalstoffe) in den Vordergrund rücken und die heutigen schulmedizinischen Symptombehandlungen größtenteils überflüssig machen. Es werden wichtige Mittel und Methoden zum Einsatz kommen, die heute vorwiegend aus geschäftlichen Interessen vieler Systemnutznießer ignoriert werden, die aber helfen, heilen oder wenigstens keinen Schaden anrichten. Dann wird die Zeit vorbei sein, in der täglich möglichst viele "Krankenscheine abgewickelt" werden, da das Honorar nach Leistung, an geheilten und nicht mehr an symptomatisch behandelten Menschen verrechnet werden wird. Viele Therapeuten/Ernährungsexperten werden mit fixem Gehalt in die Lehrkörperschaft eingegliedert sein und mit ihrer Wissensvermittlung an unsere Kinder einen großen Beitrag für gesunde nachkommende Generationen leisten. Es wird auch vorbei sein mit Wohlstand und Luxus jener Ärzte und "(Krebs)Organisationen“, die sich von den Einflüssen der Pharmazie und der heutigen profitablen Schulmedizin nicht lösen können oder wollen, wichtige (alternative) Forschungsprogramme ausschließen und verhindern, weil eben Erfolg, Effektivität und Heilung gefordert und honoriert wird.

Deshalb dürfen jetzt nicht alle Ärzte in dieselbe Kategorie eingereiht werden - es gibt auch noch die anständigen. Zwischenzeitlich haben sich viele großartige Ärzte und Forscher von manch fragwürdigen Behandlungsmethoden dieser pharma- und gewinnorientierten Medizin klar distanziert und unterstützen den möglichen Umbruch in der Medizin mit allen Kräften. Und es gibt immer mehr Ärzte, die der Naturheilmedizin gegenüber aufgeschlossen sind, sich ganzheitlich ausbilden lassen, ganzheitlich forschen, mit naturheilkundlichen Therapien und Mitteln große Erfolge haben und auch im "Neuen Gesundheitssystem" einen wichtigen Platz einnehmen werden. Viele Ärzte wären zur Umstellung bereit, sofern nicht unser heutiges Gesundheitssystem und ihre eigenen Interessensvertretungen (Pharmazie - Ärztekammern) ihnen im Wege stehen würden.

All das verlangt selbstverständlich nach unabhängigen, von der Pharmaindustrie, Ernährungsindustrie und anderen Wirtschaftsgiganten unbeeinflusste Politiker und Gutachter, die frei sind von Korruption, Bestechung, den Einflüssen "käuflicher"

Wissenschaft und somit zum Wohle des Volkes entscheiden können. Solche sind derzeit aber sehr schwer zu finden.

Gesundheitsvorsorge – Eigenverantwortung – Immunsystem

Gesundheit und Vorsorge

Effektive Gesundheitsvorsorge ist ausschließlich durch vollwertige, natürliche Ernährung, optimale Vitalstoffversorgung, regelmäßige Bewegung und ein angenehmes soziales Umfeld, in dem sich die Seele frei und wohl fühlt, möglich. Diese Faktoren bilden die Grundlage für ein intaktes, Gesundheit erhaltendes Immunsystem. Wenn wir in der Lage sind nach diesen Gesichtspunkten zu leben, werden die meisten von uns ohne Arzt und Naturheiltherapeut ein recht gesundes und langes Leben führen können. Wie überall, bestätigen auch hier die Ausnahmen die Regel. Zum Beispiel werden erblich bedingte, chronische Krankheiten oft die Behandlung und Kontrolle eines ganzheitlichen Therapeuten/Ernährungsexperten erfordern.

Den gelernten Naturarzt/Heilpraktiker/Ernährungsexperten vorbeugend in Anspruch zu nehmen, Überprüfung und Ergänzung des Vitamin- und Mineralstoffhaushaltes und Ausschaltung psychischer Faktoren bevor sich Krankheiten bemerkbar machen, sind in der heutigen Situation weitere Schritte vernünftiger, kostengünstigster und Krankheit verhindernder Gesundheitsvorsorge. Unter Medizin versteht man nicht nur „Reparatur“ sondern auch Heilkunde und die beinhaltet in erster Linie die richtige Vorbeugung! Dessen sollte sich auch die Politik bewusst werden.

Gesundheitsvorsorge - richtig vorsorgen bedeutet umdenken

Um die prekäre Situation unseres Medizinwesens ins Positive zu verändern, muss ein Umdenken auf allen Ebenen stattfinden. Die Medizin der Zukunft muss mehr vorbeugend tätig und Krankheit verhindernd wirken. Derzeit ist es aber so, dass zugewartet wird bis Krankheiten entstanden sind, um sie durch falsch bezeichnete "Vorsorge-Maßnahmen" möglichst frühzeitig zu erkennen. Danach werden fast ausschließlich die Symptome der erkannten Krankheit behandelt und das im Hinblick auf Heilung vielfach mit untauglichen Mitteln und Methoden. Die derzeitige "Gesundheitsvorsorge" verdient diesen Namen nicht.

Unter echter Gesundheitsvorsorge ist auch etwas anderes zu verstehen, als z.B. die schulmedizinischen Vorsorgeuntersuchungen, die teilweise trotzdem ihre Berechtigung haben und zur Früherkennung von Krankheiten wichtig sind. Werden aber Krankheiten verhindert, ist logischerweise auch keine Früherkennung und Behandlung notwendig. Auf das Einfachste, aber Wichtigste zur Krankheitsverhinderung, nämlich auf ein intaktes, stabiles Immunsystem, wird in der Schulmedizin zu wenig Wert gelegt, obwohl auch ihr bekannt ist, dass ausschließlich das Immunsystem als unsere "Körperpolizei" für die Verhinderung von Krankheiten und Erhaltung der Gesundheit verantwortlich ist. Ein intaktes Immunsystem erfordert aber einen optimalen Vitamin- und Mineralstoffhaushalt, was wiederum nach gesunder, vollwertiger, natürlicher Ernährung und Vitalstoffgaben verlangt. Da sich die meisten Menschen mit denaturierter Industriekost ernähren, sind aber diese wichtigen Voraussetzungen grundsätzlich nicht gegeben.

Deshalb müssten die Menschen bei den Vorsorgeuntersuchungen auf die Unabdingbarkeit gesunder, vollwertiger und naturbelassener Ernährung (wie im Kapitel Ernährung beschrieben), die Vermeidung von denaturierter Industriekost sowie einen optimalen Vitalstoffhaushalt hingewiesen und dazu angehalten werden, das auch umzusetzen. Denn nur ein Körper, der aus vollem "Brunnen schöpfen" kann (genügend Vitamine, Mikronährstoffe), ist auf Dauer in der Lage, Gesundheit aufrecht und die Immunabwehr intakt zu halten. Woher soll denn ein an Mikronährstoffen unterversorgter Körper den erforderlichen "Kraftstoff" für die Gesundherhaltung nehmen? Krankheit ist immer ein Defizit an Energie, egal in welcher Form und aus welchen Gründen das Defizit entstanden ist. Deshalb ist bei der heutigen denaturierten Industrienahrung ein vorbeugender Gesundheits-/Basisschutz durch eine gute und ausgeglichene Nahrungsergänzung durchaus zu empfehlen. Das ändert aber nichts an der Dringlichkeit für die Umstellung auf vollwertige, naturbelassene Nahrung.

Erhöhte Leistung - erhöhter Vitaminverbrauch

Permanente Höchstleistung, übermäßige Belastung, dazu noch schlechte „Wartung“ und mangelhafte Pflege haben unweigerlich verkürzte Lebensdauer sowie Kosten durch „reparaturbedingte“ Leistungsausfälle (Krankheit) zur Folge. Das lässt sich auf Mensch und Maschinen gleichermaßen anwenden, obwohl Mensch und Maschine grundsätzlich nicht vergleichbar sind. Aber die Verhältnismäßigkeit ist dieselbe! Wie soll beim Menschen, der durch vitalstoffarme Ernährung, erhöhte Leistung, Belastungen und ungesunde Lebensweise bewirkte Mehrverbrauch an Vitaminen und Mikronährstoffen abgedeckt werden, wenn sie im Körper aufgrund denaturierter Industrienahrung nicht oder nur ungenügend vorhanden sind und nicht zusätzlich zugeführt werden?

Die Leistung des Immunsystems ist sehr gut mit der physischen Leistung des Menschen zu vergleichen. Kürzen Sie einem Schwerarbeiter die Mahlzeiten um die Hälfte und Sie werden sehr schnell erkennen, dass bei ihm aufgrund mangelhafter Versorgung zwangsläufig auch die Leistung im selben Maße nachlässt. Mit dem Immunsystem verhält es sich genau gleich! Stehen ihm nicht alle erforderlichen Vitalstoffe in ausreichendem Maße zur Verfügung, so holt er sich diese vorerst aus dem eigenen Gewebe und den Knochen bis auch jene ausgelaugt und erschöpft sind. Dieser Vitalstoffmangel hat im Laufe der Zeit eine verminderte Leistungs- und Reaktionsfähigkeit des Abwehrsystems zur Folge und das kann zu Krankheiten aller Art führen. Bei Mikronährstoffmangel ist das Immunsystem geschwächt und nicht mehr in der Lage, alle, vor allem die aggressiven, Krankheitserreger abzuwehren und einen optimalen Stoffwechsel zu gewährleisten. Infektionen und Krankheiten, bis hin zum Krebs und auch die so genannten Alterskrankheiten haben somit besten Nährboden.

Wenn vom Immunsystem eine derart hohe Leistungsfähigkeit (Krankheitsverhinderung) erwartet und gefordert wird, ist es nur logisch und Grundvoraussetzung, dass es optimal mit Nährstoffen versorgt werden muss. In jenem Maße, in dem diese Nährstoffe dem Körper, insbesondere über einen längeren Zeitraum, fehlen, wird auch das Immunsystem seine Aufgabe als „Körperpolizei" nur mangelhaft ausführen können. Tausende Stoffwechselfunktionen laufen nicht mehr ordnungsgemäß ab und auch der Alterungsprozess schreitet schneller voran. Je größer einerseits der Nährstoffmangel und andererseits psychische/körperliche Belastungen, desto schwächer das Immunsystem und dessen Leistung! Woher soll denn ein „halb verhungertes" Immunsystem die Kraft nehmen, um die Krankheitserreger wirkungsvoll bekämpfen, Gesundheit aufrecht erhalten zu können? Das kann logischerweise doch nicht funktionieren.

Wir wissen schon lange, dass jeder Mensch viele verschiedene Nährstoffe benötigt. Die Mengen sind abhängig von der „biologischen Individualität", der genetischen „Grundausstattung", den Lebensbedingungen und täglichen Belastungen jedes Einzelnen.

Von dieser Nährstoffversorgung sind sämtliche Funktionen des menschlichen Organismus abhängig, die Abwehrkraft des Immunsystems und Pumpfunktion des Herzens genauso wie die Denkfähigkeit des Gehirns. Fehlt aber irgendeine dieser biochemischen Substanzen, funktionieren Teilbereiche unseres Systems nicht mehr so gut, werden verschiedenste Enzyme nicht mehr aktiviert. Das kann Kettenreaktionen auslösen und zu den unterschiedlichsten gesundheitlichen Defekten führen. Allein Zink z.B. ist für die Aktivierung von rund 300 (erforschten) Enzymreaktionen verantwortlich, von denen bei Zinkmangel viele ausbleiben. In der Medizinbibliothek Washington z.B. gibt es über 18.000 Studien allein über Zink.

Der medizinisch-wissenschaftlichen Literatur ist zu entnehmen, dass Menschen mit reichlicher Vitamin- und Mikronährstoffzuführung deutlich weniger krank sind als Menschen mit niedriger Vitaminaufnahme. Ebenfalls ist bekannt, dass Menschen mit einem starken Immunsystem weniger an Krebs erkranken.

Die Konsequenz daraus kann für den Menschen deshalb nur sein: Gesunde, vollwertige, naturbelassene Ernährung, vernünftige Lebensführung, genügend Bewegung, bei Notwendigkeit Ergänzung des Vitamin- und Mineralstoffhaushaltes mit guten Naturheilpräparaten, nicht rauchen, wenig Alkohol - also Maß halten in allen Bereichen.

Gesundheit und Eigenverantwortlichkeit

Wenn wir schon die Anwendung ganzheitlicher Medizin fordern, angefangen von der Medizintechnik, den in der heutigen Situation manchmal notwendigen chemischen Medikamenten, bis hin zu den naturheilkundlichen Heilmethoden und natürlichen Präparaten, kann es nur selbstverständlich sein, dass jeder auch selbst alles dazu beiträgt, was dem Ziel, der Gesundheit, dienlich ist. Darunter ist die Vermeidung all der schon angeführten Ursachen für Zivilisationskrankheiten (denaturierte

Nahrungsmittel usw.) zu verstehen. Unsere heutige Gesellschaft ist leider bequem und lebt teilweise in der Erwartungshaltung, die Gesundheit in Form von Medikamenten, Arztbesuchen und verschiedenster medizinischer Dienstleistungen käuflich erwerben zu können.

Das ist ein gewaltiger Trugschluss! Es hat sich ganz klar gezeigt, dass das nicht funktioniert, sondern ins Verderben führt! Krankheit hingegen ist absolut käuflich erwerbbar, z.B. in Form von verschiedensten denaturierten, chemisch behandelten Nahrungs- und Suchtmitteln, chemischen Medikamenten, indirekt auch durch Arztbesuche, in deren Rahmen die chemisch-giftigen Medikamente oft unnötigerweise verschrieben werden. Gesundheit beginnt bei unserer Selbstdisziplin, bei einer vernünftigen, gesunden Lebensweise, vollwertiger, natürlicher Ernährung und einem ausgeglichenen Vitamin-/Mineralstoff- und Enzymhaushalt. Es wäre zu einfach, uns als Opfer einer „Organisation" zwischen Pharmazie, Ernährungsindustrie, Schulmedizin und Politik sehen zu wollen, die zweifellos die Hauptschuld trifft, weil sie die unwissenden Menschen nicht richtig informiert. Wir können uns damit aber nicht von jeglicher Selbstverantwortung entbinden! Zweifellos sind viele „Dienstleistungen" dieser "medizinischen Wirtschaftsgiganten" mehr geeignet krank zu machen oder Krankheit zu erhalten, als zu heilen. Auch die Gesundheitsinformationen dieses Systems sind mehr als mangelhaft, einseitig, pharmazielastig und teils irreführend.

Aber wir haben die Möglichkeit, uns anderweitig und selbständig zu erkundigen, als uns einfach nur auf die Schulmedizin, Ernährungsindustrie und fragwürdige Gesundheitspolitik zu verlassen. Wir können also verschiedene schulmedizinische „Dienstleistungen" umgehen und durch andere ersetzen. Über die Krankenkassenregelung wird leider dafür gesorgt, dass wir die wirklichen Heiltherapien und -mittel meist aus der eigenen Tasche bezahlen müssen. Die Selbstverantwortung steht in unserem Leben generell, insbesondere aber im Gesundheitsbereich, an erster Stelle.

Jeder von uns kann selbst entscheiden: vernünftige Lebensweise, gesunde, vollwertige, natürliche Ernährung und einen ausgewogenen Mikronährstoffhaushalt, Maß halten in allen Belangen

oder aber

täglich denaturierte Industriekost, Fertigprodukte, hydrisierte Industrieöle und -fette, Auszugsmehle und daraus verarbeitete Produkte wie Weiß- und Graubrot sowie andere denaturierte Nahrungsmittel, fette Kost, Wiener Schnitzel, Schweinsbraten, Fleischsuppe, Wurstwaren, Pommes frites, Fast Food, McDonalds, Fertiggerichte, Fabrikzucker, Schokolade, Torten, Alkohol, Rauchen, übermäßiger Zeitdruck und Stress, Bewegungsmangel, chemische Medikamente usw. So sieht nämlich das Leben vieler Menschen aus und trotzdem wundert man sich über die Krankheitsflut.

Immunsystem - Immunreaktion

Das Immunsystem ist der so genannte "Schutzapparat" unseres Organismus, der in der Lage sein sollte, alle Krankheitserreger zu erkennen, wirkungsvoll zu bekämpfen und zu zerstören. All diese vom Immunsystem erkannten Fremdkörper und Krankheitserreger wie Bakterien, Viren und verschiedenste körperfremde Stoffe, nennt man Antigene, die fortlaufend unser Zellsystem attackieren. Das Immunsystem hat also einen außerordentlich großen und komplexen Aufgabenbereich. Es muss unzählige Reaktionsmöglichkeiten aufweisen, um Tausende Krankheitserreger abwehren zu können, die in den Körper einzudringen versuchen.

Hat ein Antigen (z.B. ein Bakterium) die erste Barriere des Körpers - beispielsweise die Haut - überwunden, wird es zunächst einmal mit Granulozyten und Monozyten konfrontiert. Danach wird es teilweise durch bereits gebildete Antikörper und verschiedene Proteine neutralisiert. Bei Notwendigkeit „stürmen" Lymphozyten und Makrophagen (Fresszellen) zum „Krisenherd", an dem sich der Krankheitserreger ausbreiten will und die Immunreaktion wird verstärkt. Dadurch entstehen wirkungsvollere, speziell auf dieses Antigen (Krankheitserreger) abgestimmte Antikörper, die versuchen den Krankheitserreger zu vernichten. Dabei bilden diese Antikörper ein so genanntes „biologisches Gedächtnis", wodurch sie dieses Antigen bei neuerlichem Auftreten sofort erkennen und bekämpfen können, ohne sich neu organisieren zu müssen.

Immunsystem - Fehlfunktionen

Fehlfunktionen des Immunsystems können verschiedene Ursachen haben, zum Beispiel:

- ein unvollständiges Immunsystem, vererbt, angeboren
- falsche, mangelhafte, ungesunde Ernährung (Industriekost, Fertigprodukte, hydrisierte, chemisch behandelte Industriefette, zuviel tierische Fette/Eiweiße, Auszugsmehle, Fabrikzucker usw.)
- Übersäuerung, chronischer Mikronährstoffmangel über einen längeren Zeitraum
- Schadstoffe aus Umwelt, Nahrung usw.
- chemische Medikamente allgemein, besonders Antibiotika
- durch Behandlung von Krankheiten (wie z.B. bei Krebs) mit chemischen, hochtoxischen Substanzen, die sogar zu einem Ausfall des Immunsystems führen können (z.B. Chemotherapie)
- schwere psychische Belastungen

Immunsystem und Krebs

Aufgrund des Erfolgsdruckes aus der ganzheitlichen/naturheilkundlichen Medizin scheint nun auch die Schulmedizin den Zusammenhängen zwischen Krebs, anderen Volkskrankheiten und dem Immunsystem zumindest teilweise mehr Augenmerk schenken zu müssen. In beiden medizinischen Bereichen (Naturheilkunde u. Schulmedizin) ist man sich heute zumindest teilweise darüber einig, dass Personen mit einem geschwächten Immunsystem eher an Krebs erkranken als andere. Verschiedene Schulmediziner stellen zwischenzeitlich auch nicht mehr grundsätzlich in Abrede, dass die Stärkung des Immunsystems bei Krebspatienten zu diversen Erfolgen führt und dass die Unterstützung und Stärkung des Immunsystems zweifellos einen positiven Einfluss auf die etablierten Krebsbehandlungen hat. Die orthomolekulare Medizin hat diese Erfolge aber schon seit Jahren unter Beweis gestellt. Dessen ungeachtet konzentriert sich die Schulmedizin in erster Linie auf die wenig erfolgreiche Chemo- und Strahlentherapie.

Intaktes Immunsystem - beste Vorbeugung gegen Krankheiten/Krebs

Da die meisten Menschen sich nicht oder nur schwer an diese wirksamen Vorbeugungsmaßnahmen (gesunde Vollwerternährung usw.) halten „können“ oder wollen und Überbelastungen jeglicher Art zusätzlich einen überhöhten Vitamin- und Mineralstoffverbrauch nach sich ziehen, leiden viele Menschen an Nährstoffmangel, der, um Immunabwehrschwächen zu verhindern, ausgeglichen werden sollte.

Vor allem Menschen die sich nicht so gesund ernähren, sollten durch gute Nahrungsergänzung mit genügend Vitamin C, D, E, A, Vitamin-B-Komplex, Calcium, Magnesium, Folsäure und Selen den Vitalstoffhaushalt ergänzen. Eine Überdosierung ist hier kaum möglich, da die Dosen an und für sich schon sehr niedrig angesetzt sind. Vitamin C ist in solchen Produkten meistens in zu geringer Menge vorhanden. Auch Sportler sollten hier an den überhöhten Verbrauch von Magnesium, Calcium und Vitamin C usw. denken.

Die Einnahme eines Multivitaminpräparates bedeutet noch lange nicht, dass der Mineralstoffhaushalt ausgeglichen und optimal ist. Manchmal kommt es vor, dass bei Menschen je nach genetischer Veranlagung, alltäglichen Belastungen usw. verschiedene Mineralstoffe/Spurenelemente fehlen oder hohe Schwermetallbelastungen vorhanden sind. Hier sollten diese Substanzen individuell ergänzt und die Schwermetallbelastungen ausgeleitet werden.

Zur Feststellung von Mineralstoff-Fehlbeständen und Schwermetallbelastungen eignet sich z.B. die Haar-Mineralanalyse (Langzeitanalyse)/Blutanalyse (derzeitiger Stand) sehr gut. Auch der in Schweden entwickelte 24-Stunden Urintest stellt eine Möglichkeit dar. Die genauesten Werte ergeben aber eine Blutanalyse. Eine Überprüfung des Mineralstoffhaushaltes sollte spätestens bei Anzeichen von Krankheiten vorgenommen werden. Über dem Schwellwert liegende Schwermetall-Konzentrationen können mit speziellen naturheilkundlichen Therapien nebenwirkungsfrei ausgeleitet werden. Besonders wichtig wäre eine solche Ausleitung auch nach der Entfernung von Amalgamplomben in größerem Ausmaß, da bei diesem Vorgang vermehrt Quecksilber frei gesetzt wird.

In der Naturheilkunde gelten Koriander und Chlorella Algen sowie Selen als gutes Schutzmittel gegen Schwermetalle. Sie werden mit anderen Substanzen auch bei Schwermetall-Ausleitungsverfahren eingesetzt. Um Schwermetallbelastungen vorzubeugen, kann man täglich ein oder zwei Korianderblätter gut kauen und essen. Es besteht die Möglichkeit einen Korianderstock im eigenen Garten oder in einer Pflanzenschale auf dem Balkon zu züchten.

Amalgam-Zahnfüllungen (Störfelder) Vergiftungen – unerklärliche Gesundheitsprobleme

Auch so genannten Störfeldern wird oft zu wenig Aufmerksamkeit geschenkt. Viele Menschen leiden über Jahre hinweg an schweren, fast mysteriösen Gesundheitsproblemen wie:

- ständige und starke Kopfschmerzen
- andere unerklärliche Schmerzen
- Übelkeit
- Konzentrationsschwäche
- Magen-/Darmprobleme, Verstopfung
- Muskelkrämpfe
- Migräne
- Müdigkeit - Lustlosigkeit
- depressive Stimmung u.v.a.m.,

die kein Arzt in den Griff bekommen kann, bis vielleicht eines Tages zufällig ein ganzheitlich denkender und praktizierender Arzt/Zahnarzt/Therapeut vermutet, dass frühere Zahnbehandlungen oder Zahnfüllungen Ursache dieser quälenden Symptome sein könnten. Allzu oft übersehen unsere Ärzte und Gesundheitsexperten Krankheit verursachende Amalgam- bzw. Quecksilberbelastungen, Vernarbungen usw., die Auslöser gravierender Gesundheitsprobleme sein können. Bei manchen Patienten verbesserte sich der Gesundheitszustand sehr schnell, nachdem sie sich die Metallfüllungen aus ihren Zähnen entfernen ließen. Nicht alle Menschen reagieren gleich auf solche Stoffe; bei den einen verursachen sie große Probleme, andere vertragen Amalgam besser.

Es ist also wichtig, dass bei der Suche nach der Ursache von Symptomen unter anderem auch die Zähne und erfolgte Zahnbehandlungen (Störfelder) mit einbezogen werden. Nicht nur die Zähne, auch das Zahnfleisch, der Zustand des gesamten Kauapparates geben Aufschluss über alle möglichen Krankheitserreger.

Dem schwedischen Arzt Dr. Mats Hanson zufolge reagieren manche Menschen derart stark auf Quecksilber, dass dies neben den schon erwähnten Problemen fast bis zu Arbeitsunfähigkeit, sowie Verhaltens- und Persönlichkeitsveränderung führen kann. Außerdem wurden schleichende Quecksilbervergiftungen (Zahnfüllungen) mehrfach mit Multipler Sklerose in Zusammenhang gebracht und auch das Immunsystem kann dadurch erheblich beeinträchtigt werden, da bestimmte weiße Blutkörperchen reduziert werden. Bei Multiple Sklerose-Patienten und Alzheimererkrankung ist ganz besonders auf Schwermetallbelastungen zu achten. Deshalb auch hier der Hinweis, dass den handelsüblichen Kochsalzen u. a. aluminiumhaltige Rieselhilfsstoffe beigemengt werden.

Amalgam – politische Verantwortlichkeit

Schweden hat als erstes Land aufgrund vieler klinischer Untersuchungen und Feststellungen zur Kenntnis genommen, dass Amalgam sich nachteilig auf die Gesundheit auswirkt. Auf Wunsch des Patienten bezahlt dort die staatliche Krankenversicherung den Austausch von Amalgamfüllungen gegen einen nicht amalgamhaltigen Ersatz. Die schwedischen Politiker scheinen zumindest in diesem Bereich verantwortungsbewusster und moralischer zu handeln als jene in manch anderen "vorbildlichen" Staaten Europas wie z.B. Deutschland oder Österreich.

Die Krankenkasse bezahlt z.B. in Deutschland und Österreich grundsätzlich einen Teil vom Billigsten, egal ob giftig und gesundheitsschädlich, Hauptsache es tut seinen Dienst – und das ist in diesem Fall eine "billige Füllung" namens Amalgam! Amalgam würde heutzutage sicherlich keine gesundheitsbehördliche Zulassung mehr erhalten. Verwendet werden darf es aber nach wie vor!

Der schwedische Forschungsrat hat z.B. am 19.02.1998 auf einer Pressekonferenz in Stockholm bekannt gegeben, dass Amalgam gesundheitsschädigend sei. Unter anderem schädige es das Immunsystem, Gehirn, die Nieren und auch das ungeborene Kind. Es existieren viele Studien, die auf die Gefährlichkeit von Amalgam hinweisen. Wenn Amalgam in Schweden gesundheitsschädigend ist, muss das anderswo genauso zutreffen!

Dessen ungeachtet werden die gesundheitsschädigenden Auswirkungen von Amalgam durch die Hersteller, deren Lobbyisten und auch die Politik nach wie vor heruntergespielt. Vermutungen darüber, dass die Verstrickungen mancher Wirtschaftsgiganten, auch Amalgamhersteller bis in die Wissenschaft und teilweise auch bis zu diversen Richtern reichen, scheinen gerechtfertigt zu sein, da gewisse Richter Deutschlands in Streitfällen immer wieder dieselben Gutachter beauftragen, deren „amalgamfreundliches“ Ergebnis man sich schon im Vorhinein vorstellen kann.

Auf der Homepage der „Berliner Selbsthilfegruppe Amalgamgeschädigter“ ist von der Amalgamlüge/Amalgam-Mafia die Rede und dass teilweise renommierte Professoren und Doktoren (Experten) mit nachweislich falschen und „manipulativen“ Angaben die Ungefährlichkeit der Amalgamfüllungen begründen würden. Unter anderem scheint dort folgender Text auf:

„Überall tauchen dieselben Gutachter auf! Unter dem Mantel objektiver 'Wissenschaftlichkeit' wird im Dienste der Auftraggeber manipuliert...“

Der Eindruck, dass auch die EU sich offensichtlich der Wirtschaft mehr verpflichtet fühlt als der Gesundheit der Menschen, ist an und für sich nicht fremd. So ist es auch nicht verwunderlich, dass die dort zuständigen Herren keinen Zusammenhang zwischen Quecksilber und schweren Erkrankungen erkennen können. Dies, um einerseits vielleicht dem Trend treu zu bleiben und andererseits, weil vermutlich die meisten davon sowieso keine Ahnung haben und nicht zuletzt bei der Abstimmung, manchmal unwissend, dennoch nickend zustimmen.

Als Anhaltspunkt für die gesundheitsschädigende Wirkung von Amalgam kann unter anderem das legendäre „Kieler Amalgamgutachten 1997“ dienen, das durch eine kritische Auswertung verschiedenster Fachliteratur zum Schluss kommt, dass der Dentalwerkstoff ein sehr hohes gesundheitliches Risiko darstellt, das einige tausend Mal in wissenschaftlichen Veröffentlichungen gut dokumentiert ist.

Es gibt klare Hinweise und scheint erwiesen zu sein, dass Amalgam-Quecksilber

- für den menschlichen Organismus giftig ist
- es unter den im Mund herrschenden Bedingungen u.a. hochtoxische Quecksilberdämpfe frei setzt
- Metall verschiedene Hormone, Enzyme und Rezeptoren schädigt und blockiert
- Symptome wie Kopfschmerzen, Schlafstörungen, Schwindel, Depressionen, Gelenkschmerzen, Muskelschwäche usw. sehr wohl mit Amalgam in Verbindung stehen können
- Hirnfunktionsstörungen verursachen kann
- Gehirnzellen auf eine Art schädigt, wie das nur bei Alzheimerkranken vorkommt (Universität Calgary)
- Amalgamfüllungen den Quecksilbergehalt der Muttermilch erhöhen
- Zahn-Amalgam der Mutter den Quecksilbergehalt im Gewebe der Leber, Niere und im Gehirn des Kindes erhöht
- Schwermetalle zu chronischen Infektionen führen können
- die Körperentgiftung behindert
- Schwermetalle über die Leber in den Darm ausgeschieden und im Dickdarm teilweise wieder resorbiert (aufgenommen) werden. Es entsteht ein Kreislauf.

Amalgam ist nur ein winziger Teil gesundheitsschädlicher Faktoren. Je mehr wir uns für diese Belange interessieren, umso deutlicher wird, wie uninformiert wir sind und in welchem Maße dem Volk wichtige Informationen über gesundheitsschädigende Stoffe unterschlagen werden. Wäre es nicht die oberste Pflicht unseres in vielen Bereichen zwielichtigen "Gesundheitssystems", unserer Regierungen, die wir schlussendlich gewählt haben und sehr gut bezahlen, uns täglich über all die Missstände und wichtigen Erkenntnisse zu informieren?

Das offensichtliche Motto jener, die sich für unsere Gesundheit verantwortlich fühlen, scheint wohl zu sein: Ein krankes Volk spielt keine Rolle, denn es weiß ja nicht warum es krank ist. Und so lange es die Gründe dafür nicht kennt, ist es ruhig und zufrieden! Also wozu dann informieren? Lieber „zudecken" und alles, was zufällig aufkommt und nicht ins Konzept passt, im Keim ersticken!

Interessante Informationen finden Sie auf folgenden Internetseiten:

- Berliner Selbsthilfegruppe Amalgamgeschädigter - Internetadresse: http://www.people.blinx.de/sems/amalgam.htm#HAUPTMENUE
- Den Verein „Amalgam-Geschädigter Schweiz" erreichen sie unter folgender Internetadresse: http://www.amalgam-info.ch
- weiters: http://www.tolzin.de/amalgam/

- Weitere Informationen erhalten Sie unter Verwendung einer Suchmaschine, Stichwort Amalgam.

Amalgam - Quecksilbervergiftungen und mögliche Folgen

Eine deutsche Studie mit 200 Patienten ergab, dass

- bei Patienten, die bis zu zweiundzwanzig Amalgamfüllungen hatten, eindeutig chronische Vergiftungen vorlagen, die nach 6 Jahren auftraten
- die durch Amalgam ausgelöste Quecksilbervergiftung oft auch gravierenden Zinkmangel zur Folge hatte
- andere toxische Metalle wie Arsen, Blei, Kadmium u.a.m. in erhöhter Konzentration im Körper abgelagert werden.

Amalgam – weitere Erfahrungen

Rund 90 % der Patienten mit Amalgamfüllungen leiden laut neueren Daten unter irgendeiner Nebenwirkung.

"Biologisch-verträgliche Zahnmedizin" praktiziert auch Dr. Richard Fischer aus Virginia und er machte eine tolle Erfahrung: Bei 80% der Patienten verbesserte sich der Gesundheitszustand, nachdem die Amalgamfüllungen aus den Zähnen entfernt wurden.

Verschiede Zahnärzte berichteten, dass sich Patienten von Durchfall, Verdauungsstörungen, Arthritis und auch schweren Allergien erholt hatten, nachdem ihre Amalgamfüllungen entfernt worden waren.

Die Krebs-Aids-Industrie - Krebsentstehung/-behandlung - die oft verhängnisvollen und "tödlichen" Behandlungs-methoden

Krebs - Geißel unserer Zeitgeschichte

Krebs! Seit Jahrzehnten arbeiten Tausende Ärzte und Wissenschaftler international an diesem Problem, bisher jedoch vielfach ohne die Ursache ergründet zu haben, weil sie nicht ganzheitlich denken, suchen, die Logik außer Acht lassen und nicht zuletzt finanzielle Gründe Priorität haben. Die Heilquote bei der Krebsbehandlung hat sich trotz der Fortschritte in der Operations- und Strahlentechnik, sowie der chemischen Medikation nicht entscheidend verbessern lassen. Die geringfügige Steigerung der Durchschnitts-Erfolgsquote ist vorwiegend auf verbesserte Gerätediagnostik und so genannte „Früherkennung" zurück zuführen. Die Mittel selbst haben aber nicht sehr viel an Verbesserung erfahren. Man wendet seit ungefähr 30 Jahren und mit sehr geringem Erfolg in etwa dasselbe „Gift" in verschiedensten Mischungen an, um das Symptom einer Krankheit zu "vergiften", die vielfach ihren Ursprung in denaturierter Nahrung, unzähligen Giften in Lebensmitteln und der Umwelt, aber auch in schweren seelischen Belastungen und ungesunden Lebensbedingungen hat.

Wie lange wird es wohl noch dauern, bis die klassische Schulmedizin verstanden hat, dass

- auch ein Tumor nur ein Symptom einer Krankheit ist
- für eine Heilung die Ursache gefunden und auch diese, nicht nur das Symptom, behandelt werden muss
- eine multifaktorell bedingte Erkrankung (Umweltgifte aller Art, seelische Probleme usw.) mit „Gift" zwar behandelt aber kaum geheilt werden kann?

Mit all dem was über Krebs, seine Ursachen und Behandlungsformen geschrieben wurde, können ganze Bibliotheken gefüllt werden. Wenn man aber bedenkt, dass die Schulmedizin in Jahrzehnte langen und milliardenschweren Forschungen grundsätzlich an der Strahlen- und Chemotherapie hängen geblieben ist, mit meist bescheidenen Erfolgen eher auf der Stelle tritt, so müsste das doch nachdenklich stimmen und bei aller Vernunft ein gewisses Umdenken bewirken. Ein Umdenken in der Forschung, in der Vergabe der Förderungsmittel, eine Abkehr vom Starrsinn, dass die Behandlung von Krankheiten ausschließlich der Chemieindustrie und Schulmedizin vorbehalten ist. Insbesondere wenn man weiß, dass Naturheilärzte und Forscher (z.B. Dr. Seeger schon in den 30er Jahren, Dr. Gerson, Dr. Warburg, Dr. Budwig usw.), in der Krebsbehandlung mit natürlichen Mitteln sehr erfolgreich waren und alle auf ihre Art das Krebs-Entstehungsproblem in der gestörten Zellatmung erkannt und auch gute Therapien (natürliche Ernährung/Vitalstoffe usw.) dafür entwickelt hatten.

So wäre es schon lange an der Zeit, die Naturheilärzte und die Forschungstätigkeit von Pharmazie-**un**abhängigen Forschern im selben Maße zu fördern anstatt zu erschweren oder verhindern, die Forschungsergebnisse neutral und objektiv zu prüfen, bewerten und dementsprechend zum Einsatz zu bringen. Dann hätten wir mit größter Wahrscheinlichkeit in relativ kurzer Zeit sehr viel weniger kranke Menschen und das Problem Krebs wäre auch offiziell gelöst.

„Geld regiert die Welt", verkündet ein altbekanntes Sprichwort. Der größte Geldgeber und -nehmer in unserem „Gesundheitswesen" ist nun einmal die Pharmaindustrie, die im Hintergrund die „Fäden spinnt" und in vielerlei Hinsicht das Sagen hat. Woher kommt denn der Lehrstoff über die Krankheiten, Krebs, Behandlungsformen, Chemie, die Wirkung der verwendeten Medikamente, bei welcher Krankheit welche Medikamente eingesetzt werden? Natürlich von der Pharmaindustrie. Wissen unsere Ärzte, die ja Lehrer sein sollten, wirklich alles darüber, werden sie von der Pharmaindustrie hintergangen, irregeführt, wird ihnen vieles verschwiegen oder/und verschweigen sie selbst einiges, verschreiben sie einfach lt. Informationen des Pharmavertreters oder Kataloges, ohne zu wissen, was sie verschreiben? Handeln sie einfach nach Vorgaben der Pharmaindustrie, ohne richtig zu wissen, was sie tun? Sind sie vielfach wissende/unwissende Handlanger der Pharmagiganten?

Ärzte und ihre Unwissenheit – Hintergründe

Seit Jahrzehnten wird nämlich enorme Energie aufgewendet, die Entwicklung und Anwendung effektiver, erfolgreicher, nicht-konventioneller Therapien als unnütz darzustellen, zu verleugnen, womöglich zu verbieten. Ärzte/Onkologen werden über die Wirkungsweise, Effizienz, Notwendigkeit solcher Therapien nicht unterrichtet und Patienten erfahren über die üblichen Medien nur noch stark gefilterte Informationen, gerne mit negativer Prägung.

Deshalb ist es nicht verwunderlich, dass unwissende Krebspatienten sagen, wenn es andere erfolgreiche Methoden als die Chemo-, Strahlentherapie und Operation gäbe, so würden die Ärzte diese doch kennen und empfehlen. Leider wissen diese Menschen nicht, dass der ärztliche Wissensmangel nicht zufällig ist sondern - gesteuert von der "unsichtbaren Hand des Marktes" - System hat, es tatsächlich aber genügend effektive und erprobte humane Methoden gibt, die nicht nur das Symptom "Krebs" bekämpfen sondern auf Krebsheilung ausgerichtet sind.

Das Problem ist, dass diese wichtigen alternativen Therapien an den Universitäten nicht gelehrt, bei orthodoxen Ärztekongressen nicht vorgestellt werden. Die meisten Kongresse/Fortbildungsveranstaltungen der Ärzte werden von der Pharmaindustrie gesponsert. Somit wird dort die "Fortbildung" auch nach dem "pharmazeutisch-medizinischen Weltbild" gestaltet und das ist eben chemisch-giftiger und nicht zuletzt finanzieller Natur.

Genauso werden die Ärzte über ihre Hauptinformationsquellen wie Fachzeitschriften, Ärztezeitungen über diese wirkungsvollen alternativen Therapieformen nicht informiert. Die weltweite Ignoranz wichtiger Therapien ist kein Zufall sondern - scheinbar im Sinne finanzieller Interessen - schon lange zum Grundsatz geworden. Somit ist es nur logisch, dass die meisten Onkologen von diesen wichtigen Heiltherapien nichts wissen, ohne sie zu kennen negativ bewerten und den Patienten grundsätzlich nur Chemo-, Strahlen-, Hormontherapie und Operation als Möglichkeiten anbieten.

Hätte man in all den Jahren nur einen Bruchteil der für die Verhinderung effektiver alternativer Krebstherapien eingesetzten Energie für die Erforschung und Verbesserung solcher aufgewendet, hätten wir heute nicht dieses Desaster.

Im Streben nach Gewinn werden die Methoden der Krebsindustrie, ihre Produkte an die Frau/den Mann zu bringen, immer raffinierter. Auch in Deutschland werden so genannte Management Disease Programme (MDP) [Krankheitsprogramme] in das alltägliche Medizinwesen eingeschleust, die den Ärzten dann vorgeben, wie sie die Patienten zu behandeln haben. Um dem Ganzen auch entsprechende Attraktivität zu verleihen, werden zwischenzeitlich Zertifikate an Kliniken verliehen, die den Nachweis erbringen können, dass sie beispielsweise Frauen mit Brustkrebs usw. eine **"Mindestanzahl"** an Operationen, Bestrahlungen und Chemotherapien verordnet haben. Kann die Klinik dieser "Leistungsmarke" nicht entsprechen, erhält sie im nächsten Jahr das begehrte "Prüfsiegel" nicht. In Anbetracht dieser Situation wird doch jeder Klinikchef bemüht sein, seine Ärzte der Situation entsprechend zu motivieren um in den Besitz dieses "Prüfsiegels" zu kommen. Aufgeklärte Menschen meiden selbstverständlich solche Kliniken. Die Unwissenden haben keine Wahl.

Zertifikate, Prüf- und Gütesiegel gibt es als effektiven Werbegag übrigens auch bei Waschmaschinen, Haushaltsgeräten aller Art usw., wodurch sich verschiedene Marken besser verkaufen lassen. Die Macher der Krebsindustrie scheinen diese günstige Möglichkeit sowie die Vorteilhaftigkeit "zertifikatierter Krebsbehandlung" und die daraus resultierende Wirkung ebenfalls erkannt zu haben. Die Antwort auf die Frage, ob auch diese Maßnahme geeignet sei, tatsächlich der Gesundheit der Menschen oder vielmehr mehr den finanziellen Interessen der Krebsindustrie zu dienen, erscheint selbsterklärend.

Auch diese Maßnahme verdeutlicht, warum man in der Krebsbekämpfung an der mit sehr bescheidenen Erfolgen geprägten, aber mit hohem Einkommen verbundenen, Chemotherapie festhält und laut vieler Experten das längst gelöste Krebsproblem nach wie vor offiziell "ungelöst" ist oder sein muss?

Pharmaindustrie als Großverdiener – auch im „Kampf“ gegen den Krebs! Verhinderung von Krebsheilung und Lebensqualität durch Verhinderung naturheilkundlicher Methoden und Mittel?

Der Industriezweig KREBS ist zwischenzeitlich zum Multi-Milliardengeschäft herangewachsen. Der verlängerte Arm der Pharmazie, nämlich die Schulmedizin, Krankenkassen, Wirtschaft und Politik leisten die dafür erforderlichen und hilfreichen Dienste - für selbständig denkende Menschen - in manchmal zweifelhafter Form. Es ist ebenfalls nachvollziehbar, dass auch die Wirtschaft und Firmen, die jährlich Hunderte Millionen in diesem Business (Bestrahlungsapparate, Krebsmedikamente, Mammographiegeräte, "Tierbändigungsgeräte" usw.) verdienen, wohl alles für den Fortbestand und auch die Ausweitung dieses „Futtertroges“ tun werden. Die Staatsregierungen mit ihren finanziellen Nöten sind in Zeiten der Arbeitslosigkeit in gewisser Weise auf die Arbeitsplätze sowie die vielen Millionen Steuergelder dieser Konzerne angewiesen und vielleicht deshalb so "unkritisch". Wie das Ganze in diesem Wirtschaftszweig unter dem Deckmantel Gesundheit entwicklungsfähig ist, erleben wir Tag für Tag. In fast allen Wirtschaftsbereichen herrscht Stagnation, nur der Industriezweig „Gesundheit - Krankheit“ ist nach wie vor mit reichlichem Wachstum gesegnet. Das ist aber nur mit immer mehr Kranken und Krankheiten möglich. Was muss man also tun, um diesen Trend aufrecht zu erhalten? Wirkliche Heilmaßnahmen verhindern?

Um das Krebsgeschehen und die Beharrung auf Chemo- und Strahlentherapie besser verstehen zu können, ein paar statistische Daten zum Thema Krebs aus den USA im Jahr 1990:

Die Gesamtausgaben für Krebsbehandlungen in den USA beliefen sich 1990 schon auf 100 Milliarden US-Dollar (100.000.000.000). Heute sind es wesentlich mehr.

- 50 Millionen Arztbesuche pro Jahr wegen Krebs - (5 Milliarden US-Dollar pro Jahr)
- 1 Million Krebsoperationen pro Jahr - (3 Milliarden US-Dollar pro Jahr)
- 1 Million Krebskranke werden jährlich bestrahlt – (15 Milliarden US-Dollar pro Jahr)
- Mammographie, Bluttests, MRT, CT – (12 Milliarden US-Dollar pro Jahr)
- 1 Tag auf der Krebsstation im Ney Yorker Krankenhaus kostet 1000 US-Dollar und mehr

Pharmaindustrie als Großverdiener auch bei den Chemotherapien

Einnahmen 1986: etwa 500 Millionen US-Dollar

Einnahmen 1999: etwa 13 Milliarden US-Dollar (derzeit sind es rund 16 Milliarden)

Dafür sind die 5-Jahres-Überlebensraten („geheilt") seit den letzten 25 Jahren im Durchschnitt nicht wesentlich gestiegen. Was für ein „Riesenerfolg" - wenigstens in finanzieller Hinsicht! Die Einnahmen betrugen immerhin das 26-fache bei fast gleich bleibender Erfolgsrate. Wenn das kein gutes Geschäft ist?

Die Krebsindustrie – weitere Daten

Eine spezielle, komplette Hochdosis-Chemotherapie im Forschungszentrum (mit rund 99% Mortalität), wie sie z.B. schulmedizinisch schon „aufgegebenen" Krebspatienten (vielleicht mehr für klinikeigene Forschungszwecke"?) angeboten werden, kostet rund 75.000,-- Euro (150.000,--DM, 1.000.000,--ATS).

Dieser Hochdosis-Chemotherapie gegenüber gestellt, kostet eine ausgereifte, **stationäre** immunbiologische Krebstherapie nur ca. 10.000-- Euro, welche aber ernsthafte Heilungserfolge in Aussicht stellt. In ambulanter Behandlung ist eine solche Therapie wesentlich billiger.

Eine aufwändige, spezielle Chemotherapie (z.B. bei Leukämie) kostet bis zu 30.000,-- Euro.

Eine Selen- und Mikronährstofftherapie hingegen rund 100,-- Euro.

In Anbetracht dieser Preis und -Einkommensverhältnisse kann man schon besser verstehen, warum sich die Pharmazie und klassische Schulmedizin gegen die so wirkungsvollen, schonenden und kostengünstigen Naturheiltherapien stellen. Die Krebspatienten sind in der Regel „Langzeitkunden" im Reich dieses „Gesundheitssystems" - vielfach bis zur Erlösung durch den Tod. Jeder durch andere und wirkungsvolle Therapien Geheilte fehlt als Dauerkunde und -konsument am Absatzmarkt des Gesundheitssystems, angefangen von den ambulanten Behandlungen in den Arztpraxen, Krankenhausaufenthalten, Operationen, Chemotherapien, bis hin zur permanenten Einnahme von chemischen, vielfach hoch toxischen und teils Krebs fördernden Medikamenten, die in der Regel wiederum zu diversen Behandlungen führen.

Krebserkrankung – Daten aus den USA im Jahr 1999

- 700.000 Krebstote pro Jahr, das sind
- 1918 Krebstote pro Tag
- 80 Krebstote pro Stunde
- mehr als 1 Krebstoter pro Minute

Als Hauptursachen werden ungesunde Ernährung (Fast Food), industrialisierte, mit Pestizidrückständen behaftete und chemischen Zusätzen angereicherte Nahrungsmittel, Bewegungsmangel, Umweltverschmutzung und teilweise auch die hochtoxischen Krebsmedikamente (Chemotherapien u. Zytostatika) gesehen. Ebenfalls psychische Hintergründe, die die Schulmedizin nicht gelten lassen will, weil es ihrer Ansicht nach keine Beweise dafür gibt. Es scheint sie aber doch zu geben! Bei gründlicher Unterredung mit den Patienten sind sie immer wieder deutlich erkennbar.

Krebshäufigkeit steigend

1959 erkrankte eine von 30 Personen an Krebs (1:30)

1999, also 40 Jahre später 1 von 3 Personen. (1:3)

Die Erkrankungen sind um das Zehnfache gestiegen. Die Heilungsquoten sind in den letzten 30 Jahren hingegen im Durchschnitt unwesentlich gestiegen.

Chemotherapie, ein „Senfgasabkömmling“ - in den Anfängen richtig gesehen?

Ungefähr zur Zeit des Zweiten Weltkrieges hat man in der Senfgasforschung festgestellt, dass mit Senfgas, das auch in Kriegen zur Massenvernichtung von Menschen eingesetzt wurde, lebende Zellen getötet werden können. In der Folge kamen Ärzte auf die Idee, mit Senfgas und verschiedensten Abkömmlingen Krebszellen zu töten, also den Krebs zu vergiften. Als die Medizin in den 70er Jahren entdeckte, dass einige Krebsarten auf die Chemotherapie reagierten und einige Patienten dadurch vermeintlich - wenn auch unter unwürdigen Zuständen - etwas länger leben konnten, war der Weg für die grundsätzliche Anwendung geebnet. Die hochgradige Giftigkeit der verwendeten Substanzen erklären auch die mörderischen Zustände des Patienten nach der Chemotherapie. Der Massenmord an gesunden und kranken Zellen kommt danach über Körper und Seele in viel sagender Weise zum Ausdruck.

Ursprünglich hatten die Chemotherapeuten aufgrund ihrer Resultate keinen guten Ruf in der Ärzteschaft. Die Chemotherapie als Krebsbekämpfungsmittel einzusetzen, wurde in den Anfängen allgemein als „Werk des Teufels“ angesehen.

Krebs – schulmedizinische Behandlung und die geringen Überlebenschancen

Statistische Erfolgsquote bei den etablierten Krebsbehandlungen:

- Operation 28,0%
- Strahlentherapie 11,5%
- Chemotherapie 05,8%

Das ergibt eine durchschnittliche Erfolgsquote unter Berücksichtigung einer Überlebenszeit von nur 5 Jahren, ca. 15,1%. Fünf Jahre sind aber keine Zeitspanne, die den Status „geheilt“ verdient und rechtfertigt, kommt aber der Optik der Krebsstatistik sehr entgegen. Würde man für den Status „geheilt“ eine Überlebenszeit von z.B. 10 - 15 Jahren heranziehen, würde die Erfolgsquote schlagartig fast auf Null Prozent sinken. Vor allem die am meisten eingesetzte Chemotherapie weist von allen Behandlungsmethoden die niedrigste "Erfolgsrate" von 5,8% auf und stellt sich somit selbst ein vernichtendes Zeugnis aus. Berücksichtigt man auch den durch die Chemo- und Strahlentherapie verursachten, zum Teil katastrophalen Krankheitsverlauf, die Beschwerden, Gesundheitsschädigungen, deren Spätfolgen usw., sieht die Sache noch viel drastischer aus.

Anhand dieser Ergebnisse ist gut erkennbar, wie ineffizient die etablierten Behandlungsmethoden bei den meisten Krebsarten einerseits sind und wie zerstörerisch sie sich andererseits auf gesunde Zellen auswirken. Die vorwiegend verabreichten Krebs-Medikamente und Chemopräparate haben nämlich aufgrund ihrer hohen Toxizität das Potenzial, selbst Krebs auszulösen. Aus einem Interview mit Dr. Heinrich Kremer (Wissenschaftszeitschrift "raum & zeit") geht hervor, dass laut einer Langzeituntersuchung im Deutschen Krebsforschungszentrum die durchschnittliche Überlebensdauer von Krebspatienten nach einer Chemotherapie 3,5 Jahre, **ohne Chemotherapie aber 12 Jahre** betrug. Die Studie soll allerdings mehr als zehn Jahre zurück liegen. Bei den meisten Karzinomen hat sich lt. Dr. Heinrich Kremer hinsichtlich der Überlebenschance bisher aber nicht viel geändert. Im Gegenteil! Immer mehr wird bekannt, dass Langzeitüberlebende grundsätzlich jene sind, die sich rechtzeitig von der chemischen Krebs-Medikation distanziert und naturheilkundliche Mittel in Anspruch genommen haben.

Heute, mit ähnlichen miserablen Erfolgsraten bei den meisten Krebsarten wie vor rund 30 Jahren, ist die Chemotherapie in verschiedensten Variationen und Mischungen aber zur Standardtherapie geworden. Viele der betroffenen Patienten würden bei entsprechender Aufklärung die hochwirksamen immunbiologischen und wesentlich billigeren, effektiven naturheilkundlichen Behandlungsmöglichkeiten in Anspruch nehmen, sofern sie davon wüssten, oder nicht durch Negativpropaganda oder finanziell (keine Kassenleistung) davon abgehalten würden. Aber auf diese Art werden scheinbar die todkranken Krebspatienten vielleicht aus Fanatismus und nicht zuletzt aus pharmakologisch-finanziellen Interessen an die schulmedizinische Behandlung und Chemotherapie „gekettet." Die allgemeine Situation lässt jedenfalls den Schluss zu, dass auch bei Krebs nicht der Mensch/die Menschlichkeit im Vordergrund stehen, sondern der Geldfluss zu Gunsten der finanziellen Nutznießer dieses Systems, gesteuert vielfach durch Desinformation, Verschweigen wichtiger Therapiemöglichkeiten und über das „Lenkwerkzeug" Krankenkassenleistung.

In der ganzheitlichen Medizin hingegen geht es in erster Linie darum, Heilung oder eine vernünftige, höhere Überlebenszeit zu erwirken und vor allem mit einer wesentlich besseren Lebensqualität, ohne all die durch Chemo- und Strahlentherapie verursachten Qualen und irreparablen Gesundheitsschädigungen. Was sind denn 5 Jahre Überlebenszeit unter teils menschenunwürdigen Bedingungen und Zuständen, wenn man mehr auch unter angenehmen Umständen haben könnte?

Zustand nach der Chemotherapie

Der Patient kommt mit „früh" erkannter Diagnose „Krebs" ins Krankenhaus, ist im Frühstadium dieser Krankheit meistens arbeitsfähig und körperlich relativ vital. Durch die Chemotherapie erfährt er manchmal (je nach Therapieintensität usw.) von einem Tag auf den anderen eine körperliche Niederlage in einem Ausmaß, dass er kaum mehr fähig ist, sich aus dem Bett zu erheben. Er wird an den Rand des Todes therapiert, mit dem Ziel, die Krebszellen zu vernichten, wobei gesunde wie entartete Zellen gleichermaßen vernichtet werden und das Immunsystem schwer geschädigt wird. Grundsätzlich werden nicht alle mit "Metastasen" behafteten Zellen erreicht, womit Nachbehandlungen im selben Muster vorprogrammiert sind.

Andererseits wissen wir - und es ist in der Wissenschaft bekannt -, dass erfolgreiche Krebsbehandlung und vor allem Verhinderung von "Metastasenbildung" (neuen Tumoren) fast ausschließlich über das Immunsystem und die Psyche erfolgen kann. Es müssten bei der Therapie also alle das Immunsystem und Psyche belastenden Faktoren berücksichtigt werden. Ein stabiles, intaktes Immunsystem und seelisches Gleichgewicht bietet die beste Möglichkeit, Krankheit, Krebs oder "Metastasenbildung" zu verhindern und das ist nur auf Basis ganzheitlicher Medizin möglich! Durch die Chemotherapie wird das Immunsystem aber ruiniert und in der Regel nicht mehr aufgebaut. Die Eruierung und Behandlung der geistig-seelischen Hintergründe der Erkrankung bleibt in der etablierten Medizin grundsätzlich auf der Strecke, weil schwere psychische Belastungen ihrer Meinung nach nicht Ursache oder Mitursache einer Krebserkrankung sein können. Es ist aber nachweislich so!

Chemotherapie – unter Umständen wichtig?

Die Chemotherapie kann unter Umständen und vereinzelt möglicherweise bedeutsam sein. Mit ihr lassen sich heute insbesondere bei Hodenkrebs, Brustkrebs, Gebärmutterkrebs teilweise bessere Ergebnisse erzielen, was den Einsatz dieser Mittel hie und da zu rechtfertigen scheint, wenn man über die katastrophalen Nebenwirkungen, irreparable Schädigung der Erbsubstanz (DNA) und die niedrige Überlebensgrenze von 5 Jahren (geheilt?) hinwegsieht. Mit professionellen Naturheil-/ Vitalstofftherapien können aber vielfach wesentlich bessere Resultate erreicht werden, mit dem Vorteil, dass diese keine Nebenwirkungen haben.

Insbesondere bei Tumoren, die aufgrund ihrer Lage und Verwachsungen operativ nicht entfernt werden können, von aggressiver Natur sind und schon eine bedrohliche Größe haben, scheint die Chemotherapie unter gewissen Umständen vertretbar zu sein, weil die Möglichkeit der Tumorreduzierung oder -zerstörung besteht. In derartigen Fällen muss man selbstverständlich die schweren Nebenwirkungen der Chemopräparate in Kauf nehmen. Aber auch in einem solchen Fall wäre es wichtig, gleichzeitig mit einer naturheilkundlichen Therapie das Immunsystem aufzubauen und zu stärken, was wesentlich zum Erfolg beitragen kann und die Nebenwirkungen der Chemotherapie reduziert, was aber meistens unterlassen wird. Das ist insbesondere bei jenen Menschen bedeutsam, die sich nicht so gesund ernähren, einen vitalstoffraubenden Lebensstil führen und infolge dessen schon ein geschwächtes Immunsystem haben. Genauso unverständlich ist es aber, dass bei allen anderen Krebsarten trotz eklatanter Erfolglosigkeit nach wie vor all diese Chemotherapien angewendet werden.

Chemo- /Strahlentherapie und ihre Wirkung und Aufklärung der Patienten

Trotz der selbstsicheren Argumentationen der Chemospezialisten wissen sie selbst nicht, bei welchen Menschen eine solche Therapie hilfreich sein kann, einen Tumor zu zerstören, oder ob es besser wäre, diese Maßnahme zu unterlassen. Genauso wenig ist bewiesen, ob eine Chemo-/Strahlentherapie bei verschiedensten Krebsarten, z.B. bei Darm-, Haut-, Leber-, Blasen-, Lungenkrebs usw. überhaupt etwas nützt, oder ob die angewendeten Therapien nur eine vorübergehende Tumorverkleinerung bewirken, dabei die Erbsubstanz (DNA)/das Knochenmark irreparabel schädigen und das Leben verkürzen. So gesehen sind sie ein Lotteriespiel, das nicht zuletzt mehr Nachteile als Vorteile in sich birgt. Ein weiterer Nachteil: Frauen z.B. kommen nach der Chemotherapie (Zerstörung des Sexualhormonhaushaltes) unverzüglich in die Wechseljahre (Klimakterium).

Das Problem liegt in der Aufklärung der Patienten, und die wird in der Schulmedizin wahrscheinlich in den meisten Fällen einseitig ausfallen. Der Chemo-/ Strahlenspezialist wird aufgrund seiner einseitigen Ausbildung, schulmedizinischer Prägung und einseitigen Wissens wahrscheinlich und erfahrungsgemäß die Chemo- und Strahlentherapie sowie andere herkömmliche Methoden als Allheilmittel und unabdingbar in den Vordergrund rücken und vielleicht das Negative dieser Therapien bagatellisieren, kaum oder gar nicht erwähnen. Naturheiltherapien werden in der Regel vom Onkologen nicht erwähnt und wenn sie von den Patienten darauf angesprochen werden, gerne negativ beurteilt oder als unnütz dargestellt. So haben die Patienten in der Regel die Möglichkeit, zwischen Operation, Chemo- oder Strahlentherapie (oder Kombination) zu wählen, weil sie von den anderen (ganzheitlichen) Therapien nichts oder zu wenig wissen. Tatsache ist aber, dass durch die Chemotherapie Knochenmark und Blut erheblich geschädigt werden, was oft eine Knochenmarktransplantation erforderlich macht, die viele Patienten aufgrund ihres geschwächten Zustandes nicht überleben.

Der Arzt Peter Alexander schrieb schon 1944 darüber und wies darauf hin, dass die Menschen bei dieser Behandlung (Chemotherapie) über kurz oder lang an der „Erschöpfung des weißen Blutbildes“ sterben werden, was sich ja immer wieder bewahrheitet.

Ein weiteres Problem ist, dass die Patienten nach der Krebsdiagnose aufgrund emotionaler Betroffenheit oder mangelnden Wissens vielfach nicht in der Lage sind, dem Onkologen die in der gegenwärtigen Situation wichtigen und entscheidenden Fragen zu stellen, z.B. über die Wirkungsweise der Substanzen der Chemotherapie, die Nebenwirkungen und Folgen, Alternativen dazu oder den Arzt um Kopien von Studien über die vorgesehene Chemotherapie zu ersuchen. Und wie sollen die Menschen in einer solchen Situation erkennen, wie kompetent der Onkologe im Hinblick auf die etablierten und vor allem unkonventionellen Therapien ist?

Da ist nur eines wichtig und grundsätzlich richtig: keine übereilten Handlungen und Festlegungen, selbständig an kompetenten und objektiv ausgerichteten Stellen Auskünfte über alle Behandlungsmittel und -methoden einholen und dann in aller Ruhe entscheiden, auch wenn der Arzt auf unverzügliche Behandlungsmaßnahmen drängt.

Chemotherapie und die „Studien" in den Krankenhäusern

Grundsätzlich laufen an den meisten Krankenhäusern bzw. Kliniken, in denen Krebspatienten behandelt werden, so genannte Studien zur „Schlussfolgerung" (Erprobung?) von Chemopräparaten und statistischen Auswertung. Nicht wenige Patienten können aus verschiedensten Gründen an solchen "Studien teilnehmen", eventuell ohne es zu wissen und im Glauben, die "beste" Behandlung zu bekommen. Als "wissende" oder "unwissende" Studienteilnehmer bekommen sie vielleicht nicht das "beste" einsetzbare Chemopräparat und sind möglicherweise den Behandlungen der "Studiennorm" ausgesetzt. Jedenfalls kann ohne Patienten keine Studie durchgeführt werden. Was braucht man also für eine "aussagekräftige Studie"? Möglichst viele Patienten. Und somit werden möglicherweise nicht wenige in den Genuss solcher "Studien-Produkte" kommen? Auch Dr. Mendelsohn hat in seinen Büchern die Problematik von Studien in Kliniken behandelt.

Die alternativen Krebstherapien sind genauso kritisch zu hinterfragen, weil auch in diesem Bereich teilweise wenig effektive Therapien relativ teuer angeboten werden.

Eine eigenständige Information der betroffenen Patienten bei pharmazieunabhängigen Institutionen ist aus vielen Gründen notwendig und manchmal vielleicht lebenswichtig. Um Interessenskonflikte ausschließen zu können, sollten die beratenden Personen keine Therapeuten oder Berater gewisser Produkterzeuger, aber gut geschult und ausgebildet sein. Zweifellos gibt es das nicht allzu oft.

Krebstherapien – wo Sie ehrliche, objektive und ganzheitliche Informationen bekommen

Lothar Hirneise, Autor der Buches „**Chemotherapie heilt Krebs und die Erde ist eine Scheibe**", ist auch Vorstand der Vereinigung **„Menschen gegen Krebs".** Diese Vereinigung besteht offensichtlich aus einem Team von Idealisten und objektiven Beratern, bei denen noch der Mensch im Vordergrund steht.

Dieses einzigartige Buch sollte in keinem Haushalt fehlen und ist eine „Pflichtlektüre" für jeden, der über Krebs und die Behandlungsmethoden informiert sein will! Die Fülle an äußerst wichtigen und wissenschaftlich begründeten Informationen, Analysen über Krebs und Krebsprophylaxe, Krebsbehandlung sowie über Ernährung bei Krebs ist beeindruckend.

Allen Menschen, die in irgend einer Weise vom Krebs betroffen sind oder solche, die vom Problem „Krebs in der Familie" geplagt sind und sich vielleicht mit diversen Krebsbehandlungen oder der mehr als fragwürdigen Krebsprophylaxe „Amputation gesunder Brüste" auseinander setzen, kann empfohlen werden, sich mit der Organisation **„Menschen gegen Krebs"** in Verbindung zu setzen. Dort wird ihnen weder die eine noch die andere Therapie oder Verhaltensmaßnahme aufgeredet, sie werden aber sorgfältig und ganzheitlich informiert. Es erfolgt lediglich eine sachliche Information über die Vor- und Nachteile aller konventionellen und ganzheitlichen Krebstherapien, aber auch über die Krebsprophylaxe.

Ebenfalls sind dieser Vereinigung Ärzte und Kliniken bekannt, die erfolgreich ganzheitlich behandeln. Entscheiden müssen Sie schlussendlich selbst.

Hier die Adresse: Menschen gegen Krebs e.V.,
Pfarrstraße 8/1, D-71394 KERNEN
Tel.-Nr. (derzeit) 07151-910217, Fax: 07151-910218
Internet: www.krebstherapien.de
e-mail: mgk@krebstherapien.de

Das Problem der Chemotherapie ist, dass sie mit hochgiftigen Substanzen („Senfgasabkömmlinge“) auf Zelltod, auf Vernichtung ausgerichtet ist. Sie vernichtet alles, gesunde und entartete Zellen gleichermaßen. Eine vernünftige Therapie müsste doch dahingehend orientiert sein, wieder richtige, ordnungsgemäße Zellteilung und Zellatmung zu bewirken, anstatt wahllos "Krieg" zu führen gegen gesunde und entartete Zellen, um diese zu zerstören.

Tumorzellen sind oder werden teilweise sehr schnell gegen diese Substanzen immun. Vielfach werden „Chemo-Cocktails“ verabreicht, also „Breitbandpräparate.“ Somit besteht die Hoffnung, dass eines der Mittel aus dieser Mixtur seinen Dienst tut. Logischerweise sind auch die Nebenwirkungen der Mixtur entsprechend stärker. Da sich der Körper gegen Gifte aller Art zur Wehr setzt, führt dies vielfach in relativ kurzer Zeit zu einer Resistenz gegenüber verschiedenen Substanzen. Allein schon daran wird die Abneigung und Abwehr des Körpers und der Seele gegen diese hochgiftigen Chemo-Substanzen offenbar.

Anhand dieser Tatsachen können wir die "hohe Intelligenz" unseres Organismus erkennen und wie phänomenal das Abwehrsystem des Menschen ist, da es sich gegen diese "tödlichen" Substanzen, den "Massenmord" an Millionen gesunden und kranken Zellen mit aller Kraft wehrt.

Wenn Zellen in der Lage sind und die Intelligenz besitzen, sich gegen das aggressive Chemo-Gift resistent zu zeigen, müsste das intakte Immunsystem - dazu gehört auch gute seelische Verfassung - logischerweise auch in der Lage sein, Krebszellen erfolgreich zu bekämpfen und auch "Metastasenbildung" (neue Tumore) zu verhindern. Im Falle einer Krebserkrankung ist das Immunsystem aber schon lange nicht mehr intakt sondern von der Krankheit schon längst "überholt", weshalb dessen Aufbau in Anbetracht der vielfältigen Aufgaben unerlässlich ist. Diese Logik müsste doch auch den Onkologen zu denken geben. Oder ist ihnen das logische Denken vielleicht in ihrem Chemie-/Strahlenfanatismus sowie ihrer Ausbildung abhanden gekommen? Bei der Krebsbehandlung ist es ebenfalls notwendig, die sozialen, seelischen Hintergründe der Patienten zu beleuchten, um auch in diesem Bereich krankmachende, gesundheitshemmende und die Immunabwehr schwächende Faktoren auszugleichen und auszuschalten.

Der Schlüssel zur erfolgreichen Krebsabwehr liegt also in der Immunabwehr, in der ganzheitlichen Behandlung, in der Berücksichtigung von Körper, Geist und Seele. Trotzdem handelt die Schulmedizin nach wie vor gegenteilig und lässt größtenteils die Aufbautherapien für das Immunsystem und auch die das Immunsystem beeinträchtigenden Faktoren, wie z.B. die Psyche, schwere seelische Belastungen in grob fahrlässiger Weise außer Acht.

Bei den ganzen Chemotherapien wird auch nicht danach gefragt, ob der Patient aufgrund der Chemotherapie länger oder weniger lang gelebt hat oder ob er ohne Chemotherapie länger und auch wesentlich besser gelebt hätte. Das Hauptaugenmerk ist darauf gerichtet, ob sich z.B. der Tumor vorübergehend verkleinert hat. Diesen Umständen entsprechend sind auch teilweise die Zulassungsbedingungen für Krebsmedikamente wieder angepasst worden.

Nach Einverständnis der amerikanischen Arzneimittelbehörde muss ein Krebsmedikament nur bewirken, dass der Tumor vorübergehend schrumpft, nicht aber, dass das Leben des Patienten dadurch verlängert wird. Das hat den Vorteil, dass die Pharmazie ihre Medikamente wesentlich schneller auf den Markt bringen und wesentlich an Forschungskosten einsparen kann. Gute Kontakte zwischen Arzneimittelbehörde, Politik und Pharmazie haben eben angenehme Begleiterscheinungen und machen Vieles möglich, was sonst vielleicht nicht möglich wäre.

Chemotherapie – vernichtende Kritik und ihr Fortbestand

Auch Phillip Day stellt in seinem Buch ***„KREBS – Stahl, Strahl, Chemo & Co" - Vom langen Ende eines Schauermärchens"*** die Frage, wie es kommt, dass die Skandale um die herkömmlichen Behandlungsmethoden von Krebs nach wie vor nicht ans Tageslicht kommen und totgeschwiegen werden?

ZITAT: „Der Hauptgrund ist, dass die Ärzte die betrügerischen Absichten der Krebsindustrie bislang noch nicht in ihrer Gänze durchschaut haben. Genauso wenig wie die Motive für deren Geldgier, von der jene Industrie angetrieben wird"...

In diesem Buch sind unter anderem viele Experten und Krebsspezialisten angeführt, die der Chemo- und Strahlentherapie, aber auch der Moral die dahinter steckt, ein vernichtendes Zeugnis ausstellen.

Viele Experten vertreten die Meinung, dass selbst die besten Ärzte wahrscheinlich über **un**korrekte Informationen bezüglich alternativer Krebsbehandlungsmethoden verfügen und dass die Ärzte sich aufgrund ihrer knapp bemessenen Zeit auf die zusammengefassten medizinischen Berichte und Forschungen verlassen (müssen) und sich aus Zeitgründen nicht selbständig um verschiedenste Forschungsergebnisse kümmern können. Das Problem scheint, dass diese Berichte gewöhnlich von jenen "pharmaziefreundlichen" Instituten zusammengestellt werden, die sich entschieden gegen alternative Behandlungsmethoden stellen. Dementsprechend "objektiv" dürften diese Berichte auch gestaltet sein. Dass die pharmazeutischen Unternehmen einen sehr starken Einfluss darauf haben, was den Ärzten in ihrer Ausbildung und auch danach gelehrt wird, ist hinlänglich bekannt. Dass es auch solche Ärzte gibt, die wissentlich „unerwünschte" alternative aber wichtige Krebsbehandlungsmethoden nicht anwenden wollen, um die geschäftlichen Interessen zu wahren und die eigene Karriere nicht zu gefährden erscheint ebenso wahrscheinlich. Insbesondere scheint es auch so zu sein, dass Professoren in Führungspositionen sich durch besondere Loyalität zur schulmedizinischen Krebsbehandlung und Pharmaindustrie auszeichnen müssen, sofern sie ihre angesehene Position nicht verlieren oder weiter aufsteigen möchten.

Chemo- und Strahlentherapie - die Könige, Reichen und Prominenten - tödliches "Spiel?

Die Könige und Prominenten, die Reichen dieser Welt sind dem Problem Krebs sowie dem teils durch die medizinischen Behandlungen bedingten Schicksal genauso unterworfen wie jeder andere Erdenbürger. Durch die Annehmlichkeit, Geld im Überfluss zu haben, können sie sich zwar Behandlungen in den "besten" und teuersten Kliniken mit den am "besten", **aber einseitig** ausgebildeten Chemospezialisten der Welt leisten, vergessen aber dabei oder wissen es nicht, dass auch dort mit denselben "Giften" und Methoden gearbeitet wird wie in der "Normalbürger"-Klinik.

Die reichen und "königlichen" Patienten wissen anscheinend nicht, dass diese "besten" und teuren Spezialisten ohne professionelle naturheilkundliche Ausbildung nur halb ausgebildete "Spezialisten" sind, ihnen ein großer und wichtiger Bereich (Biochemie – Mikronährstoffe) in der Ausbildung fehlt. Dies kommt auch dadurch klar zum Ausdruck, dass manche in diesen "Spezialkliniken" behandelten reichen Patienten nicht an der zu behandelnden Krankheit (Krebs) starben, sondern "verfrüht" an den angewendeten Behandlungsmethoden und –mitteln. Diese Patienten wurden vermutlich auch darüber nicht aufgeklärt, dass die bei ihnen angewendeten schulmedizinischen Behandlungen und Mittel

- **oft das Gegenteil von dem bewirken, wofür sie eingesetzt werden und viele dieser chemischen Medikamente bei genügend hoher Dosis und genügend langer Einnahme früher oder später gesetzmäßig Krebs erzeugen (Dr. Heinrich Kremer)**
- **diese eingesetzten Mittel die Erbsubstanz unwiederbringlich schädigen und das Knochenmark zerstören**
- **das weiße Blutbild meistens früher oder später zum Erliegen kommt, was vielfach mit dem Tod verbunden ist, weil die meisten Patienten in ihrem durch die Chemo- und Strahlentherapie geschwächten Zustand eine Knochenmarktransplantation nicht mehr überstehen.**

Die etablierten Krebstherapien - unzureichende Hilfeleistung?

Die Patienten werden auch in den Prominenten-Kliniken meistens **nicht** über die Notwendigkeit der für den **verantwortungsvollen** Arzt und Patienten unerlässlichen, immunbiologischen Therapien aufgeklärt, weil diese Chemo-Spezialisten grundsätzlich von der vielfältigen Wirkung solcher Therapien wenig Ahnung haben oder diese Therapien vielleicht aus "Pharmagehorsam" von vorn herein ablehnen (müssen?). Nach Ansicht vieler Experten ist die Unterlassung solcher Therapien (auch als Begleittherapie) grob fahrlässig, egal aus welchen Gründen dies auch immer geschieht. Eine solche Unterlassung kann so schwerwiegende Folgen haben, dass dies eigentlich als Tatbestand nach dem Strafgesetzbuch geahndet werden müsste. In allen anderen Bereichen wird die Unterlassung der Hilfeleistung oder unzureichende Hilfeleistung geahndet. Wenn es aber im medizinischen Bereich um Gesundheit oder Leben und Tod von täglich Tausenden Krebspatienten geht, scheint es keine Rolle zu spielen, wenn wichtige, gesundheitsfördernde (lebensverlängernde?) Therapien ohne vernünftige Begründung nicht durchgeführt werden. Politisch gebilligte, pharmazeutisch-schulmedizinische "Narrenfreiheit" mit potentieller Todesfolge?

Eine professionelle immunbiologische Therapie bringt für den Krebspatienten (Immunsystemaufbau) immer große Vorteile, kann aber niemals schaden! Warum wird sie dann nicht eingesetzt? So bleibt abzuwarten, wie lange es noch dauert, bis in Amerika oder anderswo die ersten Sammel-Schadenersatzklagen die Bevölkerung wachrütteln werden.

Nicht nur die einfachen Menschen sondern auch die Prominenten und Reichen landen also oftmals in der Sackgasse der etablierten Schulmedizin, weil sie sich auf "ihr Geld", ihren Prominentenstatus und die Behandlung weltbekannter "Spezialisten" verlassen, vielleicht nicht ausreichend und ehrlich aufgeklärt, nicht ganzheitlich beraten, behandelt werden und bezahlen das möglicherweise mit ihren Leben? Durch die Zytostatika- und Strahlenbehandlungen werden nämlich die körpereigenen Abwehrkräfte lahm gelegt, das Blutbild, Knochenmark, die Erbsubstanz geschädigt, der Darm als "Universalorgan" ruiniert. So werden zusätzliche chemische Medikamente wegen der Nebenwirkungen der Chemotherapien notwendig, was für ein geschwächtes Immunsystem tödlich sein kann. Das Immunsystem liegt also brach und wird entgegen aller Vernunft nicht mehr aufgebaut (Immunbiologische Therapie) sondern durch die zusätzlichen chemischen Medikamente noch mehr zerstört und der ausgelaugte Körper ist der Krankheit offensichtlich hilflos ausgeliefert. **Was ist denn das für eine Medizin? Ist das wirklich verantwortungsbewusstes Handeln der Ärzte und "Spezialisten" oder einfach nur rücksichtslose Ignoranz wichtiger Therapien, weil sie nicht ins Konzept von Pharmazie und Schulmedizin, den "Ruf" der Klinik passen?**

Krebs, Reichtum und die besonderen Beziehungen – eine tödliche Falle?

Die besondere Beziehung der Prominenten und Reichen zu den weltbekannten, meist streng schulmedizinisch orientierten Professoren und Doktoren kann mitunter verhängnisvoll sein und den höchsten Preis, nämlich das Leben kosten, weil man gerade in diesen Medizinerkreisen vielleicht dem wichtigsten Punkt in der Behandlung, nämlich der Stärkung des Immunsystems, keine oder zu wenig Beachtung schenkt. Das trifft grundsätzlich den Bettler in der Normalbürgerklinik genauso wie den König in der Prominentenklinik! Bei den Reichen ist das nicht vom Geld abhängig sondern von der Verantwortung des "Spezialisten", aber auch des Patienten im Hinblick auf selbständige Information über alle Behandlungsformen und -mittel! Dem sozial Schwachen hingegen fehlt das Geld um eine naturheilkundliche Therapie zu bezahlen.

Deshalb sei nochmals erwähnt: Eine professionelle immunbiologische Therapie ist für ein geschwächtes Immunsystem, zur Steigerung der körpereigenen Immunabwehr, zur besseren Verträglichkeit der Chemotherapie und Verringerung der Nebenwirkungen unabdingbar und kann sich ausschließlich positiv auswirken, aber niemals gesundheitlichen Schaden anrichten. Warum wird diese dann von vielen "Spezialisten" den Patienten nach wie vor nicht vorgeschlagen, bei ihnen nicht angewendet oder gar davon abgeraten?

Das ändert aber nichts daran, dass alle Therapiearten kritisch hinterfragt werden müssen, die schulmedizinischen, wie auch die naturheilkundlichen. Wir müssen uns aber dessen bewusst sein: Ohne Immunsystem kein Leben! Je stärker und intakter das Immunsystem, umso besser sind wir gegen Krankheiten, Infektionen, Bakterien und Viren aller Art und auch gegen die Nebenwirkungen chemischer Medikamente, der Chemogifte geschützt! Je stabiler das Immunsystem, desto besser die Verhinderung von "Metastasenbildung" (neuen Tumoren) und umso größer die Aussicht auf Heilung. Liegt das Immunsystem aber brach (ungesunde Ernährung, Zytostatika, psychische Belastungen, usw.), ist so gut wie keine körpereigene Abwehr mehr gegeben und somit können sich "Metastasen", Viren, Krankheiten aller Art beliebig und ungehindert verbreiten, die Nebenwirkungen der chemischen Medikamente (Zytostatika - Krebs fördernd) sich ungehindert entfalten. Das ist für jedermann verständlich, nur die Schulmedizin scheint diese unwiderlegbare Logik nicht zu verstehen, will oder darf sie nicht verstehen? Viele der Verantwortlichen wissen mit hoher Wahrscheinlichkeit darüber Bescheid, vor allem die Pharmabosse, viele Wissenschaftler, Ärzte, Politiker und trotzdem handeln sie nicht danach? Vielleicht um die Milliardeneinkünfte aus den Krebsbehandlungen nicht zu gefährden?

Die nachstehend angeführten Beispiele hinsichtlich mangelhafter Eigeninformation und Unterlassung wichtiger Therapien sollten eine Warnung sein!

Krebs und der Tod durch die Behandlung?

Beispiel 1: König Hussein von Jordanien litt an Leukämie und begab sich in eine der teuersten und prominentesten Kliniken der Welt: die "pharmaorientierte" Majo- Klinik in Rochester, USA. Er wurde ebenso jahrelang mit Zytostatika behandelt wie viele andere Prominente oder auch einfache Menschen und die Zytostatikatherapie zerstörte sein Knochenmark. Dies erforderte eine Knochenmarktransplantation, die der König nicht überlebte. Die immer so hoch gelobte und krebsfördernde Zytostatikatherapie "überholte" somit die eigentliche Krankheit. Er verstarb 1999 also "frühzeitig" an den Behandlungsmethoden anstatt an der eigentlichen Krebskrankheit selbst. Hätte man ihn all die Jahre hindurch ganzheitlich oder professionell in naturheilkundlicher Form behandelt, mit wirklich gesunder Kost für Krebskranke versorgt, so könnte er heute vielleicht oder wahrscheinlich gesund und noch am Leben sein. Wer so viele Jahre intensive Chemotherapien überlebt, muss an und für sich sehr widerstandsfähig sein und bei richtiger Behandlung gute Chancen haben, die Krankheit zu überleben. Wenn aber eingesetzte Mittel den Krebs durch gänzliche Zerstörung des Immunsystems und der Zellatmung mehr fördern als ihm entgegenwirken, stehen die Chancen weniger gut. Wo blieb die richtig gesunde, natürliche, vollwertige, heilende Nahrung (für Krebspatienten), die rechtzeitig anzuwendende, professionelle, vielleicht oder wahrscheinlich lebensrettende immunbiologische Therapie?

Beispiel 2: Der Schah von Persien, Reza Pahlevi war an Krebs erkrankt und verstarb im Juli 1980, angeblich aber nicht an seiner eigentlichen Krankheit, sondern an der Chemotherapie, die den Krebs hätte hemmen sollen. Dies erklärte der amerikanische Herzchirurg Michael DeBackey in einem Fernsehinterview. Lt. Auskunft eines anderen Arztes war die tödliche Infektion erst eingetreten, nachdem die ägyptischen Spezialisten die Dosis der chemotherapeutischen Mittel erhöht hatten. (La Suisse, 29.7.1980) Wo blieb auch hier die richtig gesunde, natürliche, heilende Nahrung, optimale Mikronährstoffversorgung und rechtzeitig anzuwendende, professionelle, vielleicht oder wahrscheinlich lebensrettende immunbiologische Therapie? Wurden die schweren psychischen Belastungen durch den Regierungssturz - den er offensichtlich seelisch nie verkraftet hatte - in die Behandlungen mit einbezogen?

Beispiel 3: Und abermals ging ein Name um die Welt! Raissa Gorbatschowa! Die Gattin des ehemaligen russischen Präsidenten Michail Gorbatschowa war 1999 an Leukämie erkrankt und wurde im Uniklinikum Münster (zuletzt "berühmt" geworden 2003 durch den Fall "Dominik") behandelt. Auch bei ihr musste die Chemotherapie abgebrochen werden und sie verstarb "verfrüht" an den Folgen der Behandlung am 20. September 1999 in Münster, noch ehe die dringend notwendige Knochenmarktransplantation erfolgen konnte? Wo blieb auch in diesem Fall die rechtzeitig anzuwendende und vielleicht lebensrettende immunbiologische Therapie? Inwiefern wurden die schweren seelischen Belastungen (Sturz des Präsidenten Gorbatschowa) in die Therapie mit einbezogen. Offensichtlich hatte auch sie diesen seelischen Schock nie überwunden.

Überleben? Warum denn nicht? Könnten vielleicht oder wahrscheinlich alle drei, König Hussein, der Schah von Persien, Raissa Gorbatschowa (und viele andere) heute noch leben, wenn sie neben richtig gesunder Ernährung für Krebskranke eine professionelle immunbiologische Behandlung erfahren hätten, die schweren seelischen Probleme berücksichtigt und die Patienten ganzheitlich behandelt worden wären, anstatt mit Krebs fördernden Zytostatika und Strahlen? Bei der Nichtanwendung ganzheitlicher Behandlungsmethoden oder Ablehnung einer professionellen immunbiologischen Therapie, scheint jedenfalls der Vorwurf mangelnder Verantwortung gerechtfertigt zu sein. Umso unverständlicher ist die Unterlassung einer professionellen immunbiologischen Therapie, wenn das Geld keine Rolle spielt, weil sie im Gegensatz zur Chemotherapie keine schädlichen Nebenwirkungen hat, niemals schaden kann, das Immunsystem aufgebaut wird und sie somit nur positive Effekte hervorbringen kann. **Hier handelt es sich scheinbar um unverzeihliche Unterlassung medizinischer Handlungen, die offensichtlich den Vorwurf der vorsätzlichen Unterlassung der Hilfeleistung mit Todesfolge zu rechtfertigen scheint und nach dem Strafgesetzbuch geahndet werden müsste?** Die professionelle immunbiologische Therapie hat heute einen sehr hohen wissenschaftlichen Stellenwert, vielfach verankert in der Fachliteratur. *(z.B. Dr. Heinrich Kremer, Buchtitel "Die stille Revolution der Krebs- und AIDS-Medizin", Dr. Budwig, Buchtitel " Krebs – Das Problem und die Lösung", usw.).*

Krebs - schulmedizinisch aufgegeben! Was nun?

Aus Patientenbeispielen ist bekannt, dass aus schulmedizinischer Sicht unheilbaren, schwer krebskranken Patienten kurz vor ihrem prognostizierten Ableben teilweise eine von der Krankenkasse bezahlte **Hochdosis-Chemotherapie im Forschungszentrum mit einem Kostenaufwand bis zu rund € 75.000,-- (DM 150.000,--) (ATS rund 1 Million) angeboten wird**. Viele lassen sich in ihrer hilflosen Situation zur Inanspruchnahme dieses „Sonderangebotes" überreden. Alle haben aber unsagbare Angst vor einem neuerlichen „Trip durch die Chemo-Hölle", dieser Chemotherapie in einer neuen Dimension. Der Überlebensdrang lässt trotz geringster Erfolgsaussichten viele diesen Schritt tun. Überlebt der Patient **zufällig** die erste Hochdosis-Chemotherapie, wird auch eine zweite dieser Art von der Krankenkasse übernommen. Das Geld spielt hier also keine Rolle, hingegen für eine wesentlich billigere und aller Voraussicht nach hilfreiche immunbiologische Therapie schon. Für Belange, die scheinbar schulmedizinischen „Erfahrungszwecken" dienen, ist offensichtlich immer genügend Geld vorhanden! Ob die Maßnahme dem Ableben oder der Gesundheit mehr dienlich ist, scheint geringe Bedeutung zu haben. Die Mortalität (Sterberate) bei diesen Hochdosis-Chemotherapien beträgt rund 99 Prozent. Die Schulmedizin geht scheinbar davon aus, dass der Patient sowieso dem Tod geweiht ist, nichts zu verlieren hat und dieser Versuch der Wissenschaft im Hinblick für die Verwendung neuer Stoffe/Mischungen (Gifte) einen guten Dienst erweist? Dem Patienten wird das als großzügige Dienstleistung verkauft. Nicht umsonst fühlen sich viele Patienten in dieser hilflosen Situation von der Schulmedizin zum „Experimentierobjekt" und „Versuchskaninchen" degradiert. So hat es den Anschein, dass dem Patienten in seiner schwersten Zeit im Hinblick auf die medizinische Behandlung jeglicher Anspruch auf Menschlichkeit und menschenwürdige Behandlung versagt wird.

Die Kostenübernahme für eine wissenschaftlich fundierte, biologische Krebstherapie, die nur einen Bruchteil davon kosten würde und große Heilungschancen in Aussicht stellt, wird hingegen von der Krankenkasse meist verweigert. Manche Patienten berappen diese Kosten dann aus der eigenen Tasche und viele erholen sich im Rahmen dieser Therapie von der aus schulmedizinischer Sicht „unheilbaren" Krankheit und werden zum Erstaunen der prophetischen „Krebsspezialisten" wieder gesund. Entgegen aller schulmedizinischen Prophezeiungen gehen sie dann aufgrund der richtigen Behandlung wieder den Weg in Richtung Genesung, anstatt - wie durch die "Krebsspezialisten" angekündigt - in Richtung Friedhof. Zwischenzeitlich gibt es manche solcher Krebspatienten, die teilweise mit etwas Glück selbst eine Krankenkasse gefunden haben, die eine immunbiologische Therapie teilweise oder ganz bezahlte. Offensichtlich erkennen Krankenkassen vermehrt, dass dies die effektivere und somit wesentlich kostengünstigere Variante ist.

Heidrun Erhardt ist eine von diesen Patientinnen, die durch Ablehnung des „Sonderangebotes Hochdosis-Chemotherapie" und Inanspruchnahme einer immunbiologischen Therapie in der Hufeland Klinik dem von ihren "Krebsspezialisten" prophezeiten Tod buchstäblich im letzten Augenblick von der Schippe gesprungen war. Sie hat ihre Krankheitsgeschichte und den damit verbundenen „Weg durch die "Hölle" in einem Buch eindrucksvoll zusammengefasst. Wer dieses Buch gelesen hat, dem wird bewusst, woher der Krebs (insbesondere Brust-/Gebärmutterkrebs) in vielen Fällen kommt und welche Rolle dabei psychische und physische Belastungen spielen, wie gegensätzlich die eingesetzten chemischen Mittel sein können, sofern sein Denkvermögen nicht nach streng schulmedizinischen Regeln und Prägungen isoliert und „eingemauert“ ist.

„Schulmedizinisch aufgegeben! Was nun?"
lautet dieser Buchtitel. ISBN: 3-932576-66-7
Ein in jeder Hinsicht empfehlenswertes Buch von Heidrun Erhardt.

Der aus schulmedizinischer Sicht dem Tod geweihte Patient wird in dieser Situation auf eine sehr harte Probe gestellt. Er kann es sich also aussuchen: Entweder eine Hochdosis-Chemotherapie im Forschungszentrum für rund 75.000,-- Euro (150.000,--DM) gratis und vielleicht oder höchst wahrscheinlich sterben, oder eine immunbiologische Krebstherapie in einer guten Klinik und harmonischer Umgebung selbst bezahlen und möglicher Weise genesen und leben?

Auch anhand solcher Beispiele wird die Machtposition unseres „Gesundheitswesens“ wieder deutlich demonstriert. Ist es Starrsinn, von Unvernunft oder Rücksichtslosigkeit geprägtes Denkvermögen verschiedener Entscheidungsträger, aufgrund dessen Ärzte und Krankenkassen scheinbar indirekt über Leben oder Tod des Patienten bestimmen, sofern er sich in dieser zermürbenden Krankheitsphase auf seine „Verwaltung“ verlässt, nicht mehr genügend Kraft hat, eigene Entscheidungen zu treffen oder ihm die finanziellen Mittel fehlen? Die Verantwortlichen in Politik, Schulmedizin und Krankenkassen entwickeln hier offensichtlich wenig Gefühl, Menschlichkeit und Gerechtigkeitssinn, sind so gesehen "Richter über Leben und Tod", fühlen sich scheinbar der Pharmazie/Schulmedizin und ihrer (dogmatischen?) Lehre gegenüber mehr verpflichtet als dem Wohle und einer eventuellen Genesung des Patienten?

So kann auch die Kostenübernahme einer immunbiologischen Therapie durch die Krankenkasse in gewisser Weise von der Einstellung des zuvor behandelnden Onkologen abhängig sein. Eine Intervention oder die beim behandelnden Onkologen eingeholte Meinung kann die Haltung der Krankenkasse maßgeblich beeinflussen. Das kann unter Umständen für den Patienten bedeuten: Wenn du unser Angebot (Hochdosis-Chemotherapie) abschlägst, kannst du deine immunbiologische Therapie selbst bezahlen!

Krebs und Immunbiologische Therapien auf Integrationskurs?

Jetzt, am Beginn des 21. Jahrhunderts zeichnen sich in der Schulmedizin vereinzelt neue Strategien (alte aus der Naturheilkunde) ab, nämlich die unterstützende Anwendung von immunbiologischen Therapien in Verbindung mit der Chemotherapie. Ganz offensichtlich scheint das bei richtiger Anwendung ein Weg aus der Sackgasse der wenig erfolgreichen schulmedizinischen Krebsbehandlung zu sein. Dass naturheilkundliche Therapien als Einzeltherapie von der Schulmedizin grundsätzlich abgelehnt werden, dürfte einen triftigen Grund haben: Bei Kombinationstherapien (z.B. Chemo- und immunbiologische) haben die "Spezialisten" die Möglichkeit zu sagen, dass die Chemotherapie die "Heilung" oder Verbesserung des Gesundheitszustandes bewirkt habe, nicht die immunbiologische. Tritt aber bei der Anwendung einer immunbiologischen Therapie als Einzeltherapie eine Heilung ein - wie das vielfach der Fall ist - so kommen die "Spezialisten" in Argumentationsnot, weil sie in dieser Situation die "Heilung" nicht mehr (fälschlicher Weise?) der Chemotherapie zuschreiben können und somit den Erfolg durch die Naturheiltherapie bestätigen müssten, was aber scheinbar unter allen Umständen verhindert werden soll. Werden die naturheilkundlichen Therapeuten gerade deshalb nach wie vor in ihrer Berufsausübung behindert, behandelt wie die Indianer in ihren letzten Reservaten? Darf man deshalb erfolgreichere Konkurrenz nicht aufkommen lassen?

Krebs – Strahlen-/Chemotherapie – Dauerschädigung der Erbsubstanz

Es ist doch interessant, dass vereinzelt auch Schulmediziner auf die Wichtigkeit eines gut funktionierenden Immunsystems hinweisen, andererseits und paradoxer Weise mit Chemo-/Strahlentherapie usw. genau dieses und die Erbsubstanz gravierend schädigen, sowie den Wiederaufbau und die Stärkung des Immunsystems ignorieren. Bei jedem gesunden Menschen werden tagtäglich Tausende Krebszellen gebildet und von einem **intakten** Immunsystem problemlos eliminiert. In vielen Bereichen der Schulmedizin ist bei genauerem Hinsehen Widerspruch um Widerspruch erkennbar.

Schulmediziner schwärmen geradezu von ihrer modernen und genauen Technik. Das ist ja nicht verwunderlich, denn kein Handwerker will doch über sein Werkzeug (Therapien) schimpfen. Um das Problem der Strahlentherapie zu relativieren, sprechen diese Mediziner immer noch von einer lokalen Bestrahlung. Viele Millionen Blutkörperchen wandern während dieser Zeit durch die Blut- und Lymphbahnen im lokalen Bestrahlungsbereich und werden dadurch logischerweise mitbestrahlt und genauso geschädigt, wie Millionen gesunde Zellen. Die "Metastasen", die sich schon irgendwo im ganzen Körper angesiedelt haben, werden von den Strahlen aber nicht erreicht. Außerdem werden Billionen „Freie Radikale“ freigesetzt.

Die verheerenden Einflüsse auf das Immunsystem und dessen dauerhafte Schädigung rechtfertigen sicher die Frage, ob es nicht allein aufgrund dessen schon besser wäre, keine Strahlentherapie in Anspruch zu nehmen, zumal wesentlich sinnvollere und effektivere Behandlungsformen zur Verfügung stehen? Die Anwendung der etablierten Behandlungsmethoden und –mittel erwecken den Eindruck, dass es der Pharmazie/Schulmedizin vielfach nicht um Heilung geht, sondern ausschließlich um Bekämpfung eines Tumors mit einträglichen Mitteln und Methoden, deren Tauglichkeit nie richtig unter Beweis gestellt werden konnte und dabei das Ergebnis nicht die wesentliche Rolle spielt?

Eine Strahlentherapie schädigt das genetische System dauerhaft! Dr. med. Dr. nat. Seeger (erfolgreicher Krebsforscher) stellte im Rahmen seiner Forschungsarbeiten Folgendes fest.

Zitat: *"Das Immunsystem ist in jeder Zelle enthalten und durchzieht den gesamten Organismus. Die vorgenannte Tatsache ist deshalb besonders zu berücksichtigen, weil eine Strahlentherapie bei lokaler Anwendung das gesamte Immunsystem negativ beeinflusst.*

Die Strahlen schädigen das genetische System (Desoxyribonukleinsäure) weil die in der Watson-Crick-Spirale einander gegenüber stehenden Basen Adenin-Thymin, Guanin-Cytosin, die durch Wasserstoffbrücken verbunden sind, ***es zu einer Auflösung in der Spirale kommt, indem die Wasserstoffbrücken verschwinden.***

Durch die Aktivierung der Zellatmung kann sich die in Stücke zerrissene Desoxyribonukleinsäure wieder zu einer ganzen Schleife aneinander reihen, ***hingegen können sich aufgelöste Wasserstoffbrücken nicht mehr regenerieren und das Immunsystem erleidet einen Dauerschaden****."* Zitatende!

Desoxyribonukleinsäure ist ein großes, phosphor- und stickstoffhaltiges Molekül (Baustein) und dient als Träger der Erbinformationen. DNS ist die deutsche Abkürzung für Desoxyribonukleinsäure. Im wissenschaftlichen Sprachgebrauch findet wegen der internationalen Verwendung jedoch vorwiegend die englische Abkürzung DNA (desoxyribonucleic acid) Verwendung.

Diese Forschungsergebnisse von Dr. Seeger wurden von vielen Wissenschaftlern bestätigt. Die Chemo- und Strahlentherapie mag in der heutigen Krebsbekämpfung vereinzelt und in gewissen Fällen zumindest vorübergehend hilfreich erscheinen, schädigt das Knochenmark, Blutbild, die Erbsubstanz (DNA), die körpereigene Abwehrkraft, Atmungskette in den Mitochondrien jedoch enorm und ist aufgrund der schädigenden Einflüsse sehr in Frage zu stellen. Im Falle der Inanspruchnahme einer Chemo- oder Strahlentherapie deshalb noch einmal der Hinweis, dass schon vor, während und auch nach der Chemotherapie eine professionelle biologische Krebstherapie zur Stärkung der körpereigenen Abwehrkraft, Wiederherstellung der Atmungskette usw. unerlässlich ist und für den verantwortungsbewussten Arzt/Patienten Selbstverständlichkeit sein müsste. Doch dieses hohe Verantwortungsbewusstsein scheint heute in der Schulmedizin in den meisten Fällen zu fehlen.

Der Hemmschuh: Wieder einmal die pharmagetreuen Onkologen, die dem Immunsystem, der Zellatmung keine oder zu wenig Bedeutung beimessen bzw. darüber nicht Bescheid wissen, nur das Symptom Tumor sehen und dieses mit "tödlichem" Gift behandeln. Aber auch die Krankenkassen, die diese wichtigen Therapien nicht bezahlen wollen. Finanzielle Leistungen in Millionenhöhe für teilweise hochkonzentriertes "Gift" in Form von chemischen, hochtoxischen und krebsfördernden Medikamenten, die (z.B. AZT) mit beispiellosen Nebenwirkungen behaftet sind und oft zum Tod führen, sind hingegen zur Selbstverständlichkeit geworden.

Eine **biologische** Krebstherapie muss aber durch einen Fachmann (erfahrenen Naturheilarzt/Naturheiltherapeuten) erfolgen, weil der schulmedizinische „Krebsspezialist" in der Regel davon nicht sehr viel weiß. Außerdem geht es nicht nur um den Körper, vollwertige, der Krankheit angepasste, gesunde Ernährung und die richtigen Mikronährstoffe, sondern im selben Maße um den Geist und die Seele. Ganzheitliche Behandlung ist erforderlich!

Der wichtigste Faktor für eine erfolgreiche Krebsbehandlung wäre die enge und kameradschaftliche Zusammenarbeit zwischen der zweifellos wichtigen Schulmedizin, ganzheitlich behandelnden Naturheilärzten und erfahrenen Naturheiltherapeuten, was aber von der Schulmedizin kategorisch abgelehnt wird.

Krebs - welche Behandlung ist richtig?

Welche Therapie ist nun richtig? Die Operation, Chemotherapie, Strahlentherapie oder die immunbiologische? **Jede, außer der immunbiologischen kann überflüssig oder gar falsch sein! Immer richtig ist ausschließlich die immunbiologische, weil durch sie das Immunsystem aufgebaut wird, sie keinen Schaden anrichten und deshalb nie falsch sein kann!**

Die Chemotherapie kann in Einzelfällen - wenn eine Operation aus diversen Gründen nicht möglich ist - zur Tumorreduzierung überlegenswert sein. Aber jede chemische Krebsbehandlung ohne begleitende immunbiologische Therapie scheint nach heutigen Erkenntnissen eine unvollständige zu sein. Die Operation, Entfernung der Tumormasse wird je nach Aggressivität und Wachstumsverhalten des Tumors manchmal erforderlich sein. Da gilt es von Fall zu Fall abzuwägen.

Der Aufbau des Immunsystems hat aber immer oberste Priorität und damit sollte unverzüglich nach Feststellung der Krankheit begonnen werden. Alle anderen notwendigen medizinischen Behandlungen können parallel verlaufen. Es ist auf die optimale Kombination der naturheilkundlichen und schulmedizinischen Behandlungen Bedacht zu nehmen. Das eine darf das andere aber niemals ausschließen. Niemals darf die Anwendung medizinischer Behandlungen in Fanatismus und Sturheit ausarten.

Die Operation: Es gibt Mediziner, für die die Operation - ob vorerst notwendig oder nicht - grundsätzlich die erste und wichtigste Maßnahme ist. Genauso gibt es Naturheiltherapeuten, die sich grundsätzlich gegen fast jede Operation stellen. Beides ist falsch! Das ist abhängig von der Lage des Tumors, seiner Gefährlichkeit, Aggressivität, dem Stadium und vom psychischen und physischen Zustand, aber auch von der Denkweise, Bildung des Patienten. Er verlässt sich aber im Hinblick auf die notwendigen Maßnahmen gerne auf den Therapeuten. Hier ist höchstes Verantwortungsbewusstsein gefordert.

Die Arroganz der Pharmazie/Schulmedizin mit selbst zuerkanntem "Götterstatus" ist in dieser Hinsicht schon lange zur Unerträglichkeit angewachsen. Am Anfang des 21. Jahrhunderts beharrt sie trotz Jahrzehnte langen Misserfolgen immer noch mit demselben Fanatismus und derselben Sturheit auf der Chemo-, Strahlen-, Hormontherapie und Operation. Und täglich sterben unnötigerweise Tausende Krebspatienten vielleicht gerade deshalb? Damit hat offensichtlich aber niemand ein Problem; am allerwenigsten die Verursacher und Nutznießer, auch die mitverantwortliche Politik?

Krebsentstehung – Krebsbehandlung

Krebs - die Diagnose

Mit der Diagnose Krebs verändert sich das Leben für die Patienten schlagartig. Nichts ist mehr wie es vorher war! Da kommen Ängste auf, Hoffnungslosigkeit macht sich breit! Die Konfrontation mit dem Tod schiebt sich in den Mittelpunkt. Doch Krebs bedeutet längst kein unabwendbares Todesurteil mehr. Oft ist Heilung möglich, insbesondere bei rechtzeitiger Erkennung sowie **Anwendung der richtigen Therapien** und da seien auch die von der Schulmedizin geschmähten **biologischen Krebstherapien** ganz besonders erwähnt. Sie sind wirkungsvoll, effizient, frei von Nebenwirkungen, haben hochkarätigen wissenschaftlichen Hintergrund und kurbeln die wirksamste Waffe gegen den Krebs und die "Metastasenbildung" an, nämlich das Immunsystem!

Wissenschaftliche Ergebnisse zeigen, dass in jedem gesunden Körper täglich Tausende Krebszellen produziert werden. Normalerweise werden die vom körpereigenen Abwehrsystem erkannt und vernichtet. Warum erkranken manche Menschen an Krebs und andere nicht? Bei dieser Frage ist es sehr wichtig, den Menschen in der Einheit von Körper, Geist und Seele zu sehen, den seelischen Belastungen besondere Aufmerksamkeit zu schenken. Krankheit bedeutet immer Verlust an Energie, sei dies durch die denaturierte, „raffinierte" Nahrung, Übersäuerung, Vitalstoffmangel, Gifte aus Nahrung und Umwelt, schwere seelische Belastungen oder genetische Veranlagungen. In der Krebsforschung ist man sich im Großen und Ganzen darüber einig, dass

- **biologische Ursachen** (genetische Veranlagung, falsche Ernährung, denaturierte Lebensmittel, hydrisierte, chemisch behandelte Fett/Öle (Dr. Budwig), ungesunde Lebensführung, Bewegungsmangel, Übergewicht, übermäßig Alkohol, Tabak, usw.),
- **chemische Einflüsse verschiedenster Art** (chemische (Krebs)-Medikamente, Hormone, Smog, Strahlen, chemische Stoffe in der Nahrung, Luft, im Wasser, Umwelteinflüsse aller Art) ,
- **physikalische Ursachen** (Oxidation, Röntgenstrahlen usw.),
- **innere Einflüsse, schwere seelische Belastungen** (ständiger Stress in allen Facetten - in Familie, Partnerschaft, am Arbeitsplatz, Überbelastungen jeglicher Art, unbewältigte Ängste, Kummer, Sorgen, Trauer, Verzweiflung, Depressionen usw.)

bei der Krebsentstehung eine wesentliche Rolle spielen. Dazu kommt, dass nicht alle Menschen ein stabiles, gut gerüstetes Immunsystem haben, manche vielleicht erblich belastet sind und nicht alle Menschen seelische Belastungen gleich gut verkraften.

Das wirft zwangsläufig die Frage auf, warum die etablierte Medizin nicht nach diesen Erkenntnissen behandelt? Diese verlangen doch nach einer ganz anderen, als der heutigen Krebsbehandlung, nämlich einer ganzheitlichen.

Krebsentstehung und Antibiotika – andere chemische Substanzen

Es kursieren Tausende Versionen über Krebs auslösende Faktoren, angefangen von den Giften aus Umwelt, denaturierter, mit chemischen Stoffen versetzte Nahrung, damit verbundene Vitalstoffarmut, chemische Medikamente, Strahlenflut (Mikrowelle, Handy usw.), wobei das sprunghafte Ansteigen der Krebshäufigkeit lt. Dr. Erich Klemke, zum Teil auch auf das gewissenlose Therapieren mit Antibiotika zurückzuführen ist. Diese Ansicht vertreten auch viele andere Ärzte und Wissenschaftler.

Antibiotika können in gewissen Fällen notwendig, hilfreich und auch lebensrettend sein. Es ist aber zu einem „Für-alle-Fälle-Medikament“ verkommen und wird bei jeder Gelegenheit bei den Menschen genauso wie in der Tierzucht ohne triftigen Grund „sicherheitshalber“ eingesetzt. Mit einem solchen Breitbandpräparat kann man ja nie ganz falsch liegen. Also eine praktische Sache! Nützt es nichts, so hat es wenigstens Placeboeffekt, auch wenn es den Organismus enorm schädigt. In vielen Fällen geben Ärzte wiederum Penicillin, einfach um den Patienten oder die Mutter des Kindes zu beruhigen und sie wieder loszuwerden. Heutzutage ist es ja schon so, dass, wenn ein Arzt kein Medikament verschreibt und zu einem altbewährten naturheilkundlichen Heilmittel rät, der Patient total frustriert die Praxis verlässt und womöglich den nächsten Arzt aufsucht. Im MIMS-Magazin vom 01.02.1991 wurde darüber ausführlich berichtet, warum Antibiotika oft als Placebo zur Patientenberuhigung verschrieben werden.

Trotz des enormen Anstieges der Antibiotika-Verschreibung z.B. gegen Ohrinfektionen - nehmen diese Infektionen und andere Krankheiten weiter drastisch zu. Viele Studien zeigen, dass die Einnahme von Antibiotika die Grundsituation verschlechtert und dass diese Menschen zu mehr und wiederholten Erkrankungen neigen, als jene, die kein Penicillin erhalten. Die gravierenden Schädigungen des Immunsystems und verschiedenster Organe werden – wie immer bei der chemischen Medikation – heruntergespielt oder den Patienten vorenthalten. Wüssten die Patienten darüber tatsächlich Bescheid, würden sie das Antibiotikum nur als allerletzte Maßnahme in Betracht ziehen.

Dr. Saffiotti vom National Cancer Institute (USA) stellte 1981 fest, dass es rund 5 Millionen registrierte Chemikalien gibt, von denen der Mensch mit rund 60.000 bis 70.000 in Kontakt kommt. (im Beruf, Umwelt, Nahrungsmittel usw.) Davon wurden 1600 – 2800 als Krebs erregend befunden. Nach Schätzungen von Dr. Saffiotti sind aber mindestens 7.000 Chemieprodukte Krebs erregend. Der amerikanische Forscher Bernblum z.B. berichtet ebenfalls über ungefähr 7000 Krebs erregende chemische Substanzen.

Die verheerenden Folgen dieser Karzinogenflut hat R. KOCH in seinem Buch „Krebswelt“ veranschaulicht. All diese Faktoren spielen in der Krebsentstehung eine Rolle und alle schlagen sich manchmal über Jahre hinweg im Immunsystem nieder. Von dort aus nimmt das Unheil dann seinen Lauf, sofern das Immunsystem nicht stark genug ist, diese Schadstoffe zu neutralisieren bzw. unschädlich zu machen. Enzyme werden zerstört, gesund erhaltende Immun- und Zellreaktionen bleiben aus, die Zellatmung wird beeinträchtigt/blockiert und der Krebs ist geboren. Und die Schulmedizin versucht nach wie vor das Symptom Krebs, entstanden aus dem Zusammenwirken vieler Faktoren (denaturierte Nahrungsmittel, Chemikalien, Gifte aller Art, psychische Belastungen) mit radikalen Methoden, giftigen und hoch toxischen, Krebs erregenden Medikamenten zu eliminieren, anstatt den Ursachen entgegenzuwirken. Welch verdrehte Logik!

Krebs und die Mikrowellenherde - ein Grund zum Nachdenken

The World Fundation for Natural Science mit Hauptsitz für Europa, CH 3000 Bern 31 (Schweiz), veröffentlichte im Jahr 2004 alt bekanntes, aber von Wirtschaft und Politik ignoriertes und der Bevölkerung vorenthaltenes Wissen über die Schädlichkeit und Krebs fördernde Wirkung von Mikrowellen.

Während des Zweiten Weltkriegs wurden an der Humboldt Universität in Berlin die ersten Mikrowellenherde entwickelt, mit dem Ziel, die Soldaten überall und jederzeit mit warmer Nahrung versorgen zu können. Sehr rasch stellte sich ein sehr hohes Gesundheitsrisiko heraus, weshalb die Produktion und Verwendung von Mikrowellenherden im gesamten **Reichsgebiet** verboten wurden.

Nach Kriegsende wiederholte Russland die deutschen Forschungen mit demselben Ergebnis, worauf auch in der Sowjetunion die Mikrowellenherde gesetzlich verboten wurden. Unter Ignoranz dieser Erkenntnisse durch die Wirtschaft und Politik wurden später in der "neumodernen" westlichen Welt massenhaft Mikrowellenherde entwickelt, die heute in fast allen Haushalten, Kantinen und Gasthäusern täglich Verwendung finden.

Neuerliche wissenschaftliche Untersuchungen in der Schweiz Ende der 80er Jahre belegten unabhängig von den deutschen und russischen Forschungsergebnissen das hohe Gesundheitsrisiko der Mikrowellenherde. Diese Forschungen über Mikrowellen bewiesen nämlich:

- die Zerstörung der Struktur und des Nährwerts der Nahrungsmittel
- direkte Strahlenschäden allein durch den Betrieb von Mikrowellenherden
- Gesundheitsschäden durch in Mikrowellenherden aufgetaute oder erhitzte Nahrungsmittel.

Im Jahr 1991 warnte der damalige EU-Kommissar für Ernährung, K. van Miert, vor der Verwendung von Mikrowellenherden mit dem Hinweis, dass die in Mikrowellenherden verstrahlten Nahrungsmittel gesundheitsschädliche Auswirkungen auf den menschlichen Organismus haben können. Dessen ungeachtet wird die Verbreitung einschlägiger wissenschaftlicher Studien über die gesundheitsschädigende Wirkung der Mikrowellenherde durch die Industrie mit tatkräftiger Unterstützung der Behörden und Medien nach wie vor verhindert, **obwohl angeblich zweifelsfrei belegt ist, dass die derzeit verwendete technische Mikrowelle Krebs erzeugende Wirkung hat.** Dies sowohl direkt durch "Leckstrahlung" aus den Mikrowellenherden, als auch indirekt durch den Verzehr damit bestrahlter Lebensmittel. Millionenfach werden täglich mit Mikrowellenherden Nahrungsmittel aufgetaut, Speisen aufgewärmt und Hunderttausende Mütter wärmen den Babys die Milch für die "Flasche" auf diese Art.

Der Verzehr von mikrowellenbehandelter Nahrung führte Messungen zufolge innerhalb von 15 bzw. 120 Minuten zu ähnlichen oder denselben Blutwertveränderungen wie sie bei Menschen mit beginnendem Krebsprozess festgestellt wurden, nämlich zu einer deutlichen Zunahme der Leukozyten - verstärkten Abnahme des Hämoglobins - und zu stark zunehmender Verklumpung der roten Blutkörperchen. Auf die durch Mikrowellen beschädigten Molekülstrukturen reagiert das menschliche Immunsystem angeblich wie auf ein Gift, nämlich mit Abwehr. Die Gefahr der Mikrowelle wird also grundsätzlich unterschätzt.

Interessant erscheint, dass Haushaltsgeräte (Mikrowellenherde) mit Krebs fördernder Wirkung, die unter der absolut abzulehnenden politischen Führung zur Zeit des „Dritten Reiches“ im gesamten Reichsgebiet verboten waren, für die heutige Industrie und so "verantwortungsvolle" Politik sowie Ärzteschaft kein Problem darstellen. Ist das nicht merkwürdig?

Funktion - Auswirkungen der Mikrowelle

Die Wärmeerzeugung der technischen Mikrowelle erfolgt durch hoch frequentierte und andauernde Umpolung der Stoffe und Substanzen, mit einer Geschwindigkeit von ca. 2,5 Milliarden mal pro Sekunde. Dadurch entsteht aggressive Reibungswärme. Dass ein solcher "Gewaltakt" logischerweise zur Denaturierung/Zerstörung der natürlichen Strukturen und wichtigen Mikronährstoffe der Nahrungsmittel führen muss, erscheint einleuchtend und bedeutet:

- Verminderung der Bioverfügbarkeit der Nährstoffe wie Kohlenhydrate, Eiweiße, Fette, Vitamine, Mineralstoffe und Spurenelemente, was zur Folge hat, dass diese Substanzen vom Organismus nicht mehr aufgenommen und verarbeitet werden können
- Vitalenergieverlust aller bisher getesteten Nahrungsmittel bis zu 90 Prozent
- diese Nahrungsmittel tragen zur Übersäuerung und Vitalstoffarmut bei

Direkte Strahlenschäden allein durch den Betrieb von Mikrowellenherden

- Die Strahlung eines Mikrowellenherdes ist unnatürlich und **absolut tödlich**. Deshalb sind sie sicherheitstechnisch so ausgestattet, dass sie nur im verriegelten und abgedichtetem Zustand funktionieren
- eine hundertprozentige Abdichtung ist aber technisch nicht möglich, weshalb für die austretende "Leckstrahlung" Grenzwerte festgelegt wurden
- die derzeit erlaubte "Leckstrahlung" ist aber nicht auf die individuelle Verträglichkeit des Benutzers abgestimmt
- sie basiert auch **nicht** auf wissenschaftlichen Erkenntnissen und Langzeitstudien, sondern richtet sich logischerweise – wie das meistens der Fall ist – **nach den technisch-wirtschaftlich machbaren Möglichkeiten der Hersteller.** (So ähnlich verhält es sich auch mit den chemischen Zusätzen in den Nahrungsmitteln usw.)
- bei wiederholtem Gebrauch des Mikrowellenherdes kann der Benutzer allein durch die derzeit zugelassene "Leckstrahlung" langfristig geschädigt werden.
- die auf Brusthöhe installierten Geräte haben besonders auf die Augen, Brüste, das Herz und die Genitalien gesundheitsschädigende Wirkung.
- beim Herausnehmen der Speisen erfolgt immer eine zusätzliche unmittelbare Bestrahlung des Benutzers
- einmal in Betrieb genommene Geräte strahlen fortlaufend, jedoch mit abnehmender Intensität weiter.

Jeder Mensch trägt auch in dieser Hinsicht für seine eigene Gesundheit große Verantwortung. Die Eltern auch für die noch nicht selbständigen Kinder. Von der Wirtschaft und der von ihr abhängigen Politik können die Menschen im Hinblick auf Gesundheit scheinbar nicht viel erwarten, weshalb ein gesunder Menschenverstand und Eigenverantwortung gefordert ist. (Siehe auch www.naturalscience.org)

Krebsentstehung und Zellatmung

Schon 1938 konnte Dr. Seeger den Nachweis über eine der gravierendsten Ursachen der Verkrebsung von Zellen erbringen, wonach dies auf die Inaktivierung und Zerstörung des wichtigsten Ferments der Atmungskette (Zytochromoxydase) in den Mitochondrien (Kraftwerke in jeder Zelle) zurückzuführen ist, da lt. Dr. Seeger nur dieses in der Lage ist, den von den Blutkörperchen herantransportierten Sauerstoff auf den Wasserstoff des Nahrungssubstrates zu übertragen. Die Umwandlung gesunder Zellen in bösartige (Krebszellen) hängt also mit gestörter Zellatmung zusammen. Dies hat Dr. Seeger in verschiedenen Forschungsarbeiten nachgewiesen und damit schon vor mehr als 50 Jahren den Grundstein für neue Wege in der Krebsbekämpfung gelegt. Das bedeutet, dass es trotz Entfernung der Tumormasse immer wieder zu Rückfällen ("Metastasenbildung") kommen kann, solange die Atmungskette in den Mitochondrien („Zellkraftwerken") nicht saniert ist. Namhafte Wissenschaftler/innen (Dr. Gerson, Dr. Warburg, Dr. Johanna Budwig usw.) kamen durch ihre Forschungen ebenfalls zu dieser Erkenntnis, wobei Dr. Budwig die Sanierung der Atmungskette unter anderem mit den hoch ungesättigten Fettsäuren in Verbindung mit Eiweiß belegen konnte. All diese Erkenntnisse wurden aber von Schulmedizin und Politik wieder einmal zum Nachteil der Kranken bis heute ignoriert. Scheinbar stört es im Gesundheitswesen/Politik niemanden, dass nicht zuletzt deshalb fortlaufend Patienten jahrelang dahinsiechen und qualvoll sterben.

Die Sanierung der Atmungskette in den Mitochondrien ist ausschließlich mit naturheilkundlichen Substanzen, nicht aber mit den schulmedizinisch angewendeten, hochtoxischen Krebsmedikamenten möglich, die das Gegenteil bewirken, nämlich die Toxizität fördern, somit die Zellatmung noch mehr schädigen und das Potenzial haben, die Verkrebsung zu fördern. Zwischenzeitlich gibt es viele naturheilkundliche Verfahren und Mittel, die der Sanierung der Atmungskette und Heilung von Krebs dienlich sind, wobei ganz besonders auf die "ÖL-EIWEISS-KOST" der Krebsforscherin Dr. Johanna Budwig und die Vitalstofftherapien von Dr. Heinrich Kremer hingewiesen wird. Siehe auch folgende Literatur:

„Erfolgreiche biologische Krebsabwehr durch Ursachenbekämpfung“ *von P.G. Seeger/S. Wolz*

"Die stille Revolution der Krebs- und AIDS-Medizin" *von Dr. Heinrich Kremer*

"KREBS – Das Problem und die Lösung" *sowie* ***"ÖL-EIWEISS-KOST"*** *von Dr. Johanna Budwig*

Immer wieder werden wir auf das Immunsystem, den Stoffwechsel, die Zellatmung zurückgeführt, denn da und in der Seele ist die Schaltzentrale für Gesundheit oder Krankheiten jeglicher Art. All die wissenschaftlichen Erkenntnisse verdeutlichen immer wieder, dass die Funktionalität der menschlichen Abwehr- und Widerstandskraft von der Ernährung, der Mikronährstoffversorgung und seelischen Verfassung abhängig ist.

Die ganzheitliche biologische Krebstherapie

Sie hat zum Ziel, über die rein schulmedizinische Behandlung hinaus, den gesamten kranken Menschen als Einheit von

Körper – Seele - Geist

zu sehen und dementsprechend zu behandeln. Denn bei Anwendung und Kombination aller nützlichen Behandlungsmaßnahmen - die grundsätzlich für alle Tumorarten gelten - ist die größte Möglichkeit einer Heilung gegeben.

Eine "bösartige" Krankheit wie z.B. Krebs, ist ein Symptom, das Endprodukt einer Vielzahl von Belastungen, Fehlsteuerungen und Fehlentwicklungen im seelischen sowie im körperlichen Bereich. Gemäß der vielen Faktoren, die zur Entstehung der Krankheit beigetragen haben, braucht es auch viele Faktoren, die eine Heilung ermöglichen. Krebs ist als Symptom zu sehen, dessen Ursprung vielleicht auf körperlicher Ebene, in der ungesunden Ernährung, den denaturierten Nahrungsmitteln und chemischen Zusätzen, der ungesunden Lebensführung, in den Umweltbelastungen, aber vielfach auch in schweren seelischen Belastungen zu suchen ist. Und so gesehen ist Krebs mit „Gift“ (Chemotherapie, usw.) zwar behandelbar, aber kaum heilbar. Die Schulmedizin will oder kann diese einfachen Tatsachen offensichtlich nicht verstehen und versucht nach wie vor mit „brutaler Gewalt“ in Form von Zellvernichtung ein Symptom auszurotten, dessen "Wurzeln" sie aber keine Beachtung schenkt. Solange das seelische Problem als mögliche Krankheits(mit)ursache nicht gelöst ist, wird eine dauerhafte Heilung auf körperlicher Ebene grundsätzlich nicht möglich sein.

Diese Kombination aller möglichen Behandlungsmaßnahmen gliedert sich in fünf große Bereiche, nämlich:

- Psyche
- Ernährung
- Lebensweise
- Immunabwehr
- Selbsthilfe

Diese fünf großen Bereiche bedürfen folgender Behandlungsmaßnahmen:

- Ausführliche Gespräche, in denen der Patient dem behandelnden Arzt Einblick in seine Ernährung, Lebensführung, sein Privatleben, seine Beziehung, in die Familie, Beruf und alle Belange, welche die Gesundheit beeinträchtigen können gewährt. Auch die Krankheitsentstehung aus Sicht des Patienten soll gehört werden und schlussendlich ist die Beantwortung kausaler Fragen des Patienten im Hinblick auf die Krankheitsentstehung und Heilungsmöglichkeit sehr wichtig. Dazu ist aber absolutes Vertrauen zwischen Patient und Arzt erforderlich. Alle Patientin mögen sich einmal die Frage stellen, inwiefern diese Punkte in der heutigen medizinischen Behandlung und den Vorgesprächen Berücksichtigung finden! Kaum oder überhaupt nicht? Das müsste doch zu denken geben!
- Herstellung der Ordnung im Leben des Patienten, geordneter harmonischer Tagesablauf ohne Überforderung, Beseitigung schwer belastender Situationen in jeder Hinsicht, usw.
- Umstellung und Anpassung der Ernährung auf natürliche Vollwertkost für Krebskranke. Absolute Vermeidung all der hydrierten/gehärteten, chemisch behandelten Öle/Fette, die auch durch die industrialisierten Nahrungs-, Genussmittel und Fertigprodukte tagtäglich massenhaft konsumiert werden. Die Schädlichkeit dieser Produkte und die Notwendigkeit bester Öle/Fette hat Dr. Johanna Budwig in ihrem Buch **"KREBS - Das Problem und die Lösung"** sowie **"ÖL-EIWEISS-KOST"** gründlich dargelegt.
- optimale Sauerstoffversorgung der Zellen, Aktivierung und Optimierung der Zellatmung in den Mitochondrien durch spezielle, schadstofffreie Bio-Nahrung, unterstützt durch entsprechende Naturheilpräparate (Vitamine, Mineralstoffe, Selen, Glutathion) lt. Anleitung des Therapeuten, Bewegung an der frischen Luft usw.

- Überprüfung/Beseitigung aller Störfelder im Körper, z.B. Zähne, Amalgam, Narben usw. (Siehe auch Bereich Amalgam)
- Entgiftung des Krebskranken und Immunsystemaufbau durch z.T. hoch dosierte Infusionen. (Nährstofftherapien, Zelltherapien, Glutathion, Mistelpräparate, Eigenbluttherapie, Thymustherapie, verschiedene Pflanzenextrakte, Vitamin C, A, E, Algen-Produkte, Dervatio, Selenium usw.)
- Darmsanierung – nach Möglichkeit auf natürlicher Basis, je nach körperlichem Zustand (z.B. Kahuna-Methode), Normalisierung der Darmflora, Herstellung der Autovaccine aus Bakterien usw. Der Darm ist das größte Immunorgan unseres Körpers und 80 % aller Abwehrzellen sind im Darmbereich tätig.
- Enzymtherapien tragen zur Verringerung der Nebenwirkungen von Chemotherapien bei, wirken entzündungshemmend, haben günstigen Einfluss auf die Darmflora und bewirken eine enorme Steigerung der Produktion von Makrophagen und Killerzellen. Glutathion sorgt für Zellordnung, ordnungsgemäße Zellteilung und Zellatmung, Hemmung des Tumorwachstums und der "Metastasenbildung".
- Hyperthermie ist eine Behandlungsmethode, durch die maligne Tumoren durch Erwärmung zerstört werden sollen. Es ist bekannt, dass auch Krebspatienten thermisch unterkühlt sind und Krebszellen hitzeempfindlicher sind als gesunde. Durch Erwärmung werden Krebszellen geschädigt und somit das Tumorwachstum gehemmt. Durch die Gabe von Bakterienlysaten und Lymphokinen wird im Körper künstliches Fieber erzeugt, was zu einer Aktivierung der Makrophagen und Killerzellen führt. Außerdem wird bei Hyperthermie der Stoffwechsel angeregt und die Durchblutung verbessert.
- Psychotherapie - **ein sehr wichtiger Faktor.** Aktivierung des Selbstbewusstseins, Behebung/Abbau von Problemen und Verbesserung problematischer Alltagssituationen, z.B. Ängste, Sorgen, Stress, unerträgliche Belastungen am Arbeitsplatz, in der Partnerschaft usw. Verschiedene Krebsarten stehen oft in enger Verbindung mit großen seelischen Problemen. Das kann einen "Schnitt" und Neubeginn im Leben erfordern, denn die Psyche wirkt sich stark auf das Immunsystem aus (was kränkt, macht krank) und solange die Ursache nicht behoben ist, kann sich das Immunsystem nicht voll entfalten. Sehr hilfreich ist auch Autogenes Training, Yoga, Meditation, harmonische Musik, Visualisierung schöner Dinge usw. **Gute** (ganzheitlich) **geführte Selbsthilfegruppen können auch hier sehr hilfreich sein.**
- Bewegungstherapie zur Körperharmonisierung, Verbesserung der Durchblutung und Aktivierung des Immunsystems durch Schwimmen, Wandern, Rad fahren, tänzerische Gymnastik, tanzen zu harmonischer Musik die gefällt, je nach Bedürfnis Yoga, leichte Gartenarbeit, Klima-Kuren, Aktivurlaub usw.

Es gibt kein Wundermittel gegen Krebs. Die beste Lösung liegt aber sicher in der Vorbeugung durch gesunde, vollwertige, natürliche Ernährung und geordnete Lebensweise, gutes soziales Umfeld, seelisches Gleichgewicht und eine starke Immunabwehr.

Die biologische Krebstherapie und ihre Vorteile

Die biologischen Krebstherapien verschiedenster Art bieten gute Heilungschancen, haben eine hohe Effizienz und enorme Vorteile:

- Das durch die Krankheit oder etablierte Krebsbehandlung (Chemo- Strahlentherapie) geschwächte Immunsystem wird wieder aufgebaut und erheblich gestärkt
- mit verschiedenen pflanzlichen, orthomolekularen Präparaten wird die Zellamtung, Zellteilung, Zellordnung in den Mitochondrien verbessert, wieder hergestellt
- die körpereigenen Heilungskräfte und die körpereigene Bekämpfung der Krebszellen und "Metastasen" werden stark aktiviert
- je stärker die Heilkraft des Körpers, desto größer ist die Chance, verbliebene Tumorreste zu eliminieren, "Tochtergeschwülste/Metastasenbildung" zu verhindern
- geringere Beschwerden nach der Chemo- und Strahlentherapie
- angenehmerer Krankheitsverlauf
- bessere Lebensqualität trotz dieser Krankheit
- Verbesserung, Beschleunigung des Heilungsprozesses
- Lebensverlängerung bei Schmerzlinderung - lebenswertes Leben
- vielfach gänzliche Heilung
- Die zur Anwendung kommenden Therapien sind auch ohne schulmedizinische Behandlung sehr wirksam (oft erhebliche Schmerzlinderung im Tumorendstadium) und haben allemal ihre Vorteile, ob als Zusatztherapie oder selbständige Therapie. Es erscheint einleuchtend, dass gleichzeitig angewendete chemische Krebsmedikamente die Wirksamkeit der natürlichen hochwirksamen Substanzen wie Glutathion, Selen usw. wesentlich reduzieren.

Biologische Krebstherapien sind ausgereift und effizient

Seit langem gibt es genügend tragfähige, erprobte Konzepte und somit die Möglichkeit, auch verschiedene klassische Therapien mit überprüften Methoden der Naturheilkunde zu kombinieren. Neben der Heilwirkung kann die Ansprechrate der schulmedizinischen Behandlungsformen erhöht, die Lebensqualität der Patienten wesentlich verbessert und die schweren Nebenwirkungen von Chemo- und Strahlentherapie reduziert werden. Die Erfolge der biologischen Krebsbehandlung lassen sich trotz "Unterdrückung" von verschiedenen Seiten nicht leugnen und sie wird längerfristig trotz allen Widerstandes der Schulmedizin früher oder später die tragende Rolle in der Krebsheilung übernehmen. Solche Therapien müssen aber professionell, in der richtigen Dosierung und Zusammensetzung angewendet werden, denn dementsprechend ist die Wirkung. Zwischenzeitlich gibt es auch im europäischen Raum schon mehrere Kliniken, ganzheitlich behandelnde Ärzte, Heilpraktiker und Naturheiltherapeuten, die sehr erfolgreich biologische Krebstherapien anwenden, insbesondere (sehr erfolgreich) bei schulmedizinisch austherapierten Patienten.

Die Schulmedizin wird sich nicht nur in der Krebsbehandlung, sondern ganz allgemein noch mehr vom alleinigen Ziel der Krankheitsunterdrückung - Symptomverdrängung trennen und naturheilkundliche Methoden in das von ihr angewendete Gesamtkonzept integrieren müssen, um den Anschluss an den Erfolg nicht gänzlich zu verpassen. Naturheilkundliche Therapien sind heute so ausgereift, erforscht und klinisch belegt, dass ihr Siegeszug (nicht nur in der Krebsbehandlung) zwar gebremst, aber nicht mehr aufgehalten werden kann. Vielleicht sterben gerade wegen der Unterdrückungsmaßnahmen unnötigerweise täglich Tausende Menschen, die anstatt der Anwendung effektiver Naturheilmethoden mit hochgiftigen chemischen und Krebs erregenden Medikamenten behandelt werden? Ganzheitliche Medizin ist die Zukunft! Niemand, der wirklich heilen will, wird ohne die Naturheilkunde auskommen!

Auch eine Krebs-Nachbehandlung muss mit solchen Mitteln (verschiedene Vitalstoffe – insbesondere Vitamin C, D, A, Selen, Glutathion, Folsäure, Zink usw. laut therapeutischer Anleitung) erfolgen, die den Aufbau, die Stärkung des Abwehrsystems und anderer Regulationssysteme im Körper bewirken, aber ohne durch Nebenwirkungen neue gesundheitliche Schäden zu verursachen. Die gesunde, vollwertige, natürliche Ernährung und optimale Mikronährstoffversorgung und ein gutes soziales Umfeld sind auch in der Krebs-Nachbehandlung die wichtigsten Maßnahmen.

Ernährung - auch bei Krebs das wichtigste "Medikament"

Was Krebspatienten auf keinen Fall essen sollten. "Verboten" sind:

- alle tierischen Fette
- handelsübliche, denaturierte, hoch erhitzte und künstlich haltbar gemachte Industrieöle und -fette, (Margarine, die so genannten "Salatöle", Backfette usw.), auch Butter (Dr. Budwig)
- alle im Handel erhältlichen Produkte ausscheiden, die hoch erhitzte, chemisch haltbar gemachte ("tote") Industriefette beinhalten. Das bedeutet Produkte aus dem Bio-Anbau verwenden und selbst zubereiten
- Fleisch, Wurst, (Hormone, Farbstoffe, Konservierungsmittel usw.), tierisches Eiweiß, vor allem Dosenfleisch wegen der schädlichen Konservierungsmittel
- auch Dosenfische, wegen der Industrieöle
- Geräuchertes oder Gebratenes
- Käse, Eier
- Schokolade, Kaffe, Schwarztee, Kakao, all die Süßigkeiten, auch Torten
- Fabrikzucker, Süßstoffe
- bei Untergewicht – Abmagerung muss ganz besonders auch auf die Begleiterscheinungen der Krankheit und das Bedürfnis auf bestimmte Lebensmittel eingegangen werden.

Was Krebspatienten grundsätzlich essen sollten oder dürfen

- jeden Morgen auf nüchternen Magen und auch abends etwas rohes Bio-Sauerkraut essen, das wegen der Milchsäurebakterien auch für jeden Gesunden wichtig wäre (Dr. Budwig u.a.). Laut einer finnischen Studie kann das im Sauerkraut enthaltene Isothiocyanat das Krebsrisiko um bis zu 50% senken, sofern man 3 - 7 Mal pro Woche Sauerkraut isst. (VN 02/03, Quelle: U.S. Journal off Agriculture and Food Chemistry, Vista Verde)
- wahlweise morgens und abends etwas biologischen Sauerkrautsaft (Zimmertemperatur) trinken – ist ebenfalls bedeutsam für die Aufnahme der wichtigen Milchsäurebakterien, einen gut funktionierenden Darm
- nur pflanzliches Eiweiß; dieses hat keine Harn- und Giftstoffe, die Leber und Nieren belasten
- Quark in Verbindung mit Leinöl und Leinsaat, weil die hochwertigen Fette in Verbindung mit gutem Eiweiß (z.B. Quark) wasserlöslich werden und die Zellatmung aktivieren (Müsli nach Dr. Budwig – siehe Kapitel Ernährung, Teil ÖLE UND FETTE sowie Buch "ÖL-EIWEISS-KOST" von Dr. Johanna Budwig.)
- als Kochfett OLEOLUX-FETT nach Rezeptur von Dr. Budwig, ansonsten nur pflanzliche, biologische native Öle verwenden, z.B. Rapsöl, Maiskeimöl, Sonnenblumenöl, Traubenkernöl usw. Auch Leinöl darf einmal mäßig erhitzt werden. Olivenöl hingegen sollte nicht erhitzt werden (siehe auch Bereich ÖLE UND FETTE)
- vor allem **Leinöl** und Sonnenblumenöl; sie fördern die Verbrennungsprozesse und sind reich an elektronischer Energie
- Hülsenfrüchte, frisches Gemüse, wie Rote Beete, Erbsen, Linsen, Bohnen, Grünkohl, Blumenkohl, Kürbis, Karotten, Paprikaschoten, richtig zubereitet und natürlich gewürzt, sodass die Gerichte eher im basischen Bereich liegen; auch Rettich, Radieschen, Knoblauch, Zwiebeln, Senf, Karotten, Gurken, Zitronensaft, frische Kräuter, Petersilie, Schnittlauch
- Salate sollten nicht mit normalem Essig angerichtet werden, weil dieser hochgradig sauer ist und der Gesundheit schadet. Biologischer Aceto-Balsamico-Essig aus dem Naturkostladen ist hingegen verträglicher. Saucenrezepte - Marinaden finden Sie auch im Buch "ÖL-EIWEISS-KOST von Dr. Johanna Budwig.
- **Vollkornbrot und -produkte,** Buchweizen, Haferflocken, Hirse, Hirseflocken, Gerste, Dinkel, ungeschälter Reis (es sollen aber Bioprodukte sein)
- Haferschleimsuppe. Hafer ist selenhaltig, ein altbekanntes "Kraftfutter" und gibt Energie. Ingwer-Gesmüsesuppe ("Druidendrank") nach Rezept von Ernährungsexperte Jörg Krebber hat reinigende Wirkung, gibt Körperwärme, Energie für die Leber, kurbelt den Stoffwechsel an (siehe Kapitel Ernährung)
- Obst – Früchte (roh und gekocht) in Maßen, Grapefruits usw.,

- als Fruchtsäfte nur Muttersäfte konsumieren. Empfehlenswert ist vor allem Rote-Beete-Saft. Eine Studie von Dr. Seeger/Dr. Schacht in den 60er Jahren ergab, dass allein frisch gepresster Rote-Beete-Saft die Zellatmung 400% - 500% verbessern konnte. Dieser Effekt wird dem roten Farbstoff "Betanin" zugeschrieben, der in ähnlicher Form auch in Heidelbeeren, Schwarzen Johannisbeeren und Roten Trauben vorkommt.
- als Süßungsmittel Reis-Sirup (langsamer Zucker) oder Honig verwenden
- langsam essen und gut kauen
- Speisen und Getränke dürfen nicht zu heiß und nicht zu kalt sein

Bei Krankheiten aller Art, speziell bei Krebs spielt die Ernährung – insbesondere die verwendeten Fette - im Hinblick auf Heilung eine zentrale Rolle. Die natürliche Vollwerternährung ist bei allen Krankheiten, auch bei Krebs das "beste" Medikament.

Krebs – Ernährung - die schädlichen, denaturierten Fette und die Fettindustrie

Die weltbekannte Krebsforscherin Dr. Johanna Budwig ist approbierte Apothekerin, Diplom-Chemikerin, Pharmakologin mit Promotion in Chemie und Physik, Heilpraktikerin. Sie war außerdem Obergutachterin für Arzneimittel und Fette in hoher staatlicher Funktion. Im Rahmen ihrer Forschungen hat sie festgestellt, dass Fette den gesamten Stoffwechsel beherrschen, diese den Energiegewinn und die Zellneubildung stärker als jedes andere Nahrungsmittel beeinflussen. Laut ihrer Erkenntnisse ist die Grundlage der gesamten Nahrungsverwertung gestört, wenn anstatt der hoch aktiven und natürlichen Fette hoch erhitzte, künstlich veränderte Industrieöle - fette (aus dem Supermarkt mit all den schönen Bezeichnungen) in den Organismus gelangen und sich dort in Zellen und Organen ablagern (siehe auch Kapitel Ernährung, Teil ÖLE UND FETTE).

Dr. Johanna Budwig hat in ihren wissenschaftlichen Arbeiten die gesundheitsschädigende Wirkung der denaturierten, hoch erhitzten, chemisch haltbar gemachten Industrieöle/-fette (erhebliche Stoffwechselbeeinträchtigungen und -blockaden), die auch bei Krebs eine wesentlich Rolle spielen, schon in den 50er Jahren nachgewiesen. Die Verbreitung dieser wichtigen Erkenntnisse waren jedoch der Fett-, Ernährungsindustrie und auch Teilbereichen des Gesundheitssystems, der Krebsindustrie, den Onkologen ein Dorn im Auge. Und das "vernetzte" Machtwerk Ernährungsindustrie – Gesundheitssystem – Politik schlug gnadenlos zu.

Krebs - die "Öl-Eiweiss-Kost" - der Widerstand aus Fettindustrie und Gesundheitswesen

Das große Problem für diese Herrschaften war, dass die Kritik, Aussagen, Feststellungen bezüglich der schädlichen Fette von einer kompetenten Wissenschaftlerin kamen, die sich insbesondere der Erforschung der Fette widmete. Die Publikationen von Dr. Johanna Budwig, ihre bahnbrechenden Erkenntnisse, Aussagen über lebensnotwendige und "lebensgefährliche" Fette und deren gesundheitliche Auswirkungen, insbesondere im Hinblick auf Krebsentstehung und -heilung, brachten ihr sehr schnell Kritik aus schulmedizinischen Kreisen, den Vertretern der Chemotherapie, Chemikern, Pharmazeuten und Lebensmittelkonzernen ein. Den massiven Widerstand dieser "unheilvollen Allianz", die damals wie heute eisern zusammenhält, bekam sie sehr schnell und massiv zu spüren. Diese Interessengruppen waren einerseits auf einem sehr lückenhaften Wissensstand, aber dennoch die "wissenschaftlichen" Meinungsbildner. Da die Erkenntnisse von Dr. Budwig ihre wirtschaftlich-finanziellen Pfründe bedrohten, wuchs der Widerstand aus den Rechtsabteilungen von Firmen und anderen betroffenen "Organisationen" enorm. Die Unilever-Margarine-Industrie, Krebsindustrie und Ärzteschaft konnten auch in diesem Falle wieder deutlich ihre vernetzte Macht demonstrieren. Trotz aller Widerstände und "Angebote" aus diesen Kreisen beschritt Dr. Budwig unbeirrt ihren Weg und sie hat mit ihrer **"Öl-Eiweiss-Kost"** vielen, vor allem schulmedizinisch austherapierten Krebspatienten zu Gesundheit verholfen. Die Verlautbarung neuer Forschungserkenntnisse zog weitere massive Gegenmaßnahmen aus dem universitären Gesundheitswesen und der Fettindustrie nach sich.

Krebs – Erfolgsrezept von Dr. Johanna Budwig und die versuchte Bestechung

Im Jahr 1952 erhielt Dr. Johanna Budwig von Prof. K. das Angebot, gegen Schweigegeld über ihre erfolgreichen Forschungen, Therapieformen und -erfolge nichts mehr zu veröffentlichen. Sie schlug das Angebot aus, entschied sich für den Dienst der ehrlichen Wissenschaft und die Reaktionen folgten prompt. Sie verlor ihren Arbeitsplatz und auch jegliche Möglichkeit in einer öffentlichen Gesundheitsinstitution zu arbeiten, wurde verhindert.

Im Dienste der Wahrheit und der ehrlichen Wissenschaft konnte sie aber in Zusammenarbeit mit verschiedenen Kliniken/Ärzten den Erfolg ihrer Therapieform weiterhin unter Beweis stellen. Erbitterte Gegenreaktionen aus dem universitären Medizinbereich traten immer wieder auf und auch das Großkapital der Unilever-Margarine-Industrie trat sporadisch und mit juristischen Aktivitäten in Erscheinung. Das 1955 begonnene Medizinstudium brach Dr. Johanna Budwig in Anbetracht der fortlaufenden Querelen ihrer Gegner (Antrag auf Ausschluss vom Medizinstudium usw.) ab. Als befugte Heilpraktikerin – approbierte Apothekerin/Chemikerin, wendete sie ihre Therapien weiterhin erfolgreich an.

Durch die gesundheitsfördernde Ernährungsberatung von Dr. Budwig (welch ein "Verbrechen"?) sah die Ärzteschaft "Übergriffe" in ihren Bereich, obwohl die Ernährung kein Lehrfach in der Ärzteausbildung ist und deshalb die meisten Ärzte selbst davon sehr wenig Ahnung haben. Wegen ihrer höchst erfolgreichen "Öl-Eiweiss-Kost-Krebstherapien" und dazu verlaufenden Äußerungen wurde sie fortwährend angegriffen und ungeachtet oder vielleicht gerade wegen ihrer großen Therapieerfolge vor Gericht gezerrt, begründet mit fadenscheinigen Vorwürfen "sie hat gesagt, dass"...

Es stellt sich auch hier wieder folgendes Erscheinungsbild: Wer die gesundheitsschädigende Wirkung verschiedener Produkte kompetent und öffentlich aufzeigt, sich der Schmiergeldzahlung und Bestechung verweigert, unter Achtung von Ethik und Moral der Gesundheit der Menschen dient, bekommt scheinbar unweigerlich Probleme mit unserem so "verantwortungsvollen" Gesundheitssystem sowie den geld- und machtgierigen Industriegiganten. Und all das im Namen der Republik, der Regierung, die wir (indirekt) gewählt haben und deren Mitglieder mit unseren Steuergeldern recht gut leben. Haben nicht die Ärzte und auch die Regierungsmitglieder einmal einen Eid abgelegt? Haben sie geschworen, ohne sich bewusst zu sein worum es geht oder ist der Eid für sie nur eine leere Floskel? Wenn nicht, warum schaut die Politik diesem Treiben und vielen ähnlichen Vorkommnissen zu oder mischt nicht zuletzt im Hindergrund noch kräftig mit?

Die Schädlichkeit dieser Öle/Fette ist den zuständigen Behörden längst bekannt. Seit 1955 wurde die Erlassung des Verbots dieser Fette aufgrund ihrer gesundheitsschädlichen Wirkung angekündigt, aber nie vollzogen. In der Fettindustrie ist die Produktion nicht umgestellt worden, weil man sagt, es handle sich um Milliardenprojekte und wer wohl das Geld geben würde, etwas Neues aufzubauen. Wirtschaftliche und finanzielle Interessen stehen offensichtlich in vielen Bereichen weit vor der Gesundheit, geduldet durch die (verantwortungslose?) Politik.

"Heilen verboten, Töten erlaubt – Die organisierte Kriminalität im Gesundheitswesen" schießt es einem in Anbetracht dieser Geschichte wieder durch den Kopf und führt zwangläufig zum gleichnamigen Titel des Buches von Kurt Blüchel, der die äußerst bedenklichen Zustände im Gesundheitswesen dort ausdrücklich dargelegt hat.

In Anbetracht dieser fragwürdigen Geschichte ist besonders hervorzuheben, dass andererseits mehr als 50 % der Patienten von Dr. Budwig Ärzte oder deren Angehörige sind, die sicherlich wissen, warum sie sich bei so ernsthaften Erkrankungen Frau Dr. Budwig anvertrauten, anstatt den Chemo- und Strahlenspezialisten. An wen wenden sich also viele Ärzte wenn sie selbst Krebs haben? An den Spezialisten der Naturheilmedizin!

Deutsche (und auch andere) Ärzte, die scheinbar von echter und vor allem ehrlicher Wissenschaft wenig wissen, bewerten die Behandlungsformen von Dr. Johanna Budwig als Philosophie nicht als Wissenschaft. Zweifellos wurden bisher für diese Therapieform noch keine Doppelblindstudien gemacht. Über die Schädlichkeit dieser Industriefette liegen aber nicht nur von Dr. Johanna Budwig eindeutige Forschungsergebnisse vor. Der Nachweis geheilter Patienten ist schlussendlich das was neben der von Dr. Johanna Budwig erbrachten Wissenschaftlichkeit zählt. Unter der enorm hohen Anzahl geheilter Patienten waren ca. 80–90 % schulmedizinisch austherapierte Fälle (siehe auch www.wissenschaft-unzensiert.de/).

Diese Ärzte mit ihrer fragwürdigen Beurteilung der Therapien von Dr. Budwig erreichen aber bei den von ihnen austherapierten (zu Tode therapierten?) Fällen eine Heilungsquote von logischerweise Null Prozent, erlauben sich aber, eine nachweislich enorm hohe Heilungsrate von Dr. Budwig als "Philosophie" darzustellen. Welch seltsame Logik dieser Ärzteschaft, der zufolge 1 + 1 scheinbar 0 anstatt 2 ergibt?

Es würde bei weitem den Rahmen dieses Buches sprengen, um genauer auf das Thema Öle-Fette/Krebsentstehung und -heilung einzugehen. Da der Fettstoffwechsel auch bei Krebs eine wesentliche Rolle spielt, erschien es aber unverzichtbar, auf diese Problematik und auf die dem Thema zugrunde liegenden Fachbücher der Krebsforscherin Dr. Johanna Budwig hinzuweisen.

"KREBS – Das Problem und die Lösung"
ISBN: 3-932576-63-2, Sensei Verlag
(Dokumentation über die Auswirkungen der natürlichen, hochwertigen und auch der denaturierten, chemisch behandelten Öle/Fette)

"ÖL-EIWEISS-KOST"
ISBN: 3-932576-64-0, Sensei Verlag
(Wissenschaftlich fundiertes Kochbuch der weltbekannten Krebsforscherin Dr. Johanna Budwig mit vielen vorzüglichen Rezepten)

"MENSCH-SEIN ATMUNG, IMMUNABWEHR IM WÜRGEGRIFF"
(Eigenverlag)

"Das Fettsyndrom"
wissenschaftliche Erkenntnisse

Glutathion – ein wichtiger Zellaktivator in der Krebsbehandlung

Glutathion in der wirksamen Form "reduziertes Glutathion" (G-SH) hat in der letzten Zeit mit Jahrzehnte langer Verspätung auch schulmedizinisch an Bedeutung gewonnen, wird heute versuchsweise zusätzlich zur Cisplatin-Chemotherapie angewendet. Ergebnis: deutlich geringere Neurotoxizität, großteils keine Nebenwirkungen, besseres Ansprechen der Chemotherapie.

Glutathion ist ein körpereigenes Tripeptid, bestehend aus 3 Aminosäuren, nämlich Glutaminsäure, Cystein und Glysin und eines der wichtigsten Entgiftungsenzyme sowie Antioxidanz unseres Körpers. Es spielt in der Oxidation des menschlichen Gewebes eine zentrale Rolle und wirkt ähnlich wie Vitamin C und E zusammen als Antioxidanzmittel und neutralisiert aggressive "Freie Radikale". Der große Unterschied zwischen Vitamin C/E und Glutathion besteht in der weit höheren Wirksamkeit von Glutathion. Vitamin C, E und Selen ergänzen bzw. verstärken aber die Wirksamkeit von Glutathion, das vielfältige Aufgaben hat.

Es handelt sich um ein lebenswichtiges Enzym, das für die Ordnung im Zellsystem, ordnungsgemäße Zellteilung/Zellatmung unerlässlich ist. Es ist ein äußerst wichtiger "Radikalenfänger", schützt als Coenzym der Glutathionperoxydase die empfindlichen Zellmembranen vor oxidativer Zerstörung, unterstützt die Reparatur schadhafter Gene, erhöht die Aktivität der Abwehrzellen, macht Zellgifte und Krebs fördernde Stoffe unschädlich und sorgt für gute eine Funktion des Immunsystems. Es ist hilfreich für den Elektronenaustausch in den Mitochondrien (Zellatmung), beschleunigt die Stoffwechselabläufe und gibt Energie.

Sinkt der Glutathionspiegel unter ein gewisses Level, so können Krebszellen entstehen. Die Tumor hemmende Wirkung durch die Gabe von Glutathion ist unter anderem in der japanischen und angelsächsischen Literatur verankert. Auch Dr. Heinrich Kremer hat neuestens in seinem Buch

"Die stille Revolution der Krebs- und AIDS-Medizin"

die Notwendigkeit und Wirkungsweise von Glutathion bei Krebserkrankungen ausführlich dargelegt. Glutathion ist in gewissen Apotheken auch als Nahrungsergänzung erhältlich.

Hinsichtlich der Dosierung gibt es verschiedene Empfehlungen: bei Akutbehandlungen von 2 bis 5 Gramm täglich und mehr, in der längerfristigen Nachbehandlung oder als Nahrungsergänzung von 600 – 1200 Milligramm pro Tag. Dabei sind aber auch die Qualitätsunterschiede und der Einnahmegrund zu berücksichtigen. Die Wirksamkeit dieser Mittel haben aufgrund der Herstellerqualität und Empfindlichkeit gegenüber äußeren Einflüssen eine große Schwankungsbreite.

Von einer Eigenbehandlung im Krankheitsfalle ist dringend abzuraten. Bei ernsthaften Erkrankungen muss immer ein Fachmann (Naturarzt, erfahrener Heilpraktiker) in Anspruch genommen werden. Diese haben auch Informationen über gute Produkte und die Bezugsquellen. Die Gabe von Glutathion und Selen ist bei Krebserkrankungen und auch in der Nachsorge von ganz besonderer Bedeutung.

Spriulina/Chlorella Algen: Im Hinblick auf die Notwendigkeit der Körperentgiftung im Zuge von naturheilkundlichen Krebsbehandlungen sei auch Spirulina besonders erwähnt. Spirulina/Chlorella Algen erhöhen die Bindung (Chelatierung) und Ausscheidung von

- Schwermetallen, z.B. Arsen, Blei, Cadmium, Quecksilber, Uran
- entgiften die Nieren von Cadmium, das die Nieren blockiert und die Entgiftungsfunktion stört
- binden durch Alginsäure radioaktive Substanzen und scheiden sie aus
- binden organische Gifte, Aromat, Insektizide (Chlordecon)
- erhöhen die Entgiftungsfähigkeit der Leber
- stellen wichtige Wirkstoffe/Enzyme/Antioxidanzien zur Verfügung, die der Körper zum Entgiften benötigt
- reduzieren Nebenwirkungen bei Strahlen- und Chemotherapie
- haben die Fähigkeit zur Tumorreduzierung
- stellen dem Körper viele wichtige Mikronährstoffe zur Verfügung; sie enthalten alle essentiellen Aminosäuren, Selen usw.

- sind wegen ihres hohen Eisen- und Chlorophyllgehalts für das Blut sehr wichtig, z.B. bei Anämie, nach Chemotherapien
- ist ein wertvoller Träger von Lichtenergie, den so genannten Biophotonen

Krebserkrankungen - Selengaben unerlässlich

Dem Spurenelement Selen z.B., wird Krebs hemmende Wirkung sowohl in der Vorbeugung als auch in der Therapieunterstützung und Krebsnachsorge zugeschrieben. Außerdem verringert die Gabe bestimmter Selenverbindungen die Nebenwirkungen der Chemo- und Strahlentherapie. Verschiedene Vitamine zusammen mit anderen Mikronährstoffen können das Krebsrisiko ebenfalls verringern. So hat z.B. **Vitamin C, Beta-Carotin und Vitamin E, sowie Vitamin B^6** zusammen mit **Zink und Selen** vorbeugende Wirkung gegen verschiedene Krebsarten.

Selen - Gift oder Wundermittel? Weder noch! Paracelsus sagte schon: "Jeder Stoff ist ein Gift. Nur die Dosis bewirkt, dass ein Stoff kein Gift ist!" Selen und andere Vitalstoffe sollen bei Erkrankungen immer in der vom Therapeuten verordneten Dosis eingenommen werden. Selen ist in der Heilbehandlung und Vorbeugung gegen Krebs unerlässlich und kann verblüffende Ergebnisse hervorbringen. Bis heute sind beim Menschen mindestens 20 selenabhängige Enzyme bekannt. Einige davon erfüllen sehr wichtige Aufgaben im Stoffwechsel der Schilddrüse, bei der Zellamtung und haben die Fähigkeit, freie Sauerstoffradikale zu entgiften, noch bevor sie im Körper Schaden anrichten können. Auch Folsäure hat mulitfunktionale Aufgaben im menschlichen Körper zu erfüllen.

In China z.B. beträgt die tägliche Selenzufuhr über die Nahrung ungefähr 750 mcg, in Deutschland hingegen durchschnittlich nur rund 35 mcg. Anstatt uns ausreichend mit gutem Selen zu versorgen, mischt uns die Nahrungsindustrie das lt. vieler Experten äußerst umstrittene, hoch giftige, künstliche Jod (Recycelprodukt) unnötiger Weise in die meisten Nahrungsmittel. Und dann erklären uns die wahrscheinlich von den nutznießenden Industriegiganten "infizierten Wissenschaftspäpste", dass das auch noch gesund oder gar notwendig sein soll.

Selen und seine 3 herausragenden Eigenschaften

Entgiftung: Ganz besonders hervorzuheben ist hier die Glutathionperoxidase. Dieses selenabhängige Enzym ist eine der effektivsten Waffen unseres Organismus bei der Neutralisierung und Bekämpfung der "Freien Radikalen". Weiter erhöht es die Widerstandsfähigkeit der Zellwände gegenüber anderen Einflüssen wie z.B. radioaktiver Strahlung. Selenverbindungen haben auch beste Eigenschaften, Quecksilber und andere Schwermetalle (z.B. Kadmium, Blei) zu binden und auszuleiten.

Krebs hemmende Wirkung: Weltweite Studien weisen darauf hin, dass Patienten mit Brust-, Leber-, Dickdarm-, Haut-, Lungen- oder Luftröhrenkrebs einen niedrigen Selenwert im Blut haben, was auf einen erhöhten Selenverbrauch und somit auf Selenmangel hindeutet. Zuletzt wurde dies aufgrund einer amerikanischen Langzeitstudie mit 1700 älteren Menschen bestätigt. Im Gegensatz dazu wiesen Teilnehmer mit höherem Blut-Selengehalt keine Anzeichen für Krebserkrankungen auf. Untersuchungen der Universität Cornell, USA zufolge ist Selen in der Lage, verschiedene Tumoren bis zu 100 Prozent abzublocken.

Herzkrankheiten: Auch zur Eindämmung von Herz-/Kreislauferkrankungen ist ein guter Selenwert im Blut ebenfalls wichtig, weil es für viele Stoffwechselfunktionen notwendig ist, die Cholesterinbildung positiv beeinflusst, die Oxidation durch "Freie Radikale" in den Blutgefäßen verhindert, dadurch Arteriosklerose, Herzinfarkt, Hirnschlag und Blutgerinnseln vorbeugt.

Auch viele bei der Krebsbekämpfung eingesetzte Arzneimittel setzen vermehrt Radikale frei. Zu deren Entgiftung sind wieder verschiedene Enzyme, auch Selen/Glutathion erforderlich. Von einigen Zytostatika ist bekannt, dass sie außer dem Knochenmark auch Herz, Nieren und Leber schwer schädigen können. Hohe Selengaben können diese unerwünschten Nebenwirkungen mindern. Schon vor, aber insbesondere nach chirurgischen Eingriffen sind Selen-Nährstoffgaben unerlässlich, weil das Immunsystem unter anderem viele Zelltrümmer zu entsorgen und Infektionen abzuwehren hat.

Aus den angeführten und vielen anderen Gründen müssten Gaben von Selen/Glutathion (auch Vitamin C, E, Zink und andere Vitalstoffe) bei allen Krebsarten und in jedem Stadium dieser Krankheit unverzichtbarer Teil verantwortungsvoller Basisbehandlung sein. Warum wird das in der schulmedizinischen Behandlung (bewusst?) unterlassen?

Selen – Nahrungsquellen: Zwiebeln, Knoblauch, Brokkoli, ungeschälter Naturreis z.B. enthält 15-mal mehr Selen als polierter, Sonnenblumenkerne, Weizenkeime, Bierhefe, Samen aller Art (z.B. Sesamsaat). Besonders selenreich ist die Para- oder Brazilnuss. 100 Gramm dieser Nüsse aus den selenreichen Gebieten des Regenwaldes enthalten bis zu 2960 mcg Selen. Das entspricht einer sehr hoch dosierten Tablette.

Tierische Produkte wie Fleisch, Dosenfische, Austern können nicht empfohlen werden. Fleisch ist bei Krebs „verboten". Dosenfische sind grundsätzlich in chemisch behandelte, denaturierte Öle eingelegt. Das Eiweiß von Meeresfrüchten wie Austern usw. ist für den Organismus schwer zerlegbar.

Krebs und Selenmangel

In Selenmangelgebieten ist auch die Krebserkrankungsrate deutlich höher. Weiters wurde vielfach festgestellt, dass Krebspatienten wesentlich niedrigere Selenwerte im Blut aufweisen als gesunde Menschen, was auf einen höheren Selenverbrauch bei diesen Patienten und somit auf Selenmangel hindeutet. Die Ursachen dafür können sehr vielfältig sein: entzündliche Prozesse - wie sie bei Krebspatienten vielfach vorkommen - haben einen erhöhten Selenverbrauch zur Folge, erhöhte Selenausscheidung, zu geringe Selenaufnahme über die Nahrung. Allein schon deshalb sind Selengaben bei Krebs und in der Nachsorge eine Notwendigkeit.

Dass vor allem Deutschland/Österreich und fast ganz Nordeuropa ein Selenmangelgebiet ist, haben wir schon vielfach gehört. Genauso mineralstoff- und selenarm sind infolgedessen das Getreide, Gemüse, die Erntebestände der Nahrungsmittel aus diesen Gebieten. Auch mit gesunder Ernährung wird es deshalb nicht immer möglich sein, für einen aktiven Zellschutz genügend Selen aufzunehmen. Ebenso tragen die bekannten Umweltgifte, Quecksilber, Kadmium sowie das Blei der Auspuffgase von Millionen Fahrzeugen wesentlich dazu bei. Auch aufgrund der schwefelhaltigen Düngung nehmen die Pflanzen weniger Selen auf und in Kontakt mit Schwermetallen verbindet sich Selen zu unlöslichen, unverwertbaren Komplexen. Der Großteil des in Pflanzen/Getreide noch vorhandenen Selens wird dann durch die industrielle Bearbeitung der Ernteprodukte ausgeschieden oder zerstört. Aufgrund dieser und auch anderer Umstände leiden die meisten Deutschen und Nordeuropäer an permanentem Selenmangel. Deshalb ist – insbesondere beim Konsum von Industriekost - unter anderem auch die tägliche Selenzufuhr für den Zellschutz wichtig. Anstatt dem "überflüssigen" Jod in fast allen Nahrungsmitteln bräuchten die Menschen in den Selenmangelgebieten täglich Selen.

Jede einzelne Zelle unseres Körpers (man spricht von bis zu 150 Billionen) wird ununterbrochen von "Freien Radikalen" - die unsere Zellwände zu zerstören versuchen - angegriffen. Das hätte innerhalb kürzester Zeit katastrophale Folgen, wären nicht die Antioxidanzien und so genannten Radikalenfänger zur Stelle um sie abzufangen und zu eliminieren. Diese bilden sich vorwiegend aus Vitamin C, E und rund 400 antioxidativen Pflanzenstoffen aus Gemüse, Obst und Vollgetreide. Genauso wichtig sind die antioxidativen Enzyme, die der Körper aus Selen, Zink und Mangan für den notwendigen Schutz selbst herstellt. Ist ein Mangel an diesen Enzymen, Vitaminen und Spurenelementen gegeben, dann ist auch der Schutz gegen "Freie Radikale" mangelhaft. Die Spurenelemente sind genauso wichtig wie die Vitamine. Um einen optimalen Zellschutz gegen "Freie Radikale" zu erwirken, wird bei vielen Menschen eine Ergänzung mit guten natürlichen Präparaten notwendig sein. Die Verzehrsempfehlung ist immer individuell, von der Ernährung, den täglichen Belastungen, der genetischen Veranlagung usw. abhängig. Wer sich vorwiegend mit Industriekost ernährt, wird einen wesentlich höheren Anteil dieser Substanzen zuführen müssen, als jemand der sich relativ gesund ernährt. Zusätzliche Selengaben von bis zu 100 mcg täglich bieten guten Zellschutz. Lassen Sie sich von einem Fachmann beraten.

Kein anderes Spurenelement wirkt gegen Krebs so gut wie Selen. Es stimuliert Anti-Krebsgene, hat die Fähigkeit, programmierten Zelltod von Krebszellen auszulösen, schützt vor Krebs erregenden Substanzen, usw. Zu Selen gibt es über 13.000 Veröffentlichungen. Es ist auch bekannt, dass bei hohen Selen-Blutwerten ein geringeres Krebsrisiko besteht.

"Freie Radikale" entstehen durch Schadstoffverbindungen aller Art, genauso durch den normalen Stoffwechsel und überall wo Sauerstoff transportiert oder Energie erzeugt wird. Auch Stress jeglicher Art, Leistungssport, Medikamente, die Pille, UV-Strahlung, Strahlentherapie erzeugen "Freie Radikale." Ganz besonders gefährdet sind die Raucher. Allein schon durch eine einzige Zigarette werden rund 1 Billion "Freie Radikale" freigesetzt. So sind wir in der heutigen Zeit in jeder Hinsicht einer vermehrten Produktion dieser ungeliebten Angreifer unterworfen.

Krebs und Musiktherapie und die „Dreier-Kombination"

In verschiedenen Krankenhäusern ist ein psychoonkologischer Dienst eingerichtet. Speziell geschulte Therapeuten betreuen schwerkranke Patienten und bieten ihnen im Rahmen der Gespräche speziell ausgewählte Entspannungs- und Meditationsmusik an. Bei solchen "Klangreisen" zeigten sich lt. Dr. Monika Renz, Leiterin des psychoonkologischen Dienstes am Kantonspital St. Gallen, vielfach verblüffende Erfolge: weniger Schmerzen, Linderung der Atemprobleme, Patienten konnten danach die Krankheit akzeptieren, Depressionen verschwanden, Suizidgedanken wichen dem besseren Umgang mit der Krankheit, Erleben einer neuen Freiheit, usw. Solche Musik ist in der Lage, auch die Herzen der verschlossensten und "härtesten" Menschen, von Nichtgläubigen und notorischen Zweiflern zu öffnen. Viele können danach ihr Schweigen brechen, über alles reden, Zugang zu Gott finden, die Krankheit und die Welt ohne Vorwürfe Gott und sich selbst gegenüber mit anderen Augen sehen, Genesung finden oder gelöst und entspannt, in Ruhe und Frieden Abschied nehmen von dieser Welt.

Solche Erkenntnisse verleiten zur Frage: Welch enorme Energien und Heilkräfte würden wohl bei wirklich gesunder Vollwerternährung, gemeinsamer und rechtzeitiger Anwendung hochwertiger immunbiologischer Therapien, Lösung der seelischen Probleme und solch psychologisch begleiteter "Klangreisen" frei gesetzt werden? Das Ergebnis müsste zwangsläufig Gesundheit lauten? Allerdings müsste diese Kombi-Therapie *(„Heilmusik"/Orthomolekulare Therapie usw.)* die erste Maßnahme sein, bevor durch Chemopräparate und Strahlentherapie der Darm und das Immunsystem der Patienten ruiniert wird und nicht erst kurz vor dem prognostizierten Tod. Ein Thema, worüber sich jeder Arzt/Onkologe Gedanken machen und sich auch ernsthaft die Gewissensfrage stellen sollte. Siehe dazu (neben anderen) auch folgende Bücher:

- "Grenzerfahrung Gott" und "Zeugnisse Sterbender" von Dr. Monika Renz,
- „Die stille Revolution der Krebs- und AIDS-Medizin" von Dr. Heinrich Kremer
- „Krebs - Das Problem und die Lösung" von Dr. Johanna Budwig
- „Erfolgreiche biologische Krebsabwehr durch Ursachenbekämpfung von Dr. P.G. Seeger/S.Wolz

Schulmedizinische Selbsthilfegruppen – psychische Stütze - Informationsdefizit

Krebs-Selbsthilfegruppen sind insbesondere als psychische Stützen ein sehr wichtiger Teil der Krebsbehandlung und -heilung, weil die Krebspatienten dort mit Menschen zusammenkommen, die alle ähnliche Schicksale erlitten haben. Sie fühlen sich dort verstanden, angenommen, können sich alles von der Seele reden, was in der heutigen "Fünf-Minuten-Medizin" beim Arzt oft nicht mehr möglich ist. Gute Tipps über den Umgang mit der Krankheit, Erfahrungsaustausch über die verschiedensten Therapien und Gegebenheiten, das Hinführen zu positiven, heilenden Gedanken, Meditation, Gebet usw., sind ebenfalls sehr wertvolle Aktivitäten einer gut geführten Selbsthilfegruppe.

Das Problem ist, dass die meisten Selbsthilfegruppen streng schulmedizinisch geführt sind und somit den Patienten die Effizienz und Wirksamkeit verschiedener immunbiologischer Therapien sowie andere wichtige naturheilkundliche Informationen auch hier unterschlagen werden. Sie erhalten kaum richtige Informationen über die absolute Notwendigkeit natürlicher Vollwertkost, speziell bei Krebs der Krankheit angepasste Kost, schwer belastende Nahrungsmittel, die wichtigsten natürlichen Wirkstoffe wie Vitamin C, E, A (Beta-Carotin), Vitamin-B-Komplex, Folsäure, Selen, Zink, Glutathion. Dadurch erleiden Sie ein enormes Informationsdefizit und verlieren nicht zuletzt wertvolle Lebensjahre. Der Aufbau und die Stabilisierung des Immunsystems spielt auch in der Krebsnachsorge und Überlebenszeit eine wesentliche Rolle.

Fragen Sie den medizinischen Leiter ihrer Selbsthilfegruppe doch einmal über die Wirkung/Notwendigkeit auf Krebs abgestimmte Ernährung, die vorhin angeführten Wirkstoffe hinsichtlich Krebsbehandlung und –vorbeugung, über die Zellatmung (Mitochondiren/Sauerstoff/Gährung) und warum diese wirkungsvollen Präparate nicht eingesetzt werden. Es wäre nicht verwunderlich, wenn er ihnen sagt, dass es diesbezüglich wenig konkrete Studien und Erfahrungswerte gäbe, was aber nicht stimmt. Jedenfalls hängt die Pharmazie wie ein riesiger Schatten auch über diesen schulmedizinisch geführten Selbsthilfegruppen, die sich den über die Ärzteschaft eingebrachten Einflüssen der Pharmazie – deren einziges Ziel angeblich die finanzielle Bereicherung ist – nicht zu entziehen vermögen. Selbständig aus **allen** Bereichen gesicherte Informationen einzuholen ist manchmal lebenswichtig!

"Metastasenbildung" - Verhinderung durch biologische Krebstherapien

Das effizienteste und massivste Werkzeug zur Verhinderung von Krebs/"Metastasenbildung" (neue Tumore) war immer schon und ist auch heute noch das körpereigene Abwehrsystem, das durch die klassischen Krebsbehandlungsmethoden wie Chemo- und Strahlentherapie zusätzlich erheblich geschädigt oder fast zur Gänze lahm gelegt wird. Ausschließlich die Abwehrzellen (Lymphozyten, Makrophagen) "wissen", wo sich die Krebszellen und "Metastasen" befinden, können diese aufspüren und gezielt vernichten. Um aber optimale Leistung (Abwehr) erbringen zu können, muss unser Immunsystem topfit und mit allen notwendigen Mikronährstoffen (Vitaminen, Mineralstoffen, Spurenelementen, Enzymen, besonders Glutathion, Selen, usw.) bestens versorgt sein. Und das soll möglichst früh geschehen, am besten vorbeugend, wodurch solche Krankheiten möglicherweise erst gar nicht entstehen.

Es ist also absolut notwendig - und auch für den Heilungsverlauf entscheidend - spätestens unmittelbar nach Bekanntwerden der Krebserkrankung die richtige biologische Krebstherapie (je nach Situation als selbständige oder Zusatztherapie) in Anspruch zu nehmen, um das Immunsystem für die folgende Operation und auch danach weiterhin zu stärken und zwar in erster Linie durch vollwertige, natürliche, der Krankheit angepasste Nahrung, gute Lebensführung

- durch entsprechende Enzym-, Vitamin- und Mineralstoffgaben die körpereigene Abwehrkraft aufzubauen, die Atmungskette in den Mitochondrien wieder zu aktivieren, zu verbessern.

Krebs - Makrophagen lösen Schutzschicht entarteter Zellen auf

Entartete Zellen (unkontrolliertes Zellwachstum) verbergen sich immer unter einer Fibrinschicht, die eine so genannte Schutz- und Tarnschicht für die entarteten Zellen darstellt. Erst wenn dieser Blutfaserstoff (= Schutzhülle gegen Killerzellen) durch die Makrophagen aufgelöst wird, können die Tumorzellen zerstört werden. Dazu ist aber wiederum ein intaktes, stabiles und gut gerüstetes Immunsystem, ein Heer von "Makrophagen / Killerzellen" erforderlich. Das ist aber nicht selbstverständlich und bei Krankheit allgemein, insbesondere bei Krebs, nicht der Fall. Dafür hat der Mensch selbst zu sorgen.

Enzyme - Steigerung der Immunabwehr bis zu 1300%!

Enzyme z.B. können lt. Dr. Leskovar in kurzer Zeit eine Steigerung der Makrophagen um ca. 700% und der Killerzellen bis zu 1300% bewirken. Makrophagen („Gesundheitswächter") sind große Blutzellen, die durch den Körper wandern, Fremdpartikel aufspüren, vernichten, schädliche Reaktionen in den Zellen, Zellentartung, "Metastasenbildung" verhindern können sowie den Körper vor Infektionen schützen. Deshalb sind Enzymtherapien nicht nur bei Krebs sondern auch bei vielen anderen Krankheiten sehr erfolgsversprechend.

Wir müssen uns dessen bewusst sein, dass das Leben in seinen Anfängen von Enzymen abstammte und im menschlichen Körper grundsätzlich alle Vorgänge und Reaktionen über Enzyme in Gang gesetzt werden. Was für die Funktion des modernen Autos die Elektronik ist, sind für den menschlichen Organismus die Enzyme. Ist die Elektronik defekt, funktionieren Teilbereiche oder das ganze Auto nicht mehr. Fehlen Enzyme/Vitalstoffe, sind viele Stoffwechselvorgänge fehlgeleitet/blockiert. Dass die Zellen für die Erfüllung ihrer Funktionen, zu ihrem Schutz und zum Überleben Enzyme benötigen, ist auch in der etablierten Medizin längst bekannt, wird aber bei der Behandlung von Krankheiten kaum berücksichtigt. Und nochmals die Frage: warum? Sie konzentriert sich fast ausschließlich auf chemisch-giftige, körperfremde Medikamente, die in absoluter Disharmonie zum Organismus stehen und deshalb grundsätzlich nicht heilen können.

Für die Gesunderhaltung, auch Genesung von Krankheiten ist ein ausgeglichener Enzym- und Mikronährstoffhaushalt aber notwendig. So wie für den Menschen die Atmung lebensnotwendig ist, ist die Zellatmung auch für jede einzelne Zelle lebenserhaltend. Ist sie gestört, führt dies zu Gärungs- und Säuerungsprozessen bzw. Zellentartung. Und da ist Vitamin C, E, A, Selen, Folsäure, Zink und das Enzym Glutathion, unentbehrlich. Die Atmungsfähigkeit der Mitochondrien spielt im Hinblick auf Gesundheit oder Krankheit, Zellentartung und Tumorwachstum eine entscheidende Rolle. Die chemischen, hoch toxischen Krebsmedikamente haben aber die Eigenschaft, die Zellatmung zusätzlich zu schädigen oder zu blockieren.

Es kann davon ausgegangen werden, dass Menschen bei gesunder, vollwertiger, natürlicher Ernährung, guter Lebensführung, optimaler Vitalstoffversorgung und seelischem Wohlbefinden ein starkes Immunsystem haben und auch dementsprechend starken Belastungen jeglicher Art standhalten, weniger krank und kaum Krebs gefährdet sind.

Der Aufbau und Schutz des Immunsystems, seine Wiederherstellung nach schädigender Krebstherapie, das Sicherstellen des natürlichen Gleichgewichts innerhalb des Immunsystems sind für den verantwortungsbewussten Arzt/Patienten unerlässlich und fester Bestandteil der modernen, effektiven Krebstherapie geworden, wird von der etablierten Medizin dennoch vielfach nicht beachtet. Verschiedene Krankenkassen und Versicherungsgesellschaften in Deutschland und der Schweiz sind mittlerweile zumindest teilweise bereit, Kosten solcher Behandlungen und Präparate teilweise oder ganz zu übernehmen, weil sie erkannt haben, dass dies die effektivere und kostengünstigere Variante ist. (Immer vorher abklären.)

Verschiedene europäische Ärzte/Naturheiltherapeuten erzielten bei der Tumorbehandlung im Frühstadium mit Enzym-, Vitamin- und Mineralstofftherapien sehr große Erfolge. Vielfach konnte das Tumorwachstum zum Stillstand gebracht und eine Rückbildung erzielt werden. Enzymtherapien können durch orale Einnahme über den Verdauungstrakt oder mittels Injektion erfolgen.

Enzyme, Vitamine usw. haben keine schädlichen Nebenwirkungen, weil dies lebenswichtige Bestandteile der Nahrung und keine Fremdstoffe sind! Es handelt sich um jene lebenswichtigen Substanzen, die grundsätzlich im Körper (meistens nicht ausreichend) vorhanden, in der heutigen denaturierten Industrienahrung aber nur noch geringfügig enthalten sind.

Krebs und der Onkologe – ist er wirklich ein Krebsspezialist?

Üblicherweise werden Patienten mit Krebsverdacht zum Onkologen, also „Krebsspezialisten" überwiesen. Ist der Onkologe aber wirklich ein Krebsspezialist? Die betroffenen Patienten und Onkologen glauben das zumindest, weil es so dargestellt wird. In Wirklichkeit sind die Onkologen reine Spezialisten z.B. für die Krebsdiagnose, Chemo/Strahlentherapie, also nur Teilbehandlungsspezialisten, die vielfach den Patienten als Individuum aus Fleisch und Knochen sehen, dabei aber vergessen oder nicht wissen, dass er auch noch eine Seele hat und die aufgrund dessen glauben, mit der Zerstörung des Tumors sei es getan. Offensichtlich haben diese Spezialisten bis heute nicht verstanden, dass die Tumorentstehung grundsätzlich nicht nur eine Ursache hat, sondern eine Vielzahl an belastenden Faktoren und auch schwere seelische Belastungen zu dieser Krankheit geführt haben können, die in die Behandlungen mit einbezogen werden müssen. Somit ist die Chemo- und Strahlentherapie nur eine unzureichende, gesundheitsschädliche Teilbehandlung, unter gewissen Umständen (in vielen Fällen?) sogar falsch und tödlich.

Das Problem ist, dass die Patienten in der klassischen Schulmedizin von Anfang an auf die chemische Behandlung eingeschworen werden. Was soll der Spezialist denn sonst dem Patienten erklären, wenn er selbst nur diesen winzigen Teil der Krebsbehandlung kennt und ausschließlich an diesen glaubt. Die Tragik ist, dass der Patient nicht zuletzt nur einseitig informiert, dadurch hintergangen wird und das wichtigste in der Krebsbehandlung, nämlich die Immunsystem stärkenden Therapien dem Patienten vorenthalten werden. Wenn die Patienten selbst sich beim Chemospezialisten nach biologischen Krebsbehandlungen erkundigen, werden diese nicht selten als wirkungslos und unnütz abgetan. Ist die Vorenthaltung der Wahrheit oder von Teilinformationen vielleicht besser als die bewusste Lüge?

Wissen viele Schulmediziner/Onkologen denn nicht,

- dass vollwertige, natürliche Nahrung, optimale Enzym-/Vitalstoffversorgung zur Gesunderhaltung und auch Genesung von Krankheiten, ordnungsgemäßer Zellatmung usw. unerlässlich ist
- dass die Nahrung den Menschen am Leben erhält und somit die Qualität der Nahrung (natürlich, chemiefrei, richtige Auswahl, Zusammensetzung) im Hinblick auf Gesundheit große Bedeutung hat
- dass Mikronährstoffe, Enzyme für die Gesundheit (auch geistige) eine wesentliche Bedeutung haben und deshalb in ausreichendem, ausgeglichenem Maße zur Verfügung stehen müssen
- die Mistel z.B. aufgrund von Erkenntnissen aus Forschung und Praxis erwiesenermaßen stark Krebs hemmende Wirkung hat
- die Mistel wegen ihrer vielfältigen Wirkung in der Krebstherapie einen angestammten Platz einnimmt und ihre Wirkstoffe (Lektine usw.) die Immunabwehr stärken
- Mistelextrakt in der Lage ist, die Zerstörung von Tumorzellen zu bewirken
- Mistelextrakt den Zellstoffwechsel verbessert, antikarzinogene Wirkung hat und die Immunabwehr stärkt
- das Gesamtextrakt zytotoxische und DNA-stabilisierende Wirkung hat und die unerwünschten Nebenwirkungen von Strahlen- und Chemotherapie kompensiert
- die Mistel das Wohlbefinden der Patienten steigert und durch den Tumor verursachte Schmerzen lindert

- Mistelpräparate die Thymusdrüse anregen und die Zellteilung positiv beeinflussen
- die Thymusdrüse den höchsten Gehalt an einer Krebszellen auflösenden, gesättigten Discarbonsäure hat
- die Thymusdrüse unter anderem befähigt ist, die Lymphozyten in T-Lymphozyten (Killerzellen) umzuwandeln
- ein Thymuspräparat deshalb und aufgrund vieler anderer den Organismus unterstützenden Funktionen in der Krebsbekämpfung einen wichtigen Platz einnimmt
- der Hauptwirkstoff „Acemannan" der Aloe-Vera-Pflanze Immunsystem stärkende Wirkung hat, weil dieser sich in der Zellmembrane einlagert und dort die Schutzfunktion gegen Bakterien und Viren ausübt und die Darmfunktion positiv beeinflusst
- die betacarotinhaltige Spirulina Krebs hemmende Wirkung hat und aufgrund ihres hohen Gehalts an Chlorophyll, Magnesium, Eisen und Eiweiß, die Blut- und Zellregenerierung fördert
- Spirulina alle essentiellen Aminosäuren, B-Vitamine beinhaltet, ein natürliches Antioxidanz ist, entschlackende und entgiftende Wirkung hat
- Chlorella-Algen Schwermetalle an sich binden, Nieren entgiften, dem Körper Antioxidanzien/Enzyme zur Verfügung stellen, die er zur allgemeinen Entgiftung (insbesondere Leber) benötigt, was bei Krebserkrankungen und vor allem bei Chemotherapien sehr wichtig ist
- dass Vitamin C, E, sowie rund 400 antioxidative Pflanzenstoffe aus Gemüse und Obst wichtige "Radikalenfänger" sind
- der Körper aus Selen, Zink und Mangan selbst antioxidative Enzyme herstellt und wenn diese Substanzen nicht in genügendem Maße zur Verfügung stehen, wichtige Schutzschilde gegen "Freie Radikale" fehlen
- das Enzym Glutathion die Zellenergie in den Mitochondrien verbessert, die ordnungsgemäße Zellatmung fördert und das Immunsystem ganz allgemein stärkt
- viele andere Mikronährstoffe für einen gut funktionierenden Stoffwechsel und Gesundheit unerlässlich sind, deshalb dem Organismus für die Gesunderhaltung uneingeschränkt zur Verfügung stehen und somit insbesondere bei Krankheit zugeführt werden müssen
- die mangelnde Sauerstoffversorgung zur Schwächung der Zellen und zu Gärungsprozessen führt, dadurch Zellwachstum und -teilung vermehrt unkontrolliert verlaufen.
- die von der Schulmedizin in erster Linie eingesetzten, hochtoxischen Krebsmedikamente die Sauerstoffversorgung/Zellatmung in den Mitochondrien blockieren anstatt fördern und Krebs fördernde Wirkung haben, usw.
- **und wenn sie es wissen, warum handeln sie nicht danach?**

Krebs – Flucht eines ranghohen Beamten des NCI vor der Chemotherapie

Ein Beispiel: Ein hochrangiger Beamter vom National Cancer Institute (USA) (Nationales Krebs-Institut) war jahrelang einer der größten öffentlichen Gegner der so genannten alternativen Therapien und ließ kein "gutes Haar" daran. Als er dann aber selbst an Krebs erkrankte, verweigerte er die Chemotherapie, sowie alle vom National Cancer Institute empfohlenen Behandlungen. Er ging nach Europa und ließ sich genau mit jenen naturheilkundlichen Therapien behandeln, die er vorher öffentlich (aufgrund seiner beruflichen Stellung) so verdammt hatte. Warum denn wohl?

Man kann doch davon ausgehen, dass dieser Beamte über die herkömmlichen Krebstherapien (Chemo-/Strahlentherapie), deren verheerende Auswirkungen und schwere Gesundheitsschädigungen aufgrund seiner beruflichen Kompetenz bis ins Detail Bescheid wusste. **Hat er sich vielleicht gerade deshalb für die „alternative“ Krebstherapie entschieden?** Solche Beispiele gäbe es viele, die den Menschen doch zu denken geben müssten. Naturgemäß nimmt jeder Mensch das für sich in Anspruch, was er für das Beste hält, sofern er ausreichend informiert ist und sich das finanziell leisten kann. Auch in diesem Fall kommt wieder das Sprichwort zum Tragen: "Der 'Arzt' will jene Medizin, die er anderen verordnet, selbst nicht einnehmen!"

Wenn es bei solchen Menschen um die eigene Haut und das nackte Überleben geht, dann ist ihnen nichts mehr heilig, auch der Beruf und die berufliche Verpflichtung nicht. Sie verlassen das Lügengebäude und nehmen genau das in Anspruch, was sie zuvor jahrelang mit allen Mitteln bekämpft hatten, nämlich die „alternative“ Krebstherapie! Unvorstellbar, wie viele Patienten dadurch vielleicht ihr Leben lassen mussten, wie vielen Krebspatienten eine bessere Chance auf Heilung, ein angenehmerer Krankheitsverlauf versagt blieb, bedingt durch die Machtpropaganda dieses Institutes gegen die biologische Krebstherapie?

Wie kommt es, dass die wenigsten Menschen davon wissen? Die Geheimhaltung dieser Aktion (Alternative Therapie in Europa) war damals oberstes Gebot. Hätte die Bevölkerung davon erfahren, wäre die Glaubwürdigkeit des Nationalen Krebs-Institutes praktisch auf Null gesunken und die Führungsebene hätte viele unangenehme Fragen zu beantworten gehabt.

Die Ärzte und ihre Angst vor der Chemotherapie

Wissenschaftler des McGill Cancer Centres wollten im Jahr 1986 herausfinden, ob jene Ärzte, die ihre Patienten mit Chemotherapie behandelten, diese Methode auch für sich selbst in Anspruch nehmen würden, sofern sie Krebs hätten. Zu diesem Zweck versandten sie Fragebögen an 118 Ärzte, die Lungenkarzinome behandelten.

Das Ergebnis:

- 79 Fragebögen kamen zurück
- 64 der 79 Ärzte sprachen sich gegen eine Behandlung mit "Cisplatin", einem damals häufig verwendeten Chemotherapeutikum aus

- 58 Ärzte hielten all diese Behandlungen für inakzeptabel

Begründung dieser Ärzte: Unwirksamkeit der Chemotherapie und der unakzeptabel hohe Grad an Toxizität (Giftigkeit). *(Quelle: Buchtitel "KEBS Stahl, Strahl, Chemo & Co" von Phillip Day", www.rettet-dominik.de und andere)*

Dessen ungeachtet werden weltweit täglich Hunderttausende Krebspatienten mit diesen teils Krebs fördernden Giften behandelt.

Chemotherapie – schon bald Sammel-Schadenersatzklagen?

In Amerika sind Sammel-Schadenersatzklagen wegen Gesundheitsschädigungen gegen Tabakkonzerne nichts Außergewöhnliches mehr. Zuletzt (2002/03) haben solche Klagen wegen Verdachtes gesundheitsschädigender Wirkung bestimmter Produkte (Hamburger – führen zu Fettleibigkeit) gegen McDonalds die Aufmerksamkeit der Öffentlichkeit auf sich gezogen. In Anbetracht dessen, dass die Chemo-/ Strahlentherapie einerseits eine äußerst minimale Durchschnitts-Erfolgsquote verzeichnet, andererseits aber die Gesundheit der Patienten (viele gesunde Zellen, Erbsubstanz, Blutbild) schwer, zum Teil irreparabel schädigt, oder zu deren Tod führen kann, darf man gespannt sein, wie lange es noch dauern wird, bis in Amerika gegen die Chemo-Spezialisten und Vertreiber dieser Substanzen die ersten Sammelklagen eingebracht werden, zumal manche Kliniken und Therapeuten mit **naturheilkundlichen Behandlungsmethoden ohne Nebenwirkungen** sehr erfolgreich sind, im Gegensatz zu der Chemo- und Strahlentherapie?

Allein die Unterlassung der professionellen immunbiologischen Therapie als Zusatztherapie scheint schon ein eklatanter Gesetzesverstoß (unzureichende Hilfeleistung) zu sein, da ihre Effektivität massiven wissenschaftlichen Hintergrund hat. Wo es um Leben und Tod geht, haben Ärzte offensichtlich eine Art „Narrenfreiheit“ und können straffrei die Anwendung wichtiger Therapien außer Acht lassen. Beim Normalbürger hingegen ortet man wegen jeder Kleinigkeit eine strafbare Unterlassung der Hilfeleistung. Außerdem ist die Frage, ob Krebspatienten ohne Chemo- und Strahlentherapie länger leben würden, von der Schulmedizin nie richtig beantwortet worden! Es gibt aber eindeutige Hinweise dafür!

Fachleute der schulmedizinischen Krebsbehandlung räumen ja selbst ein, dass es keine Stoffklasse von schulmedizinisch gebräuchlichen Medikamenten gibt, die eine höhere Toxizität (Giftigkeit) aufweisen, als die spezifischen und täglich eingesetzten Chemotherapeutika! Und genau diese Toxizität wirkt "tödlich" auf die Zellatmung, die so dringend wieder hergestellt werden müsste. Welch unübertreffbare Widersinnigkeit?

Dr. Heinrich Kremer hat in Interviews und seinem Buch "Die stille Revolution der Krebs- und AIDS-Medizin" veröffentlicht, dass die von der etablierten Krebs- und Aids-Medizin als Therapie bezeichneten medizinischen Leistungen und ihre bisherigen schulmedizinischen Krebsbehandlungen systematische und tödliche Kunstfehler sind und dass nach wie vor täglich arglose und uninformierte Patienten an diesen

Therapien sterben, weil sie den Ärzten und ihren Pharmaprodukten vertrauen. (Dazu aber später mehr.)

All diese wichtigen Erkenntnisse (Dr. Seeger, Dr. Gerson, Dr. Budwig, zuletzt Dr. Heinrich Kremer usw.) wurden und werden von unserem „Gesundheitssystem“ nach wie vor vertuscht, verdrängt, ignoriert, dogmatisiert, bestenfalls totgeschwiegen. Anstatt sich mit wichtigen Erkenntnissen ernsthaft auseinanderzusetzen, zu fördern, wurden mehrere dieser großen Wissenschaftler/Ärzte (z.B. Dr. Budwig nach erfolglosem Bestechungsversuch) gerichtlich verfolgt oder andere ins Exil getrieben. Es sollte offensichtlich damals schon nichts geboren werden, was nicht in die Strategie passt und ein einträgliches Wirtschaftskonzept der Krebsindustrie maßgeblich beeinträchtigen würde, auch wenn es nach wie vor um die Gesundheit von vielen Millionen Menschen geht?

Die Krebsforschung kostet z.B. allein in Deutschland trotz ihrer Erfolglosigkeit jährlich über 100 Millionen Euro, obwohl andererseits die Krebsfrage offensichtlich vielfach gelöst und auch bekannt ist, dass Krebs auf einfache Art und Weise wirkungsvoll vorgebeugt, zum größten Teil auch geheilt werden könnte und vordergründig ein Problem der Ernährung, Übersäuerung, psychischer Belastungen, mangelnder Vital- und Sauerstoffversorgung/Zellamtung in den Mitochondrien ist. *(Prof. Dr. Seeger, Dr. Warburg, Dr. Johanna Budwig, Dr.Heinrich Kremer usw.).*

Brustkrebs – Unterleibskrebs – fragwürdige Maßnahmen

Diagnose Brustkrebs, Unterleibskrebs

Bei der Diagnose Krebs/Brustkrebs bricht für jede Frau die Welt zusammen. Es kommen Ängste auf. Die Frage nach Gesundheit, Heilung, leben oder sterben drängt sich in den Vordergrund. Das ist verständlich. Auch die drohende Verunstaltung des Körpers durch eine evtl. Totaloperation, der damit verbundene Verlust der Weiblichkeit, des Frauseins, die Unsicherheit, wie wohl der Partner, die Umwelt darauf reagieren wird, das Martyrium einer Chemotherapie, das Gefühl der Ungewissheit in jeder Hinsicht, usw. lässt vielleicht so manche Frau im ersten Moment "den Boden unter den Füßen" verlieren. Auch die brusterhaltende Operationsmethode ist ein schwacher Trost.

Trotz all dieser belastenden Faktoren gibt es keinen Grund zur Panik. Es stehen heute ausgereifte, wissenschaftlich fundierte, schonende Behandlungsmethoden **mit großen Chancen auf Heilung** zur Verfügung, was aber Konsequenzen in vielerlei Hinsicht (Ernährung, Seelenleben, Behandlungsmethoden und -mittel) erfordert und auch deshalb von manchen Menschen nicht so gerne angenommen wird. Dauerstress, Zeitdruck, auch Bequemlichkeit sind manchmal entscheidende Hinderungsgründe. Die Gesundheit beim Arzt /Apotheker käuflich erwerben zu wollen, hat sich aufgrund der vorherrschenden Gesundheitspolitik in den Gehirnen vieler Menschen manifestiert, weil das unter anderem bequem erscheint, aber leider nicht funktioniert. Rückbesinnung auf die Natur, ihre unverfälschten Gaben, den grundlegenden Sinn des Lebens, die Rolle, die man in der Familie – Partnerschaft – Lebensgemeinschaft, evtl. am Arbeitsplatz spielt, ist in solchen Momenten besonders wichtig.

Bedenkzeit ist oberstes Gebot – keine voreiligen Handlungen

Trotz einer solchen Diagnose nicht in Panik geraten und voreilige Entscheidungen treffen, **auch dann nicht,** wenn der Arzt sagt: "Wir dürfen keine Zeit verlieren, wir müssen unverzüglich handeln, es ist allerhöchste Zeit!" Mit solchen oder ähnlichen „Ratschlägen“ werden die Frauen oft konfrontiert, vielleicht um ihnen keinen Spielraum für Gedanken über verschiedene Heilmethoden zu lassen. Denn bei ordnungsgemäßer Aufklärung über die verschiedensten Behandlungsmethoden und Kombinationsmöglichkeiten, ihre Wirkung und Folgen könnten manche Patienten sich anders entscheiden.

Wenn ein Tumor sich z.B. innerhalb von 8 - 10 Jahren entwickelt hat, kann es nicht sein, dass die Patientin nach der ersten Diagnose in der Regel nicht ein paar Wochen Zeit zugestanden werden, eine unter Umständen lebenswichtige Entscheidung zu treffen.

Es kann folgende Vorgehensweise empfohlen werden:

- Sagen Sie dem Arzt, sie brauchen trotz der gebotenen Eile Bedenkzeit
- besprechen Sie die Situation mit Ihrem Partner, Ihrer Familie, Vertrauenspersonen
- vielleicht können Sie über Freunde/Bekannte, unverzüglich auch Kontakte zu ganzheitlich behandelnden Spezialisten (schulmedizinisch und naturheilkundlich) knüpfen. Manchmal kann durch eine neuerliche Untersuchung eine weit weniger drastische Diagnose zustande kommen
- schon oft wurden aufgrund von Fehldiagnosen Brüste amputiert, wobei sich erst nachträglich herausstellte, dass gar kein Tumor vorhanden war.
- auf jeden Fall sollten Sie je nach Situation mindestens zwei oder drei verschiedene, voneinander unabhängige Ärzte konsultieren und die gestellten Diagnosen miteinander vergleichen. Das ist innerhalb ein paar Wochen grundsätzlich möglich
- **oberstes Gebot ist dabei:** Keinem dieser untersuchenden Fachärzte dürfen Sie sagen, dass schon eine Diagnose vorliegt. Das gilt für alle Krankheiten. Nur so ist sichergestellt, dass jeder Arzt eine selbständige Diagnose stellt! **Auch Laborergebnisse sind nicht immer korrekt, manchmal fehlerhaft**
- bei einem Diagnoseverhältnis von 1:1 haben Sie die Möglichkeit, einen weiteren Arzt in Anspruch zu nehmen
- bei zwei bis drei von einander unabhängigen, gleich lautenden Diagnosen können Sie mit ziemlicher Sicherheit davon ausgehen, dass diese zumindest annähernd richtig sind
- berücksichtigen Sie auch eine begleitende biologische Krebstherapie zur Stärkung des Immunsystems, womöglich noch vor einer Operation, Beginn der Chemo- bzw. Strahlentherapie. Das Immunsystem ist der "Motor, die Polizei" des Körpers und muss deshalb gut funktionieren, stabil sein.
- ziehen Sie allenfalls eine Behandlung in einer biologischen Krebsklinik in Erwägung – in Deutschland gibt es mehrere davon
- analysieren Sie ihre Ernährung, Lebenssituation, Denk- und Handlungsweise, prüfen Sie evtl. notwendige Veränderung der Lebenssituation in allen Bereichen und vollziehen Sie diese unverzüglich
- erkundigen Sie sich bei allen konsultierten Ärzten und anderen Informationsquellen intensiv und detailliert über **alle** Behandlungsmethoden, die konventionellen und auch ganzheitlichen. Fragen sie nach der Zusammensetzung, nach der Wirkung und auch den Nebenwirkungen der Chemosubstanzen, Präparate und Therapien. Seien sie mutig und fordern sie detaillierte Auskunft, ersuchen Sie den Arzt um Kopien von Studien über die empfohlene Chemotherapie, auch wenn er das mit Unmut quittiert. Erfolgt die Auskunft widerwillig, ausweichend und unvollständig, so ist es ein Hinweis darauf, dass Ihnen möglicherweise etwas verschwiegen werden soll, der Arzt überfordert ist, sich vielleicht zu wenig auskennt und Sie nicht in den richtigen Händen sein dürften

- dasselbe gilt, wenn sich der Therapeut nicht nach ihrer Ernährung und Vitalstoffversorgung erkundigt, die Umstellung auf vollwertige, natürliche Nahrung oder der Krankheit angepasste und verträgliche Kost außer Acht lässt, er sich nicht nach Ihren seelischen, beruflichen, sozialen Verhältnissen und Problemen erkundigt. Viele Krebserkrankungen scheinen ihren Ursprung im sozialen Bereich und langzeitigen, unerträglichen seelischen Belastungen zu haben
- auch wenn Sie sich für die Chemotherapie entscheiden, ziehen Sie wenigstens eine begleitende biologische Therapie zur Stärkung des Immunsystems und Linderung der Nebenwirkungen der Chemotherapie in Betracht. Diese muss aber von einem wirklichen Fachmann durchgeführt werden, weil der „reine" Schulmediziner und so genannte Onkologen davon meistens nicht sehr viel wissen
- Entscheiden müssen letzten Endes Sie selbst. Eine Totaloperation kann aber nur der allerletzte Ausweg sein!

Auf die "innere Stimme" hören

Eine Operation sollte nicht immer der erste Schritt sein, ist auch nicht immer erforderlich, aber immer ein gutes Geschäft. Leider sehen die meisten Schulmediziner ausschließlich in der Operation, Chemo- und Strahlentherapie die "Lösung". Seien Sie also stets wachsam! Denken, fühlen Sie bei der Diagnose und den Behandlungsvorschlägen immer mit, hören Sie auch gut auf Ihre "innere Stimme", die Stimme Ihrer Seele, auf Ihr Gefühl.

Als weitere Entscheidungshilfe lassen Sie zu Hause in aller Ruhe und Stille noch einmal jede Ordination und Diagnose geistig "revue passieren" und Ihre intelligente Seele wird Sie im Zweifelsfalle fühlen oder erahnen lassen, welcher Arzt (Therapeut) Ihnen die richtige Behandlungsmethode vorgeschlagen hat, bzw. welchem Arzt/Therapeuten Sie sich anvertrauen sollen. Eine Operation kann zu jedem späteren Zeitpunkt durchgeführt, aber nie mehr rückgängig gemacht werden.

Auch Prof. Dr. Julius Hackethal hat immer wieder darauf hingewiesen, dass in vielen Fällen (kleine Knoten usw.) viel zu früh und oft operiert wird und dass jedes frühzeitige Hineinstechen oder –schneiden in solche Knoten ein großer Kunstfehler sei. Es ist ja bekannt, dass auf diese Weise gestörte Knoten und Zelltrümmer sich höchst gefährlich entwickeln können, sonst vielleicht aber harmlos geblieben wären.

Übereilte Operationen

Aus Patientenberichten ist auch bekannt, dass es Ärzte gab und gibt, die – aus welchen Gründen auch immer – bei Brustkrebs, oder Gebärmuttererkrankungen usw. vorschnell zu Totaloperationen raten, vielleicht unter dem Motto: Was nicht mehr vorhanden ist, kann nicht mehr erkranken oder entarten. Schon oft ist es vorgekommen, dass der erste Arzt eine unverzügliche Totaloperation als einzige Lösung darstellte. Der nächste Arzt kam dann zu einer weit weniger drastischen Diagnose und der dritte kam zum selben Ergebnis. Das Problem konnte dann auch mit dementsprechend milden und angepassten medizinischen Maßnahmen behoben werden.

Laut *Medical Tribune* **soll Professor Herbert Otto, ein Dortmunder Pathologe, im Hinblick auf Brustamputationen eine recht interessante Aussage gemacht haben: Nach der Schnellschnittdiagnose eines Mamma-Karzioms habe er relativ häufig eine amputierte Brust ohne jeglichen Tumorrest gesehen.**

Dass die betreffenden Frauen nie erfahren werden, dass ihnen die Brust unnotwendiger Weise amputiert wurde, ist selbstverständlich. **Für die betreffende Klinik und die Krebsstatistik ist das aber trotzdem ein großer Erfolg: Ein "geheilter Krebspatient" mehr!**

Tumorerkennung - Wahrnehmung - Zeitspanne

Wir müssen bedenken, dass laut Berechnungen und Erfahrenswerten das Wachstum eines "bösartigen" Tumors sich mitunter bis zu 12 Jahren im Verborgenen abspielen kann, bevor der Tumor eine Größe von ungefähr 8 - 10 Millimeter erreicht hat. Dazu kommt, dass es schon sehr früh zur Bildung von "Metastasen" (neuen Tumoren) kommen kann, also bevor er auch mit guten Geräten optisch wahrnehmbar ist. Ein menschlicher Tumor mit rund einer Milliarde Zellen hat ungefähr einem Durchmesser von 8 bis 10 Millimeter und ist bei dieser Größe röntgenologisch nicht immer feststellbar. Zu diesem Zeitpunkt hat der Tumor das Abwehrsystem aber schon überholt und das Gleichgewicht zwischen Abwehrsystem und Tumor ist bereits schwer gestört oder kann gar schon zusammen gebrochen sein. Deshalb sind in erster Linie richtige Vorbeugung, aber auch Früherkennung so wichtig. Für eine Früherkennung bei Brustkrebs ist aber nicht die Mammographie erstrangig, sondern die sorgfältige Selbstkontrolle der Frau.

Krebs "Früherkennung" durch "Vorsorgeuntersuchungen"

Anhand dieser wissenschaftlichen Erfahrungen wird uns klar vor Augen geführt, dass die schulmedizinischen, aber falsch bezeichneten Krebs-Vorsorgeuntersuchungen bei weitem nicht das sind, was sie versprechen. Im Klartext heißt das: Im menschlichen Körper kann sich z.B. schon seit 8 Jahren ein Tumor gebildet haben, der trotz modernster technischer Geräte bei einer „Krebs-Vorsorgeuntersuchung“ nicht erkennbar ist und schon lange "Metastasen" gebildet haben kann. Vielleicht hat der Tumor in weiteren 2 Jahren dann eine Größe erreicht, in der er bei der Untersuchung wahrnehmbar wird. In diesem Fall hat der Krebs bis zur "Früherkennung" durch die Frau oder Röntgendiagnostik schon 10 Jahre Entstehungsgeschichte hinter sich.

In Anbetracht der Umstände kann diese „Früherkennung“, die Entdeckung eines Tumors/Krebsknotens, die Endphase der Krankheit sein. Wirkliche Früherkennung müsste in der Entstehungsphase stattfinden! Das ist es aber längst nicht mehr! Es ist der Beginn der Endphase der Krankheit, die entweder durch Heilung oder Versagen ihren Abschluss findet! Dabei kommt es in erster Linie auf die richtige Behandlung an und die kann grundsätzlich nur ganzheitlich lauten!

Es gibt nur eine effektive Krebsvorsorge, nämlich die Beachtung gesunder, vollwertiger, natürlicher Ernährung, so gut es geht Vermeidung von Giftstoffen aus Nahrung und Umwelt, optimale Mikronährstoffversorgung sowie seelisches Gleichgewicht. Denn das ist die Basis für ein stabiles und „schlagkräftiges“ Immunsystem, dessen Zustand für Gesundheit, Krankheit oder Heilung maßgeblich ist und aufgrund dessen ein Tumor sich womöglich gar nicht bilden kann. Alle Krankheiten gehen den Weg über Schadstoffe, das Immunsystem und die Seele. Unser Körper, insbesondere die Lymphe, ist der Schuttablageplatz allen Unrates, aller Gifte und schadhaften Stoffe, die wir über die industrialisierte und denaturierte Ernährung sowie andere Umwelteinflüsse zu uns nehmen. Ebenfalls wird das Immunsystem durch schwere psychische Belastungen erheblich beeinträchtigt, denn alles, was die Seele trübt und kränkt, belastet und schwächt auch den Körper.

Brustkrebs und die Mammographie

Im Rahmen der Krebsprophylaxe werden teilweise Mammographien am laufenden Band gemacht. Je mehr Mammographien (Strahlen), desto größer ist die Wahrscheinlichkeit an Brustkrebs zu erkranken. Diese Meinung wird von vielen Ärzten vertreten. Die schädliche und Krebs fördernde Wirkung der Mammographie ist auch wissenschaftlich nachgewiesen. Dazu kommt, dass die Erkennungsrate minimal ist und bei ca. 10% liegt. Auch hier wird der Öffentlichkeit ein verfälschtes Erscheinungsbild präsentiert. Über 80% der Brustknoten ertasten die Frauen nämlich selbst und nur die Bestätigung erfolgt durch die Mammographie. All diese Fälle werden aber in die Erfolgsstatistik der Mammographie eingerechnet, was grundsätzlich nicht richtig ist.

Nicht erst seit Tschernobyl wissen wir, dass diese Strahlen (Mammographie) Krebs erzeugen. Das ist aber nicht nur naturheilkundliches Denken, sondern wissenschaftlich fundiertes und auch schulmedizinisches Wissen. Auf der anderen Seite sind wir mit der Tatsache konfrontiert, dass Mammographiegeräte genau diese Krebs erregenden Strahlen erzeugen und genau diese Geräte kurioser Weise in der routinemäßigen "Krebsvorsorge" am häufigsten eingesetzt werden.

Die Ärzte argumentieren, relativieren dieses Problem mit „niedriger Dosis“ und „niedriger Strahlung“. Es ist für die Routineuntersuchung weder das eine noch das andere vertretbar, denn schon geringste Mengen dieser Strahlen können schwere gesundheitliche Schädigungen hervorrufen. Manche Ärzte tun es vielleicht aus Unwissenheit, die anderen ungeachtet der Krebs fördernden Wirkung. Es ist ja nicht ihr Körper. Dr. John W. Golfmans hat im Buch „Preventing Breast Cancer", die Problematik und wirkliche Tragweite dieser „geringen Strahlendosen“ ausführlich dargelegt.

Eine Mammographie ist bei einem konkreten Verdacht auf Brustkrebs eine wesentliche Hilfe und in einem solchen Fall auch gerechtfertigt und notwendig. Aber routinemäßig soll man das nicht zu oft machen, zumal heutzutage die Kernspintomographie und gute Ultraschallgeräte zur Verfügung stehen, die aber weniger gesundheitsschädigende Belastungen für die Menschen haben. Die später auftretenden Strahlenschäden werden immer unterschätzt.

Mammographie zweifelhaft, unzuverlässig und risikoreich

Trotz der Unzuverlässigkeit und hohen Risiken sollen Mammographie-Untersuchungen, deren Wirksamkeit jedoch unzureichend belegt ist, nun (ab 2003) in Deutschland verstärkt durchgeführt werden. Die Regierung unterstützt dieses umstrittene Verfahren. So sollen alle Frauen zwischen 50 und 69 Jahren alle zwei Jahre zu einer röntgenologischen Untersuchung eingeladen werden. Durch diese Maßnahme soll die Sterblichkeitsrate dieser Frauen angeblich um ca. 20 bis 35 % gesenkt werden können. Wie wäre es denn mit der Empfehlung von gesunder, vollwertiger Ernährung, Vermeidung denaturierter, industriell behandelter Nahrungsmittel, guter Vitalstoffversorgung, Zellschutz durch Vitamine, Mineralstoffe, Spurenelemente, vor allem Selen, Zink, Glutathion (wie schon beschrieben) und gesunder Lebensführung? Da bekämen die Regierungen wahrscheinlich ein Reisenproblem mit der Pharmazie/Ärzteschaft, Ernährungsindustrie usw. Im anderen Falle wird hingegen die Wirtschaft angekurbelt.

Außer der Strahlenbelastung birgt diese "Röntgenvorsorge" (Mammographie) weitere gravierende Risiken in sich. So werden bei dieser Untersuchung 10% - 40% der Karzinome nicht wahrgenommen, oder z.B. bei 10% - 20% der Frauen fälschlicherweise Tumore diagnostiziert, was teilweise verheerende Folgen für die Betroffenen hat. Sie werden nicht nur unnötig in Angst und Unruhe versetzt, sondern nicht selten auch unnötigen therapeutischen Behandlungen unterzogen, wie z.B.:

- unnötigen Chemo- und Strahlentherapien (hochtoxische, Krebs fördernde Substanzen)
- unnötigen chirurgischen Eingriffen und Brustamputationen
- genauso können bei diesen Untersuchungen Knoten festgestellt werden, die niemals ein Problem gewesen wären.
- Schädlichkeit der Röntgenstrahlen

(Quelle: "Stellungnahme des Bundesministeriums für Gesundheit (Deutschland) zum Gutachten des Sachverständigenrates")

So darf in diesem Zusammenhang nochmals an die Worte des Dortmunder Pathologen Prof. Herbert Otto erinnert werden, der laut *Medical Tribune* im Hinblick auf Brustamputationen gesagt haben soll, nach der Schnellschnittdiagnose eines Mamma-Karzinoms habe er relativ häufig eine amputierte Brust ohne jeglichen Tumorrest gesehen.

In Anbetracht all dieser Umstände scheint das Resümee zu lauten: Mammographie ja, aber nur bei einem konkreten Verdacht. Und wem sollen nun die angeführten und flächendeckenden Mammographie-Untersuchungen dienen? Wirklich den Frauen oder den Brieftaschen der Ärzte, Krankenhäuser und Gerätehersteller?

Krebsprophylaxe - schulmedizinische Vorsorge/Vorbeugung und der 20-jährige "Kreuzzug gegen die Gebärmutter"

Viele können sich vermutlich an die eklatanteste Form "schulmedizinischer Vorbeugung" erinnern, nämlich an den „20-jährigen Kreuzzug gegen die Gebärmutter“? Im Rahmen einer schon eher perversen Vorsorgelogik war es lange Zeit Mode, fast jeder zweiten bis dritten Frau im Alter von über 40 Jahren die Gebärmutter zu entfernen und zwar mit Hilfe des Instruments der „indirekten Angstmache.“

Bekanntes Beispiel: Die Frau geht zur gynäkologischen Untersuchung, der so genannten Krebsprophylaxe (Vorsorge), wie das unter diesen Umständen so schön aber falsch benannt wird. Der Arzt findet irgendein Myom und sagt vielleicht: „Ja, das ist jetzt nicht so schlimm, aber vielleicht sollten wir da sicherheitshalber doch einmal operieren.“ Nachdem sich die Frau angezogen hat sitzt sie dem Arzt dann am Tisch gegenüber und er fragt die Patientin: „Wollen Sie eigentlich noch Kinder haben?“ „Nein“ sagt sie (beispielsweise), „ich bin 42 und habe 3 Kinder; unser Kinderwunsch ist erfüllt.“ Hierauf sagt der Arzt: „Na ja, dann können wir uns mal überlegen, ob wir doch irgendwann einmal die Gebärmutter herausnehmen, es ist jetzt nicht so dringend, aber vielleicht irgendwann.“ „Warum“, fragt jetzt die Frau. „Na ja, es (Myom) könnte ja entarten", erwidert der Arzt. **Und in diesem Moment hat er der Frau Angst, Krebsangst gemacht!** Dennoch sucht die mutige Frau daraufhin vielleicht einen weiteren Gynäkologen auf. Dieser sieht das Problem weit weniger drastisch und kann es z.B. mit einer angemessenen medikamentösen Behandlung innerhalb von ein paar Monaten beheben. Jenen Frauen, die sich mit dieser Erstdiagnose zufrieden gaben, wurde unter solchen Umständen die Gebärmutter entfernt.

Prophylaxe und indirekte Angstmache - der erste Schritt zur Operation

Das sind die unehrlichsten Methoden, die man überhaupt anwenden kann. Der Arzt ist in erster Linie da, um Ängste zu behandeln, Ängste zu nehmen, aber nicht um sie herbeizuführen!

Die durch den Arzt bei dieser Frau indirekt produzierte Angst ist in manchen Fällen auch durch den Folgearzt kaum mehr zu nehmen. Viele Frauen haben sich aufgrund solcher Situationen zur Operation entschlossen. Schätzungen zufolge sind über 500.000 Gebärmütter unter solchen und ähnlichen Umständen entfernt worden.

Aber der Bann scheint immer noch nicht gebrochen zu sein. Jährlich werden in deutschen Kliniken rund 200.000 Gebärmutterentfernungen vorgenommen, von denen lt. Gynäkologin Dr. Barbara Ehret-Wagener, Bad Salzuflen u.a. jede zweite überflüssig sein soll.

Auch Dr. med. Robert S. Mendelsohn hat in seinem Buch **"Männermacht Medizin – Wie Ärzte die Frauen beherrschen"** die "herablassende Haltung" der Schulmedizin den Frauen gegenüber dargestellt. Er hat sich unter anderem auch den zwei am meisten und oft ohne Notwendigkeit angeordneten operativen Eingriffen, nämlich der vielfach unnötigen Gebärmutterentfernung und Brustamputation gewidmet.

Eierstockentfernung - Harmonisierung klimakterischer Beschwerden

Nach einer Entfernung der Eierstöcke sowie nach einer Chemotherapie ist die Regulation der Sexualhormone schlagartig außer Kraft gesetzt, wodurch die Patientinnen zusätzlich mit den ab der Menopause vielfach auftretenden klimakterischen Beschwerden, wie extremen Hitzewallungen, Schweißausbrüchen, Schlafstörungen usw. belastet sind. Von Hormongaben muss aufgrund der Schädlichkeit und Krebs erregenden Wirkung gewarnt werden. Trotz der vielen klinischen Studien, die eindeutig darauf hinweisen, verschreiben aber viele Ärzte weiterhin fleißig Hormone.

Es gibt aber wirkungsvolle, kostengünstige pflanzliche Präparate, die neben natürlicher Vollwerternährung und optimaler Vitalstoffversorgung zur Harmonisierung der klimakterischen Beschwerden beitragen. Empfehlenswert ist z.B. **"Agnukliman"** (Tropfen), ein Spezialextrakt aus der Schlangenwurzel, das keine Sexualhormone enthält. Es handelt sich um einen effizienten pflanzlichen Regulator zur Behandlung vegetativer Beschwerden aufgrund von Ausfallserscheinungen im Sexualhormonhaushalt, auch nach einer Eierstockentfernung oder Chemotherapie. Die Wirkung entfaltet sich allerdings nicht von einem Tag auf den andern, aber innerhalb von ca. 3 Wochen kann schon die erste leichte Verbesserung spürbar werden und die Belastungen können so im Laufe der Zeit vielfach auf ein gut verträgliches Maß reduziert werden.

Anwendungsbereiche:

- bei herkömmlichen klimakterischen Störungen
- nach Eierstockentfernung
- nach Chemotherapien, welche die Zerstörung des Sexualhormon-Regulatorsystems zur Folge haben, wodurch die Monatsblutung ausbleibt und der "Wechsel" abrupt einsetzt.

(Zum Klimakterium, den Wechseljahren und daraus resultierenden Problemen später mehr)

Brustkrebs in der Familie - Krebsvorsorge durch Amputation gesunder Brüste - neuzeitlicher „Kreuzzug gegen die Brust?“

Dieser „Kreuzzug“ geht heute offensichtlich weiter, allerdings gegen einen anderen Körperteil, nämlich die gesunden Brüste der Frauen. Im Rahmen der so genannten „Krebsvorsorge“ werden heutzutage vorsorglich gesunde Brüste amputiert. In den USA sind schon rund 100.000 Frauen diesem "Wahnsinn" zum Opfer gefallen und in Deutschland hat man an der Uniklinik in Düsseldorf schon länger mit dieser unnötigen "Schlachtmethode" begonnen.

Die Idee ist auf der gesundheitlichen Familiengeschichte der betreffenden Frauen begründet: **Brustkrebs in der Familie!** Wenn in dieser Familie schon Brustkrebsfälle vorgekommen sind (z.B. Mutter und Großmutter) oder Frauen einen positiven Gentest gemacht haben, lassen die Frauen sich aus Angst vor Brustkrebs die noch gesunden Brüste amputieren. Bei der Entscheidungsfindung der Frau spielt die Argumentation des Arztes immer eine wesentliche Rolle, denn er ist der „Gott in Weiß" und muss (sollte) es ja wissen. Das wurde uns lange genug suggeriert. Diese Art von „Krebsprophylaxe, deren Basis die indirekte Erzeugung von Krebsangst zu sein scheint, ist offensichtlich das Mittel zum Zweck zur Dreifachoperation. Die Angst dieser Frauen ist ja verständlich und auch die Zustimmung zur Operation, solange der Arzt auch noch in dieselbe Kerbe schlägt, anstatt zu beruhigen und vernünftige Vorbeugungsmaßnahmen zu unterbreiten. In Anbetracht des Wissens um wissenschaftlich fundierte und effektive Vorbeugungsmaßnahmen gegen Krebs, scheint die "Perversion" in der schulmedizinischen Krebsvorsorge keine Grenzen mehr zu kennen.

Das Resultat dieser Maßnahme: Die Krebsstatistik kann dadurch gesenkt werden. Logischerweise können diese „umgebauten" Frauen nie mehr an Brustkrebs erkranken, weil sie ja keine richtige Brust mit dem hochsensiblen und feinen Gewebe mehr haben, sondern vorwiegend verpflanztes Gewebe von anderen Körperteilen und Fremdkörper, sofern die Brust wieder aufgebaut wird. Auch das könnte eine seelische Belastung für verschiedene Frauen sein! Dazu aber später mehr.

Der englischen Zeitschrift „Lancet" zufolge werden in den Vereinigten Staaten teilweise schon zwölfjährigen Mädchen die Brüste amputiert, weil sie sich „verdächtiger Weise" asymmetrisch entwickeln (wachsen), sonst aber keine Auffälligkeiten zeigen. Eine asymmetrische Entwicklung der Brüste in diesem Alter ist vielfach der Fall und in der Regel nichts Krankhaftes. Was sind denn das für Ärzte? Haben die überhaupt kein Gewissen mehr?

Richtige Krebsvorsorge aus naturheilkundlicher Sicht

Insbesondere Frauen, die mit dem Problem „Krebs in der Familie" belastet sind, kann als beste Vorbeugung Folgendes empfohlen werden:

- gesunde, vollwertige, natürliche, Ernährung, denn das ist bei jeder Krankheit die „Erste Medizin", ganz besonders in der Vorbeugung und auch bei Krebs (siehe Kapitel Ernährung).
- Vermeidung von Industriekost, diverser Fertigprodukte, der handelsüblichen hydrisierten, hoch erhitzten, mit Wasserdampf behandelten, chemisch haltbar gemachten Fette/Öle, frittierte Produkte, tierischer Fette/Eiweiße, Auszugsmehle und der daraus verarbeiteten Produkte, Weißbrot usw. (Siehe auch Buch von Dr. Johanna Budwig, **"KREBS – Das Problem und die Lösung"** sowie **"ÖL-EIWEISS-KOST"**)
- ein stabiles Immunsystem durch ausgeglichenen Vitamin- und Mineralstoffhaushalt, sichergestellt durch natürliche Vollwerternährung, gute Vitalstoffprä-

parate, insbesondere die Vitamine C,A,E, der Vitamin-B-Komplex und Spurenelemente/Mineralstoffe, Selen, Zink, Magnesium, Calcium, Mangan, Glutathion usw. sind von größter Bedeutung. Nehmen Sie einen guten Naturheiltherapeuten in Anspruch (siehe auch Teil „Krebserkrankungen – Selengaben unerlässlich").

- Vermeidung (sparsamer Umgang) von Fabrikzucker und Süßigkeiten, Torten usw.
- Hände weg von chemisch aufbereiteten Hormonen! Die Antibabypille greift ebenfalls gravierend in das Hormonsystem ein. Nach Erfüllung des Kinderwunsches gibt es bei beiden Geschlechtern andere Möglichkeiten. Beim Frühjahrskongress 2003 in Barcelona wurde festgestellt, dass Frauen, die Verhütungspillen einnehmen, rund 54% mehr einem Brustkrebsrisiko ausgesetzt sind. Im selben Ausmaß begünstigt die "Pille" das Thromboserisiko und Ikterus. Im Tierversuch hingegen wurden keine derartigen Wirkungen festgestellt. Es bestätigt sich immer wieder: Ergebnisse von Tierversuchen (Grundlage der Medizin) lassen sich vielfach nicht auf Menschen übertragen. Dennoch schlucken die Menschen fleißig "giftige", auf Tierversuchen basierende Pillen, weil der Arzt sie verordnet oder der Apotheker empfiehlt.
- geordnetes Leben, genügend Schlaf, eine berufliche und familiäre, soziale Situation schaffen, in der sich die Seele wohl fühlt, tun was gefällt. Jede Krankheit geht über die Seele und das Immunsystem
- sich vom übermäßigen psychischen und physischen (manchmal auch selbst erzeugten Freizeitstress) Druck jeglicher Art befreien
- sich nach den eigenen Gefühlen orientieren, danach handeln und nicht immer nach den Wünschen der anderen
- die Ja-Sager-Mentalität ablegen und dort, wo es notwendig erscheint, auch den Mut haben, zum Unverständnis aller Nein zu sagen
- nicht rauchen, wenig Alkohol
- regelmäßige und genügend Bewegung an der frischen Luft
- Überbelastungen in jeder Hinsicht vermeiden.

Bei Gesprächen mit Krebspatienten kommt immer wieder klar zum Ausdruck, dass sie einen langen Zeitraum vor dem Krankheitsausbruch massiven psychischen/seelischen Belastungen aller Art (Arbeitsplatz, Familie, Partnerschaft, Kummer, Sorgen usw.) ausgesetzt waren. Eine rechtzeitige Änderung dieser belastenden Situationen kann neben vollwertiger und natürlicher Ernährung und guter Vitalstoffversorgung Vieles verhindern und viel Leid ersparen. Aber spätestens nach dem Krankheitsausbruch ist die Änderung mancher Situationen für eine richtige Heilung zwingend erforderlich. Die besten Therapien und Maßnahmen können erfolglos sein, solange die „erdrückenden" seelischen Probleme nicht gelöst worden sind.

Wer in der Lage ist, sein Leben nach diesen Gesichtspunkten zu gestalten, wird sich auch bei erblicher Belastung (z.B. Brustkrebs in der Familie) kaum mit einer Krebserkrankung, den radikalen, zellvernichtenden und Dauerschäden mit sich bringenden Behandlungsmaßnahmen der Schulmedizin auseinandersetzen müssen.

Die Beachtung der oben angeführten Punkte wäre eine effiziente und kostengünstige Prophylaxe zur Verhinderung von Krebs ganz allgemein, auch bei Krebs in der Familie. Diese einfachen und grundlegenden Mittel, auch wenn sie noch so wirkungsvoll sind, haben im heutigen Chemie-, Strahlen- und Skalpell-Zeitalter ihren Stellenwert verloren, weil sie für manche Betroffene "unbequem", mit Umstellungen der Lebensgewohnheiten und ungeliebter Arbeit (Lebensmittel selbst verarbeiten, richtig, natürlich kochen) verbunden sind. Unter anderem sind solche Maßnahmen in finanzieller Hinsicht für die Pharmazie und Schulmedizin nicht sehr einträglich, weshalb man verständlicherweise von dieser Seite keine Unterstützung erwarten kann. Unabhängig von diesen Hinweisen ist immer professionelle Hilfe in Anspruch zu nehmen. Ob von naturheilkundlicher Seite, richtigen Ernährungsexperten, ganzheitlich praktizierenden Ärzten oder einseitig ausgebildeten Chemospezialisten, muss jede/jeder selbst entscheiden.

Vorbeugung ist absolut wichtig. Wir brauchen sie, aber nicht in einer geschäftlich ausgerichteten oder gar unmenschlichen Form.

Krebs - Beruhigung statt Angstmache wäre die andere Möglichkeit

Der weniger „geschäftstüchtige“ Arzt der Klinik wirkt vielleicht beruhigend auf die Frau ein und berät sie im Sinne der vorher angeführten Punkte (naturheilkundliche Vorbeugung). Die Frau geht beruhigt und angstfrei nach Hause. Sie braucht weder vor der nahenden „vorsorglichen“ Brustamputation, noch vor Krebs Angst zu haben und diese Frau wird höchstwahrscheinlich auch nicht an Brustkrebs erkranken, sofern sie sich an die angeführten Hinweise hält. Bei der in Angst versetzten Frau hingegen kann allein schon aufgrund dessen eine Brusterkrankung zustande kommen.

Der große Unterschied zwischen diesen 2 Beispielen scheint in der Moral, der Ethik und im Arzthonorar begründet zu sein. Das Honorar dieses Arztes wird sicher wesentlich geringer sein als das desjenigen, der die „vorsorgliche“ Amputation empfohlen hatte, aus der dann das Honorar einer Dreifachoperation entsteht.

Konsultieren Sie in solchen Fällen immer zusätzlich einen ganzheitlich denkenden und behandelnden Arzt/Naturheilspezialisten.

„Krebsprophylaxe“ - Amputation gesunder Brüste und die Konsequenz

Was besagt diese Denk- und Vorgehensweise, welche Konsequenz erwächst daraus, wenn man das so weiter führt? Es sind ja nicht nur die Brüste der Frau, wir haben doch Dutzende andere Organe, die von Krebs befallen werden könnten, z.B. die Nase, Ohren, Zunge, Prostata, Leber, Nieren, Bauchspeicheldrüse, Kehlkopf, usw. Warum schneiden wir analog dieser „Brustkrebsprophylaxe“ nicht alle anderen ebenfalls gefährdeten Organe **vorsorglich** heraus, bis vom Körper nur noch der kleine Finger übrig bleibt und dieser hat dann Angst vor Hautkrebs? Das müsste nämlich genauso richtig sein wie die höchst fragwürdigen vorsorglichen Brustamputationen. Ist das die Perspektive dieser modernen „Krebsprophylaxe?“

Prostatakrebs - warum bei Männerkrankheiten keine vorsorglichen Amputationen?

Prostatakrebs, das Thema Nummer eins in Sachen Männerkrankheiten! Die Statistiken sprechen hier ein deutliche Sprache! Die prozentuelle Erkrankungsrate der Prostata bei den Männern ist doch um einiges höher als die Brusterkrankungsrate bei den Frauen. Wäre es deshalb nicht nahe liegender - zumindest nach der Logik dieser „Brustkrebsprophylaxe“ - den Männern, in deren Familie schon eine Prostata-Erkrankung vorgekommen ist, die noch gesunde Vorsteherdrüse **vorsorglich** zu entfernen, als den Frauen im Rahmen der Brustkrebsvorsorge die gesunden Brüste abzuschneiden? Warum wird bei Männern nicht ebenfalls „vorsorglich“ das gesunde Organ herausgeschnitten um eine eventuelle Erkrankung zu verhindern, zumal die Prostataerkrankungsrate höher ist als die Brustkrebsrate? Was macht das Schneiden an Frauenbrüsten so viel interessanter, wenn nicht das Honorar?

Statistik Prostatakarzinom:

- rund 60% der Männer - beginnendes Prostatakarzinom
- rund 70% der Siebzigjährigen
- rund 80% der Achtzigjährigen

Analog der Krebsprophylaxe bei den Frauen müsste man doch mit dem selben Recht als vorbeugende Maßnahme z.B. bei jedem Mann ab dem 45. Lebensjahr, in dessen Familie Prostatakrebs vorgekommen ist, die Vorsteherdrüse entfernen! Das soll der Brustchirurg z.B. einem Urologen einmal vorschlagen. Warum denn dieser Unterschied? Woran liegt es denn, dass die Prostata "medizinisch" nicht so interessant und lukrativ ist, wie die Brüste der Frauen?

Oder betrachten wir dies noch in einem anderen Beispiel: Ein 45-jähriger kommt beispielsweise zur Vorsorgeuntersuchung zum Arzt. Bei der Frage nach Krankheiten in der Familie erfährt der Arzt, dass der Vater und Großvater des Patienten sehr früh an einem Herzinfarkt gestorben sind. Analog der Vorgehensweise bei den Frauen und deren Brüste, müsste jetzt diesem Patienten sicherheitshalber ein Herzschrittmacher und vielleicht noch 5 Bypässe eingesetzt, oder überhaupt das Herz herausgenommen oder ausgewechselt werden - ganz einfach vorbeugend! Ist das normal oder genauso unverständlich wie diese Brustamputationen?

Krebsprophylaxe heute – sinn- und zielgerecht?

Krebsprophylaxe, seit Jahren **das** Schlagwort in allen Medien! Ist das nicht grundsätzlich der falsche Ausdruck für diese medizinischen Handlungen in Form von Mammographie und Amputation gesunder Brüste? Ist das Entfernen gesunder Brüste wirklich eine moralisch verantwortbare Vorbeugung?

Und bei der konventionellen Krebsvorsorge hat die Schulmedizin wieder einmal das „Pferd am Schwanz“ aufgezäumt! Diese "Vorsorge" bedeutet nämlich: es wird nichts zur Verhinderung der Krebsentstehung unternommen, sondern nur zur „frühzeitigen“ Erkennung von Krebs! Man wartet einfach ab und sucht in regelmäßigen Abständen mit fragwürdigen Mitteln und Methoden (Mammographie), ob sich zwischenzeitlich nicht irgendein Tumor oder undefinierbares Gewächs gebildet hat, um dieses dann mit Gift, Chemo- und Strahlentherapie behandeln oder herausschneiden zu können. Die Krebs-Früherkennung ins zweifellos wichtig. Aber das ist keine Krebsvorsorge! Es fehlen die Maßnahmen zur Krebsverhinderung. Welch zwielichtige Motive stecken hinter dieser verkehrten Logik?

Verhinderung von Krebs funktioniert, sofern das auf der richtigen Basis abläuft. Will das aber wirklich jemand von den Nutznießern der heutigen, best verdienenden Krebsindustrie? Zu groß wären die finanziellen Verluste für Pharmazie und Schulmedizin. Milliardenverluste, die niemand hinnehmen will? Ist das der Grund, warum die Schulmedizin, außer vorsorglich gesunde Brüste zu amputieren (finanziell sehr lukrativ) kaum etwas zur Krebsverhinderung, aber alles zur möglichst frühen Krebserkennung und chemischen Krebsbehandlung unternimmt? Besteht die Bezeichnung "Krebsmafia" für die derzeitige Krebsindustrie und -behandlung sowie die dahinter steckenden Nutznießer bei genauer Betrachtung wirklich zu unrecht?

Schön langsam kommen die Tatsachen auf den Tisch. Neuerdings erläutert Dr. Heinrich Kremer in seinem Buch "Die stille Revolution der Krebs- und AIDS-Medizin", warum die bisherigen schulmedizinischen Krebsbehandlungen grundsätzlich falsch sind und die gegenwärtig (2003) eingesetzten Medikamente/Mittel (AZT) bei genügend hoher Dosis und genügend langer Einnahme gesetzmäßig Krebs erzeugen, also das Gegenteil von dem bewirken, wogegen sie eingesetzt werden. Gleichzeitig erklärt er auch, wie Krebszellen umkehrbar sind und Krebs heilbar ist.

Wichtige Fachbücher für Krebskranke/Krebsgefährdete (sind wir alle) sowie bei „Brustkrebs in der Familie“

- **„Chemotherapie heilt Krebs und die Erde ist eine Scheibe“** von Lothar Hirneise, Sensei-Verlag, ISBN: 3-932576-67-5
- **„Die stille Revolution der Krebs- und AIDS-Medizin“** von Dr. med. Heinrich Kremer, Ehlers-Verlag, ISBN: 3-934196-20-9.
- **"Krebs – Das Problem und die Lösung“**, Dokumentation von Dr. Johanna Budwig, Sensei-Verlag, ISBN: 3-932576-63-2
- **„Öl-EIWEISS-KOST“** von Dr. Johanna Budwig, Sensei-Verlag, ISBN: 3-932576-64-0
- **"Schulmedizinisch aufgegeben! Was nun“?** von Heidrun ERHART, Sensei-Verlag, ISBN 3-932576-66-7

- **"KREBS** – Stahl, Strahl, Chemo & Co – Vom langen Ede eines Schauermärchens" von Philip Day, ISBN 1-904015-01-8
- **„Erfolgreiche biologische Krebsabwehr durch Ursachenbekämpfung"** von Dr. P.G. Seeger und S. Wolz, erschienen in der Neuwieder Verlagsgesellschaft mbH,
- **"Leitfaden für Krebsleidende und die es nicht werden wollen"** von Dr. P.G. Seeger, Verlag "Mehr Wissen – Düsseldorf, ISBN 3-88686-005-1
- **„Leben ohne Krebs"** von A.J. Lodewijkx, Sensei Verlag, ISBN 3-932576-65-9
- **„Was Ärzte Ihnen nicht erzählen"** von Lynne McTaggart, Sensei-Verlag, ISBN: 3-932576-55-1

Krebs – zweifelhafte Krebsforschung - Deutsche Krebshilfe

Wissenschaft - ist sie beeinflussbar, kaufbar - was ist sie noch wert?

Grundsätzlich ist es so, dass die Schulmedizin nur Erkenntnisse, Behandlungsmethoden und –mittel akzeptiert, die ihren Ursprung in der Pharmazie haben, auf **irreführenden** Tierversuchen und Doppelblindstudien basieren, so auch im Hinblick auf Krebs. Auf der anderen Seite gibt es aber viele solcher Studien, die klar aussagen, dass z.B. Chemotherapien bei epithelialen Tumoren - das sind über 80% aller Krebsarten - in nur wenigen Fällen eine Lebensverlängerung bewirken konnten. Trotz ihrer "Untauglichkeit" werden diese Therapien nach wie vor bei den meisten Krebsarten eingesetzt. So stellt sich auch hier die Frage: was ist die medizinische Wissenschaftlichkeit in verschiedenen Bereichen und in Anbetracht solcher Umstände noch wert? Scheinbar wenig bis nichts.

Krebs erregende Medikamente - wie kommt es oft zur Zulassung?

Dr. med. Robert S. Mendelsohn schreibt in seinem Buch **"Männermacht Medizin - Wie Ärzte die Frauen beherrschen"**, unter anderem, dass die meisten Medikamente nach Tierversuchen auf den Markt kommen und der erste richtige Test am Menschen stattfindet, wenn der Arzt dieses Medikament am Patienten ausprobiert. Jedes einzelne dieser Mittel sei potentiell gefährlich und höchstens eines von zwanzig stelle eine Verbesserung desjenigen dar, das es ersetzen soll. Die meisten Medikamente würden nicht entwickelt, um das Leben der Menschen zu bereichern, sondern einzig zur Bereicherung jener, die sie herstellen, verordnen oder verkaufen. Diese gefährlichen Medikamente würden die Menschen nicht bedrohen, wenn es nicht die Achtlosigkeit, Habgier oder Unwissenheit all der Ärzte gäbe.

Weiter führt Dr. Mendelsohn an, der Medikamenten-Zulassungsbehörde seien durch den politischen Einfluss der Pharma-Konzerne die Hände dermaßen gebunden, dass der Schutz, den die Behörde biete, eher eine Illusion sei. Der Behörde fehle die nötige Macht und ihre hinzugezogenen Experten seien allzu oft Befangene der Pharma-Industrie. Die Mitarbeiter der Zulassungsbehörden seien zum Teil ehemalige Beschäftigte von pharmazeutischen Betrieben, die es sich mit ihrer Branche nicht ganz verderben wollen.

Auch Thomas Moore hat es in seinem Buch *Deadly Medicine* (Tödliche Medizin) auf den Punkt gebracht und festgestellt, dass die Pharmaunternehmen bei der Entwicklung der Medikamente, festgestellte Krebs erregende Wirkungen so weit herunter „spielen", dass die zuständige Behörde die Zulassung erteilt. Und die Pharmakonzerne hätten hier angeblich ein leichtes Spiel, zumal lt. *Thomas Moore* viele „unabhängige" Prüfer der Zulassungsbehörden auch auf den Gehaltslisten der Pharmaunternehmen zu finden wären oder über beste Kontakte zu diesen verfügen würden. Die Pharmazie hat also alle Schlüsselstellen perfekt besetzt.

Dass Forschungsergebnisse gelegentlich gefälscht werden um die Zulassung zu erhalten, ist nicht unbekannt. Mit der Freigabe der Medikamente beginnt dann der Test am "Versuchskaninchen Mensch", um herauszufinden, ob ihm dieses Mittel nicht wesentlich schadet oder die gewünschte Wirkung zeigt. Die Hersteller und Ärzte sorgen dann für guten Absatz, bevor sich herausstellt, dass einige an der Gesundheit geschädigt oder gar getötet wurden. Manchmal stellen unabhängige Forscher neue Versuche an und nicht selten kommt zum Vorschein, was aus den Experimenten der Hersteller völlig fehlt oder verschwiegen wurde, nämlich, dass das Mittel schon im Tierversuch Krebs erregend wirkte. Scheinbar objektive Fachaufsätze unterliegen in vielen Fällen dem Einfluss der Pharmafirmen.

Es ist bekannt, dass Pharmafirmen die Resultate von Studien, die sie bei „unabhängigen“ Forschern in Auftrag gegeben haben, beschönigen und verändern. Viele Forscher räumen ein, dass die Auftraggeber (Pharmafirmen) Einfluss auf ihre Arbeiten genommen haben. Entweder wurden die für die Pharmafirma unerfreulichen Ergebnisse teilweise nicht veröffentlicht oder sie wurden manipuliert.

Beschreibt ein Forscher schwerwiegende Nebenwirkungen eines Präparates, drohen verschiedene Auftraggeber dem kritischen Mediziner manchmal damit, die Forschung nicht zu finanzieren. Gerne veröffentlicht dann der Auftraggeber (Pharmafirma) einen eigenen Bericht, in dem die Nebenwirkungen nur noch am Rande vermerkt sind.

Außerdem werden Arzneimittelstudien von den Auftraggebern gerne im Vorhinein schon so geplant und angelegt, dass sie die betreffenden Produkte in einem möglichst günstigen Licht erscheinen lassen.

Tierversuche als Maßgabe?

Die Basis der Medikamentenherstellung bilden die angeblich notwendigen Tierversuche, weil die Wirksamkeit sowie die Ungefährlichkeit der Medikamente für Menschen nur auf dieser Basis feststellbar sein soll, was aber von vielen Wissenschaftlern dementiert wird. Dass diese Tierversuche aber irreführend sind, weil Tiere auf verschiedenste Substanzen ganz anders reagieren als Menschen, hat Hans Ruesch in seinen Büchern

"Die Fälscher der Wissenschaft" *und*
"Die Pharma Story"

fundiert dargestellt. Dessen ungeachtet liegt die "Beweiskraft" aus schulmedizinischer Sicht aber trotzdem im Ergebnis der Tierversuche! Wurde bei den Medikamenten im Rahmen der Tierversuche eine Krebs erregende Wirkung festgestellt, kommen die Medikamente nach gelungener Bagatellisierung vor der Zulassungsbehörde teilweise und manchmal trotzdem auf den Markt.

Nun kommt aber der "Hammer", die unverschämteste Doppelzüngigkeit seit Menschengedenken! Kommt später die Krebs erregende Wirkung eines zugelassenen Medikamentes ans Tageslicht, wehren sich manche Hersteller gegen ein beabsichtigtes Verkaufsverbot durch die Zulassungsbehörde mit dem Argument, dass der Nachweis über die Krebs erregende Wirkung nur im Tierversuch erbracht worden sei und deshalb keine Beweiskraft habe, obwohl andererseits die Ergebnisse der Tierversuche die Basis für die Zulassung sind. Der Medikamentenhersteller beruft sich in diesem Fall also darauf, dass die Schädlichkeit nicht eindeutig aufgrund menschlicher Opfer erwiesen, sondern nur bei der Erprobung an Tieren festgestellt worden sei, wobei andererseits das Ergebnis aus dem Tierversuch der Maßstab aller Dinge sein soll. Nun müssen also zuerst Menschen an diesem Medikament schwer erkranken oder sterben, um dann nach langem "Kampf" ein Verkaufsverbot erwirken zu können. Erkennen Sie die Moral und Ethik, die hinter dieser ganzen Sache steckt und wie gut es die Pharmaindustrie mit den kranken Menschen wirklich meint? Und die Ärzte verschreiben mit Eifer diese Mittel, deren Nebenwirkungen unter anderem die vierthäufigste Todesursache in der zivilisierten Welt darstellen.

Die Behörde ist scheinbar machtlos. Sie ist offensichtlich außerstande entsprechende Gesetze zu beschließen, um solch hinterlistigem Treiben ein Ende zu setzen, weil nicht zuletzt die Pharmazie die Medizinpolitik gestaltet, den Behörden und Regierungen in "helfender Weise" vorgibt was Sache ist und was sie zu tun haben.

Die medizinische Wissenschaft – ihre Entwicklung und die Definition

In ihren Anfängen war die medizinische Wissenschaft grundsätzlich (Ausnahmen bestätigen die Regel) noch von charakterfesten und redlichen Wissenschaftlern gekennzeichnet, deren Bestreben es war, neue, ehrliche Erkenntnisse zustande zu bringen, die dem Wohle der Menschen dienen sollten. Mit der Blütezeit der Pharmaindustrie wuchs auch die Anzahl der Wissenschaftler drastisch und es kam vermehrt Konkurrenzdenken auf. Der Erfolgsdruck durch die Auftraggeber wurde immer größer und das bedeutete: Ohne rechtzeitigen "Erfolg" kein Geld und keine weiteren Forschungsaufträge. Dies führte dazu, dass immer mehr Wissenschaftler zu unlauteren Methoden und Betrugshandlungen griffen, um noch rechtzeitig zu einem "guten" Ergebnis zu kommen oder um „erfolgreicher“ als alle anderen zu sein. Als "gutes Beispiel" können hier Dr. Montagnier und Dr. Gallo mit dem nie isolierten (erfundenen?) HI-Virus dienen, dessen Existenznachweis diese Herren laut der pharmazieunabhängigen Fachwelt bis heute schuldig geblieben sind. Der höchst fragwürdige Elisa Aids-Test (Dr. Gallo) mit Lottocharakter spricht ebenfalls Bände über die „(Un)Wissenschaftlichkeit“ der medizinischen Wissenschaft.

Die medizinische Wissenschaft ist heute von Wissenschaftlern übersät und sie hat eine Stufe erreicht, auf der man in einigen Bereichen kaum noch von "ordentlicher medizinischer Wissenschaft" sprechen kann. Es bietet sich manchmal eher das Erscheinungsbild einer "Wissenschaft des Betrügens". Und die Politik/ Gesundheitsbehörden scheinen nach den "Vorgaben" dieser Wissenschaft zu funktionieren.

Die Patienten werden mit diesen "neuen" "Wundermitteln" beglückt. Ob diese dann der Gesundheit mehr schaden als nützen, scheint mehr oder weniger Zufall zu sein. Wichtig erscheint vor allem, dass die Ergebnisse ins Forschungskonzept passen und die Medikamente mit möglichst niedrigen Entwicklungskosten auf den Markt kommen. Gibt es in der Medikamenten-Erprobungsphase am Menschen dann genügend Tote (z.B. Lipobay-Skandal) und schwere Gesundheitsschädigungen, so wird es nach langem und zähem Widerstand der Pharmaunternehmen von den Gesundheitsbehörden aus dem Verkehr gezogen. Es kann aber nicht ausgeschlossen werden, dass dieses Medikament dann in leicht abgeänderter Form und fast derselben oder gleichen Zusammensetzung unter einem neuen Namen bald wieder am Markt erscheint.

Medizinische Wissenschaft, wie sie heute manchmal betrieben wird, scheint oft der Willkür unterworfen zu sein und vermittelt den Eindruck, mit ihrer Strategie/Philosophie, die Vernunft, Ethik, das Verantwortungsbewusstsein und den gesunden Menschenverstand schon lange besiegt zu haben. Wer über die „Fälschungen der medizinischen Wissenschaft“ informiert sein will, möge sich unter anderem folgende Bücher zu Gemüte führen:

"Die Fälscher der Wissenschaft" *v. Hans Ruesch, ISBN 3-921288-53-3*

"Die Pharmastory – Der große Schwindel" *v. Hans Ruesch, ISBN 3-88712-027-1*

"Mythos HIV" *von Michael Leitner. ISBN 3-939111-28-2*

"Die stille Revolution der Krebs- und AIDS-Medizin" *v. Dr. Heinrich Kremer, ISBN 3-934196-20-9*

Aldous Huxley hat die Erfolge der medizinischen "Wissenschaft" mit folgenden Worten auf den Punkt gebracht: "Die medizinische Wissenschaft hat in den letzten Jahrzehnten so ungeheure Fortschritte gemacht, dass es heute praktisch keinen gesunden Menschen mehr gibt."

Professor Helmut HOMMSEN hat die Situation um die medizinische "Wissenschaft" folgendermaßen erklärt: "Hinter der analytischen Forschung versteckt und verschanzt sich das Geschäft, welches nach Umsätzen und materiellem Gewinn strebt und Erkenntnisse zu entmachten bestrebt ist, die dem Verkauf und dem Vertrieb bestimmter Produkte entgegenstehen. Die Wissenschaft wird zu einer Hure des Geschäfts abgewertet."

Der Medizinkritiker Ivan ILLICH schrieb in seinem bekannten Werk „Nemesis der Medizin“ schon vor rund 30 Jahren als ersten Satz in der Einleitung: „Die etablierte Medizin hat sich zu einer ernsten Gefahr für die heutige lebende Menschheit entwickelt. Die lähmenden Folgen einer von professionellen Standesorganisationen ausgeübten Kontrolle über das Gesundheitswesen erreichen mittlerweile die Ausmaße einer Epidemie...“

Ivan ILLICH stellt auch in den Raum, nicht der Arzt sondern der Laie besitze die potentielle Macht, der heutigen iatrogenen (ärztlich verursachten) Epidemie ein Ende zu setzen. Was meint er damit? Daraus ergibt sich die Frage: Warum gehen wir denn hin zu dieser wirtschaftlich, finanziell orientierten Medizin mit Ärzten, die uns mit giftigen Pillen voll stopfen, anstatt Naturheilmedizin anwenden, uns über die Notwendigkeit gesunder, natürlicher Ernährung, optimaler Vitalstoffversorgung und guter Lebensführung aufklären?

Es liegt also in erster Linie an uns selbst, bewusster und aufmerksamer mit diesem "kranken und tückischen" Gesundheitssystem umzugehen. Bert Brecht sagte einmal: "Stell dir vor, es ist Krieg und keiner geht hin!“ Dann wird der Krieg wohl nicht geführt werden können. Unüberhörbar kommt aus allen Bevölkerungsschichten der Ruf nach mehr Freiheit und Demokratie. Warum nützen wir denn diese Freiheit nicht, uns gesund zu ernähren und nicht hinzugehen, zu dieser "chemisch-giftig-dogmatischen" Medizin?

Wie lange wird es noch dauern, bis die heutige Medizin aus ureigensten finanziellen Interessen uns auch das noch verbietet? Wir sind schon auf dem besten Weg dorthin! Bei erkrankten Kindern ist es schon soweit, dass den Eltern das Sorgerecht entzogen wird, sofern sie aussichtsreiche, naturheilkundliche Behandlungsformen den schulmedizinischen vorziehen, auch dann, wenn durch die naturheilkundliche Behandlung klinisch nachgewiesen der Heilungsprozess eingetreten ist, die "Metastasen" verschwunden sind (siehe Fall "Dominik" – Uniklinik Münster). Gesetzliche Bestrebungen zur Einschränkung der Vitaminfreiheit (Gesundheitsverhinderung?) sind über Codex Alimentarius bei der EU ebenfalls schon im Gange. Die ersten Schritte sind also schon längst eingeleitet!

In allen Medien beklagt man allein Tausende Krebskranke die täglich sterben, Millionen die unter den Chemogiften leiden und ihr Leben fristen bis sie nach einigen Jahren durch den Tod erlöst werden, zwölf Millionen Menschen (weltweit) die fleißig Herz-/Kreislaufmedikamente schlucken, von denen Hunderttausende trotzdem durch Herzinfarkt oder Schlaganfall jährlich ihr Leben lassen müssen oder gelähmt sind. Dafür muss es doch Verantwortliche geben! Interessanterweise fragt hier aber niemand nach den Schuldigen! Vielleicht deshalb, weil die Haupttäter nicht zuletzt an den „Politschreibtischen“ und in den obersten Etagen der Pharmakonzerne, unserer Ärzteschaft, den Ärztevereinigungen zu finden wären, die uns diese dogmatische Medizin „aufzwingen“ und die naturheilkundliche Heilmedizin beeinträchtigen oder gar verhindern? Wer soll denn daran schuld sein, wenn nicht jene, die da täglich am Werk sind, vielfach mit hoch giftigen, riskanten Mitteln und Methoden, die nicht selten das Potenzial haben, mehr krank als gesund zu machen oder gar zu töten? Wenn z.B. der Maurer - aus welchen Gründen auch immer - eine Wand schief anstatt gerade aufstellt, wird er wegen dieser Banalität selbstverständlich zur Verantwortung gezogen. Warum wird im Gesundheitssystem, wo es um Leben und Tod geht, für dieses grenzenlose Debakel niemand zur Verantwortung gezogen?

Ungeachtet des grenzenlosen Versagens propagieren Schulmedizin, Gesundheitsbehörden und die Politik in unübertreffbarem Eigenlob, dass die Schulmedizin in den letzten Jahrzehnten ungeheure Fortschritte gemacht hätte. Das ist im Hinblick auf die Notfallmedizin unbestritten. Aber das Erscheinungsbild unserer allgemeinen Gesundheitssituation mit immer mehr Kranken, Krankheiten und bankrotten Krankenkassen bestätigt doch genau Gegenteiliges. Die fortlaufend ansteigende Zahl an Kranken kann logischerweise nur bedeuten, dass diese "ungeheuren" Fortschritte der etablierten Medizin in einer gänzlich falschen Richtung verlaufen sind und viel mehr in finanzieller Natur für die Schulmediziner und Pharmazie ihren Niederschlag gefunden haben als in der Gesundheit der Menschen. Wären diese "ungeheuren" Fortschritte tatsächlich so großartig, dürfte es ja kaum noch einen kranken Menschen geben. Aber genau das Gegenteil ist der Fall! Immer mehr Kranke und immer neue "Krankheiten"! Da kann doch einiges nicht stimmen!

Die Unfehlbarkeit, der Papst, die Pharmazie und Schulmedizin

Zuerst war es der Papst, der als Mensch aus "Fleisch und Blut" wie wir alle, aus nicht nachvollziehbaren Gründen die „Unfehlbarkeit" für sich in Anspruch nahm. Offensichtlich hat auch die Pharmazie und Schulmedizin daran Gefallen gefunden, sich das zunutze gemacht und unerklärlicher Weise ausschließlich sich selbst für Gesundheit/Krankheit zuständig erklärt. Dieser Aberglaube an ihre Unfehlbarkeit einerseits und nicht zuletzt der wirtschaftliche Aspekt andererseits, „befähigt" offensichtlich die Vertreter/Akteure unseres „Gesundheitssystems" und viele Ärzte, ihre Handlungen und Behandlungen als das einzig Richtige und Wahre zu sehen. Mag das wohl auch der Grund dafür sein, dass sie völlig unbegründet die Alleinherrschaft in diesem einträglichen Multimilliardenmarkt namens „Gesundheitssystem" für sich beanspruchen. Tatsächlich sind ihre Handlungen aber oft experimenteller Natur. Diese werden an Millionen Menschen durchgeführt, bevor sich die Methoden/Präparate bewährt haben oder gar ihre Wirksamkeit eindeutig belegt wurde. Zweifel, ob die angewendeten Methoden von den Anwendern überhaupt verstanden wurden, scheinen vielfach mehr als berechtigt zu sein. Ausprobieren lautet offensichtlich die Devise, zuerst an Tieren, danach an gesunden und kranken Menschen. Die fatalen Folgen dieser Handlungsweise widerspiegeln sich nicht zuletzt im derzeitigen Gesundheitsdesaster, den massenhaft kranken Menschen. Wäre diese Medizin nur halb so gut, wie sie sich selbst zelebriert, so dürfte es ja fast nur noch gesunde Menschen geben.

So profitiert die heutige "wissenschaftliche" Medizin im Bereich der Zivilisationskrankheiten in erster Linie von „günstiger" Gesetzgebung, vom Eigenlob, der Dogmatisierung und Verbannung der erfolgreichen Konkurrenz, nämlich der professionellen Naturheilkunde aus dem „Gesundheitswesen".

Politiker und Ärzte - haben sie „Narrenfreiheit - wer ist Schuld am Desaster?"

Oft hat es den Anschein! Schlussendlich sind es die Politiker, die für dieses katastrophale Gesundheitsdesaster (Bereich Zivilisationskrankheiten) mitverantwortlich sind, die alles zugelassen haben. Sie und die Ärzteschaft müssten doch schon lange sehen, dass es Jahr für Jahr trotz erhöhten Einsatzes, vermehrter finanzieller Mittel, immer "besser" (aber einseitig) ausgebildeten Ärzten und mit immer mehr Kranken und Kosten steil bergab geht! Bei einem derartigen Versagen spricht man in jedem anderen Betrieb den Verantwortlichen die totale Unfähigkeit aus und das Führungspersonal wird ausgewechselt! Entweder werden die falschen Mittel und Methoden angewendet, oder die Anwender sind in höchstem Maße unfähig. Bei soviel Misserfolg müsste eigentlich jeder einmal begreifen, dass die Ausgangsbasis des gesamten Systems nicht stimmt, andere Mittel und Methoden angewendet werden müssten. Hätten die bisher angewendeten Methoden und Maßnahmen nur einigermaßen funktioniert, so hätten wir nicht dieses Desaster! Warum wird hier nicht vernünftig analysiert, werden die einfachsten Dinge nicht erkannt? Warum werden hier nicht die sonst üblichen Maßnahmen getroffen? Warum will das niemand sehen und das Steuer endlich in die richtige Richtung drehen, dieses "verfilzte" System einmal richtig anfassen und aufbrechen?

Es ist die Politik, welche die „Diktatur Gesundheitssystem“ im "demokratischen Rechtsstaat" duldet. Sie ist für die mit fragwürdigen Argumenten begründete Alleinherrschaft des schulmedizinischen Systems und den Ausschluss der Konkurrenz, der wichtigsten und tragenden Säule im Gesundheitswesen, nämlich der professionellen Naturheilkunde, verantwortlich. In allen anderen Bereichen unseres Lebens ist Konkurrenz erlaubt, im Hinblick auf die Wettbewerbsfähigkeit **unter gleichen Voraussetzungen** ja sogar wichtig und notwendig. Hier scheint Unterdrückung der Konkurrenz (Naturheilkunde) notwendig zu sein, um so zu verhindern, dass all die negativen Fakten der chemischen Medikation und die Gründe für das Versagen dieses etablierten medizinischen Systems für jeden sichtbar zum Vorschein kommen. Es ist die Politik, die sich offenbar den finanziellen Interessen der Nutznießer dieses Systems, den Wirtschaftsgiganten gegenüber mehr verpflichtet fühlt, als der Gesundheit, dem Wohlergehen der Menschen, dem Willen des Volkes, das die Politiker gewählt hat und auch (nicht schlecht) bezahlt.

Solange aber Pharmaunternehmer und Vorstandsmitglieder von Pharmabetrieben in den Regierungen (auch EU) sitzen, politische Parteien aus Wirtschaftskreisen ("Sponsoren") Spenden annehmen, die Spender in gewisser Weise als Höflichkeitsgeste eine „kleine Gefälligkeit“ erwarten dürfen und in der Regel wahrscheinlich auch bekommen, wird sich in solchen Belangen nicht viel ändern. Wenn dazu aber Politiker und Ärzte keine Angst vor Gericht und Strafe haben müssen, nicht zur Verantwortung gezogen werden, wird sich erst recht nichts ändern. Für unser Gesundheitsdesaster muss es doch Verantwortliche geben. Wahrscheinlich die „Kräuterhexe“ vom Berg oder die Naturheilkundler, die unterdrückt und benachteiligt werden und vor denen die Schulmedizin immer warnt, um möglichst wenig Patienten an diese zu verlieren.

Wie wäre es denn, wenn man bei denen die Schuld sucht, die da tagtäglich am Werk sind, dort sucht, wo die „Gesetze“ vielleicht zu Gunsten der Industriegiganten und „Bevorteilungswürdigen“ erlassen werden, dort wo zigtausende chemisch-giftige, zum Teil schwer gesundheitsschädliche Medikamente (vielfach unnötig?) erzeugt und verschrieben werden, dort wo gesunde wie kranke Menschen unnützer- oder fälschlicherweise massenhaft mit diesen Medikamenten behandelt und überlagert werden, dort wo unsere Nahrungsmittel denaturiert und mit Tausenden chemischen Zusätzen versetzt werden, mit denen schlussendlich wir „beglückt“ werden. Wer ist nun wirklich verantwortlich für unser Gesundheitsdesaster? Der Erstgenannte, Letztgenannte, alle zusammen oder die Kräuterhexe vom Berg? Ganz offensichtlich niemand von den wirklich Verantwortlichen! Das ist nun einmal so im "demokratischen Rechtsstaat"! Das gehört sich scheinbar so in einer "modernen Demokratie".

Und wie sieht es mit vielen Ärzten aus? Auch dort scheint in dieser Hinsicht eine Art „Narrenfreiheit" gegeben zu sein. Hier ein kleines Beispiel in Kurzfassung aus dem Buch von Lothar Hirneise "Chemotherapie heilt Krebs und die Erde ist eine Scheibe": Prof. H., im Jahr 1997 Star der Deutschen Krebsforschung, bekam von dieser eine Reihe Forschungsaufträge, erhielt u.a. 7 Forschungspreise, war Gutachter, Mitglied in vielen Fachgesellschaften, führte viele von der Deutschen Krebshilfe finanzierte Krebsforschungen durch, usw.

Doch nun folgt der Keulenhieb! Noch im selben Jahr machten Prof. Hofschneider vom Max Planck Institut für Biochemie in München sowie Herr Bertram von der Uniklinik in Heidelberg die medizinische Fakultät auf evtl. Fälschungen der Forschungsergebnisse von Prof. H. aufmerksam.

Die eingeleiteten Erhebungen ergaben, dass Prof. H. und seine Lebensgefährtin Prof. B. mindestens 50 Forschungsergebnisse gefälscht hatten, die aus Millionen an Spenden-/Forschungsgeldern finanziert wurden. An solchen und vielen ähnlich gelagerten Beispielen ist wieder einmal deutlich erkennbar, wie „wissenschaftlich" unsere „medizinische Wissenschaft" und die "Deutsche Krebshilfe" tatsächlich sind. Nun kann man sich auch vorstellen, wie korrekt die von Prof. H. erstellten Gutachten waren.

Es geht hier aber nicht nur um den Betrug und die Investition von Forschungsgeldern der "Deutschen Krebshilfe", die in Millionenhöhe in diese Betrugshandlungen investiert wurden, sondern auch um die gesundheitlichen Konsequenzen für die Patienten, die Medikamente aus solchen Forschungsergebnissen eingenommen haben bzw. einnehmen. Medikamente erhalten nämlich auf Grund von „Forschungsergebnissen" die Zulassung und werden danach von Hunderttausenden Krebspatienten eingenommen. Die daraus möglichen resultierenden Gesundheitsschädigungen kann sich wohl jeder selbst ausmalen.

Interessant erscheint auch, dass der „Forschungsschwindel" u. a. der "Deutschen Krebshilfe" nicht aufgefallen ist, da sie fortlaufend in diese Forschungen investiert hat, es in diesem Verein Doktoren und Professoren sowie politische Persönlichkeiten gibt wie "Sand am Meer." Haben die sich die Studien nie angesehen, es nicht bemerkt, einfach toleriert oder gedeckt und fleißig bezahlt?

Kurios erscheint auch, dass Prof. H. und Komplizin dafür bisher keine Gefängnisstrafe verbüßen mussten, dass ihnen die Approbation nicht entzogen wurde. Eine derartige Gefährdung der Gesundheit von Millionen Menschen scheint ein Kavaliersdelikt zu sein. So stellt sich auch die Frage, wie „unabhängig" und korrekt die Justiz ist, wenn andererseits bei Diebstahl- und kleineren Betrugsdelikten Gefängnisstrafen verhängt werden. Spielt es in der Beurteilung von Delikten doch eine Rolle, ob Arzt/Professor/Politiker oder Straßenfeger? Es gibt ein altes Sprichwort: „Wenn zwei das Gleiche tun, so ist es nicht dasselbe!" Dieses Sprichwort scheint nach wie vor Gültigkeit zu haben. Wenn man in der Gesellschaft einmal eine gewisse Stufe erreicht hat, kann man offensichtlich nur noch „aufwärts fallen!“

Das Buch von Lothar Hirneise, **„Chemotherapie heilt Krebs und die Erde ist eine Scheibe“** beinhaltet neben den wichtigen Grundlagen hinsichtlich Krebs, Krebsbehandlung, Krebsvorsorge, Ernährung bei Krebs, auch viele andere pikante Details zu unserem Gesundheitssystem, sollte aber allein schon aufgrund der fachlichen Inhalte in keinem Haushalt fehlen.

Ein anderes Beispiel in Kurzform, mit Hinweis auf die Originalquelle (Internet www.strahlenskandal.de und das oben angeführte Buch), nämlich der so genannte Strahlenskandal am Universitätskrankenhaus Eppendorf (UKE). Dort wurden unter Leitung der Professoren Dr. H. und Dr. F. Hunderte Krebskranke durch experimentelle und mit hohen Risiken behafteten Behandlungsmethoden an ihrer Gesundheit schwer geschädigt. Zum Teil sind die Patienten an den Strahlenspätschäden elendiglich zu Grunde gegangen. 291 Fälle wurden bisher als schadenersatzpflichtig anerkannt und ein Betrag von rund 20 Millionen Euro bereits bezahlt. Die Ermittlungen dauern an und man rechnet mit Gesamtkosen von ca. 40 Millionen Euro.

Prof. Dr. F. ist vorzeitig in den Ruhestand getreten. Prof. Dr. H. wurde vom Dienst suspendiert. Er verteidigt und lobt aber nach wie vor die von ihm angewandten Bestrahlungsmethoden, obwohl viele Menschen an den Spätfolgen unter elenden Qualen ihr Leben lassen mussten. Eine doch sehr merkwürdige Haltung im Hinblick auf Unbelehrbarkeit, Realitätsfremdheit, Gefährlichkeit und Rücksichtslosigkeit?

Begleitet ist der ganze Skandal lt. Rechtsanwalt Dr. Funke (der klagenden Parteien vertritt) von Vertuschung, anfänglicher **Fehlbegutachtung** und Verzögerungstricks, sowie massiven Drohungen/Beleidigungen ihm gegenüber. Er hatte diesen Skandal auf seiner Homepage detailliert veröffentlicht. Eine interessante Geschichte!

Hier die Internetadressen – evtl. Suchmaschine verwenden:

www.strahlenskandal.de (2003 - Sichtweise des Anwaltes)

www.strahlenskandal-uke.de (schön dargestellte Sichtweise von Prof. H., der trotz all der Todesfälle und gesundheitlich schwer Geschädigten, gestützt auf verschiedene Meinungen, "Begutachtungen" aus den „eigenen Reihen“, immer noch der Meinung ist, richtig gehandelt zu haben).

Aus Erfahrung wissen wir, dass die bekannt gewordenen und beweisbaren Fälle über ärztliche Fehlleistungen in der Regel nur die Spitze des Eisberges darstellen.

Die Deutsche Krebshilfe - ein "Ziehkind“ der Pharmaindustrie und ihre "Alleinherrschaft"

Mildred Scheel - ein Name, der nach der Gründung der "Deutschen Krebshilfe" um die Welt ging. Hunderte Millionen DM wanderten im Laufe der Jahre in den Spendentopf eines "Ziehkindes" der Pharmaindustrie. Wie "unkontrolliert" diese Spendengelder an so genannte "Forscher" ausgegeben wurden, verdeutlicht der vorher angeführte Fälschungsskandal, von dem die Verantwortlichen der "Deutschen

Krebshilfe" über Jahre hinweg nichts "bemerkt" haben oder haben wollen. Die "Produktivität und der Erfolg" dieser Institution sowie der gesamten etablierten schulmedizinischen Krebsbekämpfung und -vorsorge wird durch die rasante Zunahme von Krebsfällen sowie den seit Jahrzehnten nur unwesentlich gestiegenen "Heilerfolgen" verdeutlicht. Die so genannten "Erfolge" scheinen die Forschungsgelder von Hunderten Millionen DM nur schwer zu rechtfertigen. Dennoch fließt ein riesiger, endloser Geldstrom in diese und andere ähnliche Organisationen, deren Weiterbestand in "Ruhm" und Luxus nicht zuletzt von der "stabilisierten Unheilbarkeit" des Krebses abhängt.

Lt. Wissenschaftsjournalist Werner Bachmann werden allein in Deutschland jährlich schätzungsweise über 100 Millionen DM (50 Millionen Euro) für Krebsforschung ausgegeben. Und mit welchem Erfolg? Jahr für Jahr wesentlich mehr Krebskranke bei fast gleich bleibenden Heilungsquoten, sofern man die unakzeptable Fünfjahresgrenze als "geheilt" akzeptiert. Es ist für jeden erkennbar, dass auch hier grundsätzlich etwas nicht stimmen kann, da sonst ein derartiger Misserfolg nicht möglich wäre. Aber wie könnte es denn anders sein, da auch die "Deutsche Krebshilfe" ihre Wurzeln in der Pharmazie und Schulmedizin hat. Nach rund 30 Jahren geringsten Erfolgen in dieser geförderten und fortlaufend Millionen Euro verschlingenden Krebsforschung möchte man glauben, dass auch die Unvernünftigsten einmal erkennen müssten, dass man auf der "falschen Schiene" fährt, und eine andere Richtung eingeschlagen werden müsste. Die bisherigen "Erfolge" haben scheinbar in erster Linie in finanzieller Hinsicht der Pharmaindustrie, Schulmedizin und der Schirmherrschaft dieser Institution genützt, sehr wenig aber der Gesundheit der Menschen.

Die Deutsche Krebshilfe – Verhinderung von Konkurrenz?

Zitat aus dem Buch "Die Pharma Story – Der große Schwindel" von Hans Ruesch: ..."Eine andere mutige Hausfrau aus Feucht bei Nürnberg gründete eine Organisation mit dem Namen 'Die wahre Krebshilfe'. Mildred Scheel ging gerichtlich dagegen vor und Scheels Anwälte errangen aus urheberrechtlichen Gründen einen leichten Sieg"... Zitatende.

Somit erhielt „**Die Wahre Krebshilfe**" aus nicht nachvollziehbaren Gründen den Todesstoß, kaum dass sie geboren war. Auf so einfache Art ist scheinbar auch von angesehenen Medizinern unterstützte und getragene, aber ausgegrenzte Konkurrenz ("Die wahre Krebshilfe) aus dem Weg zu räumen, die mit so genannten alternativen Mitteln und Methoden, aber professionellem, wissenschaftlichen Hintergrund nicht zuletzt wesentlich erfolgreicher gewesen wäre als die „Deutsche Krebshilfe"? Die äußerst blamablen "Erfolge" der etablierten Onkologie sind hinlänglich bekannt. Wollte Mildred Scheel durch den Schritt zum Gericht eine durch "**Die Wahre Krebshilfe**" ihrer Organisation und der Schulmedizin drohende Blamage verhindern? Die enge Verbindung der "Deutschen Krebshilfe zur Pharmaindustrie und Welt-Aids-Stiftung sowie die "freundliche Unterstützung" gewisser Pharmaunternehmen scheinen die wahren Hintergründe für die Verhinderung der "wahren Krebshilfe" zu verdeutlichen. So stellt sich auch hier die Frage nach der Moral, die befähigt, eine andere, nicht zuletzt wesentlich erfolgreichere Krebshilfe zu unterbinden. Naturheilforschung und Vitalstofftherapien wurden von der „Deutschen Krebshilfe" seit eh und je ausgegrenzt und wie der heutige Stand der Wissenschaft klarstellt, allgemein unbegründet diskreditiert. Somit darf auch gefragt werden, wie viel mehr möglicherweise die Spenden an die Deutsche Krebshilfe dem Pharma-Geschäft als den krebskranken Menschen dienten und weiterhin dienen werden?

Krebs Krebsverhinderung/ -heilung und die Moral

Wenn aber Menschen einer Sache, in diesem Fall der Krebsforschung und -bekämpfung, den krebskranken Menschen uneigennützig und in Demut dienen wollten, möchte man zumindest glauben, dass auch eine so "wohlwollende" Organisationen wie z.B. die "Deutsche Krebshilfe" für Unterstützung dankbar wäre, auch wenn diese von der alternativen Medizin geprägten "wahren Krebshilfe" kommt. Wenn aber eine neu entstehende, hilfreiche Organisation anstatt dessen von der "Deutschen Krebshilfe" durch Einschalten der Rechtsanwälte und Gerichte verhindert wird, wirft dies doch einige Fragen auf, die bitte erlaubt sein mögen:

- Die gerichtliche Entscheidung muss man zur Kenntnis nehmen; wie steht es aber um die Moral, die befähigt, die "wahre Krebshilfe" (Konkurrenz?) auf diese Art zu verhindern.
- Wie ist es möglich, dass wir heute fast alles beherrschen (Weltraum, Meere, hoch ausgereifte Technik in allen Belangen usw.), gegen Krebs trotz Forschungsgelder in Milliardenhöhe seit mehr als 40 Jahren im schulmedizinischen Bereich keine vernünftigen und wirklich wirksamen Mittel und Methoden gefunden wurden, dass nach wie vor (2003) mit hochtoxischen Medikamenten behandelt wird, die bei hoch dosierter und genügend langer Einnahme früher oder später gesetzmäßig Krebs erzeugen (Dr. Heinrich Kremer)?
- Hat dieses Versagen vielleicht System? Ist unser "Gesundheitssystem", die Krebsindustrie vielleicht aus wirtschaftlichen Gründen an einer echten Krebsheilung wenig oder gar nicht interessiert? Durfte es darum die **"Die Wahre Krebshilfe"** und somit eine **effektive** Unterstützung im Kampf gegen den Krebs nicht geben?
- Welche Fakten sprechen denn für die Hypothese der vielleicht von den finanziellen Nutznießern gesteuerten und **erwünschten Unheilbarkeit** von Krebs (und auch anderen Krankheiten)?
- Welche katastrophalen finanziellen Folgen hätte eine grundlegende Krebsheilung mit vernünftigen Mitteln für den 100 Milliarden-Dollar-Markt "Krebsindustrie", all diese "Spezialisten", die herkömmlichen Krebsorganisationen und die kaum überzeugenden Forschungsmethoden und -erfolge? Woher sollen dann all die Millioneneinkünfte der Nutznießer dieser uneffektiven, aber sehr profitablen Krebs- und Gesundheitsindustrie kommen?

- Ist es die Angst davor, dass die Gesundheitserfolge der so genannten alternativen Medizin den wirtschaftlichen Verfall der gegenständigen Krebsindustrie herbeiführen würden?
- Wird aus diesem Grund mit allen Mitteln versucht, auch neue, anders "gelagerte" Krebshilfe-Organisationen zu verhindern, die wahrscheinlich mit nebenwirkungsfreien aber gesundheitsfördernden Mitteln und Methoden in relativ kurzer Zeit große Fortschritte/Heilungserfolge erzielen und eine positive Wende herbeiführen könnten?
- Wäre es möglich, dass in Anbetracht dieser Umstände die Lösung des Krebsproblems, das eigentliche und größte Problem der etablierten Krebsforschung und -behandlung, der mit ihr verstrickten Organisationen und Politik wäre?
- Das würde doch das Ende dieser etablierten Forschungs- und Behandlungsprogramme bedeuten. Sie würden durch neue, effektive abgelöst! Der persönliche Ruhm dieser "Forscher", Titel- und Medaillenträger, Krebshilfe-Präsidenten/innen, Onkologen, würde sich sehr schnell ins Gegenteil verkehren und auch diese "wohltätigen" Krebshilfe Organisationen in einem anderen Licht erscheinen lassen. Es wäre vorbei mit all dem Ruhm und Glanz. Es wären viele ungenehme Fragen zu beantworten! Angst?

So gesehen würde es aus Sicht der Krebsindustrie, der schulmedizinisch gesteuerten Krebshilfe-Organisationen und auch der Politik vernünftig erscheinen, scheinbar in keiner Weise Konkurrenz aufkommen lassen zu wollen, weder in der Forschung noch im "Gesundheitssystem" und dadurch vielleicht eine mit hoher Wahrscheinlichkeit gegebene Lösung des Krebsproblems zu verhindern oder verzögern, insbesondere dann, wenn die Lösung "ungiftig" ist und aus einem anderen Lager, nämlich dem der ungeliebten, aber erfolgreichen alternativen Medizin kommen würde?

Krebsforschung – ein trügerisches Erscheinungsbild

Die pharmaindustrie- und schulmedizinfreundlichen oder davon "inspirierten Wissenschaftspäpste", Medien (Printmedien, Fernsehsendungen usw.) werden nicht müde, dem Volk ununterbrochen zu suggerieren, dass in der Krebsforschung fortlaufend riesige Fortschritte erzielt werden und dass der endgültige Erfolg in der "Krebsheilung" greifbar nahe ist, zumindest wenn das Volk weiterhin fleißig den Spendentopf füllt, da ohne Geld keine "Forschung" möglich ist. Das Volk glaubt es und spendet fleißig ohne zu registrieren, dass insbesondere in der Krebsforschung schon rund 40 Jahre dasselbe versprochen wurde, aber nie eingetreten ist, dass seit über 40 Jahren fast dasselbe Gift mit fast derselben Erfolglosigkeit angewendet wird. Diese einseitige, von wem auch immer gesteuerte Informationspolitik, die beim Volk Spuren einer "Gehirnwäsche" zu hinterlassen scheint, verfehlt ihre Wirkung nach wie vor nicht. Bei genauerem Hinsehen müsste aber jedem auffallen, dass die etablierte Krebsforschung und -medizin seit rund 40 Jahren in einer Sackgasse steckt und größte Mühe hat, mit geschickt gesteuerter Propaganda das Gesicht nur einigermaßen zu wahren.

Diese geringen Erfolge sind auch nicht verwunderlich! Solange die Schulmedizin vor allem in der Aids- und Krebsbekämpfung vorwiegend hoch toxische Medikamente einsetzt, die lt. Dr. Heinrich Kremer bei längerer Einnahme und hoher Dosierung das Gegenteil von dem bewirken, wofür sie gut sein sollten und früher oder später gesetzmäßig Krebs erzeugen, werden die geringen Erfolgsaussichten nur wenig Steigerung erfahren können.

Auf solchen Behandlungsmethoden zu beharren ist normalerweise nur möglich, solange keine anderen erfolgreicheren Behandlungskonzepte angewendet werden und zugelassen sind, als die derzeit bestehenden, geduldeten und schulmedizinisch gesteuerten. Durfte es darum "**Die Wahre Krebshilfe**" dieser Frau aus Nürnberg nicht geben? Warum wurde die so genannte alternative "Wahre Krebshilfe" nicht gefördert, anstatt unterdrückt/verboten? Alle sind bisher eine vernünftige Antwort schuldig geblieben!

Nach demokratischem Prinzip müssten auch die Forschungsgelder je zur Hälfte der schulmedizinischen/pharmaziegetreuen sowie der so genannten alternativen Krebsforschung zur Verfügung gestellt werden. Nur dann gäbe es echte Qualitäts- und Erfolgsvergleiche, die aber scheinbar mit allen möglichen und "unmöglichen" Mitteln verhindert werden. Angst vor der Blamage durch die Erfolge der naturheilkundlichen Krebsbehandlung?

"Giftkur ohne Nutzen" (Chemotherapie)

lautet die Überschrift eines Artikels von Jörg Blech über den Fortschritt der Chemotherapie in "DER SPIEGEL", Ausgabe 41/4.10.04 auf Seite 160. Der dort zu Wort kommende Epidemiologe Prof. Dieter Hölzl im Klinikum Großhadern, Universität München, brachte den "Fortschritt" der Chemotherapie mit folgenden Worten auf den Punkt. Zitat: **"Was das Überleben bei metastasierenden Karzinomen in Darm, Brust, Lunge und Prostata angeht, hat es in den vergangenen 25 Jahren keinen Fortschritt gegeben."** Die Aussage von Dieter Hölzl gilt aber nicht für die medikamentöse Behandlung von Lymphkrebsarten, Morbus Hodgkin, Leukämien, Sarkomen und Hodenkrebs.

Dieses Aussage gründet in recherchierten Krankengeschichten Tausender, seit 1978 nach dem jeweiligen Stand der Medizin behandelter Krebspatienten aus dem Raum München, die Prof. Dieter Hölzl mit Onkologen ausgewertet hat. Die betroffenen Personen litten an einem der angeführten Krebse und zwar in fortgeschrittenem Stadium.

Statistische Ergebnisse lt. Prof. Dieter Hölzl, Klinikum Großhalden, München in den letzten 26 Jahren:

Die Hälfte aller Patientinnen mit Mammakarzinom lebten nach der Chemotherapie länger als

24 Monate im Beobachtungszeitraum von 1978 – 1986
23 Monate im Beobachtungszeitraum von 1987 – 1993

22 Monate im Beobachtungszeitraum von 1994 – 2002
(Die systematische Verkürzung der Lebensdauer betrug in jeder Zeitspanne rund 1 Monat)

Die Hälfte aller Patienten mit Prostatakarzinom überlebten nach der Chemotherapie länger als

19 Monate im Beobachtungszeitraum von 1987 – 1993
18 Monate im Beobachtungszeitraum von 1994 – 2002
(Die Verkürzung der Lebensdauer betrug in der jüngsten Zeitspanne rund 1 Monat)

Die Hälfte aller Patienten mit Lungenkarzinom lebten nach der Chemotherapie länger als

5 Monate im Beobachtungszeitraum von 1978 – 1986
5 Monate im Beobachtungszeitraum von 1987 – 1993
6 Monate im Beobachtungszeitraum von 1994 – 2002
(Die Verlängerung der Lebensdauer betrug im letzten Zeitabschnitt rund 1 Monat)

Die Hälfte aller Patienten lebten bei Darmkarzinom nach der Chemotherapie länger als

12 Monate im Beobachtungszeitraum von 1978 – 1986
14 Monate im Beobachtungszeitraum von 1987 – 1993
14 Monate im Beobachtungszeitraum von 1994 – 2002
(Nach einer anfänglichen Steigerung von 2 Monaten blieb die Lebenserwartung gleich)

Ungeachtet solcher Ergebnisse und all der bekannten negativen Einflüsse der Chemotherapie, wird sie von pharmagetreuen Onkologen und Wissenschaftlern weiterhin hoch gelobt und bei jeder Gelegenheit angewendet. Unmittelbar nach dem Erscheinen des erwähnten Artikels in "DER SPIEGEL" Ausgabe 41/2004 war (als Gegenmaßnahme?) im deutschen Ärzteblatt zu lesen, wie gut und wirksam die Chemotherapie sei, welch großartigen Fortschritte erzielt worden seien und weiterhin in Aussicht stehen würden (Zu den "Fortschritten" später mehr).

Die "höhere" Überlebensrate und die Täuschung

Wenn es eine höhere Überlebensrate gibt, so scheint diese vorwiegend aus der verbesserten Früherkennung zu resultieren, ohne jegliche Unterstützung einer Therapie! Der Überlebensvorteil aus der Früherkennung wird dessen ungeachtet statistisch und scheinbar fälschlicher Weise ebenfalls der angewendeten Chemo-/Strahlentherapie zugerechnet, obwohl der Chemotherapie offensichtlich kein Nutzen zukommt. Trotzdem werden täglich unzähligen Menschen Chemotherapien verabreicht, ohne dass bei den angeführten Tumoren hinsichtlich Lebensverlängerung ein Nutzen nachgewiesen wäre. Prof. Hölzl hält es nicht für ausgeschlossen, dass die systematische Ausweitung der Chemotherapie gerade bei Brustkrebs für den Rückgang bei den Überlebensraten verantwortlich sein könnte. Dass viele Studien von Ungereimtheiten und Tricks flankiert sind, ist nicht unbekannt, weshalb sich Prof. Hölzl "Saubere Belege statt Trickforschung" wünscht ("Der Spiegel", Ausgabe 41/2004).

Ein Problem ist auch, dass die Chemo-Hersteller in ihren Studien grundsätzlich nur die Wirkung der neueren Zellgifte mit den alten vergleichen. **Es gibt aber keine Kontrollgruppen, die mit natürlichen Mitteln behandelt werden!** Das dürfte einen triftigen Grund haben. Man stelle sich vor, dass bei diesen Kontrollgruppen mit natürlichen Mitteln - wie wahrscheinlich "befürchtet" - (auch offiziell) bessere Ergebnisse als bei den Chemo-Patienten zustande kämen! Das würde den finanziellen Ruin der Krebsindustrie, der Onkologen bedeuten! Solange aber konkrete Studienergebnisse mit natürlichen Mitteln in Anbetracht derartiger Vorgangsweisen verhindert werden können, ist der Weiterbestand der "Giftlinie" und die Anwendung der Chemotherapeutika gesichert. So erscheint manch Unverständliches schon wesentlich verständlicher, auch dass wirksame, naturheilkundliche Verfahren nicht weiter erforscht oder gar verhindert werden.

Um das permanente "Vorgaukeln aussichtsreicher pharmakologisch-medizinischer Fortschritte" besser verstehen zu können, ein grundlegendes Beispiel über die Konstruktion und Verbreitung solcher "Fortschritte", von denen man vielfach im Voraus weiß, dass sie wahrscheinlich nie eintreten werden, bei den Menschen aber scheinbar die Wirkung einer kleinen "Gehirnwäsche" hinterlassen.

"Wissenschaft und Fortschritt" - Der Weg zum Fortschritt

Progress Reports (Berichte über den Fortschritt)

Ein Bericht von Daniel Greenberg in der Washington Post

Professor: Heute wollen wir einmal darüber sprechen, wie man in der Medizin über Fortschritte redet. Warum sind diese Art von Neuigkeiten populär und wichtig?

Student: Weil Menschen Angst davor haben krank zu sein und gute Nachrichten hören wollen.

Professor: Richtig, aber nicht nur der Durchschnittsbürger liest gerne Neuigkeiten über medizinische Fortschritte. Wer noch?

Student: (einstimmig) Investoren

Professor: Selbstverständlich. Aber ich hatte eher an Wissenschaftler und Ärzte gedacht, denn es zeigt, dass sie anderen Menschen helfen. Darum lassen sie es uns wissen, sobald sie einen Fortschritt gemacht haben. Leider sind jedoch Nachrichten über Heilungen sehr selten. Manchmal dauert es Jahre, bevor Ärzte und Wissenschaftler eine neue Heilung einer Krankheit erreichen. Für eine lange Zeit gibt es deshalb nichts über Heilungen zu berichten. Also was machen Sie deshalb?

Student: (Stille)

Professor. Denken Sie nach. Was würden Sie machen?

Student: Einfach sagen, dass es eine Heilung geben würde?

Professor: Nein, zum hundertsten Mal - Nein. Sie werden verhaftet wenn sie dies machen und verlieren Ihren Job. Was würden Sie machen?

Student: (Stille)

Professor: Sie berichten über einen wichtigen Schritt, denn sie gemacht haben in Richtung Heilung. Ein Schritt. Es gibt wenige Heilungen, aber es gibt in den medizinischen Zeitschriften sehr viele Berichte über "Schritte in der Medizin".

Student. Aber wenn es nur ein Schritt ist, dann können sie doch gar nicht sicher sein, dass es zu einer Heilung kommen wird. Es könnte auch damit enden, dass es wertlos ist.

Professor: Richtig. Das passiert jeden Tag. Das ist auch der Grund, warum Sie nicht sagen, dass es zu einer Heilung kommen wird. Sie berichten nur über Fortschritte.

Student: Also, was würden Sie schreiben?

Professor: Sie schreiben, dass es einen viel versprechenden Fortschritt gibt und dass Forscher und Ärzte davon begeistert sind. Menschen glauben dann sofort, dass da etwas Wichtiges passiert. Außerdem wären sonst die Ärzte und Wissenschaftler nicht so begeistert. Vergessen Sie auch nicht zu erwähnen, dass Ärzte von verzweifelten Patienten belagert werden und sich für die neue Therapie einsetzen. Sie können es auch als einen "noch nie da gewesenen Ansturm" bezeichnen.

Student: Für die Heilung?

Professor: Das wollen die Patienten. Aber sie müssen deutlich sagen, dass es keine Heilung, keine Therapie und kein Medikament gibt. Es gibt gar nichts. Nur einen viel versprechenden Fortschritt bei Mäusen oder vielleicht bei einigen Käfern. Das ist alles. Als medizinischer Verbindungsmann ist es Ihre Verantwortung dies klar zu stellen.

Student: Wie machen Sie das?

Professor: Absolut ehrlich. Sie schreiben, dass es Fortschritte gibt und Wissenschaftler darüber begeistert sind. Sie werden einen Wissenschaftler finden, der etwas unwahrscheinlich Wichtiges darüber sagen wird wie z.B. "In 86 Jahren Arbeit an diesem Problem habe ich noch nie etwas gesehen wie dieses." Bemerken Sie auch unbedingt, dass dieser neue Schritt in einem "peer-reviewed" Journal erschienen ist. Die meisten Menschen haben keine Ahnung was dies bedeutet, aber es ist ein Plus für Sie. Wenn Sie bis hierher gekommen sind, müssen Sie jetzt damit beginnen, sich und Ihre Leser zu schützen.

Student: Gegen was?

Professor: Gegen ungerechtfertigten Optimismus, dass es eine Heilung geben könnte.

Student: Wie machen Sie das?

Professor. Sie schreiben, dass es schon bei vielen vorhergehenden Gelegenheiten Berichte über viel versprechende Fortschritte gab, die sich nicht bewahrheitet haben. Es könnte deshalb Jahre dauern, bis ein Medikament bei Menschen anwendbar sein wird - wenn überhaupt. Erwähnen Sie auch, dass Medikamente, die bei Mäusen wirken, nicht unbedingt auch bei Menschen wirksam sind, ja sogar gefährlich sein können. Suchen Sie sich einen Wissenschaftler der etwas sagt wie: "Diese Entwicklung, wenn sie einer Überprüfung Stand hält, ist sehr interessant, aber wir müssen noch viel tun und weiterhin hart und erfolgreich daran arbeiten."

Student: Also, eigentlich ist es gar nicht so schwer über medizinische Fortschritte zu berichten die zu einer Heilung führen sollen, auch wenn sie dies nie tun.

Professor: Überhaupt nicht. Es geschieht jeden Tag.

AIDS – KREBS – MEDIZIN – die tödlichen Irrtümer

Krebs - Aids - die tödlichen Irrtümer der schulmedizinischen Krebs- und Aids-Therapeuten

Systematische und tödliche Kunstfehler sind lt. Dr. Heinrich Kremer die von der Krebs- und Aidsmedizin als Therapie bezeichneten medizinischen Leistungen, an denen nach wie vor täglich arglose und uninformierte Patienten sterben, weil sie den Ärzten und ihren Pharmaprodukten vertrauen.

Dr. Heinrich Kremer hat in seinem Buch **„Die stille Revolution der Krebs- und AIDS-Medizin"** die tragischen, tödlichen „Kunstfehler" und Täuschungen der "erfinderischen Nutznießer" unseres "Gesundheitssystems" in der etablierten Krebs- und Aidsbehandlung aufgedeckt. Unter anderem berichtet er:

- dass die bisherigen schulmedizinischen Theorien über Krankheits- und Todesursache bei Krebs und Aids grundsätzlich falsch sind und das Potenzial haben, selbst Krebs und Aids auszulösen
- von der Poppers-Sucht (70er Jahre) und den von Homosexuellen inhalierten Stickstoffgasen (sexuelles Dopingmittel), Amylnitrit, Azathioprin, deren Auswirkungen und die daraus resultierende Blockade der sauerstoffabhängigen Zellatmung in den Mitochondrien und Krebsentstehung
- von der Entstehung der seltenen Krebsform, des Kaposi-Sarkoms, entstanden vor ca. 30 Jahren bei Homosexuellen in den USA
- von der „Geburt" des angeblich erfundenen HI-Virus (Aids), für dessen Existenz bis heute kein haltbarer Beweis erbracht wurde, seinen Ursprung in Fälschungen, manipulativen Forschungsmethoden haben soll
- von den Auswirkungen der AZT- Medizin, die aus medizinischer Sicht als Wunderwaffe gegen Krebs galt, **tatsächlich aber eine der gefährlichsten Substanzen sein soll und schon nach kurzer Einnahmedauer massive DNA-Schäden in den menschlichen Zellen verursachen kann**
- warum die Krebs- und Aidserkrankungen der Homosexuellen trotzt bekannter Ursache als rätselhaft bezeichnet und ein „neues Virus" als Krankheitsursache vorgetäuscht wurde, weil man sonst ja eine Pharma-Katastrophe mit in jeder Hinsicht unabsehbaren Konsequenzen hätte zugeben müssen
- warum so genannte „Aids-Kranke" schon seit Anfang der 80er Jahre mit chemischen Substanzen behandelt werden, die genau jene Krankheiten auszulösen vermögen, die sie angeblich heilen sollten und **dass die in AZT-Medikamenten enthaltenen Substanzen zur Immunschwäche führen, und bei genügend langer und hoch dosierter Einnahme zum Tod.**

- warum man sich die hoch toxischen Chemotherapien mit vielen kontraproduktiven Eigenschaften in den meisten Fällen sparen kann und wie die daraus resultierenden Spätfolgen vermeidbar sind
- dass jeder Krebspatient sich Grundkenntnisse darüber aneignen sollte, warum Krebszellen nichts körperfremdes sondern evolutionsbiologisch programmierte Reaktionen unserer Zellsymbiose sind, Krebszellen prinzipiell umkehrbar sind, sofern der Körper konsequent das bekommt was er dazu braucht. Die Chemotherapie verschärft aber den Mangelzustand dieser notwendigen Substanzen (Mikronährstoffe, Enzyme)
- begründet, wie sich die erworbene Immunzellenschwäche tatsächlich entwickelt
- was der gegenständliche HIV-Test wirklich misst, wie er (nicht) funktioniert, warum er nicht das kann was er soll und erklärt auch die fragwürdigen (betrügerischen?) Handlungen von Dr. Montagnier und Dr. Gallo im Hinblick auf die HIV-Aids-These, die äußerst fragwürdigen (untauglichen?) Aids-Tests
- über die wissenschaftliche Lösung des Krebsrätsels und warum sich normale Zellen zu Krebszellen entwickeln
- über lebensrettendes Wissen und medizinisch fundierte Therapien zur Heilung und Vorbeugung von Krebs und Aids
- über die Hintergründe der medikamentösen "Massenvergiftungen" im "Aidsverseuchten" Afrika.

Zitate von Dr. Heinrich Kremer: *..."Die biologische Wahrheit ist, dass alle so genannten antiviralen Aids-Medikamente objektiv wegen der Hemmung der Zellatmung Immunzellschwäche, Herzmuskelschwäche und Zelltransformation zur Krebszelle verursachen können, insbesondere bei bereits immungeschwächten Menschen, aber objektiv keine so genannten HI-Viren hemmen können, selbst dann nicht, wenn deren tatsächliche Existenz von irgendjemand nachgewiesen wäre"...*

..."Es gibt auch keine so genannte HIV-Infektion, weder durch sexuelle Übertragung noch auf dem Blutwege. So genannte Mutter-Kind-Übertragungen sind Übertragungen von mütterlichen Antikörpern auf das Kind und/oder toxische Schädigungen der unreifen Immunzellbildung des Kindes im Mutterleib und/oder Immunzellanomalien nach der Geburt durch toxische medikamentöse Behandlung. Sie können auch Folge einer chronischen Infektion der Mutter sein, die auf das Kind übertragen wurde. So genannte berufsbedingte HIV-Übertragungen oder Übertragungen durch Vergewaltigung sind anekdotische Berichte, für die es in der gesamten HIV/AIDS-Literatur keinen gesicherten Beweisfall gibt. Diese Horrorgeschichten beruhen auf der Scheinlogik der HIV-AIDS-Theorie und dienen der angeblichen Bestätigung der so genannten HIV-Infektionen beim allgemeinen Publikum. Es gibt folglich keine Behandlung und keine Prävention gegen vermeintlich real existierende so genannte HI-Viren als angebliche Ursache von AIDS. **Zitatende**.

Die Hintergründe für die vorherrschende HIV/Aids-Blütezeit und die damit verbundene Moral bringt Dr. Heinrich Kremer in seinem Buch **"Die stille Revolution der**

Krebs- und AIDS-Medizin" u.a. mit folgen Worten auf den Punkt: **Zitat:** *..."und um zu gewährleisten, dass das AIDS-Establishment profitabel weiter blühen konnte, wurde jede Forschung über eine abweichende Hypothese (d.h. Nicht-HIV-Hypothese) sorgfältig verhindert durch strikte Kontrolle der Forschungsgelder und die extreme Schwierigkeit, irgend eine abweichende Sichtweise zu publizieren"...*

..."Wie konnte angesichts des geballten Wissens die internationale Ärzteschaft das Stillschweigen fast ohne Widerspruch zulassen, dass schwer wiegend immunotoxisch und zelltoxisch vorgeschädigte Patienten oder auch Immungesunde, die durch einen mehr als obskuren Antiköprer-Reaktionstest als Todeskandidaten stigmatisiert wurden, bis heute "praktisch als Meerschweinchen (Haustiere der Pharmaforschung) in einem der ***größten und teuersten Experimente unserer Zeit****", wie es das Wallstreet-Journal 1996 ausdrückte, unbefristet in "geplanten Experimenten" (Thomas 1984) mit Chemotherapeutika und Antibiotika behandelt werden,* ***von denen jeder sachkundige Mediziner seit mehr als 30 Jahren weiß, dass diese AIDS, Krebs sowie Nerven- und Muskeldegeneration naturgesetzlich auslösen werden und dass die Patienten bei Langzeitmedikation mit diesen Substanzen an innerer Vergiftung der Zellatmung von Immunzellen und Nicht-Immunzellen sterben? Wer hat diesen tödlichen Amoklauf der HIV/Aids-Medizin zu verantworten? Ist es unfassbare Inkompetenz, perverse Obsession oder gleichgültige Berufsroutine, welche ein internationales Heer von Ärzten zu Mittätern, Mitläufern oder Zuschauern bei einer der folgenschwersten Tragödien der modernen Medizin hat werden lassen?***

Es gibt nur eine rationale Erklärung: Das Diktat der "unsichtbaren Hand des Marktes" hat seit Zulassung der Patentierung von medizinischen Laborbefunden, Labortechniken und Laborprodukten Ende der siebziger Jahre die moderne Medizin korrumpiert und bedient sich der hemmungslosen Medien und von ihren Sponsoren abhängigen medizinischen Fachmedien, um Seuchenwahn und Todesängste zu inszenieren und bis in den letzten Winkel der Erde die hilflosen Opfer ökonomisch auszubeuten." **Zitatende.**

Siehe Buch von Dr. Heinrich Kremer,
"Die stille Revolution der Krebs- und AIDS-Medizin"
(ISBN 3-934196-20-9) Ehlers-Verlag

Besonders empfehlenswert für

- **Ärzte, Therapeuten, Pfleger, Betreuer,** die über Krebs und Aids, auch die Hintergründe des fragwürdigen "nie gesehenen" HI-Virus, die merkwürdigen Aids-Tests und effektive Behandlungsmöglichkeiten Bescheid wissen möchten, insbesondere aber für jene Therapeuten, die Aids- und Krebsbehandlungen durchführen.
- **Betroffene, Selbsthilfegruppen, interessierte Laien**, welche über die Hintergründe/Behandlungsmöglichkeiten von Krebs/Aids Bescheid wissen möchten.

  Das Buch ist sehr wissenschaftlich gehalten. Deshalb sind die Details für den Laien schwer oder nicht verständlich. Er kann aber erkennen, worum es grundsätzlich geht, wo das Problem liegt und wie es behebbar ist. Ebenfalls erfährt der Leser eine lückenlose Aufklärung über die fragwürdigen Hintergründe der "HIV-Aids-Konstruktion"

Selbstverständlich gilt das HI-Virus im internationalen wissenschaftlichen Konsens (Genehmigung – Zustimmung) als "nachgewiesen", obwohl den höchsten Gesundheitsvertretern schon lange bekannt ist, dass das als existent behauptete HIV (Humane Immundefiziens-Virus) niemals nachgewiesen worden ist.

Dieses Buch scheint unter anderem als Gradmesser für ehrliche, kompetente Wissenschaft, die wünschenswerte Ethik und Moral für Mediziner und Forscher dienen zu können. In Kenntnis dieses Buchinhaltes würden sich vielleicht manche Ärzte die Gewissensfrage stellen, umdenken, sich entsprechend weiterbilden und ihre Behandlungsweise zum Besseren hin verändern.

Beim Ehlers Verlag liegt auch ein Adressenverzeichnis über Ärzte und Heilpraktiker auf, die unter anderem nach dem medizinisch fundierten Prinzip von Dr. Heinrich Kremer Krebs- und Aidsbehandlungen durchführen.

Dr. Heinrich Kremer hält auch Vorträge für Therapeuten, Krebs- und Aids-Patienten. Die Seminartermine können über den Ehlers Verlag eingeholt werden.

Die fortlaufende Veröffentlichung der Seminartermine erfolgt außerdem in der Fachzeitschrift **"raum&zeit"** (Die neue Dimension der Wissenschaft) des Ehlers Verlages. Diese Fachlektüre liefert unter anderem viele wichtige Informationen aus dem Gesundheits- und Wissenschaftsbereich.

Hier die Adresse: raum&zeit akademie
Geltinger Strasse 14e
D 82515 Wolfratshausen
Tel.-Nr. 0049/(0)8171/418467
Fax-Nr. 0049/(0)8171/418466
e-mail: akademie@ehlersverlag.de
www.raum-und-zeit.com

Weitere wichtige, vielleicht lebensrettende Informationen zu Krebs und Aids erhalten Sie auch unter:

www.aids-info.net
www.virusmyth.com (englisch)
e-mail: felix.defries@bluewin.ch

Unheilvolle und "Tod bringende "Aids-Medizin?

Der Journalist Michael Leitner hat in seinem Buch "Mythos HIV" in dreijähriger, intensiver Recherche die Unhaltbarkeit der heutigen Aids-Theorie und -Hysterie ebenfalls ausführlich dargelegt und mit vielen wissenschaftlichen Fakten weltweit anerkannter Experten auch für Laien gut verständlich begründet. Dieses Buch ist für jeden "Aids"-Betroffenen, für Selbsthilfegruppen und für jeden Bürger der gut informiert sein will, eine Notwendigkeit.

Wie viele andere Forscher weist auch Wissenschaftler Professor Dr. Heinz Ludwig Sänger, Molekularbiologe und Virologe im Vorwort des angeführten Buches darauf hin, dass in den vergangenen 20 Jahren HIV-Aids-Forschung eine ganze Reihe von kritischen Wissenschaftlern, welche nicht in die durch die Pharmaindustrie gesteuerte Krebs-Aids-Forschung verwickelt sind, immer wieder darauf aufmerksam gemacht haben, dass die Existenz des "HI-Virus" nie eindeutig nachgewiesen wurde und dass es sowohl aus ursächlicher als auch aus epidemiologischer Sicht nicht für die Immunschwäche Aids verantwortlich sein kann.

Als erfahrener Virologe und Molekularbiologe stellte Professor Dr. Sänger nach mehrjährigem intensivem Studium einschlägiger Originalliteratur fest, dass es bis heute tatsächlich keinen einzigen, wissenschaftlich wirklich überzeugenden Beweis für die Existenz des Retrovirus HIV gibt und dass für einen unbefangenen, nicht in die Aids-Forschung verstrickten Wissenschaftler deutlich wird, dass diese Forschung von Anfang an mit Täuschungen sowohl der wissenschaftlichen Welt als auch der Öffentlichkeit gegenüber begonnen hat. In Kenntnis der Fachliteratur wird auch deutlich, dass Konkurrenzdenken und rücksichtslose Profitgier wesentliche Motive der Aids-Forschung waren. Dass die Aids-Bekämpfung folglich nur auf derselben Schiene ablaufen kann, erscheint logisch.

Aids, was ist das wirklich?

Nach Meinung vieler Experten ist das, was heute als mysteriöses HI-Virus/Aids bezeichnet wird und in den 80er Jahren in der Homosexuellen Szene in Amerika erstmals in Erscheinung trat, das Resultat einer Ansammlung verschiedenster krankheitsfördernder Umstände ist. Als Hauptursache dieser Immunschwächekrankheit Aids sehen viele namhafte Wissenschaftler und Ärzte den ausschweifenden, gesundheitsschädigenden Lebenswandel der Betroffenen. Popperskonsum (Nitrite - vielfach in der homosexuellen Szene verwendet), Suchtmittel, Kokain, ungeschützter Analverkehr, übermäßiger Alkoholkonsum, schlechte Ernährung, Vitalstoffmangel, verschiedene, z.T. hochtoxische Medikamente, wenig Schlaf, mangelhafte Hygiene usw. werden in der Summe der schädlichen Belastungen als Hauptgründe gesehen.

Die gesamtheitliche Betrachtung lässt grundsätzlich den Schluss zu,

- dass Aids in den unterentwickelten Ländern (z.B. Afrika) in erster Linie auf die zunehmende Armut, verbunden mit Unterernährung, Vitalstoffarmut, auf mangelnde Hygiene, die Nebenwirkungen der hoch toxischen Medikamente, möglicherweise auch auf nitritverseuchtes Trinkwasser nitrithaltige Nahrungsmittel usw. zurück zu führen ist, was zur Ansammlung verschiedener Gesundheitsschädigungen/Krankheiten und somit zwangläufig zu einem schwer geschwächten Immunsystem führt.

- und in den Industrieländern das Resultat von Drogen aller Art, gesundheitsschädigender Lebensführung, Mikronährstoffarmut, mangelhafter Hygiene, chemischer Medikamente und vor allem der eingeführten Aids-Therapie (AZT), aber auch schwerer seelischer Belastungen ist und dass diese Faktoren in der Gesamtheit das Immunsystem schwächen und zerstören.

Aids ist demzufolge ein erbärmlicher Zustand des Körpers und der Seele, nachdem das Immunsystem kaputt gemacht wurde, die Entgiftungsfunktion des Körpers größtenteils versagt, wodurch der einer Abwehr unfähige Organismus allen Krankheitserregern hilflos ausgeliefert ist. Offensichtlich nennt man diesen Zustand HIV-positiv oder Aids und er bildet die Basis der Aids-Industrie mit all ihren fragwürdigen Test- und Behandlungsmethoden.

Aufgrund der Lebensumstände dieser Menschen sowie der daraus entstehenden Krankheiten und Symptome werden dann diese höchst fragwürdigen Aids-Tests durchgeführt, die auf alle möglichen Krankheitsbilder (rund 60 - Kreuzreaktivität) positiv reagieren.

Das mysteriöse, hypothetische HI-Virus und die Behandlung

Warum ist es denn der HIV-Aids-Industrie-Wissenschaft möglich, ohne Erbringung eines definitiven Beweises auf ihrer HIV-Aids-Therorie zu beharren, wenn andererseits medizinische Nachweise (Dr. Heinrich Kremer usw.) vorhanden sind, denen zufolge die so genannte Aids-Erkrankung ganz anders begründet und die Heilung auf naturheilkundlicher Basis möglich ist? Das felsenfeste Netzwerk und die Verstrickungen zwischen Pharmazie, Medizin, Wirtschaft und Politik scheinen auch bei in jeder Hinsicht noch so fragwürdigen Gegebenheiten den Zusammenhalt und die gegenseitige Unterstützung zu gewährleisten.

Wir sind unter anderem auch auf viele Forscher hereingefallen, denen in ihrer Gier nach Geld und Karriere kaum mehr etwas heilig war, die (betrogen?), ihre Forschungen manipuliert, unsachgemäß durchgeführt, dafür aber Lob, Ruhm und Reichtum geerntet haben. Ein gutes Beispiel dafür sind Dr. Montagnier vom Pasteur-Institut in Paris oder Dr. Robert Gallo vom Nationalen Krebsinstitut in den USA, die als "Erfinder" des nie eindeutig nachgewiesenen HI-Virus und des äußerst fragwürdigen Elisa-Aids-Tests "Karriere" gemacht haben. Dr. Gallo gilt in Wissenschaftskreisen als eine höchst umstrittene Figur, dessen niedere Motive nicht unbekannt sind. Ungeachtet ihrer betrugsverdächtigen Handlungsweise sind sie berühmt und reich geworden und haben damals die Voraussetzungen für die heute vorherrschende Aids-Industrie und -Hysterie geschaffen. Beiden fließen für jeden weltweit umgesetzten so genannten HIV-Test 1% der Patentgebühren zu. Vielleicht sind diese absolut unzuverlässigen "Aids-Tests" gerade deshalb so wichtig. Bisher war die

Aids-Industrie mit all den Helfern aus ihrem Netzwerk in der Lage, der Bevölkerung ihre HIV-Hypothese als bare Münze zu verkaufen. Nun ist es aber soweit, dass weltweit viele und immer mehr verantwortungsvolle Wissenschaftler und Ärzte sich von der auf Betrug und Ungereimtheiten flankierten HIV-Hypothese und den Tests mit "Lottocharakter" abwenden, die etablierten Behandlungsmethoden (AZT, Bactrim, usw.) mit ihrem Gewissen nicht vereinbaren können und die konkreten Hintergründe von Aids und der medizinischen Behandlung publik machen. Mutige, charakterfeste Journalisten und Autoren beteiligen sich ebenfalls mit guten Büchern an der Aufklärung. (z.B. Dr. Heinrich Kremer, Michael Leitner usw.)

Um nur einige Nebenwirkungen der bei Aids und Krebs eingesetzten AZT-Medikamente (Azidothymindine) zu nennen: "Zerstörung" des Knochenmarks, der weißen Blutkörperchen, schwere Anämie, Infektionen aller Art, Muskelbeschwerden, Gelenksbeschwerden, Kopfschmerzen, Bauchschmerzen, Erbrechen, Durchfall, Fieber, Müdigkeit, Hautausschlag, Haarausfall, Schlaflosigkeit, allgemeines Krankheitsgefühl, Schwäche, Entzündung der Leber/Bauspeicheldrüse, Zerfall von Muskelgewebe usw. Bei all diesen Nebenwirkungen - **die allein schon das Vollbild Aids darstellen** - soll noch jemand gesund werden können? Dass das wohl kaum funktionieren kann, dürfte jedem einleuchten. Warum verstehen das die Ärzte nicht?

Mit der HIV-Aids-Hypothese lassen sich aber Milliardengewinne erzielen, mit steigender Tendenz. Die Aids- und Krebsbehandlungen sind inzwischen zu einem riesigen Wirtschaftszweig herangewachsen, auf den die Nutznießer in Anbetracht der riesigen Umsätze nicht mehr verzichten können? Diese Milliardeneinkünfte sind beim Zusammenbruch dieses "Kartenhauses" gefährdet. **Mit der naturheilkundlichen These, "vermeide das Gift** (Medikamente, Drogen, schlechte Lebensführung, usw.), **dann wirst du nicht krank", lässt sich hingegen nur sehr schwer Gewinn erzielen, ist in finanzieller Hinsicht kontraproduktiv und vielleicht gerade deshalb für Pharmazie/Schulmedizin uninteressant und so schwer durchsetzbar.**

Warum beharrt die Pharmazie/Schulmedizin nach wie vor auf dieser höchst fragwürdigen und unbewiesenen Hypothese? Würde man all die fragwürdigen und aufgedeckten "Pannen" zugeben, hätte das für die Herrschaften dieses riesigen Wirtschaftszweiges nicht nur Milliardenverluste zur Folge. Auch der unwillkürlich damit verbundene Image- und Vertrauensverlust für Pharmaindustrie, Wissenschaft, Schulmedizin, Politik sowie befürchtete Schadenersatzklagen ungeheuren Ausmaßes bereiten den Betroffenen enorme Probleme. Was tut man in einer solchen Situation ganz allgemein. Man verharrt mit politischer Unterstützung auf den alten Dogmen und setzt die Flucht nach vorne fort.

So gesehen haben die Verantwortlichen und Profiteure der heute (2003) "gültigen Aids-Version" keine Wahl und "müssen um jeden Preis" an der bisherigen HIV-Aids-Theorie festhalten um diese drohenden "Gefahren" zu verhindern oder wenigstens hinauszuzögern. Offensichtlich haben sie noch genügend Macht, Geld und Einfluss, um alles zu "organisieren" was dazu notwendig ist, scheinbar unabhängig von Wahrheit, Tatsachen, Realität, Moral und Ethik. Jedenfalls war und ist diese unbewiesene und "mysteriöse HIV-Aids-Hypothese" nach wie vor eine wahre Goldgrube für die HIV-Aids-Industrie, flankiert von Vertuschung, Täuschung und nicht zuletzt Vergeudung vieler Milliarden Dollar. Aber auch viele Menschenleben pflastern die "Straße der Verschwendung".

Aids-Medizin - kaum Langzeitpositive - sie sterben "verfrüht"

Interessant ist, dass fast ausschließlich jene Menschen den positiven Aids-Test um mindestens 10 Jahre überlebt haben, die keine "antiviralen Medikamente" wie RT-Hemmer und andere "Chemie-Gift-Cocktails" eingenommen oder sich rechtzeitig davon distanziert haben. Diesen ging es gesundheitlich auch relativ gut.

Die ehrliche Lösung des so genannten Aids-Problems kann infolgedessen nur in einer ganzheitlich orientierten Therapie liegen, in der das Immunsystem aufgebaut anstatt durch (antivirale) AZT-Medikamente schwer beeinträchtigt oder total ruiniert wird, die Patienten zu einem vernünftigen Lebensstil bewegt werden, wodurch gute Chancen auf Heilung bestehen. Ohne Immunsystem kein Leben! So lange die etablierte Medizin das nicht begreift, nicht begreifen will oder darf und weiter Immunsystem zerstörende Medikamente einsetzt, werden ihre "Erfolge" dementsprechend gering sein.

HIV-Tests - ein Glückspiel ohne zuverlässige Aussagekraft - wertlos?

Zunächst sollte man wissen, dass alle Blutproben auf den HIV-Test reagieren, egal ob die Probe von einer gesunden, kranken, "infizierten" oder "nicht infizierten" Person stammt. Ob das Testergebnis positiv ausfällt, hängt lediglich davon ab, wie stark die Reaktion ist und ab einem gewissen Level ist der Test dann einfach positiv. Dazu kommt, dass dieses Level von Staat zu Staat oder von Region zu Region unterschiedlich festgelegt ist, obwohl dieselben Testverfahren angewendet werden. Warum denn? Das allein ist schon äußerst merkwürdig, deutet auf "manipulative Messverfahren" hin. Solche "Munkel-Maßnahmen" dürften für ein sicheres Verfahren doch nicht notwendig sein.

Zu 90 Prozent falsche Testergebnisse des Elisa-Tests führten dazu, dass dieser Test bereits 1985 lediglich als so genannter HIV-Suchtest zugelassen war. Ein zweimaliges "positives" Elisa-Testergebnis muss laut westlichen Testregeln durch ein positives Testergebnis des Westernblot-Tests bestätigt werden, wobei auch dieser eine sehr hohe Rate an **falsch** positiven Ergebnissen hervorbringt. Der Erfinder des hochempfindlichen PCR-Verfahrens (Pneumozystis Carinii Pneumonie) Nobelpreisträger und Wissenschaftler Karry Mullis, **bezeichnet ja selbst sein eigenes Test-Verfahren als ungeeignet für den HIV-Nachweis**, weil das HI-Virus nie isoliert wurde und dadurch als Standard fehlt. Dessen ungeachtet wird dieses Verfahren als Bestätigungstest zum äußerst unverlässlichen ELISA-Test von Dr. GALLO angewendet. Ergebnisse falscher oder fragwürdiger medizinischer Feststellungen werden mit "falschen oder fragwürdigen Mitteln und Methoden" bestätigt?

HIV (Aids)-Test – was misst er wirklich?

Zitat von Dr. Heinrich Kremer: ***...In Wirklichkeit misst auch der 'Westernblot-Test' keine Antikörperbildung gegen ein "Retrovirus HIV". Er misst eine Antikörperreaktion gegen das, was man in das Testsubstrat hineingesteckt hat: Nicht definierte Eiweiße, freigesetzt aus mehrfach gestressten menschlichen Immunzellen. Der Suchtest kann also nicht finden wonach er suchen soll, nämlich menschliche Antikörper gegen ein "Retrovirus HIV", das Dr. Gallo und Dr. Montagnier auch nicht gefunden haben"...*** *(Buch, "Die stille Revolution der Krebs- und AIDS-Medizin" von Dr. Heinrich Kremer).*

Alle verwendeten Tests wurden nie einer Prüfung bezüglich spezifischer Reaktion ausschließlich auf HIV unterzogen. Wie denn auch, zumal das hypothetische HI-Virus niemals einwandfrei isoliert wurde und somit ein exakter Standard fehlt. Dessen ungeachtet wird in den Aids-Info-Broschüren dem Volk vorgegaukelt, die Testverfahren seien gut und sicher. Falsche Ergebnisse seien eine höchst seltene Ausnahme. Andererseits ist in Info-Schriften wieder die Rede von diagnostischen Lücken, Interpretationsbedürftigkeit der Befunde sowie statistischer Fehlerbreite.

Aber des Ganzen noch nicht genug, schiebt die Medizin und Politik nun den getesteten Menschen die Verantwortung zu, die aufgrund des "positiven" Testergebnisses schlussendlich selbst bewerten sollen, ob sie nun tatsächlich HIV-positiv seien. Was ist denn das für eine Medizin? Was sind denn das für Tests? Spätestens an diesem Punkt müssten bei allen die Alarmglocken schrillen!

Im "Handbuch HIV-Test, Arbeitshilfen zur Beratung und Testdurchführung" von der deutschen Bundeszentrale für gesundheitliche Aufklärung (BZgA), ist unter anderem folgender Text zu entnehmen: (Broschüre erhältlich bei der BzgA D-51101 Köln, Info siehe auch www.bzga.de)

"Letztlich können nur die Getesteten selbst das Ergebnis interpretieren. Die **"diagnostische Lücke"** und die **Interpretationsbedürftigkeit** der Befunde sowie die statistische **Fehlerbreite** (falsch-positiv/falsch-negativ) lassen in der Regel nur den Individuellen Einsatz des HIV-Tests zu, **denn letztlich ist nur dieser getestete Mensch in der Lage, das Ergebnis für sich zu bewerten und in seine Lebenssituation einzuordnen:** Es kommt nicht darauf an, was er oder sie im Gespräch vor der Beratung sagt, bzw. sich zu sagen traut, sondern es kommt auf das an, was er oder sie über sich weiß. Eine gute Beratung lässt auch zu, dass manches nicht ausgesprochen wird."

Entscheidet hier etwa der Lebenswandel des Betroffenen, ob er bei Unter- oder Überschreitung der Marke HIV-positiv ist? Wird das Level dem Lebenswandel entsprechend niedrig oder hoch angesetzt oder das Serum dem entsprechend verdünnt, sodass bei schlechtem Lebenswandel ein positives, bei gutem Lebenswandel ein negatives Testergebnis zustande kommt? All diese Umstände deuten doch klar auf Manipulation/Untauglichkeit der Testverfahren hin. Ein ordentliches, spezifisches und sicheres Testverfahren muss doch unabhängig von Lebenswandel, Land, Region und Beantwortung diverser Fragen ein klares Ergebnis zustande bringen. Geht es denn noch dilettantischer? Warum gehen die Menschen dann zum Test,

wenn schlussendlich ihr Lebenswandel ihnen die Antwort geben soll, ob sie HIV-positiv sind oder nicht? In Anbetracht dieser Begleitumstände, die scheinbar zum Hauptfaktor werden, würde sich ein HIV-Test von vornherein schon erübrigen. Und wie ist es aus medizinischer Sicht vertretbar, solche Tests, die offensichtlich mehr Unsicherheit als Sicherheit mit sich bringen, den unwissenden Menschen zu empfehlen? Absurdität erfährt scheinbar immer wieder eine Steigerung.

Somit weiß nach einem solchen positiven Aids-Test weltweit niemand, weder Arzt noch der Getestete selbst, ob er nun tatsächlich "HIV-positiv" ist oder nicht. Eine Vermutung mit Todesangst einflößenden Potenzial?

Einige von rund 60 Kreuzreaktionen, die geeignet sind, auf die Aids-Tests zu reagieren. Viele treffen auf den Elisa-Test, andere auf den Westernblot, manche wiederum auf beide zu (Christine Johnson):

Anti-Kohlehydrat-Antikörper, **natürlich vorkommende Antikörper**, Verabreichung von Gamma- oder Immunglobulinen, Tuberkulose, Niereninsuffizienz, Tetanus-Impfung, Herpes Simplex, Infektion der oberen Atemwege (Erkältung, Grippe), bösartige Krebserkrankungen, Hepatitis, Hypergammaglobulinämie, Hepatitis B-Impfung, Lepra, Malaria,usw.

So haben also alle Menschen mit verschiedensten Krankheitsbildern, aber auch jeder Gesunde sehr gute Chancen, durch einen Aids-Test "HIV-positiv" zu werden, obwohl sie es gar nicht sind. Eine weitere Merkwürdigkeit liegt darin, dass mit diesem Test nach einer "Viruserkrankung" namens "HIV" gesucht wird, obwohl es keinen gesicherten Nachweis über die Existenz dieses (nie isolierten) Virus gibt, das lt. Dr. Heinrich Kremer auch die "Erfinder" Dr. Montagnier und Dr. Gallo nie gesehen haben.

Nachdem die Menschen HIV-positiv gestestet worden sind, egal ob richtig oder falsch, beginnt das Drama. Angst, Zweifel, Hoffnungslosigkeit, Verzweiflung machen sich bei diesen Menschen breit. Es folgt die schulmedizinische Behandlung mit massiven chemischen Medikamenten, mit Antibiotika (z.B. Bactrim usw.), dem manchmal "Tod bringenden" AZT usw. Und gerade diesen Medikamenten, die das Immunsystem des Patienten enorm schädigen, wird lt. vieler Experten ein wesentlicher und entscheidender Anteil zur Auslösung und Förderung von Aids und Krebs zugeschrieben. Die schulmedizinischen HIV-Therapien mit AZT und anderen extrem toxischen Substanzen rufen eine Schwächung des Immunsystems sowie gravierende Organschädigungen hervor und stellen nicht selten eine Todesfalle dar, in der die Krankheit, die durch die Medikamente eigentlich geheilt werden soll, erst richtig ausgelöst wird (Dr. Heinrich Kremer).

Das erklärt auch, warum wir lt. Statistik so viele Millionen "Aids-Kranke" haben. Es wirft aber auch die Frage auf, warum die Menschen auf das mysteriöse "HI-Virus" getestet werden, für dessen Existenz (nie isoliert) es keinen stichhaltigen wissenschaftlichen Beweis gibt und die Gründe der "Aids-Erkrankung" laut Meinung vieler Wissenschaftler grundsätzlich ganz woanders liegen, nämlich im Konsum von Drogen, verschiedensten Suchtmitteln (Poppers usw.), in ungesunder Ernährung - Lebensführung, Raubbau am Körper, mangelnder Hygiene, gewisser chemischer Medikamente usw., wodurch im Laufe der Zeit aufgrund der Gesamtbelastungen das Immunsystem zum Erliegen kommt. Was wäre hier logischerweise die dringendste Aufgabe? Das Immunsystem aufbauen anstatt mit chemischen Medikamenten total ruinieren!

Das Unglaublichste der ganzen Sache ist aber, dass all die Unkorrektheiten, Täuschungen und Unzuverlässigkeiten dieser HIV-Hypothese und Testverfahren seit Jahren nicht nur in Deutschland verschiedenen Institutionen und Behörden medizinischer, wissenschaftlicher und politischer Natur bekannt sind. Das ändert nichts daran, dass nach wie vor mit denselben Testverfahren so genannte HIV-Positive "ermittelt - produziert" und mit den selben Krebs fördernden Medikamenten behandelt werden. Siehe auch folgende Bücher:

„Mythos HIV“ von Michael Leitner, sowie
„Impfen – Völkermord im Dritten Jahrtausend“ von Dr. Stefan Lanka,

So stellt sich die Frage, wie (un)vernünftig es ist, in Anbetracht der hypothetischen, konfusen und "korrumpierten" medizinischen Grundlage für HIV/Aids, der Unzuverlässigkeit der HIV-Tests, Behandlungen mit Krebs/Aids -fördernden Medikamenten, überhaupt einen solchen Test vornehmen zu lassen? Wäre es nicht für jeden Einzelnen wichtiger, auf eine gute, gesunde Lebensführung ohne Drogen und Suchtmittel, gesunde, vollwertige, natürliche Ernährung, Hygiene, optimale Vitalstoffversorgung, ein intaktes Immunsystem zu achten und alles zu vermeiden was dem abträglich ist, auch die chemischen und das Immunsystem zerstörenden Medikamente? Gäbe es dann bald weit weniger oder fast keine HIV-Positiven mehr?

Mit diesen Ausführungen soll lediglich die Problematik und "Gefährlichkeit" der etablierten Aids-Krebs-Medizin - mit Hinweis auf die schon erwähnte Originalliteratur - ein wenig aufgezeigt werden. Dessen ungeachtet ist bei solchen Erkrankungen die Inanspruchnahme eines ganzheitlich behandelnden Arztes / Therapeuten notwendig. Dieser sollte über die Folgen der denaturierten Industrienahrung, Vitalstoffarmut, Übersäuerung, die notwendigen Mikronährstofftherapien und das Rollenspiel der Vitalstoffe, aber auch über die Krebs fördernde Wirkung mancher chemischer Medikamente Bescheid wissen.

Aids - die Diagnose und Verantwortung

Im Juli 2003 war in den "Vorarlberger Nachrichten" in einem Artikel über Aids Folgendes zu lesen: "...Auch in Vorarlberg hat sich die Zahl der Neuinfektionen auf "relativ hohem Niveau" eingependelt, wie der Leiter der Aidshilfe, Dr. Werner Pfefferkorn, sagt. Offiziell gibt es *[in Vorarlberg]* pro Jahr durchschnittlich zehn Neuerkrankungen. Schon in den ersten sechs Monaten dieses Jahres mussten fünf Personen, darunter drei Frauen, als HIV-positiv diagnostiziert werden. Die Dunkelziffer ist allerdings viel höher. **Auch aus Angst wird nicht selten auf einen Aids-Test verzichtet. Was von sehr geringer Verantwortung zeugt, so Dr. Pfefferkorn." ...**

Zum Stichwort Verantwortung nun die Gegenfrage: Wie verantwortungsvoll ist es, derart unzuverlässige Aids-Tests, denen Vertuschung, Unterdrückung negativer

Fakten usw. zugrunde liegen, zu empfehlen und durchzuführen, zumal diese Problematik auch vielen Gesundheitsbehörden, Medizinern bekannt ist. Und andererseits werden die Menschen auf ein Virus getestet, dessen Existenz nie einwandfrei nachgewiesen wurde. Wissen das denn viele Ärzte nicht? Wie verantwortungsvoll ist es, Menschen unter diesen Umständen mit unzuverlässigen und somit fast wertlosen Testverfahren in Angst und Schrecken zu versetzen, die trotz positivem Aids-Test vielleicht oder wahrscheinlich gar nicht "HIV-positiv" sind? Wie verantwortungsvoll ist es, in Anbetracht dieser Umstände, die Patienten einer medikamentösen Behandlung mit "Tod bringendem Potenzial" (AZT, Bactrim usw.) auszusetzen, nicht zuletzt ohne sie wahrheitsgetreu über die Hintergründe dieser Tests und auch die Nebenwirkungen dieser Medikamente zu informieren? Wo bleibt hier die verantwortungsvolle Aufklärung? Wahrscheinlich würden nach detaillierter und ehrlicher Aufklärung die meisten nicht mehr bereit sein, diese Aids-Tests, Aids-Behandlungen und -Medikamente in Anspruch zu nehmen.

All das ändert aber nichts daran, dass die Menschen vermehrt und intensiv auf Infektionsrisiken und die **richtigen** Vorsorgemaßnahmen hingewiesen werden müssen, vordergründig aber auf die absolute Notwendigkeit natürlicher, vollwertiger Ernährung, optimaler Vitalstoffversorgung, guter Lebensführung, was grundsätzlich ein intaktes Immunsystem sicherstellt.

Der Contergan-Skandal und seine furchtbaren Folgen sind uns noch in Erinnerung. Auch bei Contergan wussten die Verantwortlichen (Ärzte, Behörden, Politiker), dass dieses vor allem schwangeren Frauen empfohlene Schlafmittel mit Risiken behaftet war. Ungeachtet dessen hat man es trotzdem verschrieben und von oberster Stelle geduldet. Das Ergebnis ist uns allen bekannt: Tausende schwerst behinderte Kinder kamen zur Welt. Warum wurde da niemand zur Verantwortung gezogen? Die "Narrenfreiheit" der Pharmazie/Schulmedizin und der mit verantwortlichen Politik scheint unbegrenzt zu sein!

Vielleicht kann der Aids- und AZT-Skandal, wenn er einmal publik geworden ist, endlich die Bevölkerung zur Wachsamkeit bewegen, alle schulmedizinischen und auch naturheilkundlichen Behandlungen mit entsprechendem Mut und objektiver Einstellung kritisch und bis ins Detail zu hinterfragen. Erst dann können wir hoffen, dass auch die Politik gezwungen ist, sich aus den „Fängen" der Pharmazie, Schulmedizin und Ernährungswirtschaft zu lösen und zum Wohle der Gesundheit der Menschen zu entscheiden. Geld ist eben verführerisch! Politik muss charaktervoll sein, frei von Spenden aus wirtschaftlichen Unternehmen (Sponsoren), den Einflüssen ihrer Lobbyisten. Leider läuft mit der Zentralisierung/Globalisierung, der Trend in die entgegen gesetzte Richtung. Dieses Geben erfolgt gerne in der Erwartungshaltung behördlichen Entgegenkommens als Gegenleistung. Es darf nicht sein, dass durch gegenseitige „Gefälligkeiten" mit finanziellem Hintergrund „die eine Hand die andere wäscht!"

Die häufigsten Zivilisationskrankheiten – ihre Entstehung und erfolgreiche Ursachenbehandlung

Herz-/Kreislauferkrankungen - Ernährung - Vitalstoffe

Das Herz

- ist ungefähr so groß wie eine geballte Faust
- wiegt ungefähr 300 Gramm
- pumpt Blut durch ca. 28.000 Kilometer Arterien
- versorgt insgesamt etwa 100.000 Kilometer Blutgefäße
- schlägt ca. 100.000 Mal am Tag - das ist ca. 2,5 Milliarden Mal in 70 Jahren (2.500.000.000) - genauso oft werden die Koronararterien (bei jedem Herzschlag) gedehnt und wieder zusammengezogen – eine ungeheure Belastung
- pumpt täglich rund 7 Tonnen Blut durch den Kreislauf
- versorgt dadurch rund um die Uhr Billionen von Körperzellen mit Nährstoffen und Sauerstoff.

Anhand dieser Daten kann sich jeder vorstellen, welch enormer Belastung unser Herz und auch die Blutgefäße, insbesondere die Koronararterien ausgesetzt sind. Das verlangt logischerweise nach bester "Pflege – Kraftstoffversorgung" und somit bester, vitalstoffreicher Vollwerternährung und optimaler Vitalstoffversorgung um Erkrankungen zu verhindern. Wenn die Koronararterien durch Plaques (Ablagerungen) verengt sind, vermindert sich der Blutfluss zum Herzmuskel. Das Herz und auch die Arterien sind somit einer noch größeren Belastung ausgesetzt. Bei einer Verengung von ca. 70% machen sich verschiedene Symptome (Atemnot, stechender Herzschmerz usw.) deutlich bemerkbar. In diesem Zustand verspürt der Herzkranke Druck, Enge, körperliche Erschöpfung, Schweregefühl, Atemnot und anderes mehr. Das ist dann der beängstigende Zustand, der als **Angina pectoris** bekannt ist. Diese Symptome sind Zeichen dafür, dass zumindest ein Bereich des Herzmuskels mehr Blut benötigt, als durch die für die Blutversorgung zuständige und durch Ablagerungen verengte Arterie zufließen kann. Diese Beschwerden signalisieren also Versorgungsprobleme und so macht das Herz auf den Sauerstoff- und Nährstoffmangel aufmerksam. Je mehr die Verengung zunimmt, umso drastischer werden die Beschwerden und reichen bis hin zum Herzinfarkt und Schlaganfall, was zu teilweisen Lähmungen, auch zur totalen Bewegungsunfähigkeit und zum Tod führen kann.

Ursachen von Herz-/Kreislauferkrankungen

Auch die Herz-/Kreislauferkrankungen haben ihren Ursprung grundsätzlich in ungesunder, denaturierter, vitalstoffarmer Industrienahrung und damit verbundener Vitalstoffarmut. Der obligatorische Bewegungsmangel und übermäßiger Stress sind weitere schädliche Faktoren. Diese Umstände, vor allem die Unterversorgung mit Mikronährstoffen, der Konsum denaturierter Industrienahrung und chemisch behandelter Industrieöle/-fette führen im Laufe der Zeit zu einer schlechten allgemeinen Stoffwechsellage, Instabilität der Blutgefäße und auch Ablagerungen in denselben mit all den unangenehmen Folgeproblemen (siehe Kapitel Ernährung, Teil "ÖLE UND FETTE").

Die Arterien werden bei jedem Herzschlag leicht gedehnt, wieder zusammengezogen und sind deshalb ununterbrochen einer enormen Druckbelastung, aber auch Viren und bakteriellen Angriffen ausgesetzt, was eine hohe Stabilität erfordert, die bei schlechter Vitalstoffversorgung (ungesunder Ernährung) nicht gegeben ist. "Junge" Arterien sind noch flexibel, elastisch, geschmeidig und haben mit dieser Belastung kein Problem. Mit der Zeit werden sie in erster Linie aufgrund mangelhafter Ernährung und Vitalstoffversorgung, vorwiegend durch Mangel an Vitamin C, Lysin und Prolin, hart, dick und spröde und verlieren sehr viel an Elastizität und Stabilität, womit auch die Probleme beginnen. Durch vollwertige, natürliche und vitalstoffreiche Ernährung, die eine gute Vitalstoffversorgung sicherstellt, können diese Verschleißerscheinungen erheblich reduziert, Herz-/Kreislauferkrankungen verhindert werden. Entsprechende Mikronährstoffgaben können ebenfalls wesentlich zur Verhinderung, aber auch Heilung solcher Erkrankungen beitragen.

Wichtige Grundsätze/Grundsubstanzen

- Die erste Medizin ist immer – sowohl in der Vorbeugung als auch in der Heilung - natürliche, vollwertige Bio-Ernährung, Vermeidung von denaturierter Industriekost und Chemiegifte in Nahrungsmitteln (siehe Kapitel Ernährung)
- äußerst wichtig ist auch die Vermeidung der handelsüblichen, denaturierten, hoch erhitzten und chemisch behandelten Speiseöle/Kochfette, die unter anderem in vielen industrialisierten Nahrungsmitteln vorhanden sind, denn sie beeinträchtigen insbesondere den Fettstoffwechsel, aber auch den Gesamtstoffwechsel und spielen somit auch bei den Herz-/ Kreislauferkrankungen eine wesentliche Rolle.
- Laut Dr. Budwig fehlt diesen gesättigten Fetten die Eignung der Anlagerung an Eiweiß und die Wasserlöslichkeit. Somit haben sie auch die Fähigkeit verloren, in die Kapillaren vorzudringen, verdicken das Blut und verursachen Kreislaufschäden. Diese gesättigten (denaturierten) Fette sind schwer verwertbar, werden

vom Organismus ausgesondert, bleiben in Gewebe, Organen, Gefäßen und unter der Haut liegen. In Notzeiten werden sie vom Körper teilweise wieder mobilisiert.

- Hoch ungesättigte Fette wie z.B. Leinöl, Sonnenblumenöl usw. hingegen sind leicht verstoffwechselbar, in Verbindung mit gutem Eiweiß (z.B. Quark) wasserlöslich, können somit bis in die kleinsten Kapillargefäße vordringen und tragen zu optimaler Viskosität des Blutes bei. Deshalb sollten ausschließlich natürliche Öle/Fette, z.B. natürliches, kalt gepresstes Leinöl, Sonnenblumenöl usw. konsumiert werden (Dr. Budwig) - siehe auch Kapitel Ernährung, Teil "ÖLE /FETTE")).
- Vitamin C ist für die Stabilität der Blutgefäße, Kollagenbildung unerlässlich
- Prolin, Lysin (wichtig für die Kollagenbildung, Stabilität der Blutgefäße)
- Vitamin E (wichtiges Antioxidanz, begünstig die Fließeigenschaft des Blutes, hat einen vielfältigen Wirkungsbereich)
- Vitamin B^3 (wichtig für den Energietransport und die Leistungsfähigkeit der Herzmuskelzellen)
- Vitamin B^5 (notwendig für viele Stoffwechselfunktionen – für Kohlenhydrate, Fett, Eiweiß usw.)
- Vitamin B^6 (erforderlich für die Bildung der roten Blutkörperchen – Sauerstofftransport und viele Stoffwechselfunktionen)
- Vitamin B^{12} (Bildung der roten Blutkörperchen, für Eiweiß- und Fettstoffwechsel wichtig, Vitamin-B^{12}-Mangel führt zu Blutarmut)
- Folsäure (wichtig, für die Blutzellenbildung und ausschlaggebend für den Sauerstofftransport, gute Kombinationswirkung mit Vitamin B^6, B^{12})
- Coenzym Q^{10} (wichtig für die Atmungskette in den Mitochondrien, für die Herzmuskelzellen – Aufbereitung der notwendigen Bioenergie, Pumpfunktion des Herzens)
- Mineralstoffe sind für viele Stoffwechselvorgänge notwendig. Magnesium ist ein natürlicher Calciumantagonist und hat die Fähigkeit den Blutdruck zu senken. Calcium und Kalium sind wichtig für die Reizweiterleitung der Nervenimpulse, regelmäßigen Herzschlag usw.
- insbesondere bei Menschen, die sich nicht so gesund ernähren, scheint eine gute Nahrungsergänzung mit wissenschaftlichem Hintergrund – im Sinne des Vitalstoffausgleiches - für die Aufrechterhaltung der Gesundheit unerlässlich zu sein.

Unsere "normale" Industrie-Nahrung enthält in der Regel nur soviel Vitamin C, um klassische Vitamin-C-Mangelerkrankungen wie z.B. Skorbut zu verhindern, aber nicht genug, um die Arterienwände stabil, flexibel und gesund zu erhalten. Auch viele andere Mikronährstoffe, insbesondere B-Vitamine und diverse Mineralstoffe sind in der denaturierten Industrienahrung – wie sie die meisten Menschen zu sich nehmen - für einen ordnungsgemäßen Stoffwechsel und Stabilität der Blutgefäße unzureichend enthalten.

Herz-/Kreislauferkrankung - Vorbeugung mit Mikronährstoffen

Bei der Vorbeugung gegen Herz-Kreislauferkrankungen und Arteriosklerose nimmt Vitamin C neben anderen Vitalstoffen, natürlichen ungesättigten Fetten die bedeutendste Funktion ein und ist sozusagen als "Zement" für die Stabilität unseres Körpergewebes und der Blutgefäße zuständig. Vitamin C steigert die Produktion von Kollagen, Lysin und anderer Stabilitätsmoleküle im Körper. Kollagen hat für den menschlichen Körper/die Blutgefäße ähnliche Stabilitätsfunktionen wie das Stahlgeflecht eines Hydraulikschlauches, das dem gewaltigen Öldruck standhält. Ohne dieses schützende "Panzergewebe" würde der Hydraulikschlauch sofort platzen. Die Kollagenfasern haben für das Bindegewebe, die Haut und Wände der Blutgefäße, die durch Millionen dieser schützenden Stabilitätsmoleküle gebildet werden, eine ähnliche Wirkung. Dies unterstreicht die Wichtigkeit einer gut funktionierenden Kollagenbildung und diese ist vordergründig von einem ausreichenden Vitamin-C-Haushalt abhängig. Stehen dem Organismus genügend Vitamin C, Lysin, Prolin und andere Mikronährstoffe zur Verfügung, kann er in entsprechendem Maße Kollagen produzieren und je mehr Kollagen unser Organismus in den Gefäßwandzellen produziert, umso stabiler sind das Bindegewebe und auch die **Blutgefäße** *(Arterien, Venen, Kapillargefäße)* mit einer Länge von rund 100.000 Kilometern.

Die regelmäßige und ausreichende Vitamin-C-Versorgung des Organismus erscheint deshalb so wichtig, weil der menschliche Körper nach heutigen medizinischen Erkenntnissen (2003) - im Gegensatz zu den meisten Tieren - selbst kein Vitamin C erzeugen kann. Auch wenn die klassische Schulmedizin in zweifelhafter Form behauptet, dass Menschen, die viel Obst und Gemüse essen, ausreichend mit Vitaminen und Mineralstoffen versorgt sein sollen, so muss das doch sehr in Frage gestellt werden, zumal Obst allein eine nebensächliche Rolle spielt, die optimale Versorgung von **wirklich gesunder, vollwertiger Bio-Nahrung in richtiger Zusammensetzung** abhängig ist und klinische Studien sowie Therapieerfolge aus der orthomolekularen Medizin und Zellularmedizin ebenfalls Gegenteiliges aussagen. Auch die biologische Individualität und der individuelle Mehrbedarf der Menschen (Vererbung, Ernährung, Lebensführung, physische, psychische Belastungen) muss immer berücksichtigt werden. Dass kranke Menschen, insbesondere jene, die chemische Medikamente einnehmen, starkem Stress und vielen anderen schädlichen Faktoren ausgesetzt sind (Vitalstoffräuber), einen erhöhten Bedarf an Vitalstoffen haben, ist erwiesen, erscheint aber auch logisch.

Über den Zusammenhang zwischen Vitamin C und der Instabilität des Körpergewebes und der Blutgefäße weiß man schon mehr als ein halbes Jahrhundert Bescheid. Unser "Gesundheitssystem" hat aber diese wichtigen Erkenntnisse nicht genutzt und als unbedeutend dargestellt. Schonende naturheilkundliche Behandlungsformen (Vitamin-Mineralstoff-Enzymgaben) stehen offensichtlich finanziellen Interessen gewisser Nutznießer entgegen. Oder sind vielleicht die biologischen Zusammenhänge zwischen vollwertiger, natürlicher Ernährung, Mikronährstoffen, der biochemischen Abläufe und Gesundheit von der Schulmedizin nicht verstanden worden? Richtig gesunde, vollwertige, natürliche Ernährung ist eben etwas ganz anderes, als das, was die etablierte Medizin vielfach als gesunde Ernährung ansieht. **Schließlich**

haben sie dies und auch das Rollenspiel der Vitalstoffe in ihrer universitären Ausbildung nicht gelernt.

Der Zellforscher, Arzt und Wissenschaftler Dr. Matthias Rath, zuvor an der Universität Hamburg sowie im Deutschen Herzzentrum Berlin tätig, hat in seinem Buch,

„Warum kennen Tiere keinen Herzinfarkt, aber wir Menschen"
ISBN 90-76332-01-0

die Entstehung und auch Heilung von Herz-/Kreislauferkrankungen, sowie Maßnahmen zur Vorbeugung solcher Erkrankungen aus seiner Sicht gut verständlich, fundiert dargestellt und mit klinischen Studien untermauert. Seine Erkenntnisse decken sich grundsätzlich mit jenen der orthomolekularen Medizin. Auch die Heilerfolge und äußerst positiven Patientenerfahrungen aufgrund seiner Vitalstofftherapien sprechen eine deutliche Sprache. Einer Erkrankung liegen aber meistens mehrere schädigende Faktoren (z.B. schädliche Fette, Vitalstoffmangel, ungesunde Lebensführung usw.) zugrunde. Auch die Verwendung bester, natürlicher Fette/Öle, die keiner Erhitzung und chemischen Behandlung unterzogen wurden wie die handelsüblichen Öle/Fette, scheint für die Gesundheit in vielerlei Hinsicht unerlässlich zu sein.

Vitalstofftherapien scheinen zur Vorbeugung gegen Herz-/Kreislauferkrankungen und andere Zivilisationskrankheiten wichtig zu sein, in erster Linie aber für jene Menschen, die - aus welchen Gründen auch immer - sich außerstande sehen, sich vollwertig und natürlich zu ernähren oder einen mäßigen Lebensstil zu führen.

Herz-/Kreislauferkrankungen, Cholesterin und die künstlichen Fette

Laut Schulmedizin sind viele Herz-/Kreislaufprobleme der Menschen im hohen Cholesterinspiegel begründet, der auch für die arteriosklerotischen Ablagerungen hauptverantwortlich sein soll. Aber der "überhöhte" Cholesterinspiegel muss doch ebenfalls eine Ursache haben, die offensichtlich kaum einen Arzt interessiert, weil man einfach mit fragwürdigen Mitteln den Cholesterinspiegel senkt. Außerdem ist die festgelegte Wertgrenze umstritten. Andererseits gibt es wieder zahlreiche Menschen mit starker Arteriosklerose, in deren Blut keine überhöhten Fettstoffwerte vorhanden sind. Bei genauerem Hinsehen sind viele Widersprüche erkennbar.

Das Cholesterinproblem ist zu einem unverzichtbaren Wirtschaftsfaktor angewachsen. Zahllose Arztbesuche bringen enorm viel Geld, Pillenhändler vertreiben Unmengen Cholesterin-Medikamente, deren Gesundheit bringender Effekt nicht belegt ist. Um diesen Risikofaktor aber aufrecht zu erhalten, wird der überhöhte und offensichtlich willkürlich festgelegte Cholesterinwert von Ärztegruppen und Pharmafirmen planmäßig als Krankheit dargestellt. Zur Belebung der Situation werden verschiedene Initiativen ins Leben gerufen. Kardiologenverbände, Margarinehersteller, Pharmaunternehmen betreiben regelmäßig "Gesundheitsinitiativen" mit der Empfehlung an die Menschen, ihren Cholesterinwert feststellen zu lassen. Broschüren werden in Apotheken und Warteräumen aufgelegt, die zur Vorsicht mahnend nahe legen, jeder sollte ab dem 30. Lebensjahr seinen Cholesterinspiegel kennen und alle zwei Jahre kontrollieren lassen. Ein überhöhter Cholesterinspiegel sei einer der bedeutendsten Risikofaktoren für Herz-Kreislauf-Erkrankungen, lässt man immer wieder verlauten. Cholesterin wird als "Zeitbombe für die Gesundheit" dargestellt und die Menschen werden mit frühem Herztod verängstigt. Dabei ist in der Medizin bekannt, dass Cholesterin eine lebenswichtige Substanz ist. Der willkürlich festgelegte Grenzwert von 200 kann lediglich eine Richtlinie sein.

So lassen sich die Menschen millionenfach den Cholesterinspiegel messen. Mehr als die Hälfte liegt über dem willkürlich festgelegten Grenzwert 200. Alles in allem eine praktische Sache mit vielen Profiteuren, außer dem Patienten selbst: die Kardiologen durch die Patienten, die Hersteller von Cholesterinmessgeräten, die Medikamentenhersteller durch den Verkauf der Cholesterinsenker, Margarinehersteller durch die (fatale?) Empfehlung z.B. "Be..." anstatt Butter zu konsumieren.

Die "gesundheitlichen" Ratschläge der Ärzte und Herzgesellschaften scheinen keine Grenzen mehr zu kennen. Offensichtlich zur Erfindung neuer Krankheiten und Behandlungsmaßnahmen widmet man sich schon folgen Zukunftsperspektiven:

- bei fünfjährigen Kindern soll der Cholesterinspiegel regelmäßig kontrolliert werden
- das Risiko für Herzkrankheiten sollte schon vor der Geburt oder unmittelbar danach durch einen Arzt ermittelt werden
- sobald das Kind feste Nahrung aufnehmen kann, soll es cholesterinarm ernährt werden (welch fatale Empfehlung in Anbetracht der Notwendigkeit, bester, natürlicher Öle/Fette)
- der Blutdruck soll vom 3. Geburtstag an überwacht werden usw.

Ja geht es denn noch verrückter? Bevor die Kinder recht auf der Welt sind, sollten sie schon den "Chemie-geprägten" Ärzten ausgeliefert werden. Erfinderische Ärzte - deren wir zur Genüge haben - finden immer sehr schnell einen Behandlungsgrund. Eine Untersuchung ohne Diagnose bedeutet in der heutigen Medizin: es wurde nicht "gründlich" genug untersucht. Im Umkehrschluss: eine erschöpfende Untersuchung bringt auch beim gesündesten Menschen eine Diagnose und einen Behandlungsgrund hervor. Was aber Kinder und Erwachsene für optimale Gesundheit in Wirklichkeit brauchen, sind nicht diese medizinischen "Pseudomaßnahmen", sondern biologische, vitalstoffreiche Ernährung, die besten, natürlichen Öle und Vermeidung von denaturierter Industrienahrung.

Würden die Mediziner ihr "hochgeschraubtes Cholesterinproblem" wirklich ernst nehmen und selbst daran glauben, so müsste zuerst das Stillen der Säuglinge abgeschafft werden. Der sehr hohe Cholesteringehalt der Muttermilch ist aber für die Gesundheit des Kindes allgemein bedeutungsvoll, insbesondere aber für den Aufbau des Gehirns und der Nervenzellen sehr wichtig. Was ist das für eine konfuse Medizin?

Dessen ungeachtet versuchen finanzielle Nutznießer nach wie vor die Cholesterintheorie als gesicherte medizinische Erkenntnis darzustellen. Immer mehr verantwortungsbewusste Ärzte gehen aber auf Distanz zur Cholesterinhysterie. Angeblich konnte bisher keine Studie vorgelegt werden, die belegen könnte, dass durch die Senkung von Cholesterin Menschenleben gerettet werden. Hingegen sollen genügend Studien vorliegen, die darauf hinweisen, dass mit einer Senkung des Fettes eine höhere Sterblichkeit einhergeht.

Fettentzug, cholesterinarme Ernährung kann insbesondere bei älteren Menschen gefährlich bis lebensbedrohlich sein. Das so verschmähte Cholesterin benötigen wir von der Geburt bis zum letzten Atemzug. Gutes, natürliches Fett ist lebensnotwendig!

Cholesterin - auch in einem weiter gesteckten Rahmen - kann lt. vieler Experten nicht als Ursache der Herz-/Kreislauferkrankungen gesehen werden. Das ändert aber nichts daran, dass ein Großteil der Schulmediziner nach wie vor im erhöhten Cholesterinspiegel das Hauptproblem sehen und dementsprechend behandeln, wodurch Pharmabetriebe weltweit allein mit den Cholesterinsenkern fortlaufend Milliardengewinne erzielen. Die "medizinische Gehirnwäsche" scheint auf allen Ebenen zu funktionieren. Unser medizinisches System hat den Menschen ja lange genug suggeriert, je niedriger der Cholesterinspiegel sei, um so besser seien sie vor Herz-/ Kreislauferkrankungen geschützt und umso länger würden sie leben. Das Problem liegt aber in der denaturierten Industrie-Nahrung, Vitalstoffarmut, all den "toten" Fettsubstanzen, die wir täglich in uns hinein stopfen.

Cholesterinsenker vermindern die Cholesterinproduktion im Körper. Sie stören aber auch die körpereigene Bildung von Coenzym Q^{10} (Ubiquinon), das ebenfalls ein wichtiger Zellschutzstoff ist. In vielen Fällen beeinträchtigen und vermindern Medikamente auch den optimalen Übertritt von Vitaminen aus dem Verdauungstrakt in die Blutbahn. Sinkt der Coenzym Q^{10}-Spiegel deutlich, so kann dies zu lebensgefährlicher Herzinsuffizienz führen.

Es müsste die Ursache behandelt werden! Das bedeutet: biologische Vollwerternährung, optimale Mikronährstoffversorgung, vor allem beste, biologische Öle/Fette, genügend Vitamin C, Lysin, Prolin, die für optimale Kollagenbildung sorgen, welche die Gefäßwände stabilisieren und entzündungshemmend wirken. Dadurch wird sich der Gesundheitszustand ganz allgemein verbessern und auch der Cholesterinspiel automatisch im optimalen Bereich einpendeln.

Ungeachtet dieser wichtigen Erkenntnisse empfehlen diverse Schulmediziner insbesondere bei erhöhten Blutfettwerten (welcher Wert ist richtig?), Bluthochdruck und Übergewicht, **sich fettarm zu ernähren** und verschreiben eifrig Cholesterinsenker und andere fragwürdige Mittel.

Welch fatale Empfehlung! Ganz im Gegenteil! Weil es so wichtig ist, noch einmal: Gute, natürliche, kalt gepresste Öle sind gesund und lebenswichtig. Fett ist für die Gesundheit, auch Genesung unerlässlich! Es müssen aber hochwertige, biologische, kalt gepresste Öle sein. Selbstverständlich sollen alle hydrierten, hoch erhitzten, chemisch haltbar gemachten Industrieöle und -fette gemieden werden. Worin soll denn der "erhöhte" Cholesterinspiegel begründet sein, wenn nicht in der ungesunden Ernährung, Belastung durch die denaturierten Industrieöle- und fette, deren Trans-Fettsäuren der Körper nicht ordnungsgemäß zu verarbeiten vermag, diese deshalb im Gewebe, in den Gefäßen abgelagert werden und von dort aus den Fettstoffwechsel beeinträchtigen. Es ist die Qualität der Öle/Fette die für einen guten Fettstoffwechsel und normale Blutfettwerte maßgebend sind, nicht die geringe Menge oder gar Fettverzicht! (Dr. Budwig - siehe auch Kapitel Ernährung, Bereich ÖLE UND FETTE).

Der Konsum von hoch erhitzten, denaturierten Industrieölen/-fetten ist aus naturheikundlicher Sicht eine „Todsünde". Als Koch- und Streichfett kann z.B. "OLEOLUX" nach Rezept von Dr. Budwig (Buch ÖL-EIWEISS-KOST) empfohlen werden. Damit sind bei gesunder Vollwerternährung die besten Voraussetzungen für einen normalen Cholesterinspiegel, Blutdruck und ideales Körpergewicht gegeben. Gute, natürliche Öle/Fette haben auch auf das Säuren-Basen-Verhältnis einen positiven Einfluss. Diese wichtigen Erkenntnisse (denaturierte Fette/Öle) sind in verschiedenster Fachliteratur dokumentiert, beruhen auf klinischen Tests, wissenschaftlichen Untersuchungen und Patientenerfahrungen (Dr. Budwig).

Jenen Ärzten, die sich nach wie vor mit dem "unergründlichen" Cholesterin- und Fettproblem sowie nebulosen Ursachenvermutungen herumschlagen, können zur Aufklärung insbesondere die Bücher von Dr. Johanna Budwig,

"KREBS - Das Problem und die Lösung"

"ÖL-EIWEISS-KOST"

"MENSCH-SEIN ATMUNG, IMMUNABWEHR IM WÜRGEGRIFF"

"Das Fettsyndrom"

empfohlen werden. Eine von der Fettindustrie/Politik verhinderte und von der universitären Medizin abgelehnte Wahrheit?

Die interessanteste Erkenntnis ist aber, dass Menschen, die sich gesund, vollwertig, natürlich ernähren, biologische Fette/Öle verwenden und einen vernünftigen Lebensstil praktizieren, keine erhöhten Blutfettwerte, keinerlei Anzeichen von Herz-/Kreislauferkrankungen oder sonstige Gesundheitsprobleme haben. Warum wird an dieser Erkenntnis vorbeitherapiert? Das bedeutet doch, dass bei richtig angewandter Naturheilmedizin (Ernährung, Vitalstoffe), sich Cholesterinsenker fast gänzlich erübrigen würden? Aber wer will denn das, von all den Nutznießern aus dieser Branche?

Chemische Medikamente - die Problematik

Laut Weltgesundheitsorganisation (WHO) sterben jedes Jahr mehr als 12 Millionen Menschen an den Folgen von Herzinfarkt und Schlaganfall. Das muss heutzutage bei entsprechender Lebensführung, vollwertiger, natürlicher Ernährung, der Verwendung natürlicher Öle/Fette, optimaler Mikronährstoffzufuhr und Naturheiltherapien nicht mehr sein! Erfolgreiche Vorbeugung und auch Rückbau schon vorhandener Risikofaktoren, der Arterienverkalkung durch richtig gesunde Ernährung, entsprechende Vitamin-, Mineralstoff-, Enzymgaben ist nachweislich (viele geheilte Patienten) möglich. Trotzdem „therapiert" die Schulmedizin nach wie vor in millionenfacher Anwendung mit chemischen, körperfremden Herz-/ Kreislaufmedikamenten auf Basis der Symptomunterdrückung. Die gravierenden Nebenwirkungen mit möglichen Folgeerkrankungen und daraus resultierende Medikamentenabhängigkeit sind bekannt. Die Ursache der Krankheit bleibt aber trotz der chemischen Medikamente unbehandelt und die Krankheit schreitet fort. Der durch die Einnahme dieser chemischen Medikamente entstehende Nachteil (Nebenwirkungen) kann ebenfalls ungleich höher sein als der erhoffte Vorteil.

Herz-/Kreislauf-Medikamente

- Es gibt dutzende Blutdruck senkende Medikamente
- genau so viele gibt es, die das Auftreten von Angina pectoris verhindern sollen
- Jedes dieser Medikamente hat seine mehr oder weniger umfangreichen (rund 30) Nebenwirkungen und das Potenzial verschiedenste Zellen und Organe zu schädigen *(lesen Sie einmal den Beipackzettel genau).*
- Wenn ein Medikament nicht oder zu wenig anspricht, wird fortlaufend ein anderes ausprobiert, bzw. vom Arzt eines oder mehrere dazu verordnet, wodurch Patienten in schweren Fällen (insbesondere bei Herz-Kreislauferkrankungen, Bluthochdruck, Durchblutungsstörungen und Folgekrankheiten) über ärztliche Verordnungen im Laufe der Zeit nicht selten täglich bis zu 8 oder noch mehr chemische Medikamente gleichzeitig einnehmen. Da muss sich niemand mehr wundern, wenn solche Menschen anstatt gesund, immer kränker werden und im Laufe der Jahre manchmal nicht an der ursprünglich behandelten Krankheit, sondern an den Folgen der Nebenwirkungen der eingenommenen Medikamente sterben.
- Diuretika z.B. befreien den Körper von überschüssigem Wasser, aber auf eine recht ungesunde Art und Weise, da dies mit starkem Mineralstoffverlust (Kalium, Calcium usw.) verbunden ist, was viele unangenehme Beschwerden auslösen kann, z.B. auch Herzrhythmusstörungen. Wäre es nicht sinnvoller, dafür zu sorgen, dass sich keine Wasseransammlungen bilden?
- Auch hier müsste doch gesunde, vollwertige, natürliche Ernährung, schonende Kost, sparsamer Umgang mit Salz (verwenden Sie unraffiniertes Meersalz, Ume Paste, Ume Su, Shoyu usw.), Mikronährstoffgaben sowie regelmäßige Bewegung die Alternative sein. Der Patient müsste vom Arzt über die verheerenden Folgen der Nebenwirkungen der eingesetzten Medikamente vollständig und ehrlich aufgeklärt werden, denn in Kenntnis dessen wären viele Patienten eher zu einer Umstellung ihrer Ernährungs- und Lebensgewohnheiten bereit.
- Wenn man bedenkt, dass auf dem Beipacktext eines einzigen Medikamentes manchmal Warnhinweise auf mehr als 30 unerwünschte Nebenwirkungen angeführt sind, so kann man sich vorstellen, was das bei Patienten, die z.B. täglich 8 verschiedene Medikamente einnehmen, für Auswirkungen hat. Es muss hier der Multiplikator der 8 Medikamente an Nebenwirkungen berücksichtigt werden. **Die Warnhinweise auf dem Beipackzettel sind durchaus ernst zu nehmen.** Leider ist das meistens nicht der Fall und der Arzt klärt darüber (vielleicht be-

wusst?) zu wenig auf. Vergleichen Sie einmal den Beipacktext Ihrer Medikamente mit der "Aufklärung" durch Ihren Arzt. **All diese Nebenwirkungen verrichten unbemerkt ihren Dienst am Körper, auch wenn der Patient im Moment keine Nebenwirkungen verspürt.** Die Nebenwirkungen sind aber da, im Moment nur nicht so stark, dass sie sich durch starke Symptome äußern.

- Außerdem: Wir wissen doch, dass diese "chemisch-giftigen" Substanzen, insbesondere auch im Zusammentreffen mit anderen chemischen Stoffen toxische Wirkung haben und teilweise Krebs fördernd sind. Solche Stoffe sind in vielen Medikamenten zu finden.
- Bei verschiedensten schweren Erkrankungen ist in der heutigen Situation die Einnahme von chemischen Medikamenten zur unmittelbaren Abwehr von Lebensgefahr und der Symptombekämpfung zumindest vorübergehend erforderlich, weil nicht rechtzeitig die richtigen Therapien und Mittel eingesetzt wurden. Es ist aber wichtig, dass neben der chemischen Medikation und Erstversorgung, schonende, nebenwirkungsfreie und zielführende **Heilverfahren** (besonders Ernährungsumstellung, Mikronährstoffversorgung) eingeleitet werden. Je nach Besserung des Gesundheitszustandes (manchmal schon nach ein paar Wochen) können die chemischen Medikamente dann meistens nach und nach abgesetzt werden, jedoch nur in Absprache mit dem Therapeuten.
- **Betablocker** sollen teilweise Angina pectoris verringern, indem sie das Herz in belastenden Situationen einbremsen. Das geschieht, indem das Medikament eine hemmende Beeinflussung der Nervenübertragung zur Gefäßmuskelzelle bewirkt. Diese Blocker hemmen die Kontraktionsfähigkeit des Herzmuskels. Die Intensität des Herzschlages wird dadurch eingebremst und der Herzschlag wird langsamer, wodurch logischerweise der Blutdruck sinkt. Dies führt auch zu "Herzmuskelschwäche" und einer schlechteren Durchblutung.
- Dieser Medikation zufolge müsste es auch richtig sein, wenn wir mit Vollgas Auto fahren und gleichzeitig kräftig auf die Bremse treten.

Betablocker – davon gibt es eine ganze Reihe

Propanolol, Pindolol, Timolol, Atenolol, Labetalol, Carteolol, Betaxolol, Penbutolol, Nadolol und verschiedene andere.

Betablocker – einige der möglichen unerwünschten Nebenwirkungen:

Kopfschmerzen, Atembeschwerden, Angst, Nervosität, Juckreiz – Hautausschlag, Übelkeit – Erbrechen, Durchfall, Müdigkeit – Schwächegefühl, kalte Hände, Füße, Kribbeln in den Gliedmaßen, verringerte sexuelle Leistungsfähigkeit, Schmerzen in Brust/Gelenken/Rücken, Verwirrtheit – Halluzinationen, unregelmäßiger Herzschlag, niederer Puls, Persönlichkeitsveränderung usw.

Dessen ungeachtet werden diese Mittel von Ärzten fortlaufend verschrieben, obwohl man andererseits weiß, dass die Ursache von Herz-/Kreislauferkrankungen in ungesunder Ernährung, schlechter Vitalstoffversorgung, im Konsum denaturierter, chemisch behandelter Industrieöle und –fette sowie im Bewegungsmangel liegt. Warum werden die Ursachen dieser Erkrankung von der etablierten Medizin in der Behandlung nicht berücksichtigt? Dadurch würden sich wahrscheinlich die meisten medikamentösen Behandlungen erübrigen.

Herz-/Kreislaufmedikamente - "Wissenschaftlichkeit" - der Lipobay-Skandal

Um nur in einem Beispiel die "**Tauglichkeit und Wissenschaftlichkeit**" chemischer Medikamente aufzuzeigen: Sommer 2001 - Lipobay-Skandal! Ein Cholesterinsenker! Wieder eine "Giftbombe" mit dutzenden Nebenwirkungen, die trotz **„jahrelanger Erforschung auf wissenschaftlicher Basis“** unschöne Geschichte schreibt und die pharmazeutische Todes- und Geschädigtenliste enorm erweitert.

Ergebnis: Dutzende tote Lipobay-Konsumenten und hunderte mit schwersten Gesundheitsschädigungen (Muskellähmungen/-schwund usw.) waren durch die Nebenwirkungen dieses Cholesterinsenkers zu verzeichnen. **Und das trotz dieser immer wieder in den Vordergrund gestellten „Wissenschaftlichkeit und jahrelangen Erforschung!“** Das Medikament wird nach langem Hin und Her vom Markt genommen, gegenseitige Vorwürfe zwischen Politik und Bayer-Konzern! Schadenersatzklagen, einvernehmliche Lösungen! Für den Bayer-Konzern ist das aus moralischer Sicht offensichtlich kein Problem, fühlt er sich doch nicht schuldig und wird sich gegen Klagen zur Wehr setzen. Dessen ungeachtet wird bei allen Pharma-Konzernen täglich an neuen Medikamenten mit den allseits bekannten und dutzenden Nebenwirkungen gebastelt, die möglicherweise dieselben oder ähnliche Auswirkungen haben können wie der Cholesterinsenker Lipobay. Dass Patienten/Konsumenten bei Langzeiteinnahme verschiedenster chemischer Medikamente im Laufe der Jahre teilweise nicht an der eigentlichen Krankheit, sondern manchmal an den Nebenwirkungen der Medikamente sterben, scheint nach wie vor weder für die pharmaziegesteuerte Schulmedizin/Gesundheitsbehörden noch die Politik ein Problem zu sein, **weil diese Todesrate ja durch den Stempel der "Wissenschaftlichkeit" abgesichert ist.**

Die im Rahmen des Lipobay-Prozesses aufgedeckten Dokumente lassen den Schluss zu, dass die BAYER AG als Hersteller von Beginn an wusste, dass der Cholesterinsenker Lipobay (Baycol) um ein Vielfaches gefährlicher ist als andere Statin-Medikamente. Angeblich warnte Dr. Kreutz – ein führender Toxikologe von BAYER - schon 1992 sein Unternehmen vor dem extrem gefährlichen *Cerivastatin*, das mit Muskelschwund in Zusammenhang gebracht wurde. Dessen ungeachtet brachte BAYER das Medikament auf den Markt. Es scheint der bedingte Vorsatz gegeben zu sein.

Außerdem: Am 3. Januar 1996 wurde im Ärzteblatt „Journal of the American Medical Association“ verlautbart, dass alle Cholesterin senkenden Medikamente, die derzeit von Millionen Menschen zur Verringerung eines Herz-Kreislauf-Risikos eingenommen werden, potenziell Krebs erregend sind, insbesondere die so genannten „Fibrate“ und „Statine“. Die Ärzte wurden diesbezüglich gewarnt und aufgefordert, diese Medikamente möglichst zu meiden. Bei Langzeiteinnahme können Cholesterinsenker schwere Gesundheitsschäden verursachen, wie z.B. Herzmuskelschwäche, Krebs, usw. (Dr. Thomas Newman u. Dr. Stephen Hulley, Universität San Franzisco). Dennoch wurden diese Medikamente massenhaft verschrieben. Ist das die neue Definition für Verantwortung?

Diverse Naturheiltherapien allein sind ebenfalls kein Allheilmittel. Für eine dauerhafte Heilung ist die Mitwirkung, die Eigenverantwortung des Patienten erforderlich! Das heißt: Abbau der Risikofaktoren, gesunde, vollwertige, natürliche Ernährung, gute Vitalstoffversorgung, vernünftige Lebensweise, regelmäßige Bewegung, usw. Es macht ja keinen Sinn, tagtäglich durch äußerst ungesunde Lebens- und Ernährungsweise Raubbau am Körper zu betreiben und zur Symptomlinderung fortlaufend chemische Medikamente einzunehmen oder für eine **Heil**behandlung nebenwirkungsfreie, effektive Naturheiltherapien in Anspruch zu nehmen, wobei die letztere Maßnahme wenigstens keine unerwünschten Nebenwirkungen hat und ganz allgemein der Gesundheit förderlich ist.

Bypass-Operation bei Gefäßablagerungen?

Wer an den Folgen von Ablagerungen stärkeren Ausmaßes in den Arterien leidet, wird sich sehr rasch entscheiden müssen: beste, natürliche Vollwertkost, absolute Vermeidung der denaturierten Industrieöle/-fette, gesunde Lebensweise, effektive aber ungefährliche Mikronährstofftherapien in Anspruch zu nehmen oder lebenslang chemische Medikamente einnehmen und die Strapazen einer Bypass-Operation, Angioplastie, usw. zu erdulden. Für eine dauerhafte Heilung und Gesundheit bis ins hohe Alter sind gesunde, vollwertige und natürliche Kost, ausreichende Vitalstoffversorgung und vor allem auch Bewegung unerlässlich. Es wäre ein Trugschluss, zu glauben, Gesundheit sei in Form von verschiedenen Therapien auf Dauer käuflich erwerbbar, nebenher aber in jeder Hinsicht einen ungesunden Lebenswandel führen zu können.

Wem eine Bypass-Operation empfohlen wird, tut gut daran, sich vorher genau über die Effizienz und Auswirkungen aller möglichen Verfahren, vor allem auch über die positiven Auswirkungen richtig gesunder, natürlicher, vollwertiger Ernährung, Mikronährstofftherapien, aber auch die Schädlichkeit denaturierter Industrienahrung gründlich zu informieren. Danach wird die richtige Entscheidung, ob Bypass-Operation oder unverzügliche, richtige Ernährungsumstellung und entsprechende Mikronährstofftherapien nicht mehr schwer fallen.

Bypass-Operationen sind zur Routine geworden, laufen in Herzkliniken wie am Fließband ab (in Indien z.B. täglich 1000). Die Gefährlichkeit solcher medizinischer Eingriffe wird von den Ärzten vielfach heruntergespielt und als Bagatelle abgetan. Das Risiko bei einer solchen Operation ist aber immer sehr hoch. Auch die Narkose ist immer ein Risiko.

Bypass-Operation

Die Bypass-Operation hat in der heutigen Situation trotzdem ihre Berechtigung. Sie kann in Notsituationen, z.B. bei akutem Gefäßverschluss zwingend notwendig und lebensrettend sein. Würden aber bei Symptomen und Erkrankungen rechtzeitig die richtigen Mittel und Methoden, wie z.B. gesunde, vollwertige Ernährung und geeignete Mikronährstofftherapien angewendet, so würden sich wahrscheinlich die Bypassoperationen und somit die gesamte Bypassindustrie (Herzchirurgen, Kliniken, Personal) größtenteils als überflüssig erweisen.

Außerdem muss man zur Kenntnis nehmen, dass der Bypass das eigentliche Problem umgeht, weil die Ursache unbehandelt bleibt. Es sind ja nicht nur die Koronararterien "verkalkt", sondern auch alle anderen Arterien, z.B. jene, welche die Bauchspeicheldrüse, Leber, Nieren und andere lebenswichtige Organe versorgen, wobei zweifellos die Koronararterien grundsätzlich am stärksten betroffen sind. So gesehen ist der Bypass eine Flickwerk-Lösung einer sich fortlaufend verschlimmernden Krankheit. Im Laufe der Zeit setzen sich nämlich die Ablagerungen auch an den gelegten Bypässen wieder an, weil die Ursache nicht behoben wurde. So wird manchmal innerhalb von 5 – 10 Jahren eine zweite und dritte Bypass-Operation fällig. Sie hat auch auf andere Herz-/Kreislauferkrankungen kaum einen Einfluss. So lässt sich durch diesen Eingriff auch die besonders gefürchtete Herzinsuffizienz (Herzmuskelversagen) in keiner Weise beeinflussen.

Bypass-Operation und die obligatorische Persönlichkeitsveränderung

Viele Patienten haben nach der Bypass-Operation mancherlei Beschwerden, fühlen sich vielfach schlapp, müde, leiden teilweise an depressiver Verstimmung. Nach einer Bypassoperation tritt vielfach das Phänomen der Persönlichkeitsveränderung auf, was von der Schulmedizin als "Durchgangssyndrom" umschrieben wird. Man geht davon aus, dass dieses "Durchgangssyndrom" von der Herz-Lungen-Maschine herrührt, die bei einer Operation am offenen Herzen den lahm gelegten Kreislauf ersetzt. Niemand muss sich über eine solche Persönlichkeitsveränderung wundern, nachdem diese gefühls- und empfindungslose "Frankensteinmaschine" stundenlang den aus Körper, Geist und Seele bestehenden Menschen beherrscht und am Leben erhalten hat. Hat sich je ein Mediziner einmal gefragt, wie sich die Seele unter der stundenlangen Einwirkung dieser Maschine und den operativen Handlungen fühlt? Und was ist mit den Billionen "Freien Radikalen" die frei gesetzt werden und ebenfalls das ihrige zu diversen Beschwerden beitragen? Rund 20% der Operierten leiden noch Jahre danach an Depressionen und viele davon erlangen ihre frühere geistige Frische nie wieder. Schauen Sie einmal genau hin, auf die langsamen Bewegungen, die leeren Blicke, das schleppende Sprechen vieler dieser Patienten.

Die Ausführung dieser brutalen Engriffe könnte man ja noch verstehen, wenn es nicht andere, ganz einfache, aber viel wirkungsvollere Methoden zur Behebung dieser Probleme gäbe. Grundsätzlich können diese aber allein schon durch gesunde, vollwertige, natürliche Ernährung und vernünftigen Lebensstiel abgewendet werden.

Als weitere Möglichkeit zur Behandlung von "Arterienverkalkungen" im fortgeschrittenen Stadium bietet sich die ungefährliche Chelat-Therapie an. Siehe dazu folgende Bücher:

"Kranker Patient - guter Patient" *von Peter Kummer/Dr. Jens Collatz, ISBN 3-920780-77-9*

und

"Gesund und fit ins hohe Alter dank Chelat-Therapie" *von Arline und Harold Brecher, ISBN 3-922779-29-8.*

Unter Blutdruck versteht man, mit welchem Druck das Herz das Blut durch die Gefäße pumpt. Der höchste Wert entsteht, wenn die linke Herzkammer sich zusammen zieht und das Blut in die Gefäße presst. Das ergibt den systolischen Blutdruck. Danach fällt der Druck bis zum nächsten Blutstoß ab. Daraus ergibt sich der niedrigste Wert, der diastolische Blutdruck.

Bluthochdruck (Hypertonie) gilt als wichtiger Faktor für Herz-/ Kreislauferkrankungen im Hinblick auf Arteriosklerose, Schlaganfall, Herzinfarkt, Nierenversagen. Die Risikogrenze ist medizinisch jedoch umstritten. In den 1990er Jahren wurden Werte ab 160 zu 100 mmHg als behandlungsbedürftig angesehen. Später empfahl die Deutsche Liga zur Bekämpfung des hohen Blutdruckes – ein privater Verein aus Ärzten und Pharmamitarbeitern – einen neuen Grenzwert: 140 – 90 mmHg. Das führte schlagartig zu einer Verdreifachung der Betroffenen. So wurden über Nacht Millionen von "Bluthochdruckpatienten erzeugt". Eine einfache Maßnahme, die Zahl der "Kranken" sowie die Arztbesuche und den Absatz der Bluthochdruckmedikamente von einem Tag auf den anderen signifikant zu steigern.

Der Blutdruck ist in der Regel morgens etwas niedriger und mittags höher. Auch Nervosität, Stress und Ähnliches können zu erhöhtem Blutdruck führen. Blutdruckmessungen beim Arzt sind von vorn herein geeignet überhöhte Werte zu liefern, weil vielfach allein schon die "ärztliche Atmosphäre", die Anwesenheit der Assistentin/des Arztes, den Blutdruck um einiges steigen lassen können. Das führt dann gerne zu unnötigen oder falschen Behandlungen mit Medikamenten, deren Nebenwirkungen der Gesundheit oft mehr abträglich als nützlich sind. Deshalb sollte die Blutdruckmessung möglichst in einer ruhigen Tagesphase erfolgen. Die neutralsten Werte ergeben die selbst durchgeführten Messungen in der gewohnten Umgebung.

Bluthochdruck muss bei entsprechender Lebens- und Ernährungsweise überhaupt nicht sein. Ein Großteil der Menschen betrachtet Bluthochdruck als unvermeidliche Alterserscheinung, weil ihnen das so eingeredet wurde. Dem ist aber nicht so! Dagegen kann man sehr wohl etwas tun und zwar erst recht ohne Chemie! Bei den meisten Hypertonikern werden lediglich "überhöhte" Blutdruckwerte festgestellt. Da sie sonst aber gesund sind, stellt sich ernsthaft die Frage nach der Sinnhaftigkeit oder Notwendigkeit einer medikamentösen Behandlung. Insbesondere im Frühstadium kommt man ohne chemische Medikamente aus, denn die Naturheilmethoden sind zur Blutdrucksenkung (nachweislich) sehr geeignet und effektiv. Allein über die gesunde, natürliche, vollwertige Ernährung und vernünftige Bewegung pendelt sich der Blutdruck bei seelischem Wohlbefinden meistens in relativ kurzer Zeit im Idealbereich ein. Mit geeigneten Vitalstofftherapien kann der Vorgang beschleunigt oder unterstützt werden.

Blutdruckwerte im mittleren Alter (medizinische Richtwerte in mmHg):

	systolisch (in der Herzkammer)	diastolisch (in den Blutgefäßen)
Optimal	120	80
Normal	130	85
Etwas älter (Toleranz)	130 – 139	85 – 89
Leichter Hochdruck	140 - 159	90 – 99
Mittelschw. Hochdruck	160 – 179	100 – 109
Sehr gefährlich	über 180	über 110

Risikofaktoren

Statistische und wissenschaftliche Erfahrungen zeigen, dass Erbanlagen und nachfolgend angeführte Risikofaktoren für eine Herz-Kreislauf-Erkrankung verantwortlich sind:

- ungesunde, industrialisierte, denaturierte Ernährung, Übersäuerung (Dr.Kollath, Dr. Brucker usw.)
- denaturierte, mit Wasserdampf behandelte, künstlich haltbar gemachte Industrieöle und –fette (Dr. Budwig, usw. – siehe auch Kapitel Ernährung, Teil ÖLE UND FETTE)
- die mit der denaturierten Industrienahrung verbundene Vitalstoffunterversorgung und die daraus resultierenden Stoffwechselprobleme
- Bewegungsarmut
- Rauchen, übermäßiger Alkoholgenuss
- übermäßiger Stress in allen Facetten und Erscheinungsformen
- hormonelle Empfängnisverhütung
- chemische Medikamente
- Dialyse
- vererbtes Risiko

Bluthochdruck – Schlaganfallrisiko

Bluthochdruck und Schlaganfallrisiko stehen aus medizinischer Sicht schon bei Werten ab 160/90 in unmittelbarem Zusammenhang.

Bei so genannten "Risikosammlern" - das sind Bluthochdruck-Patienten die erhöhte Blutfettwerte haben und z.B. auch noch rauchen/übermäßig Alkohol konsumieren - steigt das Schlaganfallrisiko bereits auf das Achtfache. Sie sind für beide Arten des Schlaganfalles stark gefährdet, nämlich:

Blutgefäßverschlüsse (85 %) und Gehirnblutungen.

Der Blutdruck ist unter anderem abhängig von der Blutmenge, die durch die Gefäße gepumpt wird, der Geschwindigkeit, mit der das geschieht und vom Querschnitt (Durchmesser) der Gefäße. Dieser ist wiederum von der vorhandenen "Arterienverkalkung", den Ablagerungen in den Blutgefäßen, deren Flexibilität und auch von der Wandspannung und Wandstärke abhängig. Es spielt also eine wesentliche Rolle, ob die Gefäßwände hart und spröde sind oder flexibel, weich, dehnbar und dennoch stabil. Diese Faktoren bestimmen die Durchlassmenge des Blutes und sind in erster Linie von natürlicher, vollwertiger Ernährung, optimaler Vitamin C- und Vitalstoffversorgung abhängig.

Bei permanent erhöhtem Blutdruck leistet das Herz Schwerarbeit. Zu hoher Blutdruck führt zu den unterschiedlichsten Veränderungen in den Blutgefäßen. Die Folgen sind: Erkrankung der Koronararterien, Herzinfarkt, aber auch Schlaganfall, Nierenschäden, Augenkrankheiten, usw. Bluthochdruck ist nach derzeitig angewendetem Maßstab auch schon bei jüngeren Menschen weit verbreitet und mehrere hundert Millionen Menschen leiden weltweit an dieser Stoffwechselerkrankung, was bedeutet, dass die herkömmliche Medizin die Ursache auch dafür noch nicht erkannt hat, aber die zielführenden, naturheilkundlichen Behandlungen nach wie vor ignoriert.

Mit der Diagnose **"Essenzielle Hypertonie",** also Bluthochdruck unbekannter Ursache, macht die Schulmedizin es sich auch hier wieder recht einfach. So wird der Blutdruck schulmedizinisch von vorn herein als unerklärbar dargestellt. Eine sehr praktische Sache, weil man sich dann auch nicht die Mühe machen muss, nach der Ursache (Ernährung, Bewegungsmangel, Stress in allen Facetten usw.) zu suchen! Aber das Problem ist für sie durch Verabreichung chemischer Medikamente dennoch gelöst. Somit bleibt aber die Krankheit bestehen und diese schreitet fort! Es unterbleibt nicht nur der Heilungsvorgang sondern durch den Einsatz dieser chemischen Medikamente ist auch der Weg in die Abhängigkeit von Medikamenten, zu neuen Krankheiten und zusätzlichen Medikamenten eingeschlagen.

Bluthochdruck – Sympathikus und die Medikamente

Der Blutdruck wird auf recht abenteuerliche Weise mit *Betablockern*, *Calciumantagonisten* und anderen chemischen Medikamenten reguliert, die entweder die Gefäße erweitern oder den Sympathikus als natürlichen Regulator blockieren. Der Sympathikus, als Teil des vegetativen Nervensystems, ist ein natürlicher und selbständiger Regulator und kämpft gegen diese medikamentöse "Einmischung" an. Somit hat man durch das chemische Medikament dem natürlichen Sympathikus einen "Gegenspieler" geschaffen und die beiden behindern sich gegenseitig. Das Medikament ist z.B. auf Gefäßerweiterung programmiert und der Sympathikus will die Gefäßerweiterung und -verengung aber eigenständig regeln. So kommt es zu einem regelrechten "Kampf" zwischen den Medikamenten und dem Sympathikus, der sich gegen diese künstliche Gefäßerweiterung wehrt und immer stärkere Kräfte entwickelt, um diese durch Fremdeinwirkung (Medikamente) erweiterten Gefäße zusammenzuschnüren. Es entsteht ein Dauerkampf zwischen der Einwirkung der Medikamente und dem immer stärker reagierenden Sympathikus, was dann immer stärkere Medikamente erfordert. Das kann unter Umständen auch zu gefährlichen Situationen führen, insbesondere dann, wenn der Patient einmal vergisst, die Medikamente einzunehmen. Da kann es passieren, dass der inzwischen sehr stark reagierende Sympathikus die Blutgefäße zu stark zusammenzieht, weil keine medikamentöse Gegenwirkung vorhanden ist, was z.B. zu einer Verengung der Hirngefäße und somit zum Schlaganfall führen kann.

Es gilt ebenfalls zu berücksichtigen, dass der Sympathikus auch nach der Gefühlsverfassung des Menschen reagiert. So scheint es unbestritten, dass Menschen in körperlichen und seelischen Konflikten, in schwierigen Lebenssituationen Bluthochdruck entwickeln können. Auch bei Frauen während der Menopause ist die Entwicklung einer arteriellen Hypertonie nichts Außergewöhnliches. Ebenfalls ist allgemein bekannt, dass psychischer Stress unter anderem auch Bluthochdruck verursachen kann.

Bluthochdruck – Regulierung – Lösung des Problems

In der Naturheilmedizin/Zellularmedizin ist altbekannt, dass auch Bluthochdruck vordergründig ein Problem der denaturierten Industrienahrung, von chronischem Vitamin- und Mikronährstoffmangel, des Verzehrs denaturierter - hoch erhitzter – chemisch behandelter Industrieöle und –fette sowie Bewegungsmangel ist, aufgrund dessen grundsätzlich eine Stoffwechselerkrankung vorliegt.

Als naturheilkundliche Erstmaßnahmen stehen deshalb auch bei Bluthochdruck gesunde, vollwertige, natürliche Ernährung, Vermeidung denaturierter Industriekost, der handelsüblichen hydrisierten Industrieöle und –fette, optimale Vitalstoffversorgung, vernünftige Lebensführung, regelmäßige Bewegung und Berücksichtigung von Stressfaktoren aller Art im Vordergrund. Somit wird mit der Behandlung an der Wurzel des Übels angesetzt.

Speziell abgestimmte Vitamin- und Mineralstoffgaben mit verschiedenen essentiellen Nahrungsergänzungsstoffen in idealer Zusammensetzung können zusätzlich angewendet werden und tragen einerseits dazu bei, Bluthochdruckerkrankungen nebenwirkungsfrei zu verhindern, andererseits bestehenden Bluthochdruck zu normalisieren. In schweren Fällen werden vorzugsweise Infusionstherapien angewendet, weil dadurch eine schnellere Wirksamkeit erzielt werden kann.

Vitamin C, E, die B-Vitamine, Magnesium, Calcium, Kalium, Coenzym Q^{10}, Arginin, Bioflavonoide usw. spielen bei Bluthochdruck eine zentrale Rolle. Magnesium ist der beste natürliche Calciumblocker. Vitamin C spielt auch im Hinblick auf die Dehnbarkeit/Stabilität der Blutgefäße eine wesentliche Rolle und hat somit ebenfalls positive Auswirkungen auf den Blutdruck. Durch verschiedene medizinische Untersuchungen und klinische Studien wurde der besondere Nutzen dieser Substanzen für die Senkung von erhöhtem Blutdruck bzw. Blutgefäßschutz dokumentiert. Die positive Wirkung vollwertiger, natürlicher Ernährung (Vollwertkost) wurde unter anderem auch durch die groß angelegte (wenn vielleicht auch nicht optimale) DASH-Ernährungsstudie (kalium-/magnesiumreiche Nahrung) bestätigt.

Es gibt keinen besseren "Therapeuten" als den Körper selbst, sofern er das bekommt, was er zur natürlichen Selbstregulation benötigt und das sind eben natürliche Substanzen, natürliche Vitalstoffe. Alle denaturierten, chemischen Stoffe behindern den gesamten Stoffwechsel und führen im Laufe der Zeit zu verschiedensten gesundheitlichen Problemen.

Auch bei Herzrhythmusstörungen spielen Kalium und Magnesium eine bedeutende Rolle. Hebt man den Kaliumblutwert an, können diese Herzrhythmusstörungen verschwinden, weil Kalium die Herzmuskelleistung zu fördern und zu stabilisieren vermag. Zur besseren Verwertung muss aber zusätzlich Magnesium eingenommen werden. Genügend Vitamin C ist Grundvoraussetzung und Coenzym Q^{10} sehr wichtig. Dies soll aber immer in Absprache mit dem Therapeuten geschehen. In den Intensivstationen werden diese Mittel teilweise erfolgreich angewendet. Aber warum nur dort und nicht auch generell in den Arztpraxen bei Behandlungen von Herz-/Kreislauferkrankungen? Kalium und Magnesium haben ebenfalls die Eignung, den Blutdruck zu senken. Sie begünstigen auch die Reizweiterleitung in den Nervenzellen, Herzmuskelzellen.

Orthomolekulare Therapien haben neben natürlicher Vollwerternährung eine sanft regulierende und normalisierende Wirkung auf die Zell- und Organfunktionen, den Stoffwechsel, Blutgefäße und somit auch auf den Blutdruck. Es ist auch nicht zu befürchten, dass der Blutdruck dadurch zu weit absinkt, was zu Schwindel und anderen Problemen führen kann und eine gefürchtete Nebenwirkung von Blutdruck senkenden Medikamenten ist.

Bluthochdruckpatienten sollten ihren Arzt über die Inanspruchnahme von Nährstofftherapien informieren und vorerst die vom Arzt verordneten Medikamente weiter einnehmen. Wenn sich die Situation durch die Ernährungsumstellung und Nährstofftherapie verbessert hat, können die chemischen Medikamente im Einvernehmen mit dem Therapeuten langsam abgesetzt werden. Der Körper kann durch die Reduzierung der "Giftstoffzufuhr" (Medikamente) in die Erholungsphase eintreten und sich aufgrund der optimalen Vitalstoffversorgung, durch vollwertige Ernährung und gute Naturheilpräparate regenerieren.

Die Patienten müssen aber auch damit rechnen, dass viele Ärzte von einer richtigen Nahrungsumstellung, dem Rollenspiel der Vitamine nicht viel Ahnung haben, sie den Patienten von zusätzlichen Naturheiltherapien abraten oder sie als unnütz darstellen. Lassen Sie sich dadurch nicht verunsichern und überzeugen Sie sich selbst von der Wirksamkeit und Effizienz vollwertiger, natürlicher Nahrung und Mikronährstoffgaben, denn sie können Heilung bringen, nicht nur Symptomunterdrückung. Es scheint einerseits ja verständlich, dass Schulmediziner Vitalstoffpräparaten gegenüber abgeneigt reagieren und versuchen, die Patienten von der chemischen Medikation zu überzeugen, denn davon leben sie und die Pharmazie schlussendlich und das nicht schlecht.

Herz-/Kreislaufprobleme - Diuretika

Medikamente, Stress, Überbelastung, ungesunde Ernährung und verschiedene andere Faktoren können auf unterschiedlichste Weise zur Erschöpfung der Vitaminreserven im Körper beitragen und somit zu verschiedenen Beschwerden führen.

Zum Beispiel: **Herzinsuffizienz – Diuretika!** Kenntnissen aus der Zellularmedizin zufolge entsteht Herzinsuffizienz vielfach aufgrund von Vitamin- und Mineralstoffmangel, was zu einer mangelhaften Pumpleistung des Herzens führt, somit auch zu einem relativ niederen Blutdruck und ungenügender Durchblutung der Organe. Da auch die Nierenfunktion beeinträchtigt ist, sammelt sich überflüssiges Wasser im Körper an, das in schulmedizinischer Behandlung durch Einnahme von **Diuretika** (Entwässerungstabletten) aus dem Körper befördert werden soll und zwar auf eine recht ungesunde Art und Weise.

Diuretika fördern nicht nur die Wasserausscheidung aus dem Körper, sondern es werden auch Vitamine und andere wasserlösliche Bestandteile, Mineralien und Spurenelemente ausgeschieden. Vitaminmangel stellt aber die Hauptursache von Herz-/Kreislauferkrankungen dar und somit kann man sich die kontraproduktiven Auswirkungen durch das Ausschwemmen der nur in bescheidenem Maße vorhandenen Mikronährstoffe gut vorstellen. Das tägliche Nachfüllen des Körperreservoirs mit Vitaminen und Mineralstoffen ist grundsätzlich wichtig, bei der Einnahme von Diuretika aber unerlässlich. Viele der Herzinsuffizienz-Patienten überleben die Fünfjahresgrenze nicht.

Klimakterium – Wechseljahre

Mit dem Klimakterium ist die Frau mit einer einschneidenden Veränderung in ihrem Leben konfrontiert. Die meisten Frauen trifft es im Alter zwischen 45 und 55 Jahren, wobei individuell eine große Schwankungsbreite gegeben ist. Es ist die Zeit, in der die Östrogenproduktion in den alternden Eierstöcken der Frau nachlässt. Der Körper kommt mit dieser Hormonumstellung (mangelnde Östrogenbildung) aufgrund all der jahrelang negativ beeinflussenden Faktoren (Eingriffe in den Hormonhaushalt – Pille, Hormone, Medikamente, Fehlernährung,) vielfach nicht zurecht, was zu den verschiedensten Störungen im Organismus führt. Für viele Frauen sind es Jahre der Beschwerden und Unannehmlichkeiten, die es in vielen Formen und Extremen gibt. Teilweise sind Frauen davon überhaupt nicht oder nur wenig betroffen, während bei anderen gravierende Beschwerden bis hin zu schweren Erkrankungen möglich sind. Insbesondere bei psychisch labilen Frauen treten manchmal psychische Störungen und depressive Verstimmungen auf. Rückenschmerzen können in dieser Phase manchmal auch ein Hinweis auf Rheumaerkrankungen sowie Osteoporose, also Auflösungserscheinungen in den Knochen sein. Werden in der Behandlung die richtigen naturheilkundlichen Methoden und Mittel angewendet, verschwinden in vielen Fällen die Beschwerden wieder oder lassen sich auf ein gut verträgliches Maß reduzieren.

Die häufigsten Beschwerden der unzureichenden Östrogenbildung sind:

- Hitzewallungen
- Schweißausbrüche
- Herzbeschwerden
- Kopfschmerzen
- Gewichtszunahme
- Schwindelgefühl, Übelkeit
- Schlafstörungen
- ansteigender Blutdruck
- manchmal Veränderungen der Schilddrüse
- Gereiztheit und labile Stimmungslage
- sexuelle Probleme, vaginaler Ausfluss, Schwellungen
- Störungen im Geschlechtsleben
- Ziehen in den Brüsten, im Genitalbereich
- Depressionen, Lustlosigkeit

Schulmedizinisch wird dieses Problem vorwiegend mit chemischen Hormongaben behandelt, was sicher zu einer Erleichterung führt, aber Krebs fördernde Wirkung hat.

Gefahren und Nebenwirkungen der chemischen Hormonbehandlungen - Krebs

Man sollte sich auch der Gefahren einer Hormonbehandlung bewusst sein. Östrogene samt allen Abkömmlingen begünstigen Thrombosebildungen. Ebenfalls wird ihnen Krebs erregende Wirkung nachgesagt, die in erster Linie durch Hormonüberdosierung hervorgerufen wird (Brust- und Gebärmutterkrebs). Um diese karzinogenen Nebenwirkungen bei Hormongaben möglichst gering zu halten, müsste der Gynäkologe den Hormonspiegel regelmäßig (sehr oft, fast täglich) kontrollieren und regulieren, sodass er immer genau dem natürlichen Spiegel entspricht, was aber einen erheblichen Aufwand bedeutet und kaum machbar ist. Die Substanzen an und für sich sind ebenfalls zweifelhaft.

Dass Langzeithormonbehandlungen Krebs erregende Wirkung haben, ist aufgrund vieler Studien bekannt. Auch die WHI-Hormonstudie (Women's Health Initiative Memory-Studie) wurde abgebrochen (Medienberichte Sommer 2003), weil es zu einer Zunahme von Brustkrebsfällen und Alzheimer-Demenz gekommen ist. Die Schulmedizin hat die Krebs erregende Wirkung von chemischen Hormongaben bisher aber immer heruntergespielt und tut es immer noch, bei der Empfängnisverhütung genauso wie bei der Behandlung von Osteoporose und Klimakterium, obwohl viele Studien fortlaufend auf die nicht zu unterschätzenden Brustkrebsrisiken hinweisen.

Hormone und die verheerenden möglichen Nebenwirkungen – ein Beispiel

Hormon Trisequens – Anwendungsbereiche (Quelle: Rote Liste):

Zur Substitution bei Estrogenmangel, wie – Beschwerden der Wechseljahre nach natürlicher u. artifizieller Menopause – Prophylaxe u. Therapie der Rückbildungserscheinungen an den Harn- u. Geschlechtsorganen – Vorbeugung u. Verzögerung einer durch Estrogenmangel bedingten Osteoporose in Kombination mit anderen Maßnahmen wie Calciumreiche Diät u. ausreichende Bewegung (gilt nur für Trisequens).

Hormon Trisequens – Nebenwirkungen

Gründe zum sofortigen Absetzen der Therapie: *Kopfschmerzen, erstmalig migräneartig oder häufig ungewohnt stark, Zunahme epileptischer Anfälle, sensorische Ausfälle, akute Sehstörungen, Hörstörungen, Lebertumore, Cholestase, anikterische Hepatitis und generalisierter Pruritus, Phlebitiden, Thromboembolien und stärkerer Blutdruckanstieg.*

Weitere Nebenwirkungen:

Hautreaktionen (Urtikaria, Erythema nodosu, Erythema multiforme, Pruritus, Chloasma, Akne (vereinzelt), Beinkrämpfe, Schwindel, Kopfschmerzen, erstmalig migräneartig oder häufiger ungewohnt stark, Zunahme epileptischer Anfälle, Depressive Zustände (insbes. bei adipösen Patienten), Sensorische Ausfälle, Beschwerden beim Tragen von Kontaktlinsen, Akute Sehstörungen, Hörstörungen, Gastrointestinale Beschwerden, Erbrechen, Übelkeit, Lebertumore (sehr selten), Cholestatischer Ikterus sowie Verstärkung einer Porphyrie, Anikterische Hepatitis und generalisierender Pruritus, Gewichtszunahme, Natrium- und Wasserretention, Brustspannungen (gelegentlich), Brustdrüsensekretion und -vergrößerungen (Einzelfälle).

Hinweis: *Bisherige epidemiologische Untersuchungen lassen offen, ob bei Frauen bis zum mittleren Lebensalter bei lang dauernder und frühzeitig begonnener Einnahme von OC's eine mögliche Assoziation zwischen OC-Einnahme und einem erhöhten Mammakarzinomrisiko besteht, Veränderungen der Libido (insbes. bei adipösen Patienten), Hirsutismus (vereinzelt), Stimmveränderungen (vereinzelt), Stärkerer Blutdruckanstieg (selten), Erhöhtes Risiko von venösen und arteriellen thromboembolischen Krankheiten (z. B. venöse Thrombosen, Lungenembolien, Schlaganfall, Herzinfarkt)*

Hinweis: *Dieses Risiko kann durch zusätzliche Faktoren (Rauchen, Bluthochdruck, Störung der Blutgerinnung oder des Fettstoffwechsels, erhebliches Übergewicht, Krampfadern, vorausgegangene Venenbehandlungen u. Thrombosen) weiter erhöht werden, Zwischenblutungen, Ausbleiben der Zyklusblutung (gelegentlich), Vermehrte Vaginalinfektionen (Candida albicans) (vereinzelt), Ödeme, Haarausfall.*

Ähnliche Nebenwirkungen haben auch Hormonprodukte anderer Hersteller. Es geht also nicht um das Produkt einer bestimmten Firma, sondern um die grundsätzlichen Nebenwirkungen der Hormonpräparate und deren Vermeidung.

Viele der angeführten Nebenwirkungen äußern sich in der subjektiven Wahrnehmung nicht immer so stark. Im Hintergrund verrichten Sie aber stille und leise ihren Dienst, wodurch später gravierende Gesundheitsprobleme auftreten können.

Ähnlich verhält es sich auch mit den als harmlos dargestellten **Ovulationshemmern** (Anti-Baby-Pillen). Lesen Sie doch den Beipackzettel genau und vergleichen sie die angeführten Nebenwirkungen mit der Aufklärung des Arztes. Die Pille greift – meistens über Jahrzehnte – gravierend in den hoch komplizierten Hormonhaushalt ein und erhöht das Brustkrebsrisiko um rund 50 Prozent. Nach Erfüllung des Kinderwunsches stehen für beide Geschlechter doch andere Möglichkeiten zur Verfügung.

Die millionenfach eingenommene **Anti Babypille** und andere **Hormongaben** haben auch für die Umwelt, das Trinkwasser, die Gewässer ganz allgemein, die Wassertiere und Menschen weit reichende Konsequenzen. Die Hormonpräparate werden im Körper nicht vollständig "verbraucht – abgebaut" und gelangen teilweise über den Urin/Kot und die Abwasseranlagen ins Grundwasser, Trinkwasser, die Seen und Meere. Wasserschutzbeauftragte schlagen vermehrt Alarm, finden bei den Behörden aber wenig Gehöhr. Die Fischbestände in den Gewässern gehen zurück. Das liegt aber nicht nur an der Überfischung oder zunehmenden Wasserverschmutzung. Die Fische können sich vielfach nicht mehr vermehren! Rund 40% der entschlüpften Männchen mutieren aufgrund ihrer "hormonisierten" Lebensgrundlage (Wasser) zu Weibchen. Auch bei den Menschen nimmt die Unfruchtbarkeit stetig zu. Ein beachtlicher Teil der deutschen Männer ist dank der "Anti Babypille aus dem Wasserhahn" jetzt schon unfruchtbar. Die üblichen Abwasseraufbereitungsanlagen sind nicht in der Lage, alle schädlichen Stoffe herauszufiltern, den Kommunen fehlt das Geld für bessere Filteranlagen und die Pharmaindustrie freut sich über steigende Gewinne.

Auch viele andere, Jahrzehnte lange schädliche Einwirkungen auf den Organismus, das Hormonsystem, wie ungesunde Ernährung, Vitalstoffarmut, Rauchen, Alkohol usw. machen sich zur Zeit des Klimakteriums bemerkbar. Dem Körper fehlen im mittleren Alter aufgrund dessen die Reserven, um mit den umfangreichen Umstellungsreaktionen fertig werden zu können.

Leberschäden: Die Hormone werden in der Leber abgebaut. Durch den dauernden Hormonabbau ist oftmals die Leber überlastet, was zu Leberschädigungen/ -erkrankungen führen kann. Dann werden zusätzliche Medikamente für die Leber verabreicht, die ebenfalls diverse Nebenwirkungen haben, woran wieder andere Organe erkranken können. Außerdem können die Nebenwirkungen mit steigendem Alter zunehmen.

Bei Patienten mit Bluthochdruck ist ebenfalls Vorsicht angebracht, da Östrogen Blutdruck erhöhend wirken kann.

Östrogen kann die Kupferwerte erhöhen und überhöhte Kupferwerte können wiederum zu psychischen Störungen führen.

Östrogene werden meistens aus dem Urin schwangerer Stuten hergestellt und chemisch aufbereitet.

Klimakterium – naturheilkundliche Behandlung

Naturheilkundlich begegnet man diesem Problem ganz anders und außerdem sehr erfolgreich. Man setzt auf natürliche Regulation durch den Körper selbst, Regeneration, auf Verlängerung der Hormonproduktion der Eierstöcke, auf einen weichen, harmonischen und problemlosen Übergang, anstatt auf Hormonersatz!

Allein durch die Umstellung auf **natürliche, vollwertige Ernährung** kann im Laufe der Zeit schon eine Verbesserung erreicht werden, weil dadurch die allgemeine Stoffwechsellage und somit auch der Hormonhaushalt und -stoffwechsel verbessert wird. Das allein ist vielfach nicht ausreichend, kann aber durch entsprechende Vitalstofftherapien effektiv unterstützt werden. Diese Mittel sind so einfach, dass die Menschen es nicht glauben wollen. Sie sollen es auch nicht glauben, sondern ausprobieren. Dass für eine Verbesserung der Situation auch die entsprechende Zeit notwendig ist, scheint nur logisch. Denn Jahrzehnte lange und verschiedene Eingriffe in diesen hoch komplizierten, von der Medizin noch lange nicht verstandenen Hormonhaushalt (z.B. durch die Anti-Baby-Pille und andere Hormonbehandlungen, ungesunde Nahrung usw.) entstandene Störungen können nicht von einer Woche auf die andere kompensiert werden. Störungen, die im Laufe von Jahrzehnten entstanden sind, brauchen zur Beseitigung wieder entsprechende Zeit.

Es sollten folgende Punkte beachtet werden:

- biologische Vollwerternährung, gute Vitalstoffversorgung, ausgeglichenen Säuren-Basen-Haushalt sicherstellen, wenig Fleisch, dafür viel biologisches Gemüse, Getreide, Naturreis, auch sonnengereiftes Ost essen
- wenig tierische, dafür pflanzliche Eiweiße, **vor allem Soja wegen der östrogenähnlichen Wirkung der Soja-Isoflavone.** Bohnen, Linsen, Erbsen, Sesam, Tofu, Seitan, Fisch, usw. sind ebenfalls gut. Die pflanzlichen Eiweiße sind für den Körper leicht verdaulich, die Verarbeitung tierischer Eiweiße erfordert vom Körper hingegen einen enorm hohen Energieaufwand.
- Asiatinnen nehmen durch die Nahrung rund 50 – 100 mg Soja-Isoflavone zu sich, die Frauen in der westlichen Welt aufgrund der Industrienahrung nur einen Bruchteil dessen.
- Vermeidung der handelsüblichen, denaturierten, chemisch behandelten Öle/Fette (verursachen Stoffwechselprobleme). Es sollen ausschließlich biologische, kalt gepresste Öle konsumiert werden (siehe Kapitel Ernährung, Teil ÖLE UND FETTE).
- überhöhten Alkoholgenuss und Nikotin ausschließen. Nikotin ist ein potenter "Knochenkiller".
- regelmäßige, vernünftige Bewegung ohne Überforderung ist genauso wichtig, weil das den Stoffwechsel, die Organfunktionen anregt und die Entschlackung fördert.
- versuchen Sie Stress abzubauen und mehr Gelassenheit in den Alltag zu bringen.
- **Optimale Vitalstoffzufuhr ist unerlässlich.** Es ist vor allem auf eine genügend hohe Aufnahme von Vitamin C, A und E zu achten. Der Wirkungsbereich von Vitamin D ist so umfassend und vielseitig, dass es genauso wie Vitamin C zur Grundversorgung gehört. Calcium, Kalium, Magnesium, Folsäure, Selen und Zink sind ebenfalls sehr wichtige Stoffe die mit guter Nahrungsergänzung aus dem Reformhaus ergänzt werden können. Auch die Einnahme von Soja-Kapseln in Kombination mit Leinsamen ist empfehlenswert.
- für den Ausgleich psychischer Schwankungen ist der Vitamin-B-Komplex in Verbindung mit den anderen Substanzen besonders wichtig. Ebenfalls kann Yoga, Autogenes Training und dergleichen hilfreich sein.
- sollte aus irgendwelchen Gründen die Verabreichung von Östrogen erforderlich sein, werden natürliche Alternativen empfohlen, z.B. die Einnahme von Phytoöstrogenen aus der Sojabohne, Jamswurzel oder dem Rotklee. Solche Phytohormone werden auch als sekundäre Pflanzenstoffe bezeichnet, haben aber auch

Schutzfunktionen, die insbesondere die Gefahr östrogenbegründeter Krebserkrankungen einzudämmen vermögen.

Der Ernährungsfaktor spielt in allen gesundheitlichen Belangen eine wesentliche Rolle.

Die Wechseljahre werden außer verminderter Östrogenproduktion medizinisch immer mit Osteoporose und Knochenabbau usw. in Verbindung gebracht. Beobachtungen zufolge, leiden asiatische Frauen nur selten an Hitzewallungen und anderen in den westlichen Industrienationen bekannten Wechselbeschwerden. Auch die Erkrankungsrate an Brust- und Gebärmutterkrebs ist bei den Japanerinnen **weltweit die niedrigste**. Zur Feststellung der Ursache verglichen Forscher das Risiko an Brustkrebs zu erkranken bei Japanerinnen in Japan mit in Amerika lebenden Japanerinnen.

Das Ergebnis: Japanerinnen, welche die in den USA "traditionelle Küche" (Fastfood) bevorzugten, unterlagen dem gleich hohen Brustkrebsrisiko wie die Amerikanerinnen. Die geringe Brustkrebserkrankungsrate und kaum auftretenden Wechselbeschwerden in Japan werden vordergründig dem biologischen Soja zugeschrieben, weil es Isoflavone enthält, die hormonähnliche Eigenschaften haben. Pflanzliche Stoffe haben im Gegensatz zu den Hormon-Medikamenten eine deutlich abgeschwächte Wirkung und sind natürlich. Die so genannten Phytoöstrogene (Isoflavone) haben regulierende Fähigkeiten und können eine vor den Wechseljahren überschüssige Hormonproduktion hemmen, während oder nach den Wechseljahren ausgleichen. Die Japanerinnen sind aufgrund vermehrter Sonneneinwirkung und der fernöstlichen, gemüsereichen Ernährung auch vor Knochenabbau besser geschützt. Biologisches Gemüse ist reich an Folsäure, Vitamin B ^{6} und ^{12}, was ebenfalls für die Elastizität der Knochen wichtig ist.

Naturheilkundliche Präparate - ein Studienbeispiel:

In einer Studie der Fa. vitOrgan mit 383 Personen konnte z.B. bei mehr als 80% der Teilnehmer Beschwerdefreiheit erreicht werden. In vielen Fällen konnten schwere Beschwerden wie Hitzewallungen, Schlaflosigkeit in Kombination mit Herzbeschwerden usw. durch Injektionsbehandlungen in den Akupunkturpunkten zum Verschwinden gebracht werden. Die Präparate können je nach Situation auch oral eingenommen – oder wie schon erwähnt – in die Akupunkturpunkte gespritzt werden. Diese Substanzen ermöglichen einen Anstieg der körpereigenen Östrogenbildung und haben eine positive Wirkung auf den Hormonhaushalt, wodurch die **vorhandenen Symptome wieder verschwinden oder zumindest erheblich reduziert werden.** (VitOrgan Synopse) Erkundigen Sie sich bei Notwendigkeit bei einem erfahrenen Naturarzt/Heilpraktiker.

Diese naturheilkundlichen Therapien (Ernährung, Vitalstoffe) sind nebenwirkungsfrei und auf ausreichende körpereigene Östrogenbildung sowie einen langsamen Übergang ausgerichtet. Durch gezielte Therapien wird die Östrogenproduktion in den Eierstöcken zeitlich verlängert, wodurch der Eintritt der physiologischen Menopause bei rechtzeitiger Therapie deutlich verzögert werden kann. Die Menopause tritt vor allem nicht so abrupt ein. Dadurch findet eine Überleitung in die Menopause statt. Mit dieser langsamen, harmonischen Überleitungsphase kommt der Körper wesentlich besser zurecht, wodurch viele der zuvor angeführten Beschwerden gar nicht oder nur mehr geringfügig auftreten. Die Krebs fördernden Hormongaben - wie sie schulmedizinisch grundsätzlich durchgeführt werden - sind dann vielfach nicht mehr erforderlich.

Auch schon länger bestehende klimakterische Beschwerden sind mit naturheilkundlichen Therapien (Vollwerternährung, Zelltherapie, Phytotherapie, Akupunktur usw.) effizient und erfolgreich behandelbar. Begleitende Unter-, Über-, Fehlfunktionen anderer wichtiger Organe und Drüsen (Nebenniere, Thymus, Milz usw.), schlechte Stoffwechsellage, Übersäuerung, werden ebenfalls berücksichtigt und wenn notwendig, neben natürlicher Vollwerternährung mit naturheilkundlichen Präparaten die erforderlichen Maßnahmen getroffen. Grundsätzlich stellt sich der Erfolg relativ rasch ein.

Regeneration und Stärkung der Östrogen produzierenden Drüsen, sowie Regulierung des vegetativen Nervensystems, der allgemeinen Stoffwechsellage mit den richtigen Therapien und Mitteln sind neben natürlicher Vollwertkost der Schlüssel zur natürlichen Behebung und Verringerung klimakterischer Beschwerden, ohne Nebenwirkungen in Kauf nehmen zu müssen.

Klimakterische Beschwerden – wirksames Naturheilmedikament

"Agnukliman" (Tropfen) ist ein empfehlenswertes pflanzliches und kostengünstiges Präparat zur Harmonisierung klimakterischer Beschwerden, ein Spezialextrakt aus der Schlangenwurzel, das keine Sexualhormone enthält. Es handelt sich um einen effizienten pflanzlichen Regulator zur Behandlung vegetativer Beschwerden aufgrund von Ausfallserscheinungen im Sexualhormonhaushalt. Die Wirkung entfaltet sich nicht von einem Tag auf den andern, aber innerhalb von ca. 3 Wochen kann schon die erste Verbesserung spürbar werden.

Osteoporose

Osteoporose und Knochenzement

„Angesichts der Tatsache, dass man bei der Osteoporose ohnehin nichts machen könne, sei es ein "Segen" für die Patienten, dass jetzt endlich eine neue Therapie **er**funden worden sei, bei der durch Einspritzen von Knochenzement in die durch Bruch verformten Wirbelkörper die Bruchfolgen quasi wieder rückgängig gemacht werden können, meint Prof. Dr. Helmut W. Minne von der Klinik Fürstenhof, wo diese Technik bereits seit längerem praktiziert werde“, war am 06.02.2003 in „Mein Einkauf“ zu lesen.

Das trifft vielleicht auf die Schulmedizin zu, die auch hier wieder zuwartet bis eine Krankheit ausgebrochen ist, Wirbel verformt sind, um dann das Symptom (Beschwerden jeglicher Art) mit chemischen Medikamenten, Mitteln und aufwändigen Methoden behandeln zu können. Stimmt nicht, dass man nichts machen kann! Ganz im Gegenteil! Sehr viel kann man sogar tun, in erster Linie vorbeugend, aber mit den richtigen Methoden und Mitteln, sodass derart aufwändige Flickwerk-Therapien gar nicht erst notwendig werden.

Osteoporose. Ein Krankheitsthema, begleitet (wie alle anderen Zivilisationskrankheiten) von endlos scheinender Hochkonjunktur, sowie unzähligen zum Teil widersprüchlichen, fragwürdigen Behandlungsmethoden und –mitteln. Die Flickwerk-These der Schulmedizin, Symptome zu behandeln anstatt richtig vorzubeugen und zu heilen, findet - wie bei allen anderen Zivilisationskrankheiten – auch bei Osteoporose mit fragwürdigen Methoden und Mitteln ihre chronische Fortsetzung. Medizinische Maßnahmen wie Hormonbehandlung, lebenslange Östrogenbehandlung, die mehr als umstrittene Behandlung mit Fluoriden, Empfehlung von Milch, Warnung vor Milch, teilweise warnen Ärzte vor Müsli-Fanatismus, da Müsli Knochenschwund fördern soll, Kalkmangel, Übergewicht, anderseits sollen schlanke Menschen wieder besonders gefährdet sein, sind das bunte Rahmenprogramm verunsichernder Argumente aus der etablierten Medizin und Informationspolitik. Wer soll sich in diesem "Dschungel" noch auskennen?

An den einfachsten, sichersten und billigsten Mitteln (gesunde Ernährung/optimale Vitalstoffversorgung, seelisch-soziales Wohlbefinden) schaut die Pharmazie/Schulmedizin aber wie immer vorbei. So auch bei Osteoporose. Keine Ursache ohne Wirkung - keine Wirkung ohne Ursache! Alter, Bewegungsmangel, Hormonmangel, Kalkmangel, ungenügende Einlagerung von Calcium in die Knochen und ähnliche Symptome werden da als "Ursachen" angeführt. Dass diese so genanten "Ursachen" (Symptome) aber ebenfalls eine Ursache haben müssen, kommt den meisten Schulmedizinern in Anbetracht ihrer merkwürdigen Sichtweise nicht in den

Sinn. Schlussendlich können ja viele Mediziner nichts dafür, dass die richtige Sichtweise der Dinge ihnen in ihrer universitären Ausbildung nicht beigebracht wurde. Würden die Mediziner aber mitdenken und manchmal etwas über den pharmakologischen Tellerrand hinausblicken, müsste ihnen doch einiges auffallen und zu denken geben. So werden Symptombehandlungen mit allen möglichen und unmöglichen chemischen Mitteln (z.B. Hormone, Fluoride, Knochenzement usw.) durchgeführt, die nicht selten mehr schaden als nützen können, die Krankheit aber nicht zu stoppen vermögen. Die mit chemischen Medikamenten angestrebte Reduzierung der Osteoklasten-Zahl (Knochenabbau) kann unter Umständen auch eine Verringerung der Osteoblasten (Knochenaufbau) nach sich ziehen. Bei den meisten dieser Symptombehandlungen stellt sich nicht zuletzt auch die Frage der Vernunft.

Osteoporose – was ist das wirklich?

Ganz allgemein ist bekannt, dass Osteoporose Verlust der Knochendichte und -stabilität bedeutet. Da die universitäre Medizin ihren Glauben fast ausschließlich an die Chemie/Pharmazie hat oder "haben muss", sich vielleicht gerade deshalb zu wenig oder in vielen Fällen gar nicht mit der ursächlichen Behandlung einer Krankheit befasst, ist es für die Schulmedizin unbegreiflich, dass auch Osteoporose eine klassische Zivilisationskrankheit ist. Auch bei Osteoporose ist lt. naturheilkundlicher Experten die Hauptursache grundsätzlich in der falschen Ernährung, der Übersäuerung, (Industriekost, Auszugsmehle, Fabrikzucker usw.), dem damit verbundenen Vitalstoffmangel und somit der zwangsweise herbeigeführten schlechten Stoffwechsellage sowie Bewegungsarmut zu suchen und zu finden. Dies trifft für die Erkrankung der Knochen genauso zu, wie für alle anderen Zivilisationskrankheiten, wie z.B. Rheumatismus, Herz-/Kreislauferkrankungen, Neurodermitis, Allergien usw., vielfach auch Krebs.

Die Logik: Wenn bestimmte Mikronährstoffe/Vitalstoffe in der Nahrung - wie dies in der heutigen Zivilisationskost der Fall ist - für die ordnungsgemäße Verstoffwechselung fehlen oder unzureichend vorhanden sind, muss der Körper zur Aufrechterhaltung der Stoffwechselfunktionen gezwungenermaßen auf die körpereigenen Depots (Organe, Knochen) zurückgreifen und die dafür erforderlichen Mineralien dem Gewebe und Knochen entziehen, was im Laufe der Zeit unweigerlich zu einer Schwächung des Gewebes und auch der Knochen führt. Denn ohne "Kraftstoff" (Vitalstoffe) ist kein "Betrieb" (Stoffwechsel) möglich. Wenn diese Vitalstoffdepots aber über gesunde, vollwertige, natürliche Nahrung oder Vitalstoffpräparate nicht ausreichend "nachgefüllt" werden oder die Verarbeitung der Vitalstoffe nicht richtig funktioniert, so bedeutet dies auf Dauer Substanzverlust und damit verbundene gesundheitliche Störungen. Das Gewebe/die Knochen verlieren dadurch an Stabilität. Dies führt dann im Laufe von Jahrzehnten eben zu all den erwähnten Degenerationserkrankungen in den Knochen/Bandscheiben genauso wie in den Weichteilen. In allen Industrieländern sind diese Krankheiten seuchenartig verbreitet, nicht aber in Ländern, die unsere Zivilisationskost nicht kennen. Und da wird ja auch die

Ursache deutlich! Nur die Schulmedizin scheint das Problem nicht zu verstehen (wollen?).

Somit sind auch bei Osteoporose natürliche Vollwerternährung, optimale Mikronährstoffversorgung und Vermeidung der handelsüblichen, denaturierten, chemisch behandelten und hoch erhitzen Industrieöle sowie regelmäßige Bewegung die ersten und wichtigsten Maßnahmen, weil dadurch die Grundvoraussetzungen für die Regeneration geschaffen werden.

Osteoporose und der Stoffwechsel

Allgemein bekannt ist, dass das Bindegewebe (Muskeln, Bänder, Sehnen usw.) aufgrund seiner Struktur einen wesentlich rascheren Stoffwechsel hat als z.B. die Knochen. Somit ist es auch verständlich, dass die ernährungsbedingten Krankheiten sich im Bindegewebe (Weichteile) schneller bemerkbar machen als in den Knochen. Da auf langzeitiger Fehlernährung beruhende Krankheiten nicht unmittelbar, sondern erst Jahrzehnte später, also im mittleren oder späteren Alter zum Vorschein kommen, sieht die Schulmedizin die Urasche auch für Osteoporose fälschlicherweise im fortschreitenden Alter. Das ist so aber nicht richtig! Es gibt keine Alterskrankheiten sondern lediglich Krankheiten, die sich aufgrund Jahrzehnte langer vorangegangener, ungesunder Lebensführung und Ernährung, Übersäuerung und Vitalstoffarmut entwickelt haben und im Alter zum Ausbruch kommen. Das soll aber nicht heißen, dass die Knochen bis ins hohe Alter so stabil bleiben wie sie bei einem gesunden Fünfzehnjährigen sind. Ein gewisser Substanzverlust im Bindegewebe genauso wie in den Knochen ist immer gegeben, auch bei vollwertiger Ernährung, guter Vitalstoffversorgung und Lebensführung, aber grundsätzlich nicht so, dass daraus Krankheiten resultieren.

Manchmal ist auch eine früher auftretende Erkrankung der Weichteile (Arthritis, Rheuma in allen Facetten) eine Begleiterscheinung, ein Vorbote von Osteoporose. Dass die Stabilität und Gesundheit der Knochen ebenfalls von der Versorgung mit Vitalstoffen und mit dem damit zusammenhängenden Knochenstoffwechsel abhängig ist, zeigt auch, dass die Knochen mit unzähligen Blutgefäßen durchzogen sind. Es handelt sich also um sehr lebendige Organe, deren Gesundheit und Stabilität ebenfalls von der Vitalstoffversorgung abhängig ist.

Es ist von Natur aus nicht vorgesehen, dass Menschen im mittleren Alter an Erkrankungen des Bewegungsapparates leiden, am Stock oder mit Krücken gehen, brüchige Knochen, Bandscheibenvorfall oder Alzheimer haben, verwirrt sind usw. Dies wird uns jedoch von der Schulmedizin und Gesundheitspolitik fatalerweise fortlaufend suggeriert. Das ist aber in erster Linie "hausgemacht", selbst verschuldet, in ungesunder Lebensführung, denaturierter Nahrung, Übersäuerung und in dem damit verbundenen Vitalstoffmangel, Bewegungsmangel, teils aber auch in psychischen Belastungen begründet. Dies führt schlussendlich in allen Organen, in den Knochen, Weichteilen genauso wie im Gehirn zu Stoffwechselproblemen, mangelhafter Zell- und Organversorgung, was längerfristig erhebliche Gesundheitsprobleme mit sich bringt. So einfach ist Krankheit aber auch Gesundheit und manchmal auch die Behebung dieser Probleme. Das gilt auch für Osteoporose.

Und was macht die Schulmedizin auch hier wieder? Sie versucht mit fragwürdigen chemischen Medikamenten (Hormonen, Fluoriden, Knochenzement usw.) die "Alarmsignale" (Symptome) eines mit Vitalstoffen unterversorgten, aber mit Schadstoffen überlagerten Körpers, dessen Immunsystem den alltäglichen (auch psychischen) Belastungen schon lange nicht mehr gewachsen ist, zu verdrängen oder geschädigte Knochenteile zu "zementieren." Bei der chemischen Medikation wird also ein durch verschiedenste Umweltbelastungen aus Nahrung, Wasser, Luft usw. überbelasteter ("vergifteter") Organismus, neuerlich mit gesundheitsbeeinträchtigender Chemie belastet. Und das soll dann "Heilung" sein. Das erscheint ja in höchstem Maße schizophren.

Osteoporose - Knochenabbau schon ab 30?

Nach Meinung der Schulmedizin soll sich die Knochenmasse so ab dem 30. Lebensjahr verringern. Das trifft wahrscheinlich auf jene Menschen zu, die sich nicht vollwertig, ungesund, mit denaturierten Industrie-Nahrungsmitteln, in erster Linie mit Auszugsmehlen und den daraus verarbeiteten Produkten, (Fabrikzucker, Weißmehl, geschälter Reis, denaturierte Öle/Fette, Fertigprodukte usw.) ernähren und dazu vielleicht noch einen ungesunden Lebensstil (Rauchen, übermäßig Alkohol usw.) führen. Bei gesunder Vollwerternährung, optimaler Vitalstoffversorgung verläuft der Knochenschwund und -aufbau sehr lange in ausgeglichener Form und führt zu keinen gesundheitlichen Problemen.

Die zunehmenden Knochenbrüche älterer Menschen kommen also nicht aufgrund der alternden Knochen zustande sondern entstehen durch die Unterversorgung mit Vitalstoffen, was im Laufe der Zeit zu einem mangelhaften Knochen-Stoffwechsel und dadurch zu spröden, brüchigen Knochen führt. Auch mit 90 Jahren können die Knochen bei richtiger Ernährung, guter Vitalstoffversorgung in bestem Zustand sein. So kann auch hier wieder das Sprichwort, *"Der Mensch ist was er isst",* geltend gemacht werden, da die Stabilität und Gesundheit der Knochen logischerweise von der Güte, Vollwertigkeit und Natürlichkeit der Ernährung, Vitalstoffversorgung und auch ausreichender Bewegung abhängig ist. Genetisch bedingte Einflüsse, schwere seelische Probleme usw. können - wie überall - auch hier eine große Rolle spielen.

Osteoporose - Rachitis - "Knochenkrankheit" im Kindesalter

Rachitis ist eine bekannte "Knochenkrankheit" bei Kindern, die irrtümlicherweise vielfach mit Calciummangel begründet wurde. Bei Rachitis liegt die Ursache grundsätzlich nicht im Calciummangel, sondern in mangelhafter Einlagerung von Calcium in die Knochen. Das bedeutet, dass wir es auch hier wieder mit einem Stoffwechselproblem zu tun haben, **das in erster Linie in einem Mangel an Vitamin D begründet ist, da dieses für die Calciumeinlagerung in die Knochen benötigt wird.** Das wiederum erfordert die Einwirkung von Sonnenlicht, sofern Vitamin D nicht zusätzlich zugeführt wird, weil dieses nur durch ultraviolette Strahlen im Körper erzeugt werden kann. Es wäre also falsch, die Sonne grundsätzlich zu meiden. Die Sonnenstrahlen sollen wohldosiert in Anspruch genommen werden.

Osteoporose - keine unergründliche Krankheit

Sowohl bei Kleinkindern als auch bei Erwachsenen kann mangelhafte Calciumeinlagerung in die Knochen allein aufgrund von genetischen Defekten, die den Stoffwechsel beeinträchtigen, gegeben sein. Wenn der Körper in einer solchen Situation zusätzlich keine vollwertige, vitalstoffreiche Kost, genügend Vitamin D und Sonnenlicht bekommt, kann man sich gut vorstellen, in welchem Maße sich das ganz besonders auf den Knochenstoffwechsel auswirkt. Verschiedene Ärzte vertreten die Meinung, die heute so verbreitete Osteoporose sei darin begründet, dass viele Menschen in den jungen Jahren zu wenig Milch getrunken oder aus anderen Gründen zu wenig Calcium aufgenommen hätten. Und hier liegt offensichtlich der große Irrtum! Das Problem ist meistens nicht die Calciummenge, sondern der Mangel an vielen biologischen Wirkstoffen, in diesem Falle insbesondere Vitamin D, aber auch anderen Vitalstoffen (und Sonne), die den Organismus befähigen, das vorhandene Calcium ordnungsgemäß in die Knochen einzulagern. Es müssen alle Stoffe in der richtigen Kombination und Menge vorhanden sein. Was nützt es denn, riesige Mengen Calcium zuzuführen, wenn der Organismus aufgrund des Fehlens von Vitamin D und Sonneneinwirkung sowie anderer wichtiger Mikronährstoffe unfähig ist, dieses Calcium dort ordnungsgemäß einzulagern wo es hingehört, nämlich in den Knochen, anstatt z.B. in den Arterien? Deshalb ist es allgemein, insbesondere auch für ältere Menschen wichtig, das Sonnenlicht genügend auf sich wirken zu lassen. Auf dessen Notwendigkeit und gute Vitamin-D-Versorgung wird mit Nachdruck hingewiesen. Auch bei Sonnenbädern soll bedacht werden, dass der Nutzen oder auch Schaden von der "Dosis" abhängt.

Osteoporose ist im Knochen direkt nicht schmerzhaft. Schmerzempfindlich sind nur die Knochenhaut, die Weichteile um den Knochen sowie die Sehnen, Bänder und Muskeln. Da Osteoporose je nach Stadium aber mit Schmerzen verbunden ist, müssen logischerweise auch die genannten Weichteile in die Krankheit mit einbezogen und beeinträchtigt sein. Die optimale Mikronährstoffversorgung ist für den gesamten Organismus unerlässlich. Und genau das fehlt in der schulmedizinischen Behandlung, nämlich die Sicherstellung, dass dem Körper alle für einen optimalen Gesamtstoffwechsel notwendigen Mikronährstoffe ausreichend zur Verfügung stehen und alle der Gesundheit abträglichen Faktoren ausgeschaltet werden.

Osteoporose - Vorbeugung und Lösung

- Die Gaben von Calcium und Vitamin D allein sind völlig unzureichend, wenn andere Bionährstoffe ungenügend im Körper vorhanden sind, was grundsätzlich bei allen Erkrankungen der Fall ist. Magnesium, Vitamin C und E als Cofaktoren sind unbedingt notwendig

- Die Vitamine C und E sind aufgrund ihrer multifaktorellen Wirkung auch bei Osteoporose unerlässlich. Je nach Krankheitsgrad kann die Einnahme von Vitamin C bis zu 3 Gramm und Vitamin E bis zu 1000 IE täglich empfohlen werden. Lassen Sie sich von einem guten Naturheiltherapeuten beraten
- **unerlässlich ist gesunde, ausgeglichene, natürliche und vitalstoffreiche Bio-Nahrung**
- Vermeidung der handelsüblichen, hydrisierten, chemisch behandelten Industrieöle und –fette, weil sie den Stoffwechsel ganz allgemein belasten (Dr. Budwig - siehe Kapitel Ernährung, Teil "ÖLE UND FETTE").
- **Vitamin C** trägt zur besseren Calciumaufnahme bei und ist auch für die Kollagenbildung in den Knochen sehr wichtig
- **Vitamin D** ist für die Verwertbarkeit, Einlagerung des Calciums in die Knochen unbedingt erforderlich. Es kann die tägliche Einnahme von 800 – 1000 IE empfohlen werden. Dies ist insbesondere in Industriestädten wichtig, wo Dunstschleier die Sonneneinwirkung verhindern oder auch in Nebelgebieten, weil aufgrund der mangelnden Sonneneinwirkung der Körper nicht genügend Vitamin D erzeugen kann. So sind – sofern die Möglichkeit besteht - auch gut dosierte Sonnenbäder sehr empfehlenswert und wirken unterstützend. Gesunde, vollwertige, natürliche Ernährung und etwas Sonne, eine gute Nahrungsergänzung mit genügend Vitamin C, D, tragen nicht nur zu einem guten Knochenstoffwechsel (Calciumeinlagerung), sondern ganz allgemein zu optimaler Zell- und Organfunktion bei.
- **Vitamin A** ist für die Entwicklung der Knochenzellen sehr wichtig. Es können 1000 bis zu 5000 I.E täglich empfohlen werden, am besten in Form von Beta Carotin
- **Vitamin K** (bis zu 5 mg) ist für die Calciumeinlagerung und Anheftung an die Knochenmatrix notwendig. Für die Heilung von Knochenbrüchen ist es genau so wichtig
- auch **Folsäure** in Verbindung mit Vitamin B^6 und B^{12} ist für die Gesunderhaltung der Knochen notwendig
- **Magnesium** bis zu 350 mg
- täglich 500 – 1000 mg und mehr **Kalciumkarbonat**. Der Körper nimmt nur rund 30% der Calciumgaben auf. Es ist in Tabletten- und Pulverform erhältlich. Wegen der besseren Verwertung soll Calcium zusammen mit Vitamin D eingenommen werden
- als Einzeldosis soll nicht mehr als 500 mg Calcium eingenommen werden, sondern über den Tag verteilt in kleineren Dosen
- empfehlenswert ist eine Calciumgabe vor dem Schlafengehen – es hat Knochenschwund hemmende Wirkung
- durch Calcium und ein Eisenpräparat zusammen ergibt sich eine unlösliche Verbindung. Diese Präparate sollen also getrennt voneinander eingenommen werden

- für die Calciumaufnahme ist auch Fett erforderlich. Calcium wird in Verbindung mit Fett über die Darmwand resorbiert. Verwenden Sie **ausschließlich gute, biologische, kalt gepresste Öle** (siehe Kapitel Ernährung, Teil "ÖLE UND FETTE").
- Phosphate sind in fast allen Nahrungsmitteln vorhanden und werden mehr als genügend über die Nahrung zugeführt (insbesondere Wurstwaren, Cola-Getränke usw.)
- **Bor** ist ebenfalls ein wichtiges Spurenelement für die Knochenstabilität und Verhinderung von Osteoporose
- **Selen** 50 – 100 mcg täglich
- **Zink** bis zu 60 mg täglich
- **Kupfer** und Mangan 2 – 4 mg täglich
- eine überhöhte Eiweißaufnahme wirkt sich schädlich aus, weil dadurch beim Eiweißabbau Säuren entstehen, die mit Calcium neutralisiert werden müssen und somit ein Calciumverlust entsteht
- Fabrikzucker ist für viele degenerative Erkrankungen mitverantwortlich, lt. vieler Experten auch für Osteoporose. Für die Verstoffwechselung dieses denaturierten Produktes werden viele Mikronährstoffe verbraucht, die dem Körper dann für andere wichtige Funktionen fehlen. Einerseits behindert Fabrikzucker die Calciumaufnahme im Darm und fördert andererseits die Säurebildung, erhöht außerdem die Ausscheidung von Magnesium, Calcium und anderen wichtigen Mineralstoffen. Insbesondere die Kombination von Koffein und Zucker (z.B. gezuckerter Kaffee, Kaffee und Kuchen) ist ein aggressiver "Knochenräuber."
- Bluthochdruckpatienten haben eine höhere Calciumausscheidung über den Urin, weshalb auch bei diesen Patienten die Calciumzufuhr und -einlagerung besonders wichtig ist
- tägliche Bewegung ist genauso notwendig, da jede Bewegung auf die Knochen übertragen wird. Dadurch werden die Knochenzellen zum Aufbau neuer Knochenmasse angeregt.
- Alkohol und Nikotin zählen zu den gefährlichsten "Knochenzermürbern." Nikotin schädigt nicht nur die Blutgefäße sondern auch die Knochen enorm
- koffeinhaltige Getränke wirken sich ebenfalls negativ auf die Knochen aus. Schon 3 Tassen Kaffee pro Tag (200 – 3000 mg Koffein) bewirken ein erhöhtes Osteoporoserisiko.
- chemische Medikamente, Cortisonpräparate, Hormone sollten gemieden werden
- Für die Abdeckung des Vitalstoffbedarfes können neben natürlicher Vollwerternährung gute Kombi-Präparate verwendet werden.

So gesehen sind die heutigen schulmedizinischen Osteoporose-"Vorsorgemaßnahmen" und -Behandlungen wie Östrogen-, Hormon-, Fluoridgaben usw. absolut unzureichend, nicht zuletzt grundsätzlich falsch und aufgrund der Nebenwirkungen (Krebs fördernd) teilweise mehr als fragwürdig, unnütz oder gar der Gesundheit allgemein abträglich.

Therapeutische Maßnahmen wie Osteoporoseturnen sind aufgrund der Gesamtaktivität des Körpers sicherlich in Ordnung und empfehlenswert, weil die Bewegungstherapie auch zu einer besseren Aktivität der Kochen führt. Ohne Umstellung auf gesunde, ausgeglichene Vollwerternährung, Sicherstellung eines neutralen pH-Wertes (7,3), Vitalstoffzufuhr in ausreichender Form und richtiger Zusammensetzung ist die Bewegungstherapie aber absolut unzureichend.

Die Sonnenstrahlen: Die verbreitete Hysterie, dass Sonneneinstrahlung Hautkrebs fördere, muss ebenfalls differenziert betrachtet werden. Sicher sollen Hautrötungen und -verbrennungen durch übermäßige Sonneneinwirkung vermieden werden. Das ist ohne Zweifel gesundheitsschädlich. Hat aber nicht die Krebsentstehung ganz allgemein zugenommen, nicht nur der Hautkrebs? Da alle Krebsarten z.B. Brust-Gebärmutterkrebs, Prostatakrebs, Bauchspeicheldrüsenkrebs usw. ebenfalls drastisch zugenommen und mit Sonneneinwirkung nichts zu tun haben, muss die Hauptursache auch bei Hautkrebs doch ganz wo anders liegen, nämlich nicht zuletzt in Röntgenstrahlen, radioaktiven Strahlen aus Atomkraftwerken, chemischen Stoffen aus der Luft, in den chemischen Medikamenten, denaturierten Nahrungsmitteln, Vitalstoffarmut usw. Auch Hautkrebs entsteht unter Einwirkung vielfältigster Faktoren mit karzinogenen Eigenschaften erst nach vielen Jahren. Ein mit Vitalstoffen gut versorgter, gesunder Körper hat auch eine wesentlich gesündere und widerstandsfähigere Haut. Es ist also vermessen, beim Hautkrebs der Sonne allein die Hauptschuld zuzuschieben. Wo liegt denn die Schuld für Hautkrebs bei jenen, die sich nicht übermäßig den Sonnenstrahlen aussetzen, aber ebenfalls Hautkrebs bekommen? Lassen wir uns also das Bedürfnis nach gut dosierter und vernünftiger Sonneneinwirkung nicht unnötig vermiesen.

Osteoporose und die röntgenologische Knochendichtemessungen

Diese röntgenologischen Knochendichtemessungen scheinen vielmehr Krebs fördernd zu sein, als vernünftige Sonneneinwirkung und können deshalb als routinemäßige Kontrollmaßnahme nicht befürwortet werden. Bei Verdacht auf Osteoporose ist hingegen **eine** solche Messung in Ordnung, um einen ungefähren Richtwert zu haben und die notwendigen Behandlungsmaßnahmen zu treffen, die erforderlichen Vitamine und Mineralstoffe zuzuführen. Bei gesunder, vollwertiger, natürlicher Ernährung und ausreichender Vitalstoffversorgung wird in der Regel aber auch diese Krankheit nicht auftreten. Ist sie aber einmal diagnostiziert, sind fortlaufende Knochendichtemessungen überflüssig, da es in der Behandlung keine Rolle spielt, ob die Knochen eine höhere oder niedrigere Dichte aufweisen, weil die richtige und wirkungsvolle Behandlung und auch Vorbeugung immer dieselbe bleibt, nämlich, vollwertige, natürliche Ernährung, ausreichende Vitamin- und Mineralstoffgaben und Sonneneinwirkung. Diese Maßnahmen gewährleisten einen optimalen Gesamt- und Knochenstoffwechsel, tragen somit zur Genesung und optimalen Knochenstabilität bei.

Diese fortlaufenden, teils unnötigen Kontroll-Röntgenuntersuchungen haben also keinerlei positiven Einfluss auf die Krankheit und den Verlauf, sondern ganz im Gegenteil, sie haben Krebs fördernde Wirkung. Wem nützen dann diese Knochendichtemessungen? Ausschließlich dem Arzt in Form einer Information, die im Hinblick auf die Behandlung unbedeutend erscheint, aber dem Krankenhaus in finanzieller Hinsicht dienlich ist. Wenn man Osteoporose im angeführten Sinne richtig und ganzheitlich behandelt, stellt sich der Erfolg grundsätzlich nach und nach ein. Bei richtiger Behandlung lassen im Laufe der Zeit die Beschwerden langsam nach und der Patient fühlt sich wieder besser. Somit kann der Verzicht auf das routinemäßige Röntgen, diese fortlaufenden Knochendichtemessungen (Reduzierung von Röntgenstrahlen), für den Patienten positiv sein.

Gegen eine Kontroll-Knochendichtemessung nach 1 – 2 Jahren Behandlungszeit ist hingegen nichts einzuwenden. Innerhalb dieses Zeitraumes hat sich bei ordnungsgemäßer Behandlung der Gesundheitszustand ohnehin schon wesentlich gebessert und der Heilungsvorgang ist aufgrund der Symptomlinderung nachgewiesen, was weitere Knochendichtemessungen grundsätzlich erübrigt.

Um es nochmals zu betonen: die ganzheitliche Behandlung (Ernährung/Vitalstoffgaben) bleibt bei Osteoporose immer dieselbe, unbeeinflusst vom Grad der Knochenstabilität und Röntgenaufnahmen! Mann muss dabei auch bedenken, dass jährlich rund 20.000 Menschen an den Folgen von Röntgenuntersuchungen sterben (Gesellschaft für Strahlenschutz v. Juni 1990). Wozu also fortlaufend röntgen, wenn es weder dem Krankheitsprozess noch der Behandlung nützlich, dafür aber gesundheitsschädlich ist? Jedenfalls sollte dem Trend vermehrter Röntgenaufnahmen im eigenen gesundheitlichen Interesse entgegengewirkt werden. Und das hat jeder Patient selbst in der Hand, indem er sich überflüssigen Röntgenuntersuchen entzieht. Außerdem ist der diagnostische Wert dieser Untersuchung umstritten!

Osteoporose - Selbsthilfegruppen - Hormontherapie

Gemeinnützige Osteoporoseverbände und -selbsthilfegruppen schwärmen geradezu von den **"dienstbaren Pharmabetrieben"** und deren selbst propagierten Produkten wie Hormonpräparaten, Fluoriden usw. Das ist auch nicht verwunderlich, zumal diese Produkte, begleitet von fast "heiligen" Werbeslogans wie z.B. "Heute helfen, morgen schützen", unüberbietbare Güte und Hilfsbereitschaft signalisieren. Dadurch lassen sich die Menschen eben allzu leicht täuschen. Es gibt keine zuverlässige Untersuchung, welche die "große Bedeutung" der Hormontherapie (Krebs erregend) in der Osteoporosebehandlung belegt. Ganz im Gegenteil! Sie wird von vielen Experten als höchst fragwürdig eingestuft. Davon abgesehen ist der künstliche Eingriff in ein so hoch kompliziertes System wie den Hormonhaushalt, den der Mensch noch lange nicht gänzlich verstanden hat, eine gewagte Sache und insbesondere auch bei Osteoporose sehr in Frage zu stellen.

Dessen ungeachtet werden Ärzte/Professoren (im Auftrag der Pharmakonzerne?) nicht müde, in Selbsthilfegruppen und Kongressen zu beteuern, dass alle Frauen ab dem 45. Lebensjahr und der Menopause zur Vorbeugung dringend lebenslang weibliche Geschlechtshormone einnehmen sollten, obwohl die Krebs fördernde Wirkung von Hormonen schon lange wissenschaftlich erwiesen und bekannt ist. Wo bleibt hier die ärztliche, moralische Verantwortung? Offensichtlich hinter den finanziellen Interessen.

Und wenn man die Warnhinweise auf mögliche Nebenwirkungen dieser Hormone liest, glaubt man den eigenen Augen nicht mehr zu trauen und ist über die Hormonempfehlungen der Ärzte und die Einnahmewilligkeit der Frauen noch mehr verwundert.

Osteoporose und Fluorid

Auch die Fluorid-These ist wissenschaftlich nicht haltbar. Trotzdem ist die Fluoridtherapie in Deutschland als Behandlungsmaßnahme gegen Osteoporose nach wie vor zugelassen, obwohl die Wirksamkeit dieser Therapie nicht durch kontrollierte Studien abgesichert worden war. Der international führende Osteoporoseforscher Prof. Dr. Rolf Dieter Hesch der medizinischen Hochschule Hannover hat im Deutschen Ärzteblatt 87, Heft 3, 18.1.1990 schon vor der Anwendung dieser Therapie gewarnt, unter anderem mit dem Hinweis auf eine Studie von Dembacher und Mitarbeitern aus dem Jahre 1986. **Aus dieser geht hervor, dass bei Fluoridtherapie-Patienten eine deutliche Zunahme von Wirbelkörperfrakturen zu verzeichnen waren als hingegen bei Unbehandelten.**

Aber diese Zunahme an Wirbelkörperfrakturen, möglicherweise gefördert durch die Fluoridtherapien, scheint ja willkommen zu sein. Einerseits bringt man im Vorfeld das fragwürdige Fluorid an die Frau/den Mann und andererseits hat man danach die Möglichkeit mit dem neuen Knochenzement (durch Fluorid verursachte?) Wirbelkörperfrakturen zu stabilisieren. Es wäre ja mehr als "tragisch", wenn diese Knochenzement-Erfindung umsonst gewesen wäre!

Und wie so oft, zeigt sich auch hier dasselbe Bild: Missachtung gesunder, vollwertiger, natürlicher Ernährung, der Natur und ihrer heilenden Produkte, dafür aber die Anwendung teurer Therapien mit fragwürdigen chemischen Mitteln, nicht zuletzt verbunden mit schweren Gesundheitsschädigungen (z.B. Hormone, Fluorid) im Namen der Pharmazie, Wirtschaft, Schulmedizin und Republik.

Diabetes mellitus - Blutzuckerkrankheit

Diabetes wird in zwei Formen unterteilt

Die genetisch bedingte Form des Diabetes (Typ I) wird als eine Autoimmunerkrankung gesehen. Sie ist gekennzeichnet durch eine schwere Mangelproduktion von Insulin in der Bauchspeicheldrüse oder völliges Fehlen der Insulinbildung. Diese Form von Diabetes setzt meistens schon im Kindesalter, aber auch bei heranwachsenden Menschen ein und schreitet sehr rasch fort. Es kommt aber auch vor, dass Menschen im mittleren Alter (allerdings selten) an Diabetes Typ I erkranken. Da aufgrund des mangelnden Insulins die "Regelungstechnik" ausfällt und dadurch die Zuckerzufuhr zu den Zellen unterbleibt, hat der Körper nicht mehr genügend Energie zur Verfügung. Somit beginnt der Organismus das in den Zellen gespeicherte Fett abzubauen. Dabei entstehen im Blut immer mehr Ketonkörper (Sammelbegriff für Verbindungen, die beim Fettsäureabbau entstehen), die das Blut übersäuern, was auch zu Atemstörungen und anderen Störungen führen kann. Wird diese Krankheit nicht behandelt, so kann sie innerhalb kurzer Zeit zum Tod führen.

Die erworbene Form (Typ II, häufigste Art) ist in erster Linie auf falsche industrialisierte, denaturierte Ernährung, Vitalstoffarmut, Übergewicht und Bewegungsmangel zurückzuführen. Diese Form von Diabetes tritt häufiger im Erwachsenenalter, meist bei Menschen im Alter über 40, zunehmend auch schon in jüngeren Jahren auf.

Beide Formen des Diabetes können bei jahrelangen, stark überhöhten Blutzuckerwerten zu folgenden Gefäßerkrankungen und gesundheitlichen Schäden führen:

- Diabetiker haben ein erhöhtes Herzinfarkt- und Schlaganfallrisiko, Neigung zu Durchblutungsstörungen
- nimmt der Diabetiker keine entsprechende Behandlung in Anspruch, verringert sich die Lebenserwartung um rund ein Drittel
- wenn Diabetes bei einer Schwangerschaft nicht behandelt wird, so kann dies zu einer Fehlgeburt, Totgeburt oder auch zu Geburtsfehlern des Kindes führen.

Deshalb ist es wichtig, dass Frauen während der Schwangerschaft auf Diabetes untersucht werden. Diabetes in geringem Stadium wird unter Umständen nicht immer sofort bemerkt.

Diabetes ist genauso wie die Herz-Kreislauferkrankungen, eine der stark verbreiteten Volkskrankheiten unserer Zeit und tritt vorwiegend in Industrieländern auf. Lt. Weltgesundheitsorganisation sind weltweit mehr als 135 Millionen Menschen an Diabetes erkrankt. In Europa sind es rund 33 Millionen und allein in Deutschland gibt es über eine Million Diabetiker. Warum? Die meisten dieser Krankheitsfälle (Typ II) könnten durch richtige, vollwertige und natürliche Ernährung (vollwertige Kohlenhydrate), mit zusätzlichen Vitalstoffpräparaten und guter Lebensführung vermieden werden.

Diabetes mellitus wird (insbesondere von der heutigen Jugend) immer unterschätzt und durch eine Störung des Kohlehydratstoffwechsels verursacht. Die Krankheit ist aufgrund der mangelhaften Glucoseregelung durch einen ungewöhnlich hohen Zuckerspiegel im Blut und Harn gekennzeichnet.

Diabetes wird nicht als einzelne Gesundheitsstörung gesehen, sondern vielmehr als Kombination verschiedener Störungen und vielfältiger Ursachen. Ungesunde, industrialisierte Ernährung, Vitalstoffmangel, Bewegungsmangel können nicht nur beim Diabetes, sondern grundsätzlich bei allen so genannten Zivilisationskrankheiten als **Hauptursache** gesehen werden. Diabetes zieht fast immer eine ganze Kette von Reaktionen, Stoffwechselproblemen und Fehlsteuerungen im Körper nach sich, was die Krankheit auch so gefährlich macht. Die menschliche Bauchspeicheldrüse produziert das Hormon Insulin, das die Aufnahme von Glucose (Zucker) in die Zellen der Körperorgane regelt. Dadurch wird den Zellen Energie für die körperlichen Aktivitäten zur Verfügung gestellt. Beim Diabetiker aber ist die Glucoseresorption (Aufnahme) gestört. Entweder erzeugt die Bauchspeicheldrüse nicht genügend Insulin um den Vorgang zu regeln, oder der Körper kann das vorhandene Insulin nicht entsprechend verwerten. Beides hat zur Folge, dass die Glucosezufuhr (Zucker) zu den Zellen schlecht oder gar nicht geregelt ist. Wenn der Zucker nicht zu den Zellen transportiert werden kann, steigt logischerweise der Zuckergehalt im Blut und der Überschuss wird mit dem Harn ausgeschieden.

Symptome/Warnsignale

- großer Durst weil Zucker eine große Menge Wasser an sich bindet, wird viel Wasser aus dem Körper transportiert. Sobald der Zucker (ab 160mg/100 ml Blut) eine entsprechend hohe Konzentration erreicht hat, wird er über den Urin ausgeschieden
- manchmal Gewichtsverlust (Der Körper nagt an den Fettdepots zur Energieversorgung)
- Müdigkeit
- Hautprobleme, Juckreiz usw.

Diabetes – die gefürchteten Gesundheitsschädigungen

- Verschluss der Koronararterien
  Folgen: Herzinfarkt

- Verschluss der Gehirnarterien, die das Gehirn mit Blut versorgen
  Folgen: Schlaganfälle, die zu teilweiser oder gänzlicher Lähmung und zum Tod führen können.

- Verschluss der Augenarterien/starke Netzhautschädigungen
  Folgen: enorme Schwächung des Sehvermögens bis hin zur Blindheit,

- Verschluss der Nierengefäße
  Folgen: Ausfall der Nierenfunktion, was eine lebenslange Dialyse zur Folge haben kann

- Verschluss der Bein- und Fußarterien
  Folgen: mangelhafte Durchblutung, führt zum Absterben von Gewebe, was immer wieder zur Amputation der betroffenen Gliedmaßen führt

Diabetes - Ernährung und Vitalstoffe

Diabetes entsteht nicht von heute auf morgen. Die Zuckerkrankheit (vor allem Typ II) entwickelt sich grundsätzlich im Laufe von Jahrzehnten und ist vordergründig eine ernährungsbedingte Stoffwechselkrankheit, die in erster Linie durch ungesunde, denaturierte, Industrialisierungsprozessen unterworfene, vtialstoffarme Nahrungsmittel, ungesunde Lebensführung, damit verbundene Vitalstoffarmut und Bewegungsarmut hervorgerufen wird. Der Beweis dafür ist dadurch gegeben, dass bei Völkern, die keine industrialisierte/denaturierte Nahrung kennen, sich genügend bewegen, diese Krankheit nicht vorkommt. Deshalb kommt der Abstellung der Fehlernährung und optimaler Vitalstoffversorgung in der Heilbehandlung bei Diabetes - wie bei allen Zivilisationskrankheiten - eine wesentliche Bedeutung zu. Es sollten ausschließlich biologische, vollwertige und vitalstoffreiche Lebensmittel konsumiert werden!

Durch gesunde, vollwertige und natürliche Nahrung werden dem Körper einerseits die notwendigen Vitalstoffe zugeführt und andererseits wird der Organismus von den gesundheitsschädlichen Auswirkungen der denaturierten, mit Chemie versetzten Nahrung verschont. Durch diese natürliche Vitalstoffversorgung sind die Voraussetzungen für eine normale Stoffwechsellage und Bauchspeicheldrüsenfunktion sowie ordnungsgemäße Glucoseregelung gegeben, womit normalerweise keine Erkrankungsgefahr besteht. Eine Ergänzung der wichtigsten Vitalstoffe (Vitamin C, E, A, Vitamin-B-Komplex, Zink, Selen, Chrom usw.) durch eine gute Nahrungsergänzung ist in der Vorbeugung und Heilbehandlung ebenfalls empfehlenswert, insbesondere für jene, die sich nicht so natürlich und vollwertig ernähren. Bei Erkrankungen sollen Nährstoffsupplemente unter Anleitung eines kompetenten Therapeuten eingenommen werden.

Wie bei allen anderen ernährungsbedingten Zivilisationskrankheiten liegt auch bei Diabetes das Hauptproblem im Verzehr der so genannten raffinierten Kohlenhydrate. Dabei handelt es sich in erster Linie um Auszugsmehle und die daraus verarbeiteten Produkte (Weiß- Graubrot, Torten, usw.), weißer Zucker, Traubenzucker, brauner Zucker, Fruchtzucker, geschälter (weißer) Reis, Fertiggerichte ganz allgemein. Auch alle stark gesüßten Getränke, wie Limonaden, Cola, Eistee, usw. sollten aufgrund des hohen Zuckergehalts gemieden werden, bevor gesundheitliche Probleme auftreten. Vielfach wird auch Babys Eistee und ähnliche stark gesüßte Getränke aus der Flasche verabreicht, wovor aufgrund des hohen Zuckergehaltes und der künstlichen Zitronensäure dringend abgeraten wird. Klares Wasser und neutrale Tees sind (auch für Kinder) nach wie vor die besten und gesündesten Getränke.

Auszugsmehlprodukte wie Weißbrot, Grau- und Schwarzbrot, Zopf, etc. beinhalten fast nur noch den gemahlenen Stärkekern der jeweiligen Getreidesorte und sind deshalb zu meiden. Die Randschichten, der Keim und somit fast alle Mikronährstoffe werden bei diesen Mehlen fatalerweise vom Korn entfernt. Und genau hier liegt das große Problem für die Gesundheit überhaupt, weil gerade in den Randschichten des Korns das für den Kohlehydratstoffwechsel so wichtige Vitamin B^1 und viele andere Vitalstoffe enthalten sind. Gerade die störungsfreie Verarbeitung der Hauptbestandteile der Kohlenhydrate, nämlich Zucker/Stärke, setzt eine ausreichende Vitamin-B^1-Versorgung voraus. Vollgetreide - egal ob Buchweizen, Dinkel, Gerste, Weizen, Roggen, Hafer usw. - ist nun einmal der Hauptlieferant von Vitamin B^1 und anderen wichtigen Vitalstoffen. Vor vielen Jahren, als noch das ganze Korn gemahlen wurde und die Backwaren mit Vollkornmehl erzeugt wurden, war der Organismus noch gut mit dem so wichtigen Vitamin B^1 und auch anderen Vitalstoffen versorgt. Genauso wichtig ist es, Naturreis in seiner ganzheitlichen Form zu konsumieren anstatt den geschälten Reis, weil in der Reisschale ebenfalls die für einen ordnungsgemäßen Gesamtstoffwechsel wichtigen B-Vitamine, Selen und andere wichtige Vitalstoffe enthalten sind.

Die Kombination von Auszugsmehlen und Fabrikzucker, Süßigkeiten, Limonaden, Cola usw. schlägt also mehrfach negativ zu Buche. Einerseits sind die denaturierten Produkte arm an B-Vitaminen und anderen Mikronährstoffen, wodurch von vorn herein schon ein Mangel gegeben ist. Andererseits kommt erschwerend hinzu, dass alle Fabrikzuckerarten, Auszugsmehle und denaturierten Nahrungsmittel zu Übersäuerung führen und für den Abbau das nur minimal vorhandene Vitamin B^1 und andere wertvolle Mineralstoffe verbrauchen, wodurch der Mangelzustand nochmals verstärkt wird. Die Schulmedizin misst diesen Faktoren aber kaum oder gar keine Bedeutung bei. Die anhaltende Krankheitsflut spricht jedoch eine deutliche Sprache und bestätigt, dass die etablierte Medizin auch hier am eigentlichen Problem und somit an der Ursache vorbei therapiert, im Hinblick auf Ernährungslehre und Beratung grundsätzlich viel verkehrt läuft oder diese wichtigen Faktoren gänzlich unberücksichtigt bleiben.

Die Vermeidung von handelsüblichen, denaturierten und chemisch behandelten Ölen ist ebenfalls ein wichtiger Faktor, weil diese lt. Dr. Budwig insbesondere den Fettstoffwechsel, aber auch den gesamten Stoffwechsel negativ beeinflussen.

Diabetes – Behandlungsmethoden

Wie in vielen anderen Bereichen beschränkt sich die Schulmedizin auch bei Diabetes im Wesentlichen darauf, die Symptome dieser Krankheit zu behandeln, indem z.B. der Blutzuckerspiegel gesenkt wird. Das Senken des Blutzuckers ist eine absolut notwendige Maßnahme, scheint aber eine unvollständige Behandlung des Diabetes zu sein. Auch wenn der Blutzucker gut eingestellt ist, sind begleitende Herz-Kreislauferkrankungen und Durchblutungsstörungen sehr häufig. Eine vollständige und zufrieden stellende Therapie sollte nicht nur die Symptome "kontrollieren", sondern gleichzeitig die auslösenden Faktoren so gut wie möglich wieder in Ordnung bringen.

Bei Menschen mit vererbter Veranlagung zu Diabetes besteht durchaus die Möglichkeit, dass chronischer Mangel an Vitaminen/Mikronährstoffen in den Insulin produzierenden Zellen der Bauchspeicheldrüse eine diabetische Stoffwechselentgleisung verursachen und somit Diabetes auslösen kann.

Durch wissenschaftliche Untersuchungen und klinische Studien ist der besondere Nutzen von Vitamin C, Vitamin E, A, dem Spurenelement Chrom sowie Selen, Zink, Vitamin-B-Komplex, insbesondere des Vitamin B^1 und anderen wichtigen Mikronährstoffen zur Verhinderung von Diabetes und zur Normalisierung einer schon bestehenden diabetischen Stoffwechsellage wiederholt nachgewiesen worden. Deshalb ist vollwertige, natürliche Ernährung, die optimale Vitamin- und Mineralstoffversorgung unseres Körpers grundsätzlich, speziell auch bei Diabetes so wichtig. Die positive Beeinflussung des Diabetes durch orthomolekulare Therapien wird auch durch viele Behandlungserfolge bestätigt.

Wirksamkeit von Vitamin C: Schon 1937 erbrachte Professor Pfleger mit seinen Kollegen durch eine an der Universität Wien durchgeführte Studie den Nachweis, dass sich die Stoffwechsellage bei Diabetikern, die täglich 300 bis 500 mg Vitamin C zu sich nahmen, deutlich verbessern ließ. Durch die Vitamin C-Gaben konnte damals schon eine durchschnittliche Senkung des Blutzuckerspiegels von rund 30% beobachtet und der tägliche Insulinbedarf bei diesen Personen um rund 27% verringert werden. Der Beweis war also erbracht: Durch Steigerung der Vitamin C-Zufuhr kann die Stoffwechsellage bei Diabetikern erheblich verbessert und der Insulinbedarf deutlich gesenkt werden.

Die sensationellen Untersuchungsergebnisse wurden 1937 in der Medizinfachzeitschrift „Wiener Archiv für Innere Medizin“ veröffentlicht. Seit Jahrzehnten weiß man also über den Nutzen und die therapeutische Wirkung von Vitamin C Bescheid. Unser „medizinisches System“ hat es aber offensichtlich im Hinblick auf die Aufrechterhaltung und Steigerung des milliardenschweren Diabetes-Pharmamarktes verstanden, diese wichtigen Forschungsergebnisse vielen Ärzten und Millionen Diabetikern nicht zuletzt aus geschäftlichen Interessen vorzuenthalten.

Auch zur Verhinderung und Heilung für die vielfach bei Diabetikern auftretenden **Durchblutungsstörungen** haben sich hoch dosierte Vitamin C-Therapien und andere ergänzende Mikronährstofftherapien bewährt. Dessen ungeachtet werden sie im schulmedizinischen Bereich aber ohne vernünftige Begründung nach wie vor abgelehnt.

Chrom ist ebenfalls ein sehr bedeutender Mineralstoff für Diabetiker, unerlässlich für den Zuckerstoffwechsel, wichtig für die Funktion der Bauchspeicheldrüse.

Was können alle selbst zum Heilungsvorgang beitragen?

- achten Sie auf gesunde, vollwertige, natürliche, vitamin- und mineralstoffreiche Ernährung, denn das ist die Basis für Gesundheit. Essen Sie grundsätzlich Bio-Produkte, viel Wurzelgemüse, Vollkornbrot und nach Möglichkeit aus Vollkorn verarbeitete Produkte. Vermeiden Sie Auszugsmehle, Fabrikzucker, Süßstoffe, alle denaturierten Produkte mit chemischen Zusätzen usw. *(Siehe auch Kapitel Ernährung)*
- Vermeidung aller handelsüblichen, hydrisierten Industrieöle und -fette, weil diese den Gesamtstoffwechsel, insbesondere den Fettstoffwechsel beeinträchtigen. Konsumieren Sie ausschließlich biologische Öle aus kalter und 1. Pressung, die keiner chemischen Behandlung unterzogen wurden. Empfohlen werden in erster Linie das elektronenreiche Leinöl mit mehrfach ungesättigten Fettsäuren oder Sonnenblumenöl, usw. Gute, biologische Öle und Fette sind für einen ordnungsgemäßen Stoffwechsel und gute Gesundheit bis ins hohe Alter unerlässlich. *(Siehe auch Kapitel Ernährung, Teil "FETTE UND ÖLE")*
- mit guten Vitamin- und Nährstoffgaben einen optimalen Mikronährstoff-/ Enzymhaushalt sicherstellen, denn das sind die "Zündstoffe" im Zuckerstoffwechsel, ganz besonders bei der Umwandlung von Zucker in Energie.
- Vitamin C trägt zur Senkung des Blutzuckerspiegels und zu geringerem Insulinbedarf bei, ist ein Schutzfaktor für andere Vitamine wie z.B. Vitamin A, E, die B-Vitamine, Folsäure.
- Vitamin C, E, und Provitamin A sind wichtige Antioxidanzien und Schutzmittel gegen Blutgefäßschäden
- Zink und Chrom sind bedeutungsvoll für die Bildung, Ausschüttung und Speicherung von Insulin. Chrom beeinflusst auch den häufig gestörten Fettstoffwechsel positiv. In diesem Zusammenhang sei nochmals auf die Vermeidung der handelsüblichen, denaturierten Öle und Fette hingewiesen
- halten Sie sich an die vom Arzt verordnete Mahlzeitenregelung (grundsätzlich 5 – 6 Mahlzeiten pro Tag). Wichtig wäre ein Speiseplan, z.B. nach der Ernährungslehre von Jörg Krebber. Durch die richtige Ernährung und gute Vitalstoffversorgung könnten wahrscheinlich die meisten an Diabetes Typ II Erkrankten (weltweit über 100 Millionen)in kürzester Zeit geheilt werden.
- essen Sie schonend gekochtes Gemüse, auch Rohkost nach Verträglichkeit, wenig Fleisch
- natürlich süße Früchte und Obst nur in geringen Mengen essen (Fruchtzucker)
- womöglich keinen Industriezucker konsumieren, da dieser Zucker (auch Fruchtzucker) schlagartig freigesetzt wird, was für die Glucose-Regelung sehr viel Insulin erfordert, die Bauchspeicheldrüse dieses aber nicht herzustellen vermag.
- als Zuckerersatz können Gerstenmalz, vor allem Reissirup (schmeckt ähnlich wie Honig) dienen, aber auch Zuckerrohr-Melasse, die allerdings leicht bitter schmeckt. Diese Süßstoffe setzen nämlich <u>nicht</u> den ganzen "Zucker" auf ein-

mal frei, sondern geben kontinuierlich "Baustein für Baustein" ab, was einen niedrigen Insulinbedarf zur Folge hat. Außerdem sind sie reich an Vitalstoffen.

- keine Süßigkeiten (Bonbons, Schokolade, Torten usw.) konsumieren, denn sie erfordern große Mengen Insulin für die Glucoseregelung, ebenfalls z.B. Cola, Limonade, künstlich gesüßte Getränke sind verboten; trinken Sie frisches Wasser, guten (neutralen) Tee
- die Geschmacksumstellung hinsichtlich Ernährung und Getränke auf weniger "süß" wird unvermeidlich sein.
- trinken Sie den Tee ungesüßt, der Eigengeschmack kommt besser zur Geltung. Es handelt sich lediglich um eine kurze Gewöhnungsphase! Nach 4 Wochen Umstellungszeit schmeckt Ihnen der ungesüßte Tee wesentlich besser als zuvor der gesüßte
- als Raucher den Nikotinkonsum möglichst dezimieren, am besten ganz einstellen (schädigt unter anderem die Blutgefäße und ist ein "Vitaminräuber")
- regelmäßige Bewegung, frische Luft, Wohlbefinden
- Überprüfung beim Arzt/Heilpraktiker
- in regelmäßigen Abständen „Langzeitzucker“ (Hba 1c) prüfen lassen
- Nierenfunktionstest (auf Microalbuminurie prüfen)

Allergien – Neurodermitis - Schuppenflechte

Allergien, Hautkrankheiten unterschiedlichster Art und Formen haben sich in unserer heutigen Wohlstandsgesellschaft breit gefächert manifestiert. Der wirtschaftliche Wohlstand fordert eben seinen Preis! Die industrialisierte, denaturierte Nahrung und chemische Gifte haben auch längerfristig schwerwiegende Folgen für unsere Gesundheit. Immer mehr Menschen kommen mit genetischen Defekten zur Welt, was unter anderem auf den Konsum denaturierter Nahrungsmittel/Umweltgifte aller Art zurückgeführt wird, teilweise auch in häufiger Medikamenteneinnahme und Vitalstoffmangel bei den Eltern begründet sein kann. Die Menschen reagieren immer häufiger mit krankhafter Überempfindlichkeit auf irgendeine Substanz (Umwelt, Pflanzen, Tiere, Arzneimittel, Viren) in ihrer Umgebung, aber auch auf den Genuss verschiedener Nahrungsmittel, was auf einem geschwächten Immunsystem/Stoffwechselproblemen beruht, in der Unterversorgung an Vitalstoffen zu suchen ist, aber auch genetisch bedingt sein kann.

All die vielen Umweltschadstoffe, die wir über die denaturierte Industriekost, Luft und Wasser, Medikamente zu uns nehmen, belasten den Organismus, behindern den Stoffwechsel. Enzyme werden nicht mehr aktiviert oder zerstört. Aufgrund der Schadstoffüberlagerung sind unsere Zellen und Organe, vorwiegend Leber und Nieren im Entgiftungs- und Neutralisierungsprozess zu permanenter Hochleistung angetrieben und auf Dauer überfordert. Das führt zu verschiedensten Stoffwechselstörungen und die Entgiftungsfunktion der Zellen ist gestört. Leber und Niere sind überfordert und können mit der Zeit ihre Entgiftungsaufgaben nicht mehr ausreichend erfüllen, was zu einer schleichenden Körpervergiftung, unter anderem auch zu Unverträglichkeit gewisser Nahrungsmittel führen kann. So kommen im Laufe der Zeit verschiedenste Krankheitsbilder (auch Allergien) zum Vorschein.

Da seelische Probleme, aber auch genetisch bedingte Defekte eine Rolle spielen können, sind im Rahmen der Untersuchung und Diagnosestellung auch ausführliche Gespräche mit dem Patienten notwendig, um die Ursachen der Krankheit eruieren zu können. Wer hat und nimmt sich in der heutigen 5-Minuten-Medizin noch die Zeit dazu? Man begnügt sich mit der Verschreibung chemischer Medikamente. Ist eine Allergie auf stark genetisch bedingte Stoffwechselstörungen zurückzuführen, kann manchmal nur eine Besserung der Situation, aber nicht immer eine vollständige Heilung erreicht werden. Bei solchen Erkrankungen sollte ein guter Naturheiltherapeut in Anspruch genommen werden. Gesunde, natürliche, Vollwerternährung ist auch bei Allergien/Hautkrankheiten die erste und wichtigste Medizin (siehe Kapitel Ernährung). Zusätzliche, spezielle Mikronährstoffgaben fördern den Heilungsprozess und sind teilweise notwendig.

Milch – Weizenallergie – Fremdeiweiße

Eine wichtige Maßnahme bei Allergien aller Art ist neben gesunder Ernährung und guter Vitalstoffversorgung vielfach auch der Verzicht auf Fremdeiweiße. Diese sind in erster Linie in Fleisch und Kuhmilch vorhanden. Fleisch hat einen sehr hohen Anteil an ungesundem Eiweiß, Fetten und anderen unerwünschten Bestandteilen, die die Leber und den gesamten Stoffwechsel belasten. Kuhmilch ist das häufigste Fremdeiweiß, mit dem die Menschen schon ab dem Säuglingsalter versorgt werden. Die echte Kuhmilchallergie ist aber grundsätzlich eine Allergie gegen Eiweißbestandteile der Milch, wie Laktalbumin, Laktablobulin, Kasein. Genauso gibt es die Unverträglichkeiten gegen den Zuckerbestandteil der Milch und wird Laktoseintoleranz genannt. Dahinter muss aber nicht unbedingt ein allergischer Mechanismus stecken, weil Milchallergiker z.B. reine Sahne und Butter problemlos vertragen können. Trotzdem ist es manchmal wichtig, dass bei der Behandlung vielfach alle Milchprodukte, also bis zum letzten Molekül der Milchinformation weggelassen werden. Eine Kuhmilchallergie belastet vorwiegend die Haut, den Darm und kann unter anderem auch zu Verdauungsbeschwerden, Durchfall und Colitis führen. Bei andauernder Allergenbelastung wird nämlich die Darmflora gestört, was das Immunsystem nachhaltig beeinträchtigt. Ebenfalls wird vielfach außer Acht gelassen, dass bei vielen so genannten **„Schreikindern“** die Ursache nicht zuletzt in der Unverträglichkeit von Kuhmilcheiweiß liegen kann.

Nach der Kuhmilch ist Weizen das zweithäufigste Fremdeiweiß, das jedem Menschen schon ab ungefähr dem 2. Lebensjahr zugeführt wird. Man weiß auch, dass gerade Weizen jenes Getreide ist, das seit Jahrhunderten in der Zucht manipuliert wurde.

Allergien gegen Dinkel, Buchweizen, Hirse, Gerste usw. sind im Vergleich dazu aber kaum bekannt. So werden auch die Gründe für die Zunahme der Allergiehäufigkeit in dieser Hinsicht deutlich. Überall stoßen wir im Zuge von Krankheiten auf die Denaturierung/Veränderung der Lebensmittel. Es ist nämlich sehr gut möglich oder wahrscheinlich, dass Menschen mit einer Weizenallergie z.B. Buchweizen oder Dinkel tadellos vertragen. Achten Sie deshalb schon bei Anzeichen von Allergien konsequent auf die Vermeidung von Fremdeiweißen. Versuchen Sie es mit anderen natürlichen Getreidesorten aus biologischem Anbau, z.B. Buchweizen, Dinkel, Gerste, Roggen, Hafer, anstatt Industrieweizen, usw. Bei einer natürlichen Ernährung haben Sie auch die Möglichkeit, Produkte auszuscheiden, in denen Weizensubstanzen und andere denaturierte Substanzen industriell eingearbeitet wurden. Optimale Vitalstoffversorgung ist genauso wichtig, wodurch die Grundvoraussetzungen für gute Organ- und Zellfunktion gegeben sind. Der Konsum hochwertiger Nahrungsergänzung kann hier sehr hilfreich sein.

Allergien - Hautkrankheiten - chemische Medikamente

Der weitsichtige Arzt Dr. med. Friedrich Hoffmann warnte bereits zu seiner Zeit vor den drohenden Gefahren (Nebenwirkungen), die bei der häufigen Verabreichung von Arzneimitteln auftreten können. Heutzutage gibt es gegen jedes „Wehwehchen“

ein Pülverchen oder Pillen bis hin zu den chemischen „Giftbomben“ für die Symptombekämpfung bei allen möglichen Zivilisationskrankheiten. Die Nebenwirkungen dieser Medikamente auf unseren Körper werden grundsätzlich unterschätzt und missachtet, können aber manchmal Auslöser und Förderer verschiedener Krankheiten, auch von Allergien sein. Deshalb sollten Sie auch die multifaktorellen Nebenwirkungen der chemischen Medikamente berücksichtigen, diese möglichst meiden und im Rahmen einer naturheilkundlichen Therapie durch natürliche Präparate ersetzen. Auch die häufige Verabreichung von Antibiotika wird im Hinblick auf Allergien als Mitursache gesehen.

Hautkrankheiten - Umweltgifte

Wir müssen auch bedenken, dass der schon mit unzähligen Giftstoffen belastete Körper täglich mit neuen „Giften“ konfrontiert wird: chemische Medikamente, chemische Gifte in den industrialisierten Nahrungsmitteln (E-Nummern), Umweltgifte, Tausende Substanzen aus der Chemieindustrie, glyzerinhaltige Putz- und Reinigungsmittel usw. bis hin zu verschiedensten Kosmetikartikeln, von denen ebenfalls viele glyzerin- und aluminiumhaltige Substanzen beinhalten.

Die Schulmedizin bewegt sich in der Behandlung von Krankheiten leider ebenfalls auf der "Giftlinie" und belastet mit ihren Methoden und Mitteln, den durch Fehlernährung, chemische Stoffe in den Lebensmitteln, Umweltgifte und -einflüsse aller Art erkrankten und gestressten Körper nochmals mit chemisch-giftigen Stoffen und will somit eine Krankheit mit solchen oder ähnlichen Mitteln "vertreiben" durch die sie wahrscheinlich entstanden ist. Das erscheint in höchstem Maße konträr, ja schon eher schizophren! Der Körper muss entlastet, entgiftet, von den schädlichen und krank machenden Substanzen befreit, anstatt erneut mit solchen belastet werden.

Durch natürliche, vollwertige Ernährung, Zuführung der notwendigen Vitalstoffe und sorgfältiger Vermeidung von Schadstoffen hat der Körper hingegen die Chance, sich zu regenerieren, zu entgiften. Auch regelmäßiges Saunieren ist empfehlenswert, also alles was zur natürlichen Entgiftung des Körpers beiträgt. **Dazu gehört auch ein gesunder, gut funktionierender Darm, der möglicherweise saniert werden sollte.**

Neben gesunder Vollwerternährung sind verschiedene Therapien einsetzbar:

- orthomolekulare Therapien (Zufuhr von Nährstoffen, Vitaminen und Mineralstoffen etc.)
- Enzymtherapie
- Phytotherapie (Pflanzenheilkunde)
- Homöopathie
- Eigenblutbehandlung (Umstimmung des menschlichen Organismus)
- Akupunktur
- Thymustherapie (Immunsystemaktivierung)

- Injektion von Reintoxinen
- Mikrobiologische Therapie mit Autovaccinen usw.
- Darmreinigung

Reinigung des Organismus ist wichtig

Grundlegend ist es wichtig und für therapeutische Maßnahmen von Vorteil, dass sich im Körper befindliche Rückstände und Ablagerungen aus ungesunder Ernährung und häufiger Medikamenteneinnahme einerseits und die beruflich und umweltbedingten Schadstoffe andererseits, gelöst und ausgeschieden werden. Dann haben die Folgetherapien eine höhere Effizienz und Wirksamkeit, weil die von ihrer "Altlast" befreiten Zellen und Organe für die heilenden Substanzen aufnahmefähiger sind, positiver reagieren und sich schneller regenerieren können. Dies ist mit speziellen Vitalstofftherapien möglich. Chlorella Algen z.B. in Verbindung mit Korianderkonzentrat und Bärlauch eignen sich hervorragend für Schwermetallentgiftung. Erkundigen Sie sich bei einem Naturheiltherapeuten. Auch verschiedene Zahnärzte wenden solche Mittel an, um nach Amalgamentfernungen aus den Zähnen, die dadurch freigesetzten Schwermetalle auszuleiten.

Eine Darmreinigung/-sanierung kann bei Allergien/Neurodermitis und ähnlichen Krankheiten wichtig oder notwendig sein, wobei auch auf die natürliche Methode (Wasser-Kräuterbasis) Bedacht genommen werden soll. Bei der Hawaiianischen Kahuna-Therapie z.B. (sie wurde von Frauen des Kahuna Volksstammes durchgeführt) wird nicht nur der Dickdarm sondern auch der Dünndarm gereinigt. Leber und Nieren werden ebenfalls entgiftet und es findet eine allgemeine Körperentgiftung statt. Eine solche Darmreinigung ist aber kein "Kururlaub" sondern eben eine Therapie. Bei Anwendung einer Colon-Hydro-Therapie wird hingegen lediglich der Dickdarm "ausgewaschen".

Neurodermitis nur in Industrieländern bekannt

Neurodermitis hat viele Namen: Atopie, Neurodermitis konstitutionale, atopische Dermatitis, atopisches endogenes oder konstitutionelles Ekzem, Ekzema flexuarum, usw. Die Ursachen dieser Krankheit sind lt. Schulmedizin wissenschaftlich noch nicht erforscht und können sehr vielfältig sein. Bei steigender Tendenz leiden mittlerweile Millionen Menschen in Europa an Neurodermitis und ähnlichen „Hautkrankheiten“ wie Schuppenflechte, Psoriasis, Ekzemen. Die Betroffenen sind in allen Bevölkerungsschichten der zivilisierten Welt anzutreffen, vom Baby bis zum Erwachsenen. Oftmals jahrelange, erfolglose Behandlungen und die gesamten unangenehmen Begleiterscheinungen sind eine schwere Bürde für die Betroffenen und ihre Angehörigen.

Interessant ist aber, dass auch diese und viele andere Zivilisationskrankheiten nur in den Industrieländern auftreten, nicht aber bei Völkern, die sich einfach und natürlich ernähren. Das ist doch ein eindeutiger Hinweis darauf, dass alle Zivilisationskrankheiten denselben Ursprung haben, vorwiegend in der ungesunden, denaturierten Industriekost, mit chemischen Stoffen überlagerten Nahrungsmitteln, stetig zunehmender Umweltverschmutzung, erhöhtem Medikamentenverbrauch, gesundheitsschädlichen Impfstoffen und übermäßigem Stress, usw. zu finden sind. Viele Wissenschaftler und ganzheitlich denkende Ärzte weisen schon lange auf diese von der Schulmedizin in den Krankheitsbehandlungen nach wie vor ignorierten Ursachen hin.

Hautkrankheiten machen sich bemerkbar, wenn Stoffwechselvorgänge blockiert, Leber und Nieren überfordert, geschwächt, krank sind oder schwere seelische Belastungen vorliegen. Das bedeutet, dass das Vergiftungsniveau im Körper so hoch ist, dass die Zellen, Ausscheidungsorgane ihre ureigenste Aufgabe nicht mehr bewältigen können. So ist auch Neurodermitis grundsätzlich das Problem einer allgemein schlechten Stoffwechsellage, Übersäuerung und schlecht funktionierender Entgiftung. Die Ursache ist grundsätzlich in falscher Ernährung und Vitalstoffarmut begründet, wobei auch genetische Defekte oder schwere psychische Belastungen eine wesentliche Rolle spielen können. Weil die Giftstoffe nicht mehr ordnungsgemäß ausgeschieden werden, lagern sie sich im Körper ab. Der Organismus will diese Schadstoffe aber loswerden und wenn es Leber und Nieren nicht mehr schaffen, versucht der Organismus vielleicht deshalb, die Schadstoffe über die Haut auszuscheiden und so auf das Problem aufmerksam zu machen oder die schweren psychischen Belastungen über die Haut zu signalisieren.

Somit ist auch bei Allergien, Neurodermitis, Schuppenflechte usw. Entgiftung, gesündeste, natürliche Ernährung, optimale Vitalstoffzufuhr, Vermeidung chemisch-giftiger Medikamente und jeglicher Schadstoffzufuhr oberstes Gebot, weil sich dadurch die Stoffwechsellage, die Zell- und Organfunktionen erheblich verbessern lassen. Alle Zellen und Organe können sich erholen und werden gestärkt, Leber und Nieren können ihre Entgiftungsaufgabe wieder besser bewältigen. Der Konsum handelsüblicher, denaturierter, hoch erhitzter und chemisch haltbar gemachter Öle und Fette mit all den schönen Beschreibungen aus dem Supermarkt sind aus naturheilkundlicher Sicht "verboten", weil sie den gesamten Stoffwechsel behindern wie kaum ein anderes Nahrungsmittel (Dr. Budwig). Es sollen ausschließlich natürliche, kalt gepresste Öle aus dem Naturkostladen, vor allem das hochwertige Leinöl, Sonnenblumenöl usw. mit den hoch ungesättigten Fettsäuren konsumiert werden. Das biologische Leinöl ist das empfindlichste Öl und hat in der Regel eine Haltbarkeit von ca. 3 Monaten. Die Haltbarkeitsdauer der meisten anderen biologischen Öle liegt ungefähr bei einem Jahr.

Aber diese Maßnahmen erscheinen zu einfach, sodass die Menschen es nicht glauben können und auch um für die Schulmedizin interessant zu sein. Sie braucht Chemie, Cortison, die neue Salbe aus Amerika usw. Und mit welchem Erfolg? Fast demselben wie bisher und der ist sehr gering.

Symptome: Neurodermitis macht sich meist durch anfängliche Hautrötungen bemerkbar, die dann größer, intensiver werden, plagender Juckreiz macht sich breit, die Haut bricht auf, es entstehen teils wässrige Wunden mit eitrigen Verkrustungen, die sich an allen Körperstellen ausbreiten können. Spätestens nach diesen Symptomen müsste die "Giftzufuhr" reduziert, mit gesunder, natürlicher Ernährung, Vermeidung der denaturierten, chemisch angereicherten Nahrungsmittel/Fertigprodukte und der Anwendung orthomolekularer Therapien gegengesteuert werden.

Mögliche Ursachen von "Hautkrankheiten"

- denaturierte, mit chemischen Substanzen belastete Nahrungsmittel, Auszugsmehle, Fabrikzucker, zuviel tierisches Eiweiß, Fastfood, usw.
- die handelsüblichen, hydrisierten, chemisch behandelten Industrieöle und –fette. Sie beeinträchtigen den gesamten Stoffwechsel, insbesondere den Fettstoffwechsel und sollten deshalb gemieden werden. Biologische, kalt gepresste Öle, vor allem Leinöl, Sonnenblumenöl usw. aus dem Bio-Laden werden empfohlen (siehe Kapitel Ernährung, Teil "ÖLE UND FETTE")
- Übersäuerung des Organismus
- Vitalstoffmangel, unausgeglichener Mikronährstoffhaushalt, schlechte Stoffwechsellage, Tausende chemische Stoffe in den verschiedensten Reinigungsmitteln sowie Kosmetikartikeln
- **Impfstoffe**, die schon Säuglingen/Kleinkindern in einer unwahrscheinlichen Konzentration in Form von Sechsfachimpfungen und **Krebs fördernden Inhaltsstoffen** in die Körper gejagt werden
- chemische Medikamente, häufige Verabreichung von Antibiotika (auch bei den Eltern – Vererbung)
- Umwelteinflüsse aller Art, aus der Luft, den Böden, verschmutztem Grundwasser und der Nahrung
- geschwächtes Immunsystem, genetische Schwachstellen
- Störfelder aller Art (z.B. Amalgam)
- Darm-Mykosen
- seelische Probleme bei Eltern und Kindern

Viele anerkannte Mediziner vertreten die Meinung, dass heutzutage auch zu viel geimpft wird. Dass die meisten Impfstoffe die Krebs erregenden Giftstoffe Quecksilber, Aluminium und Formaldehyd beinhalten und vor allem Kleinkinder bei Mehrfachimpfungen diese belastenden Stoffe in unwahrscheinlicher Intensität kaum verkraften können, wird verschwiegen. Oft treten Krankheiten bei Kindern nach Mehrfachimpfungen (aber auch später) auf und haben nicht zuletzt dort ihren Ursprung.

- es gibt Fälle, in denen Neurodermitis und ähnliche Krankheiten nach der ersten Impfung, aber auch später aufgetreten sind
- Medikamente, vor allem Antibiotika können zur Auslösung einer Neurodermitis beitragen. Das trifft auch auf die Eltern zu, die durch häufige Medikamenteneinnahme geschädigt worden sind. Möglicherweise wurden derartig beeinflusste Erbinformationen auch auf das Kind übertragen

- seelische Belastungen des Betroffenen, aber auch der Eltern. Es ist nicht unerheblich, mit welchen seelischen Belastungen die Eltern zur Zeit der Zeugung leben. Auch das (Sorgen, Ängste, usw.) hat einen Einfluss auf die Erbinformationen, die auf das Kind übertragen werden können
- Disharmonie in der Familie - auch Kleinkinder spüren das, nehmen diese Schwingungen auf, leiden mit, insbesondere dann, wenn es sich um sensible Wesen handelt. Was kränkt, macht krank, das betrifft die Kinder genauso wie die Erwachsenen und das kann unter Umständen über die Haut zum Ausdruck kommen.

Schulmedizinisch wird Neurodermitis über Jahre hinweg mit chemischen Medikamenten, vorwiegend mit Cortison behandelt und der Körper somit noch mehr vergiftet anstatt entgiftet. Dadurch lässt der Juckreiz nach und in günstigen Fällen kann zumindest zeitweise und vorübergehend die Haut geschlossen werden, was dem Patienten Erleichterung verschafft. Der Organismus, das Immunsystem und somit die körpereigene Abwehrkraft werden durch die chemischen Medikamente noch mehr belastet, geschwächt. Die Behandlung ist nur auf Symptomverdrängung, aber nicht auf Heilung ausgerichtet. Dabei sind auch hier ein gut funktionierender Stoffwechsel, gute Leberfunktion, ein starkes Immunsystem und seelisches Wohlgefühl Grundvoraussetzung für Heilung und dauerhaften Erfolg.

Teilweise warten Schulmediziner (Anfang 2003) auf eine Salbe aus Amerika, mit der die Haut geschlossen werden können soll, obwohl es auch bei uns gute cortisonfreie Salben gibt. Heilung muss insbesondere bei Neurodermitis aber von innen kommen, sonst wird die im Inneren entstandene und brütende Krankheit, die über die Haut zum Ausdruck kommt, "eingeschlossen" aber nicht geheilt. Es macht wenig Sinn, eine Krankheit durch "Verschluss der Haut" (was bei dieser Behandlungsform außerdem meistens nicht gelingt) "einzusperren", wodurch die Krankheit später möglicherweise auf eine noch tragischere Art und Weise zum Ausbruch kommt.

Neurodermitis - wirklich eine „Hautkrankheit?“

Es dürfte sich in erster Linie um eine ernährungsbedingte, innere, immunologische, von Stoffwechselstörungen geprägte, zum Teil genetisch und manchmal auch psychisch bedingte Krankheit handeln, die sich aber über die Haut bemerkbar macht. Und da ist die Anwendung einer Salbe nicht immer vorteilhaft, weil sich dadurch keine (innere) Heilung sondern nur Symptomlinderung erzielen lässt. Die Ursache der Krankheit, die Vitalstoffarmut, das Stoffwechselproblem, und/oder bestehende psychische Probleme müssen behoben werden, dann schließt und regeneriert sich die Haut von selbst. Dass eine gute (cortisonfreie) natürliche Salbe unterstützend in Anspruch genommen wird, ist gut und richtig, sofern auch die Ursache der Krankheit behandelt wird.

"Hautkrankheiten" – naturheilkundliche Behandlung

Naturheilkundlich begegnet man diesem Problem vernünftiger und auch wesentlich erfolgreicher. Eine Krankheit mit so vielfältigen Ursachen muss auch dem entsprechend vielfältig und grundlegend behandelt werden. Deshalb wird auf die Aktivierung der Selbstheilungskräfte so großen Wert gelegt. Man muss dem körpereigenen Abwehr- und Regulationssystem die Chance geben, die Ursache der Krankheit selbst zu finden und zu beheben. Aus diesem Grund ist gesunde, vollwertige, natürliche Nahrung, die einen ausgeglichenen Säuren-Basen-Haushalt und gute Vitalstoffversorgung sicherstellt, auch bei dieser Krankheit die erste medizinische Maßnahme! Verwenden sie vollwertige Getreideprodukte (aber keine Weizenprodukte), ungeschälten Naturreis, Gemüse aus biologischem Anbau usw. Nehmen Sie einen Ernährungsspezialisten (z.B. Jörg Krebber) in Anspruch.

Durch diese Maßnahmen werden dem Organismus alle notwendigen Vitamine, Enzyme, Mineralstoffe und Spurenelemente zur Selbstregulation, Optimierung des Stoffwechsels sowie tadelloser Organfunktion zur Verfügung gestellt und die Schadstoffzufuhr wird verringert. Zur Unterstützung sind angepasste Vitalstofftherapien empfehlenswert. Der Körper hat dann für Regulation und Regeneration genügend "Kraftstoff" zur Verfügung, kann sozusagen aus „vollem Brunnen" schöpfen und er ist auch für die Abwehr von Krankheitserregern, Neutralisierung von Schadstoffen bestens gewappnet. So kann der Stoffwechsel sich nach und nach normalisieren, auch Leber und Nieren sich erholen und ihrer Entgiftungsaufgabe wieder gerecht werden. Lässt ein Therapeut die angeführten Maßnahmen außer Acht, so wird die Behandlung in der Regel nicht den gewünschten Erfolg und vor allem keine grundlegende Heilung bringen.

Bei Verträglichkeit soll der Patient täglich auch unerhitzte, pflanzliche Nahrung zu sich nehmen. Je schwerer die Krankheit ist, umso höher kann manchmal (ist individuell verschieden) der Frischkost-Gemüseanteil sein. Nicht jeder Patient reagiert auf Rohkost gleich, verträgt vielleicht das eine oder andere Produkt nicht so gut, oder Rohkost überhaupt nicht, weshalb hier Flexibilität gefordert ist. Auch die tägliche Einnahme eines Getreide-Frischkornbreies (bei Verträglichkeit) kann von großer Bedeutung sein. Ebenfalls kann die "Öl-EIWEISS-KOST" (siehe gleichnamiges Buch) nach Dr. Johanna Budwig sehr viel bewirken. Man muss beobachten, wie der Körper auf gewisse Nahrungsmittel reagiert und dementsprechend flexibel sein, da viele Menschen auf die verschiedensten Nahrungsmittel ungleich reagieren. Die Menschen müssen lernen, auf die Körpersignale zu achten, sehr gut in sich hineinhören, auf das intuitive Gefühl, die innere Stimme, die Stimme der Seele hören, sich daran orientieren, und dann handeln sie grundsätzlich richtig.

Neurodermitis - chemische Medikamente hemmen Heilungsprozess

Zumindest in der Naturheilkunde ist bekannt, dass auch Neurodermitis eine Stoffwechselkrankheit ist, der grundsätzlich eingeschränkte Stoffwechsel-, Darm- und Leberfunktionen zugrunde liegen. Nach Möglichkeit sollten deshalb keine chemischen Medikamente eingenommen werden, denn ihre Nebenwirkungen belasten das

Zentralorgan Darm und auch das wichtigste Reinigungsorgan, die Leber, zusätzlich. Chemische Substanzen behindern den Stoffwechsel, somit viele Organfunktionen und verhindern dadurch die Regeneration, die Aktivierung der Selbstheilungskräfte des Körpers. Es ist ein großer Fehler, dass als Erstmaßnahme mit fragwürdigen chemischen Medikamenten in den so hoch komplizierten und in vielen Bereichen unerforschten Stoffwechsel eingegriffen wird.

Der Darm ist ein hoch sensibles Organ, in dem sich rund 80% des Immunsystems befindet. Hundert Millionen Nervenzellen umhüllenden den Verdauungstrakt, die unzählige Signale und Nervenbotenstoffe weiterleiten. Umso unverständlicher ist in Anbetracht dessen die schulmedizinische Erstmaßnahme, bei Erkrankungen chemisch-giftige (körperfremde Substanzen) Medikamente direkt in den hoch sensiblen und multifunktionellen Magen-Darm-Trakt zu geben. Die Fragwürdigkeit einer solchen Maßnahme (chemische Medikamente) scheint nicht nur eine medizinische Frage, sondern vielmehr eine Frage der Vernunft und Logik zu sein! Jegliche neuerliche Giftbelastung (chemische Medikamente, denaturierte Nahrung) ist hier schädlich und zu unterlassen.

Kein Arzt und Wissenschaftler wird jemals so intelligent und "allwissend" sein wie unser Organismus, das Immunsystem. So seien wir doch endlich so vernünftig und geben dem Körper und der Seele, was sie für Gesundheit brauchen. Dass das aber nicht giftige Chemie und denaturierte Nahrungsmittel sein können, versteht sich von selbst.

Sind Sie bei einem Arzt in Behandlung, der sich nicht nach Ihrer Ernährung, vielleicht beruflichen und seelischen Problemen, Belastungen erkundigt, gesunde und vollwertige, natürliche Ernährung im eingangs angeführten Sinne nicht für absolut erforderlich hält, anstatt dessen mit chemischen Medikamenten behandeln will, dann sind Sie gut beraten, unverzüglich Ihren Therapeuten zu wechseln. Das wäre dann Ihrerseits die erste und wichtigste Maßnahme.

Die Praxis zeigt jedenfalls, dass Naturärzte und Heilpraktiker mit gesunder, vollwertiger, natürlicher Ernährung, Regulierung des Säure-Basen-Haushaltes, guten Vitalstofftherapien und anderen naturheilkundlichen Methoden fortlaufend Neurodermitis-Patienten zu Gesundheit verhelfen, die zuvor jahrelang in erfolgloser schulmedizinischer Behandlung waren.

Auch Naturheilkunde ist kein Allheilmittel. Es wird immer wieder Patienten geben - auch solche die sich mit Bio- und Vollwertkost ernähren - bei denen eine gänzliche Heilung (evtl. genetisch bedingt) weder mit naturheilkundlicher, noch schulmedizinischer Behandlung möglich ist, insbesondere dann, wenn den möglichen psychischen Hintergründen zu wenig oder gar keine Aufmerksamkeit geschenkt wird, oder diese sich nicht beheben "lassen wollen." Eine Besserung lässt sich aber in den allermeisten Fällen erzielen. Vererbungen, schwere genetische Schäden oder durch jahrelangen Medikamentenmissbrauch entstandene Gesundheitsschäden usw. benötigen manchmal eine lange Regenerationsphase.

Neurodermitis und die Psyche – die Haut als "Entlastungsventil"

Ebenfalls werden alle medizinischen Mittel bei jenen Patienten versagen, die fortlaufend verschiedensten fast unerträglichen seelischen Belastungen ausgesetzt sind, somit permanent unter Hochdruck und äußerster Anspannung stehen, was dann auch die Ursache der Neurodermitis darstellen könnte. Dies gilt übrigens für alle Krankheiten! Oft wird von den Menschen eine solche Situation mit den Worten zum Ausdruck gebracht: „Es ist zum aus der Haut fahren!“ Dementsprechend kann der innere Zustand dann auch über die Haut zum Ausdruck kommen, z.B. in Form einer schweren Neurodermitis oder Schuppenflechte usw. Auf solche Art und Weise kann der innere Zustand eines Menschen durch den Körper widergespiegelt werden, der den unüberhörbaren Schrei nach Änderung einer bestimmten Lebenssituation darstellt.

In einem solchen Fall gilt es die Ursache zu beseitigen, die zu diesem seelischen Zustand geführt hat, wodurch die Neurodermitis (auch andere Krankheiten) allein dadurch abklingen und heilen kann und somit medizinische Behandlungen (außer vollwertiger, natürlicher Ernährung, Vitalstoffe) nicht notwendig sind. In solchen Situationen nützt das Cortison genauso wenig wie die immunologische Therapie. Diese hat aber den Vorteil, dass sie das Immunsystem stärkt und allgemein der Gesundheit förderlich ist, während das Cortison die Symptome erträglicher macht, aber die Gesundheit ganz allgemein schädigt. Auch bei psychischen Hintergründen einer Krankheit ist immer zu berücksichtigen, dass seelische Belastungen ebenfalls „Vitaminräuber“ sind, diese das Immunsystem enorm beeinträchtigen, zu Übersäuerung führen und einen ausgemergelten Organismus hinterlassen.

Deshalb noch einmal die Betonung: Bei der Behandlung aller Krankheiten, auch bei Neurodermitis, müssen alle Faktoren (physischen und psychischen), insbesondere die vollwertige, natürliche Ernährung Beachtung finden. Auch die unterstützende Wirkung von geeigneten Vitalstofftherapien ist sehr wichtig, weil dadurch der Heilungsverlauf wesentlich beschleunigt und verbessert werden kann. Wie lange wird es wohl dauern, bis auch die Schulmedizin das verstehen will, kann oder darf?

Migräne – Symptome – Ursachen – Möglichkeiten

Die Schmerzen sind vielfältig, meistens hämmernd, pochend, ziehend oder ausstrahlend und können sich von Stunden bis zu 3 Tagen erstrecken. Sie treten manchmal schlagartig auf und betreffen fallweise nur eine Kopfhälfte. Andererseits können typische Vorboten wie z.B. Stimmungsschwankungen, erhöhte Reizbarkeit, Müdigkeit usw. eine Migräneattacke ankündigen. Bei einer geringeren Anzahl von Menschen ist dieser Kopfschmerz von „Flimmern“ vor den Augen, Gesichtsfeldstörungen, Schwindelgefühl, Gleichgewichtsstörungen und ähnlichen Symptomen begleitet. Auch Übelkeit, Erbrechen, Durchfall usw. können unangenehme Begleiterscheinungen sein. Häufig ist auch eine überhöhte Empfindlichkeit gegen Licht/Lärm gegeben, worauf sich Patienten in abgedunkelte Zimmer zurückziehen. Frauen sind häufiger davon betroffen als Männer. Erschreckend ist auch die Zunahme dieser Krankheit bei Kindern schon ab ca. 7 Jahren.

Es handelt sich also um eine sehr unangenehme Krankheit, der man aber keineswegs machtlos gegenübersteht. In manchen Fällen liegt auch eine erbliche Veranlagung vor. Da es sich aber vielfach um eine durch die Ernährung und Vitalstoffarmut beeinflusste Stoffwechselkrankheit handelt, kann grundsätzlich mit vollwertiger, natürlicher Ernährung, den richtigen naturheilkundlichen Behandlungsmethoden und Präparaten (Vitalstoffe, insbesondere Vitamin C, E, die B-Vitamine, Magnesium, Calcium, Folsäure) in vielen Fällen Heilung oder eine wesentliche Linderung erzielt werden, sodass sich der Einsatz von Schmerzmitteln erübrigt.

Die Ursachen der Migräne sind zufolge der etablierten Medizin ungeklärt. Es steht jedoch fest, dass es sich um eine körperliche Erkrankung handelt, wenngleich psychische Faktoren zur Auslösung von Migräne beitragen können. Überforderung z.B., Ärger, Alkohol, Nikotin, Föhn, psychische Hintergründe jeglicher Art, usw. können das Auslösen einer Migräneattacke begünstigen. Mittels moderner Computerverfahren kann der (vermeintliche) Ablauf einer Migräne graphisch dargestellt und vermeintlich nachvollzogen werden.

Laut schulmedizinischer Darstellung scheint die eigentliche "Ursache" der Migräne in einer Entzündung der Gefäßwände der Hirnarterien und der damit verbundenen unzureichenden Blutversorgung begründet zu sein. Die Entstehung der Migräne soll so gesehen in drei Phasen ablaufen:

- Aufgrund verschiedener "Ursachen" ziehen sich die Blutgefäße zusammen, wodurch die Blutversorgung des Gehirns gedrosselt wird

- danach erfolgt wieder ein stärkerer Blutstrom, die Blutgefäße und auch die Kapillaren werden dadurch überdehnt, wodurch ein überhöhter Druck auf die Nervenenden entstehen soll. Aufgrund dessen wird angeblich der Schmerzzustand ausgelöst.
- durch das Zusammenziehen und Überdehnen der Blutgefäße und die damit verbundene Störung der Blutversorgung im Gehirn entsteht dort ein Sauerstoffmangel, was ebenfalls zu Schmerzerhöhung führen soll.

Nun stellt sich die Frage, was uns das denn nützt? Es handelt sich hier lediglich um angeführte Fehlsteuerungen, die aber eine Ursache haben! Das Wesentliche wäre doch, zu wissen, wie es zu diesen Fehlsteuerungen kommt, wie man diesen entgegenwirken, sie ursächlich behandeln kann. Die Verabreichung von Schmerzmitteln usw. kann doch nicht die Endlösung sein!

Äußere Einflüsse von Migräne können sein: denaturierte Industrienahrung, Vitalstoffunterversorgung, Alkohol, Nikotin, Wetterumschwung, Föhn, Umwelteinflüsse, Ärger, Stresszustand jeglicher Art, Überforderung, auch selbst erzeugter Freizeitstress, usw.

Die Migräne begleitende Gesundheitsstörungen spielen oft auch eine nicht zu unterschätzende Rolle: So z.B. Hypertonie (Bluthochdruck), Hypotonie (zu niedriger Blutdruck) sowie Halswirbelsäulensyndrom. Es gilt also in erster Linie auch diese manchmal vorhandenen Gesundheitsstörungen mit möglichst natürlichen Mitteln (Ernährung, orthomolekulare Medizin) zu beseitigen, wodurch die Migräne teilweise in wesentlich reduziertem Umfang und geringfügiger Intensität auftreten kann.

„Menstruelle Migräne"

Manche Frauen leiden während der Regelblutung an intensiven Migräneattacken. Sie treten meistens 2 – 3 Tage vor oder nach dem Einsetzen der Blutung auf, können sehr lang anhalten und bis zu einer Woche und länger dauern. Dies ist auf die individuellen und extremen Östrogenschwankungen bei verschiedenen Frauen zurückzuführen, wenn die Konzentration des weiblichen Sexualhormons Östrogen stark abfällt. Laut der deutschen Kopfschmerzgesellschaft macht das die Frauen gegenüber Stressfaktoren, die geeignet sind eine Migräneattacke auszulösen, empfindlicher. Viele Experten meinen auch, dass der Östrogenspiegel die Verarbeitung schmerzhafter Reize im Gehirn beeinflusst. Starke Kopfschmerzen während der Menstruation können aber nicht immer der typischen Migräne zugeordnet werden. Egal welcher Art von Migräne man unterworfen ist, die gesunde, vollwertige, natürliche Ernährung und gute Vitalstoffversorgung (insbesondere Vitamin C, E, Vitamin-B-Komplex, Magnesium, Calcium, Folsäure) sowie Vermeidung von Schadstoffen aller Art sind für störungsfreie Stoffwechselabläufe, auch für einen ausgeglichenen Östrogenspiegel immer das Wichtigste. Optimale Mikronährstoffversorgung gewährleistet gute Organ- und Zellfunktion, hat grundsätzlich und somit auch bei menstrueller Migräne eine positive Wirkung.

Migräne und die Psyche

Aufgrund vieler Studien ist bekannt, dass die Psyche bei der Migräne eine große Rolle spielen kann. Migränepatienten gelten als psychisch besonders strukturiert und neigen unter anderem zu depressivem Verhalten. In Anbetracht dessen erscheint es wichtig und sinnvoll, neben optimaler Mikronährstoffversorgung entsprechende Entspannungstherapien/-techniken (z.B. Autogenes Training nach J. Schulz, Yoga, Progressive Muskelentspannung nach Jacobsen usw.) in die Therapie mit einzubinden.

Schulmedizinische Therapie

Die Schulmedizin begnügt sich auch bei Migränebehandlung in erster Linie mit der Verschreibung von Schmerzmitteln, anderen symptomverdrängenden chemischen Medikamenten und evtl. einer diätetischen Beratung der herkömmlichen und somit wenig hilfreichen oder gar schädlichen Art. Diäten sind immer mit Vorsicht zu genießen und machen vielfach mehr krank als gesund. Die Schmerzmittel führen zu einer momentanen Erleichterung beim Patienten, aber die auf Heilung ausgerichtete Behandlung fehlt gänzlich. Bei einer bis zu 3 Tagen andauernden Migräne werden gerne "Triptane" verschrieben. Länger andauernde Migräne muss mit anderen Medikamenten behandelt werden, **weil bei der Einnahme von "Triptanen" das Risiko besteht, dass diese selbst Kopfschmerzen auslösen.** Wenn das keine tollen Medikamente sind?

Naturheilkundliche Therapiemöglichkeiten

All die eingangs angeführten Fehlreaktionen (z.B. Entzündung der Gefäßwände der Hirnarterien, Überdehnung der Blutgefäße usw.) müssen doch eine Ursache haben, die ebenfalls in einem Stoffwechselproblem begründet zu sein scheinen. Wie wär's denn, wenn man es deshalb über den Stoffwechsel, das Immunsystem versucht, dieses mit bester, natürlicher Nahrung und Vitalstoffpräparaten gut versorgt, sodass von der Organ- und Zellversorgung her ein optimaler allgemeiner Stoffwechsel und auch Hirnstoffwechsel überhaupt ermöglicht wird? Solange die für einen geordneten Hirnstoffwechsel und allgemeinen Stoffwechsel notwendigen Mikronährstoffe nur in unzureichenden Maße vorhanden sind, ist auch die Gefahr der Fehlsteuerungen in allen Zellen und Organen, auch im Gehirn sehr groß. Erfahrungsgemäß können viele Krankheitssymptome und Krankheiten durch Erreichen optimaler Stoffwechsellage behoben werden. Was ist also zu tun? Man gibt dem Körper, was er braucht, nämlich beste, natürliche Nahrung, genügend Mikronährstoffe, angemessene Bewegung und auch Ruhe! Nur dann hat er eine Chance, sich zu regenerieren, für ordnungsgemäße Zell- und Organfunktionen zu sorgen, insbesondere dort, wo die Medizin den Problemen ratlos gegenüber steht.

Milliarden auf Mikronährstoffen aufgebaute Enzym- und Stoffwechselvorgänge laufen pro Sekunde in unserem Körper ab. Ist aber nicht genügend "Kraftstoff" (Mikronährstoffe) vorhanden oder der Körper stark übersäuert, können logischerweise auch nicht mehr alle Abläufe tadellos funktionieren. Solche Vitalstoffdefizite können sich dann je nach Disposition unter anderem auch durch Migräne äußern.

Körperliche Fehlsteuerungen haben grundsätzlich mit ungesunder Ernährung, Übersäuerung, Unterversorgung an Mikronährstoffen, mangelhaftem Stoffwechsel, psychischen Belastungen und Energieverlust, welcher Art auch immer, zu tun. Deshalb ist es für den Therapeuten auch nicht so wichtig, welche funktionellen Abläufe schlussendlich die Migräne auf welche Art auslösen. Wichtig ist, dass der Organismus alles bekommt, was er zur Selbstregulierung benötigt. Die Schulmedizin glaubt immer, jeden Ablauf erforschen zu müssen, um dann in einem Teilbereich mit vielfach untauglichen Mitteln und nicht zuletzt am falschen Ort einzugreifen, anstatt das Problem an der Wurzel zu fassen.

Gesunde, natürliche, vollwertige Ernährung ist somit auch bei dieser Erkrankung die erste und wichtigste Maßnahme. Das bedeutet auch Vermeidung der denaturierten, industriell behandelten Nahrungsmittel wie Weißmehl, daraus verarbeitete Produkte, Fabrikzucker, geschälter Reis usw. Ebenfalls sollten die handelsüblichen denaturierten, hydrisierten und chemisch haltbar gemachten Öle/Fette gemieden werden, weil sie geeignet sind, den Gesamtstoffwechsel erheblich zu behindern. Verwenden Sie ausschließlich biologische, kalt gepresste Öle mit mehrfach ungesättigten Fettsäuren, wie z.B. Leinöl, Sonnenblumenöl, Sesamöl usw., **denn gute Öle sind insbesondere auch für den Gehirnstoffwechsel sehr wichtig** (Dr. Budwig - siehe auch Kapitel Ernährung, Teil ÖLE UND FETTE).

Professor Dr. Kollath hat schon sehr früh auf die Folgen der Mesotrophie = Halbernährung (ähnlich der heutigen Industriekost) hingewiesen und schon in den 1960er Jahren darauf aufmerksam gemacht, dass die Mesotrophie auch vor dem Kopf (Gehirn) nicht Halt machen werde. Das Spiegelbild unserer (kranken) Gesellschaft besagt eindeutig, dass Professor Kollath mit seinen Prophezeiungen damals schon recht hatte. (Siehe ebenfalls Kapitel Ernährung, Teil "Kohlenhydrate - Mesotrophie - Halbernährung, Zivilisationskost und die Folgen")

Dem vegetativen Nervensystem, der Reizweiterleitung der Nerven ist bei allen Migränearten besondere Aufmerksamkeit zu schenken. Neben der Ernährung wirken sich hier insbesondere psychische Belastungen sehr negativ aus. Unterstützend zur natürlichen Vollwerternährung können verschiedene speziell abgestimmte orthomolekulare Therapien Anwendung finden. Dabei ist besonders auf eine ausreichende Versorgung mit Vitamin C, E, den B-Vitaminen, aber auch Magnesium, Calcium, Folsäure zu achten, weil diese Vitalstoffe für einen gut funktionierenden Gehirnstoffwechsel, das Nervensystem allgemein, die Reizweiterleitung in den Nerven, gutes Blut usw. unverzichtbar sind. Durch solche Maßnahmen kann die Migräne oft geheilt oder wesentlich gelindert werden. Auch bei genetisch bedingter Migräne ist mit diesen Mitteln und Methoden vielfach eine erhebliche Erleichterung, manchmal Heilung möglich.

Der jahrelange Eingriff in den Hormonhaushalt durch die Anti-Baby-Pille kann bei Migräne ebenfalls eine Rolle spielen.

Da kann die Schulmedizin noch Jahrzehnte lang in allen möglichen Gewebeteilen und Zellen forschen, der genialen Vollkommenheit und Intelligenz unseres (gut versorgten) Organismus wird sie immer unterlegen sein. Und solange sie nicht verstehen kann, will oder darf, dass einwandfreie Funktion aller Organe und Zellen - auch des Gehirns - von optimaler Mikronährstoffversorgung (Kraftstoff) des Körpers und somit von gesunder vollwertiger, natürlicher Ernährung sowie vernünftiger Lebensführung abhängig ist und danach behandelt, werden die Heilerfolge der Schulmedizin sehr gering bleiben. Es zählt einzig und allein der richtige Behandlungsansatz und der soll möglichst natürlich und logisch sein.

Außer diesen Maßnahmen erfolgt eine gesamtkörperliche Gesundheitsüberprüfung mit Bedachtnahme auf die Begleitfaktoren wie Bluthochdruck, niederer Blutdruck, Wirbelsäulensyndrom, Zähne, Kiefer-/Mundbereich, Amalgam, usw. Denn manchmal beruhen Kopfschmerzen auf irgend einer versteckten Organ- oder Zellstörung und werden als Migräne verkannt. Dabei ist es wichtig, dass evtl. vorhandene Organstörungen (z.B. Hypertonie, Hypotonie usw.) neben vollwertiger, naturbelassener Nahrung, mit natürlichen Präparaten unterstützt und zu Normalwerten geführt werden. Das wirkt sich dann auf alle Organe und Zellen positiv aus. Allein dadurch können auch vielerlei andere Beschwerden verschwinden, weil dem Körper alle Mikronährstoffe für eine tadellose Gesamtfunktion zur Verfügung stehen.

Auch die Fa. VitOrgan z.B. hat eine Reihe erstklassiger Präparatkombinationen für verschiedenste Gesundheitsprobleme, so auch für Migräne entwickelt. Von einer Selbstmedikation (außer natürlicher, vollwertiger Ernährung und einem guten Basis-Vitalstoffprodukt) ist aber abzuraten, weil es bei der Behandlung sowie Präparatauswahl und -zusammenstellung eine Vielzahl an Faktoren zu berücksichtigen gibt. Diese Behandlungsmethoden werden von der Schulmedizin zwar nach wie vor ignoriert, aber der Erfolg bei den Patienten spricht eine deutliche und ehrliche Sprache. Um an diesen Erfolgen Anschluss zu finden, hat die Schulmedizin noch einen weiten Weg vor sich, nämlich den Weg der Einfachheit, Natürlichkeit und Ehrlichkeit, den zu begreifen – aus welchen Gründen auch immer - sie offensichtlich außerstande zu sein scheint.

Die Unregelmäßigkeit des Stuhlganges

Vielfach glauben die Menschen, täglich Stuhlgang haben zu müssen. Eine unregelmäßige Darmentleerung innerhalb von 2 - 3 Tagen gilt aber aus schulmedizinischer Sicht ebenso als normal, wie 3 Darmentleerungen an einem Tag.

Lt. Dr. Felix Mayer u.a. hingegen ist täglicher Stuhlgang aber wichtig, weil sich im Darm Gärungs- und Fäulnisprozesse bilden, die das Immunsystem beeinträchtigen, wenn der Nahrungsbrei längere Zeit im Darm verbleibt. Das ist soweit richtig, scheint aber nicht immer die wesentlichste Bedeutung zu haben. Wichtig ist auch das persönliche Wohlbefinden und dass der Stuhlgang in einem etwas weiter gesteckten Rahmen - der auch Unregelmäßigkeiten zulässt - aber ohne Einnahme chemischer Medikamente abläuft. Täglich Stuhlgang zu haben ist sicherlich ideal, aber nicht als unbedingte Notwendigkeit zu betrachten.

Dass die Unregelmäßigkeit des Stuhlganges in einem vernünftigen Rahmen (z.B. innerhalb von 2 - 3 Tagen) grundsätzlich nichts Negatives ist, kann damit begründet werden, dass die meisten Menschen ja auch nicht Tag für Tag denselben Rhythmus, genau dieselbe Tätigkeit haben, nicht jeden Tag genau dasselbe, gleich viel essen und das genau zur selben Zeit, nicht gleich viel trinken usw. Jeder Tag gestaltet sich für uns Menschen doch anders, teils ohne oder mit viel Aufregung. Es sind sowohl die physischen als auch die psychischen Bedingungen jeden Tag verschieden. Der eine Tag beginnt schon hektisch und endet genauso, wobei viele Menschen sich nicht einmal Zeit nehmen etwas Anständiges zu essen oder genügend zu trinken. Die nächsten 2 Tage können vielleicht normal ablaufen mit gemütlichem und gutem Frühstück, Mittagessen, genügender Flüssigkeitsaufnahme usw. Am anderen Tag verspeist der Mensch vielleicht nur eine Wurstsemmel und trinkt eine Cola dazu (ungesunde Nahrung - ist vielfach der Fall) oder isst überhaupt erst am Abend wenn er nach Hause kommt und nicht selten Fertigprodukte. Auch die psychischen Belastungen spielen im Hinblick auf den Stuhlgang eine wesentliche, aber meistens unterschätze Rolle. Ärger, Aufregung, Hektik, Kränkung am Arbeitsplatz, in der Familie und Ähnliches haben ebenfalls ihre oft unterschätzten Auswirkungen. Die Liste der Unregelmäßigkeiten in unserem Tagesablauf/Leben ließe sich unendlich fortsetzen. Aufgrund all dieser Unregelmäßigkeiten im Tagesablauf, der Nahrungs- und Flüssigkeitsaufnahme sowie sonstigen Ernährungs- und Lebenssünden kann ja logischerweise auch nicht immer ein geregelter Stuhlgang erwartet werden. Gewisse Unregelmäßigkeiten analog des Tagesgeschehens sind hier etwas Natürliches und nichts Krankhaftes. Wirklich regelmäßiger Stuhlgang wird sich am ehesten bei Menschen einstellen, die bei gesunder, vollwertiger Ernährung und guter Lebensführung wirklich in jeder Hinsicht einen geregelten Tagesablauf haben. Davon wird es aber nicht allzu viele geben. Täglicher Stuhlgang oder jeden zweiten Tag kann als günstig angesehen werden, wobei es für die Darmentleerung in Anbetracht der Unregelmäßigkeiten des täglichen Lebens keine festen Regeln gibt.

Medizinisch gesehen spricht man also von Verstopfung, wenn fortlaufend weniger als dreimal wöchentlich oder täglich mehr als dreimal eine Darmentleerung erfolgt. Treten solche Probleme auf, versuchen Sie über die Ernährung eine Verbesserung herbeizuführen (siehe Kapitel Ernährung). Wenn keine Besserung eintritt, oder der Stuhlgang Probleme bereitet wie z.B. Anstrengung durch pressen oder dass dabei Schmerzen auftreten, dazu nur geringe Mengen sehr trockenen Stuhls freigesetzt werden, sollten Sie einen guten Ernährungsexperten (sie sind dünn gesät) /Naturheiltherapeuten in Anspruch nehmen, um die Ursache herauszufinden. Abführmittel können jedoch nur eine Notlösung aber niemals Behandlungsgrundsatz sein.

Die Verdauung hängt indirekt mit der Darmentleerung zusammen. Sie beginnt im Mund mit der Einspeichelung und dem guten Kauen der Nahrung. Dem entsprechend gut oder weniger gut wird dann der Verdauungsvorgang im Magen und Darm fortgesetzt.

Folgen chronischer Verstopfung

Ein gesunder Darm ist von Billionen Mikroorganismen, wichtigen Bakterien besiedelt, die für ordnungsgemäße Verdauung und regelmäßigen Stuhlgang sorgen. Es handelt sich um rund 400 Bakterienarten, die einen gesunden Darm besiedeln und die Darmflora bilden. Die meisten sind harmlos und viele haben bedeutende Funktionen bei der Verdauung. Da die moderne, industrielle Nahrung arm ist an solch wichtigen "Helfern", scheint sie auch eine Gefahr für unsere Gesundheit zu sein. Es ist alt bekannt, dass natürliche, getrocknete, vergärte, fermentierte, in Beize eingelegte (natürliche) Nahrung tausendfach mehr wichtige Bakterien und natürliche Vitalstoffe enthält, als die modernen, sterilen Produkte aus dem Supermarkt, weshalb diese Kost auch wesentlich zu einer Verarmung der Darmflora beiträgt. Forscher vermuten teilweise, dass das auch mit dem häufigen Auftreten von Allergien bei Kindern zu tun haben könnte.

Der thermisch unterkühlte Darm

Ist die Darmflora an wichtigen Bakterien verarmt, gestört, finden dort Krankheitserreger aller Art Platz. Verschiedenste Infektionen, Pilzerkrankungen, auch Hauterkrankungen bis hin zum Magengeschwür und Krebs können dadurch entstehen. Sie finden unter diesen Umständen dort besten Nährboden. Symptome wie Völlegefühl, Appetitlosigkeit, Blähungen oder auch kolikartige Schmerzen machen sich bemerkbar. Stuhlverstopfung oder Durchfall stellen sich ein, manchmal auch beides abwechslungsweise.

In dieser Situation ist der Darm aufgrund ungesunder, denaturierter Nahrung thermisch "unterkühlt" und die "Betriebstemperatur" liegt ca. 0,5 – 1 Grad unter der Idealtemperatur. Die Darmbakterienkultur, das Immunsystem, die Aufnahme der Vitamine und Mikronährstoffe durch den Darm sind dadurch empfindlich gestört, der gesamte Verdauungstrakt ist übersäuert. Wenn die Nahrung fortwährend zu lange (mehrere Tage) im Darm, entstehen auch bakterielle Fäulnisprodukte, die Gifte und Säuren entwickeln. Diese Gifte und schädlichen Substanzen gelangen über die Darmwand ins Blut und somit in den ganzen Körper. Im Laufe der Zeit entsteht also eine vom Darm ausgehende Selbstvergiftung, die man im fortgeschrittenen Stadium „Autointoxikation" nennt. Insbesondere die Leber muss dadurch fortlaufend die schädlichen Stoffe abbauen und ist enorm belastet. Ist die Leber aber schon vorgeschädigt oder geschwächt, kann sie aufgrund dieser starken Belastung ihre Entgiftungsaufgabe nicht mehr entsprechend erfüllen. Der Vergiftungsprozess im Körper setzt sich rapide fort und kann in extremen Fällen neben schweren Gesundheitsschädigungen bis zum Tod führen.

Bei Darmproblemen, Candida usw. ist es unerlässlich, auf gesunde, natürliche, **enzymreiche** Nahrung umzustellen, die genügend Milchsäurebakterien sicherstellt. Wenn diese wichtigen Enzyme fehlen, hat der Darm zu viele Hefebakterien und dieses Ungleichgewicht wirkt sich negativ aus. Hefepilze sind notwendig, aber im richtigen Ausmaß und das ist über die Nahrung zu regeln. Candida ist immer vorzufinden, wenn zu viele Hefebakterien im Darm angesiedelt sind. Dadurch ist das natürliche Gleichgewicht zu den Milchsäurebakterien (Basen) verletzt. Auch Candida ist ein charakteristisches Erscheinungsbild falscher und ungesunder Ernährungsweise.

Ursachen von Verstopfung - Darmproblemen

- Man unterscheidet grundsätzlich zwischen ernährungsbedingter und spannungsbedingter (psychisch bedingter) Verstopfung. Es können auch beide Faktoren in Kombination eine Rolle spielen
- ungesunde, denaturierte Industriekost, vor allem Auszugsmehle und die daraus verarbeiteten Produkte, wie Weiß- und Graubrot, Torten, geschälter Reis, Fabrikzucker, Süßigkeiten, usw., die viele wichtige Grundnährstoffe entbehren (unbedingt meiden)
- damit einhergehende Übersäuerung und thermische "Unterkühlung" des Darms
- Mangel an den wichtigen Milchsäurebakterien, Mikronährstoffen und Faserstoffen
- die handelsüblichen, denaturierten und hoch erhitzten Speiseöle und –fette, die den Gesamtstoffwechsel negativ beeinflussen (Dr. Budwig)
- Hektik und Stress in allen Facetten, schwere psychische Belastungen usw. (spannungsbedingt)
- Bewegungsmangel
- zu geringe Flüssigkeitszufuhr

- chemische Medikamente; sie schädigen die Darmflora, belasten Leber, Nieren, den Stoffwechsel enorm. Abführmittel sind für den Darm "tödlich".
- negativ wirkt sich aus, wenn dem Stuhldrang nicht gleich nachgegeben wird. Dem sich lange (mehrere Tage) im Darm befindlichen Inhalt wird dadurch immer mehr Feuchtigkeit entzogen; er wird deshalb fester, trockener und verliert an Gleitfähigkeit

Schulmedizinische Behandlung

In erster Linie werden Abführmittel verschrieben, in schlimmen Fällen Klistiere („Einläufe“) verordnet. Chemische Abführmittel sollten aber nur als allerletzte Möglichkeit bei akuten Problemen Verwendung finden, weil sie die Darmflora schädigen und auch die Funktion anderer Organe beeinträchtigen.

Die Einnahme von Abführmittel ist immer der falsche Weg, denn das ist die sicherste Maßnahme, die Verstopfung zu verschlimmern oder zur chronischen Krankheit zu machen. Die Verwendung von Abführmitteln hat nämlich mehr Nachteile als Vorteile. Gäbe es sie nicht, so müsste sich der an Verstopfung Leidende und auch der Arzt mit der Ursache auseinandersetzen. Es müsste eine richtige Heilbehandlung durchgeführt werden. Da aber diese Abführmittel zur Verfügung stehen und vom Arzt gerne verschrieben werden, ist es einfach für den Arzt und Patienten. Weder der Arzt noch der Patient muss sich um die Ursache kümmern und trotzdem ist das Stuhlproblem "gelöst", aber nur vom einen zum anderen Mal, mit einer Tablette oder einem Zäpfchen, was bequem zu sein scheint.

Dass der Patient aufgrund der schulmedizinischen Beurteilung glaubt, dass das die einzige Lösung sein soll, kann man noch verstehen. Wenn aber der Arzt das als einzige Lösungsmöglichkeit sieht, so ist es doch tragisch, weil es ganz einfache und natürliche Heilmethoden gibt.

Die Pillenvariante ist sicherlich für den Arzt und die Pharmaindustrie die einträglichere. Schon vor vielen Jahren wurden z.B. allein in der Schweiz für rund 70 Millionen SFR Abführmittel verkauft.

Naturheilkundliche Ratschläge und Behandlungsmethoden

- Das "Zentralorgan" Darm ist für den gesamten Stoffwechsel das wichtigste "Werkzeug."
- Genügend natürliche Milchsäurebakterien/Enzyme sind eine Grundvoraussetzung für einen gut funktionierenden Darm, was aber bei den meisten Menschen nicht zutrifft. Früher wurde das mit milchsauer eingelegtem Gemüse, z.B. Salzgurken oder rohem Sauerkraut sichergestellt.
- Täglich zwischen den Mahlzeiten etwas rohes, **biologisches** Sauerkraut essen ist wichtig; es muss aber gut gekaut und eingespeichelt werden. Die Enzymsäfte im Speichel bewirken schon eine Art "Vorverdauung". Das ist die beste Maßnahme, einen Darm wieder aufzubauen. Milchsauer vergorene Produkte (natür-

liches Sauerkraut usw.) enthalten viele wichtige Enzyme, die den Körper vom sauren in den basischen Bereich bringen.

- Morgens und abends biologischen Sauerkrautsaft (Zimmertemperatur) trinken ist Teil der Basisbehandlung. Ergibt sich beim Sauerkrautsaft trinken ein Problem, kann anstatt dessen etwas biologisches, rohes Sauerkraut gegessen werden.
- Auch die Industrie hat mit probiotischen Lebensmitteln auf sich aufmerksam gemacht. Die anorganische Chemie hat aber kein wirklich wirksames Mittel. Ihre Produkte können mit den natürlichen Helfern (z.B. Sauerkraut usw.) nicht mithalten. Der Darm braucht für die Verbrennung in erster Linie die so wichtigen Enzyme aus natürlichen, guten Lebensmitteln.
- Das Problem der thermischen Unterkühlung des Darms und die daraus resultierenden Folgen wie chronische Müdigkeit, ständiges Frieren, "Candida albicans" und die Behebung des Problems, wurde im Kapitel Ernährung, Teilbereich "Übersäuerung" behandelt.
- Vollwertige, natürliche, der Krankheit angepasste, bakterien- und faserstoffreiche Ernährung, die einen ausgeglichenen Säuren-Basen-Haushalt gewährleisten sollte, ist eine unerlässliche Maßnahme für die Heilung aller Krankheiten, auch bei Stuhlverstopfung und anderen Darmproblemen. Konsumieren Sie grundsätzlich schadstoffarme und vollwertige Bio-Produkte (Bio-Gemüse, Naturreis, Vollkorngetreide und -produkte usw.). Wenn Sie gerne Brot essen, dann Vollkornbrot aus fein gemahlenem Mehl, weil das leichter verdaulich ist. Bio-Gemüse, Vollkornprodukte enthalten wichtige Vitamine, Vitalstoffe und Faserstoffe, die für die Verdauung und den Stuhlgang sehr wichtig sind. Im Getreidekeim sind auch außerordentlich viele B-Vitamine, die mit anderen Vitaminen und Vitalstoffen im Stoffwechsel eine zentrale Stellung einnehmen. Wenn Sie Getreide usw. nicht gut vertragen, ersetzen Sie es durch andere vollwertige und natürliche Lebensmittel. Vor ca. 100 Jahren nahmen die Menschen z.B. noch täglich ca. 5 mg Vitamin B^1 über die Nahrung zu sich. Heute ist es noch ein Bruchteil dessen. Die Menschen in den zivilisierten Staaten leiden durch die denaturierte Industrienahrung an einer permanenten Unterversorgung an Vitaminen, insbesondere an Vitamin C, E, dem gesamten Vitamin-B-Komplex, Mineralstoffen, Spurenelementen und den so wichtigen Faserstoffen. Versuchen Sie, sich mit der Fünf-Elemente-Ernährungslehre (z.B. nach Jörg Krebber) und/oder "ÖL-EIWESS-KOST" nach Dr. Johanna Budwig auseinanderzusetzen.
- Serotonin (Bildung über Vitamin B^6) ist unter anderem für eine ordnungsgemäße Darmfunktion, die Peristaltik unerlässlich. Da viele B-Vitamine/Mineralstoffe sich auf den Gesamtstoffwechsel (z.B. Nervenreizweiterleitung) und somit auch auf die Verdauung positiv auswirken, ist auch hier die Gabe des gesamten Vitamin-B-Komplexes empfehlenswert.
- Faserstoffe (maßvoll, auch nicht zu viele) sind sehr wichtig, haben bei der Darmpassage „Bürstenreinigungseffekt", reinigen die Darmzotten und nehmen Schadstoffe auf

- Vermeidung von Auszugsmehlen, Schokolade, Torten, Süßigkeiten, stopfender, denaturierter Nahrungsmittel (vitalstoffarm und liegen im sauren Bereich). Auch Fabrikzucker macht andere Nahrungsmittel unverträglich, hat die Eigenschaft Reizwirkungen hervorzurufen und verbraucht für den Abbau das so wichtige, aber nur geringfügig vorhandene Vitamin B^1.
- Untersuchungen von Burkit und anderen Wissenschaftlern weisen darauf hin, dass die Zunahme von Dickdarmkrebs mit dem Konsum von raffinierten (denaturierten) Kohlenhydraten (Weißmehl, Weißbrot, Torten, geschältem Reis, Fabrikzucker usw.) einhergehen soll. Essen Sie deshalb grundsätzlich Vollkornprodukte, ungeschälten Naturreis, Müsli nach Dr. Johanna Budwig – „Öl-EIWEISS-KOST", viel Wurzelgemüse, am besten gedünstet/gekocht, weil es als Rohkost schwer verdaulich ist, gut verträgliches (gekochtes) Obst in Maßen. Diese Produkte enthalten viele wichtige Vital- und Faserstoffe, sekundäre Pflanzenstoffe.
- Vermeidung der handelsüblichen, denaturierten, hydrisierten und chemisch behandelten Industrieöle/-fette, da sie den Fett- und Gesamtstoffwechsel erheblich beeinträchtigen (Dr. Budwig) und somit auch auf die Darmfunktion Auswirkungen haben. Dies soll insbesondere auch bei Übergewicht und Herz-/Kreislauferkrankungen beachtet werden. (Siehe auch Kapitel Ernährung, Teilbereich "ÖLE UND FETTE" sowie "Herz-/Kreislauferkrankungen)
- bei Erforderlichkeit Aufbau der Darmflora mit natürlichen Produkten (Milchsäurebakterien), wenn notwendig unter Anleitung eines Naturheiltherapeuten, um so den Darm wieder zur Selbstregulierung hinführen. Vitamin- und Mikronährstoffhaushalt mit guten Produkten ergänzen
- wer Sauerkraut oder Sauerkrautsaft auf nüchternen Magen nicht mag, kann vor dem Frühstück schluckweise eine Tasse guten, reizarmen Tee (z.B. Kukicha-Tee) trinken. Haferschleimsuppe als Frühstück wirkt sich allgemein, aber auch auf den Darm sehr positiv aus.
- auch Aloe Vera-Saft (ohne chemische Konservierungsstoffe) kann als zusätzliche Maßnahme empfohlen werden. Zum Beispiel nach dem Frühstück etwas Aloe-Gel mit warmen Wasser aufgießen und trinken. Der weise Arzt Paracelsus verwendete seinerzeit schon die Wirkstoffe der Aloe bei Darmproblemen.
- täglich genügend Flüssigkeit aufnehmen, in Form von gutem neutralem Tee, natürlichen Gemüsebrühen oder reinem Wasser, am besten Quellwasser. Besonders empfohlen wird der japanische Kukicha-Tee, weil er so gut wie kein Teein enthält, Säuren-Basen ausgleichend wirkt, und viele wichtige Mineralien enthält. Fruchtsäfte (sauer) eher sparsam konsumieren und wenn, dann nur frisch gepresste, weil die handelsüblichen mit chemischen Substanzen versetzt und vielfach sehr zuckerhaltig sind. Besser als Fruchtsäfte sind biologische Gemüsesäfte, vor allem Sauerkrautsaft. Die Menge ist individuell zu sehen, je nach Gesundheitszustand, Bedürfnis usw.
- stehen Sie in der Früh rechtzeitig auf, sodass Sie genügend Zeit für die Vorbereitungen, das Frühstück, die Toilette, evtl. eine Stuhlentleerung haben (kein Zeitdruck)

- täglich genügend Bewegung, z.B. ungefähr eine ¾ Stunde zügig gehen, Gymnastikübungen, Bauchmassage
- Vermeidung von übermäßigem Stress, Hektik, seelischer Belastungen aller Art
- Oft ist eine Darmreinigung von Vorteil, wobei nicht unbedingt der Colon-Hydro-Therapie der Vorrang gegeben werden muss. Es gibt auch natürliche Methoden (z.B. Hawaiianische Kahuna), bei deren Anwendung der Dünndarm, die Leber und die Nieren ebenfalls gereinigt werden und eine ganzheitliche Körperentgiftung stattfindet.
- Vermeidung von chemischen Medikamenten, insbesondere Abführmitteln und Antibiotika, weil die chemischen Medikamente für die Darmflora "tödlich" sind, diese fortlaufend schädigen. Ein kranker, geschundener Darm braucht logischerweise Entlastung, beste, natürliche, vitalstoff- und enzymreiche, leicht verdauliche Nahrung, zuallerletzt aber giftige Medikamente.
- insbesondere nach Chemotherapien ist der Aufbau der Darmflora sehr wichtig, weil auch der Darm durch diese Behandlungsform ruiniert wird.

Venenleiden – Krampfadern

Venenerkrankungen sind ein weit verbreitetes Leiden. Vorwiegend Frauen, aber auch Männer im Alter schon ab 20 Jahren, seit neuestem auch schon Jugendliche ab 16 Jahren sind davon betroffen. Allein in Deutschland sind rund 50 Millionen Bürger damit belastet, angefangen von leichten Beschwerden bis hin zu ausgeprägten Krampfadern und chronischen Beschwerden, teilweise verbunden mit starken Schmerzen, Venenthrombosen und Geschwüren. Der "Verfall" und die Degenerierung des menschlichen Organismus wird immer weitreichender und zeigt sich auch schon bei Jugendlichen in immer mehr Formen und Varianten. Und genau das ist der eindeutige Hinweis darauf, dass alle chronischen Zivilisationskrankheiten eine gemeinsame Hauptursache haben und die liegt vordergründig in der ungesunden Ernährungs- und Lebensweise, Übersäuerung und Vitalstoffarmut.

Es beginnt mit den ersten Anzeichen für instabile Venen, nämlich den harmlosen Besenreisern, die sich in relativ kurzer Zeit zu kleineren Krampfadern entwickeln können. Wer rechtzeitig darauf achtet, kann diese Probleme durch verschiedene Maßnahmen wie vollwertige, natürliche Ernährung, Vitalstoffgaben, regelmäßige Bewegung, Venentraining, Wasserbehandlungen und Verödungen einbremsen. Verödungen sind vor allem auch aus optischen Gründen eine sehr wichtige Maßnahme, denn schöne Beine sind doch der Stolz aller Frauen.

Venen – Stabilisierung der Gefäßwände ist unerlässlich

Die erwähnten Behandlungsmaßnahmen wie Wasserbehandlungen, Massagen, bis hin zu Verödungen und Operationen sind in der heutigen Situation zweifellos wichtig und notwendig, aber unzureichende Symptombehandlungen.

Die Stabilisierung des Bindegewebes, der Gefäßwände, Aufbau der Collagenfasern, ist hier als Basisschutz, zur Vorbeugung und Heilung unerlässlich! **Umstellung auf vollwertige, natürliche, vitamin- und enzymreiche Ernährung ist notwendig.** Mit verschiedenen Mikronährstofftherapien, Enzymgaben in intravenöser oder oraler Form kann die Stabilisierung der Blutgefäße wirksam unterstützt werden, wobei Vitamin C eine ganz besondere Bedeutung zukommt. Die stabilisierende Wirkung von Vitamin C, Prolin, Lysin (für Kollagenbildung = Stabilitätsmoleküle) und auch anderen Mikronährstoffen auf das Bindegewebe, die Blutgefäße, ist durch klinische Tests mehrfach erwiesen und hat schon vielen große Erleichterung und Heilung gebracht. Vitamin C-Mangel und die damit verbundene Instabilität der Blutgefäße spielt auch bei den koronaren Herzerkrankungen eine wesentliche Rolle. Bei derartigen Problemen lassen Sie sich von schulmedizinischer und naturheilkundlicher Seite beraten. Die Schulmedizin setzt aber auch in diesem Bereich auf Reparatur (Verödung, Operation), wendet keinerlei **wirksame** Vorbeugungsmaßnahmen an und betrachtet die naturheilkundlichen Maßnahmen als unwirksam. Längerfristig sind das aber die einzig wirksamen Maßnahmen zur Linderung der Beschwerden, Eindämmung und Verhinderung weiterer Kranpfadern. Die genetische Veranlagung kann oft eine beträchtliche Rolle spielen.

Mögliche Ursachen von Krampfadern – negative Faktoren

- Falsche, denaturierte, ungesunde, vitalstoffarme Ernährung, Konsum industriell behandelter, denaturierter Nahrungsmittel, vorwiegend Fastfood, Auszugsmehle, Fabrikzucker, Süßigkeiten, Torten usw. und der damit verbundene Mikronährstoffmangel, Übersäuerung
- **chronischer Vitamin-C-Mangel,** allgemeiner chronischer Vitalstoffmangel, damit verbunden ein instabiles Bindegewebe – auch Instabilität der Gefäßwände
- die handelsüblichen, denaturierten, hoch erhitzen, mit Wasserdampf behandelten Industrieöle und –fette behindern den Fettstoffwechsel, aber auch Gesamtstoffwechsel, verdicken das Blut, wodurch es nicht mehr bis in die Kapillaren vordringen kann (Dr. Budwig)
- mangelnde Bewegung - ein Problem der Technisierung (Schwächung des Bindegewebes)
- vorwiegend stehende und sitzende Tätigkeiten, Büro, Verkauf, Fließband, etc.
- Rauchen
- Übergewicht
- Schwangerschaft – Vitalstoffunterversorgung durch Doppelbelastung
- verschiedene Schwangerschaft verhütende und andere hormonregulierende chemische Medikamente.
- Vererbung - familiäre Veranlagung (weniger gut beeinflussbar)

Venenproblem – naturheilkundliche Maßnahmen – gutes Blut

Neben gesunder, natürlicher Vollwerternährung sind bei Venenproblemen für optimale Vitalstoffversorgung manchmal auch Mikronährstoffgaben notwendig um eine bessere und schnellere Stabilisierung zu erreichen. Neben guter Versorgung mit Vitamin C, Prolin, und Lysin zur Stabilisierung der Blutgefäße ist es genauso wichtig, für eine gute Blutqualität zu sorgen, weil nur gutes, gesundes Blut in der Lage ist, die Nährstoffe sowie genügend Sauerstoff zu den Zellen (auch Gefäßwänden) zu transportieren und dort abzugeben. Die Blutqualität ist vordergründig von Vitamin C, E, Folsäure, Vitamin B^6, B^{12}, abhängig. Folsäure und die Vitamine B^6, B^{12}, ergänzen sich ideal. Auch genügend Calcium, Magnesium, Eisen, natürliche Karotinoide sind genauso wichtig. Durch optimale Vitalstoffversorgung ist auch eine gute Viskosität (Fließeigenschaft) des Blutes gewährleistet.

Im Hinblick auf die Viskosität des Blutes wird nochmals auf Vermeidung der handelsüblichen, denaturierten, hoch erhitzten und chemisch behandelten Industrieöle und -fette hingewiesen, weil diese lt. Dr. Johanna Budwig die Eigenschaft haben, das Blut zu verdicken sowie Gefäßerkrankungen zu begünstigen, den Fettstoffwechsel und gesamten Stoffwechsel zu beeinträchtigen.

Deshalb und in Anbetracht der vielfältigen, gesundheitsfördernden Wirkung natürlicher, kalt gepresster Öle (aus dem Bio-Laden) mit mehrfach ungesättigten Fettsäuren (besonders Leinöl, Sonnenblumenöl, Distelöl usw.) sollen ausschließlich solche verwendet werden. Diese hochwertigen, ungesättigten Fettsäuren werden in Verbindung mit Eiweiß (Quark - z.B. Budwig-Müsli) wasserlöslich, begünstigen die Fließeigenschaft des Blutes und können somit bis in die kleinsten Kapillaren vordringen. (Dr. Johanna Budwig - siehe auch Kapitel Ernährung, Teil "ÖLE UND FETTE" sowie Teil "Herz-/Kreislauferkrankungen").

Vergrößerung, Vermehrung von Krampfadern!

Zum besseren Verständnis: Mehr als ein halber Liter Blut muss (sollte) pro Minute durch die Venen zum Herzen befördert werden. Dabei muss das Blut ohne Pumpmechanismus entgegen der Schwerkraft einen Höhenunterschied von ca. einem Meter in Richtung Herz überwinden. Eine gute Viskosität (Fließeigenschaft) des Blutes ist dabei besonders wichtig und erleichtert diesen Vorgang erheblich. Dickes, verklumptes Blut hingegen beeinträchtigt den Rückfluss enorm. Es sind vorwiegend die Bewegungen der Beinmuskulatur und der Rhythmus der angrenzenden Schlagadern, die das Blut in Richtung Herz befördern. Wenn das Bindegewebe und die Gefäßwände geschwächt sind, können sich die Venen unter dem andauernden Druck der Blutsäule ausdehnen und werden größer. Dabei werden mit den instabilen Gefäßwänden auch die Venenklappen auseinander gedrückt, die das Zurückfließen des Blutes verhindern sollten. Diese schließen dann nicht mehr richtig, wodurch immer wieder Blut nach unten sackt. Dadurch wird der Fluss in Richtung Herz verlangsamt und es entsteht eine Stausituation.

Die geschwächten Blutgefäße erweitern sich unter dem ständigen Druck der Blutsäule immer mehr, worauf dann Ausbuchtungen und die so genannten Krampfadern mit all den furchtbaren Folgeproblemen bis hin zu Thrombosen und Geschwüren entstehen.

Dabei sind auch die Venen-Neubildungen zu berücksichtigen, die gar keine Venenklappen haben, wodurch die gesamte Blutsäule in diesem Blutgefäß ungehindert nach unten drückt. Deshalb ist es wichtig, rechtzeitig vorzubeugen, das Bindegewebe und die Venen zu stärken und das ist mit naturheilkundlichen Therapien (Ernährung, Vitalstoffe) sehr gut möglich.

Aufgrund des geschwächten Zustandes der Blutgefäßwände und dem durch die Stausituation verursachten Druck bilden sich an der Innenseite der Venen im Laufe der Zeit feine Risse und Läsionen. Somit wird die Vene undicht und es tritt Flüssigkeit (Blut) in das umliegende Gewebe aus, worauf sich dann Schwellungen und Ödeme bilden. Es kommt zu gravierenden Problemen, bis hin zu Gewebeverfärbungen, Geschwüren und "offenen Beinen", begleitet von starken Schmerzen.

Bei naturheilkundlichen Therapien ist die Wirkung nicht von heute auf morgen spürbar. Deshalb ist es empfehlenswert, spätestens bei der Wahrnehmung von "Besenreisern" unverzüglich eine Ernährungsumstellung (natürliche Vollwertkost - keine Diäten) vorzunehmen und die notwendigen Vitalstoffe zuzuführen. Durch ausreichende Vitamin- und Mineralstoffversorgung als Basisschutz kann die Verhinderung solcher Leiden wesentlich unterstützt werden.

Der Blutfluss in den Venen ist auf Bewegung angewiesen

Bei vorwiegend sitzender/stehender Tätigkeit (z.B. Büro) ist es empfehlenswert (sitzend oder stehend) abwechslungsweise die Zehen und Ferse nach oben zu ziehen. Dadurch kommt die Beinmuskulatur in Bewegung, diese übt Druck auf die Venen aus und der Blutfluss wird dadurch verbessert.

Gymnastische Übungen wie z.B. mehrmals täglich ein halbe Minute die Zehen "einkrallen" und wieder strecken, oder Kreisen des Sprunggelenkes sind der Blutzirkulation sehr dienlich.

Tägliche, regelmäßige Bewegung ist wichtig, z.B. gehen, laufen, wandern. Achten Sie auf nicht einengende Kleidung und angenehmes Schuhwerk. Bitte keine Überanstrengungen! Bewegung und Sport sollte Spaß machen und darf nicht zur Belastung werden. Wenn nämlich das geschieht, ist Sport ungesund.

Einige Tipps für venenfreundliches Sitzen:

- Die Stuhlkante darf nicht auf die Unterseite der Oberschenkel drücken – denn das hemmt den Blutrückfluss. Wenn möglich, die Sitzhöhe des Stuhles anpassen und nur vorne auf der Sitzfläche des Stuhles sitzen. Die Kinder machen es richtig, von denen können Sie es lernen.
- Sie sollten die Beine am Kniegelenk rechtwinkelig beugen und die Füße flach auf den Boden stellen
- die Beine sollten nicht frei herunter hängen und auch nicht übereinander geschlagen werden (wie wir das so oft sehen), denn dadurch wird der Blutfluss ebenfalls erheblich beeinträchtigt
- bei Beschwerden ist die Benützung einer Fußstütze empfehlenswert, wodurch die Beine etwas höher gelagert werden, denn das erleichtert den Blutrückfluss in Richtung Herz.

Einige Tipps für Kneipp-ähnliche Wasseranwendungen:

- Die Beine mit kühlem, aber nicht eiskaltem Wasser duschen
- dabei immer bei den Füßen beginnen
- dann langsam an der Außenseite vom Fuß bis zur Leiste hochfahren
- dabei soll das ganze Bein vom Wassermantel umgeben sein
- dasselbe an der Bein-Innenseite ausführen
- pro Bein sollte der Duschvorgang nicht länger als ca. 10 – 15 Sekunden dauern.

Wassertreten - ebenfalls empfehlenswert:

- aus Sicherheitsgründen den Badewannen- oder Duscheboden mit einer rutschfesten Matte auslegen oder einen Haltegriff montieren
- ca. 20 cm hoch mit kaltem Wasser füllen (noch besser, wenn eine Kneipp-Wanne verwendet wird)
- langsam auf der Stelle treten
- dabei können auch wechselweise die Zehen und Fersen angehoben werden
- diese Übung kann bis zu einer Minute dauern

Das Tragen von Kompressionsstrümpfen bei Venenerkrankungen in fortgeschrittenem Stadium ist in manchen Fällen empfehlenswert, weil das Bindegewebe Halt bekommt und dies der Venenerweiterung entgegenwirkt wirkt. Dadurch schließen die Venenklappen wieder besser. Die Kompressionsstrümpfe müssen aber die richtige Größe haben, sodass der Druck nicht zu stark und auch nicht zu schwach ist, da sie ansonsten mehr schaden als nützen können. (Nur in Absprache mit dem Arzt)

Venenprobleme - Verhalten bei langen Flugreisen und Zugfahrten

Das lange Sitzen während einer Reise (mit Flugzeug, Bahn, Bus, Auto) sowie die einengende Sitzmöglichkeit und der damit verbundene Bewegungsmangel für die Beine, kann die Bildung einer Beinvenenthrombose auslösen, die wiederum eine unter Umständen lebensgefährliche Lungenembolie zur Folge haben kann.

Wenn eine solche Reise länger als 2 - 5 Stunden dauert, sollten Sie

- genügend Flüssigkeit zu sich nehmen, jedoch nicht Alkohol und Kaffee
- möglichst keine Schlafmittel einnehmen
- zur Blutverdünnung pflanzliche Präparate einnehmen (z.B. Phlogenzym oder Venacton usw., ohne Nebenwirkungen - nur in Absprache mit ihrem Therapeuten)
- zwischendurch öfters aufstehen, mit den Füßen wippen
- oder sitzend die Zehen einkrallen und wieder loslassen
- abwechslungsweise die Zehen und Fersen anheben/hochziehen
- die Fußgelenke kreisen
- einengende Schuhe ausziehen.

Das sind Bewegungsabläufe, die auch im Flugzeug, Bus, Bahn, etc. gut möglich sind.

Gefährdete Personen, welche z.B. die Pille einnehmen, oder Personen mit ausgeprägten Krampfadern, mit Herz- und Kreislaufproblemen, Schwangere, Übergewichtige, usw. sollten nur nach ärztlichem Rat Stützstrümpfe der richtigen Kompressionsklasse tragen. Diesbezüglich unbedingt Beratung beim Facharzt einholen.

Besonders gefährdete Personen z.B. mit vererbtem Risiko, oder solche, die kürzlich eine Operation mit erhöhtem Thromboserisiko hinter sich haben, schon venöse Thromboembolien hatten oder die z.B. einen Beingips tragen, sollten dies vor der Reise mit dem Arzt besprechen, der dann die notwendigen medizinischen Maßnahmen treffen kann.

Venenprobleme – Verwendung von Kompressionsstrümpfen:

- Bei Durchblutungsstörungen der Beine dürfen **keine** Kompressionsbehandlungen angewendet werden
- bei Herz-/Kreislauferkrankungen nur in Absprache mit dem Therapeuten/Arzt.

Blutverdünnende chemische Medikamente – Risiko?

Äußerlich angewendet hat Heparin eine sehr gute lokale Wirkung und Verträglichkeit. Innerliche Anwendung nur in Absprache mit einem Therapeuten.

Aspirin hat ebenfalls blutverdünnende Wirkung. Von einer Langzeiteinnahme ist wegen der Nebenwirkungen abzuraten.

Naturheilmedizinisch hat z.B. die H.O.T. (Hämatogene-Oxidations-Therapie) nach Prof. Wehrli eine sehr gute Wirkung auf die Fließeigenschaften des Blutes. Es werden generell bei Durchblutungsstörungen gute Ergebnisse erzielt. Sie ist eine Alternative zu den chemischen Medikamenten.

Bei natürlicher Vollwerternährung (unter anderem nur natürliche, kalt gepresste Öle), guter Vitalstoffversorgung wie schon beschrieben, ist das Blut grundsätzlich gesund und hat eine optimale Fließeigenschaft. Diese Maßnahmen sind immer und in jeder Hinsicht die beste Medizin.

Nährstofftherapie bei psychischen Erkrankungen hört sich für die meisten Menschen etwas außergewöhnlich an und sie stellen diesbezügliche Behandlungsmethoden vorerst verständlicherweise in Frage. Wenn wir aber bedenken, dass psychische Störungen unter anderem durch Fehlabläufe und Fehlsteuerungen im Gehirn verursacht werden, eine tadellose Gehirnfunktion, der Gehirnstoffwechsel auch wesentlich von optimaler Mikronährstoffversorgung, insbesondere von verschiedenen B-Vitaminen und Mineralstoffen abhängig ist, so können wir Heilung durch orthomolekulare Therapie schon wesentlich besser verstehen. Im selben Maße müssen seelische Hintergründe berücksichtigt werden.

Um es gleich vorweg zu nehmen, auch bei den psychischen Erkrankungen ist neben der Behebung seelischer Probleme die Umstellung auf natürliche, vollwertige und vitalstoffreiche Ernährung die erste und wichtigste Medizin. Es sollen ausschließlich vollwertige biologische Lebensmittel in der richtigen Auswahl und Zusammensetzung konsumiert werden. Ernähren wir uns ungesund, also mit Fertigprodukten, denaturierten Nahrungsmitteln, Fastfood, schlägt das doppelt negativ zu Buche. Einerseits unterbleibt durch ungesunde Ernährung die Zufuhr der (auch für den Gehirnstoffwechsel) so wichtigen Mikronährstoffe, insbesondere der B-Vitamine, Zink, Calcium, Magnesium usw. und andererseits werden die nur noch in geringstem Maße vorhandenen B-Vitamine und andere Vitalstoffe für den Abbau dieser ungesunden Nahrungsmittel verbraucht. Bekommt der Körper durch die Nahrung für die Aufrechterhaltung der Stoffwechselvorgänge nicht genügend Vitalstoffe, so werden diese notwendigerweise dem Gewebe und Knochen entzogen, was im Laufe der Zeit zu Substanzverlust, schweren Gesundheitsschäden, auch Gehirnstoffwechselproblemen und geistigen Fehlsteuerungen führen kann.

Die Vermeidung der handelsüblichen, denaturierten, hoch erhitzten und mit Wasserdampf behandelten industriellen Salat-, Kochöle und Fette ist ebenfalls sehr wichtig, da diese den Gesamtstoffwechsel beeinträchtigen (Dr. Budwig). Sie sollten durch natürliche, kalt gepresste (native) Öle mit den hoch ungesättigten Fettsäuren ersetzt werden, weil diese für den Gehirnstoffwechsel, die Gehirnfunktionen sehr wichtig sind. In erster Linie kann das biologische Leinöl, Sonnenblumenöl (elektronenphotonenreich, mehrfach ungesättigte Fettsäuren) empfohlen werden (siehe auch Kapitel Ernährung, Teil "ÖLE UND FETTE").

Gehirnfunktion und die Nährstoffe

Die Funktion des Gehirns ist wie die jedes anderen Organs von seiner molekularen Komposition und Struktur abhängig. Da wir Menschen aber auch in biologischer

Hinsicht individuell verschieden sind, und manche für einen einwandfreien Gehirnstoffwechsel vielleicht genetisch bedingt z.B. einen höheren Bedarf an verschiedenen Mikronährstoffen haben, kann der Vitalstoffbedarf (insbesondere der Vitamin-B-Komplex, Magnesium, Calcium, Zink usw.) durch geeignete Mikronährstofftherapien ergänzt werden. Hauptsächlich bei **erblich bedingtem Nährstoffmangel** (mangelhafte Organfunktion) oder ungesunder Ernährung ist die Zufuhr von Nährstoffsupplementen besonders wichtig, ja unerlässlich. Es ist erwiesen, dass gewisse Menschen eine höhere Konzentration von einem oder mehreren Vitaminen, Aminosäuren und Mineralstoffen für optimale Gesundheit, besonders aber geistige Gesundheit benötigen. Auch beim Gehirn gilt wie bei allen anderen Organen: Je besser die Nährstoffversorgung, desto geringer die Gefahr von Fehlsteuerungen!

Die Heilwirkung und Erfolgsquote bei vollwertiger, natürlicher Ernährung und der richtigen Nährstofftherapie bei verschiedensten psychischen Erkrankungen wurde in vielen klinischen Studien nachgewiesen. Viele namhafte und erfolgreiche Wissenschaftler weisen deshalb immer wieder auf die Notwendigkeit einer gesunden, vollwertigen, natürlichen Ernährung, auf gute Vitalstoffverssorgung hin und bedauern sehr, dass dies bei der Verpflegung in fast allen Kliniken und Krankenhäusern nach wie vor ignoriert wird. Durch die gut schmeckende, aber wenig gesunde Ernährung in den Krankenhäusern sowie die Unterlassung entsprechender Mikronährstoffergänzung wird scheinbar bei vielen Patienten der Genesungsvorgang erschwert, verzögert oder manchmal gar verhindert?

Solange der Großteil der Ärzte sich ausschließlich der pharmaziegesteuerten Schulmedizin verschrieben hat, diese sich in erster Linie der Verschreibung von Psychopharmaka bedienen und die naturheilkundliche Medizin (natürliche Vollwerternährung – Vitalstoffe) trotz der großen Erfolge gänzlich ignorieren, wird es auf dieser Welt immer mehr (auch geistig) Kranke geben, was im Sinne der Wirtschaftlichkeit willkommen zu sein scheint. Wer heilen will, anstatt nur Symptome verdrängen, wird auch bei psychischen Erkrankungen nicht ohne die Naturheilkunde auskommen!

Chemische Medikamente können **im Einzelfall** dauerhaft erforderlich sein. Bei ergänzender Naturheiltherapie könnte die Dosis der chemischen Medikamente aber oft wesentlich reduziert oder die Medikamente im Laufe der Zeit ganz abgesetzt werden. Grundsätzlich könnten viele psychische Erkrankungen mit gesunder, vollwertiger, natürlicher Ernährung und entsprechenden Nährstofftherapien schon im Vorfeld nebenwirkungsfrei gelindert oder geheilt werden

Es sind alle drei Ebenen, Körper, Geist und Seele in die Behandlung mit einzubeziehen, da sonst in der Regel eine gänzliche Heilung nicht möglich ist. Den sozialen Verhältnissen des Patienten ist ebenfalls größte Aufmerksamkeit zu schenken.

Psychopharmaka – "ruhig gestellte“ und teilnahmslose Patienten

Es ist erschreckend, wenn man sieht, wie medikamentös "ruhig gestellte" Patienten teilnahmslos, ohne klares Denkvermögen, Tag für Tag dahinvegetieren. Es wäre nur ein Akt der Menschlichkeit, eine moralische Verpflichtung für jeden (Arzt), diesen Menschen so weit wie möglich Hilfe zu geben, auch wenn es mit den von der Schulmedizin so oft ignorierten und belächelten Naturheilverfahren ist. Helfen und heilen ist gefordert, anstatt durch chemische Medikation nur Symptome zu unterdrücken, Patienten manchmal auf Lebenszeit in einen geistigen „Dämmerzustand“ zu versetzen. Die Verschreibung von Antidepressiva/Psychopharmaka scheint in der momentanen Situation manchmal notwendig, die fortlaufende Verabreichung solcher Substanzen im Hinblick auf Heilung aber eine grob fahrlässige Methode zu sein.

Nährstofftherapie – Anwendungsbereiche

Die Nährstofftherapie wurde schon tausendfach bei verschiedensten psychischen Erkrankungen erfolgreich angewendet, z.B. bei

- Nervenschwäche – psychischer Erschöpfung, Depressionen
- Senilität – Vergesslichkeit – Anzeichen von Alzheimer
- Schizophrenie
- Epilepsie
- Autismus
- Hyperaktivität usw.

Nährstofftherapie – Erfolgsmeldungen

Dr. .phil. Dr. .med. C.C. Pfeiffer, Direktor des Brain Bio Centers (Klinik) in Skillman, New Jersey, behandelte seit vielen Jahren auf diese Art mit Erfolg Schizophrenie und in den USA wurde die Nährstofftherapie schon bis 1978 von etwa 400 Psychiatern sehr erfolgreich angewendet. Ungefähr 300.000 Schizophrene wurden nach diesem Prinzip behandelt und bis heute sind es Millionen.

A. Hoffer berichtet, dass schon 1970 in Amerika zunehmend Psychoanalytiker, Psychiater und Ärzte trotz massiven Widerstandes der Pharmaindustrie sich für Megavitamintherapien interessierten und diese erfolgreich angewendet haben.

Mangel an Vitalstoffen, insbesondere des Vitamin-B-Komplexes kann zu folgenden Erkrankungen führen:

- Gehirnerkrankungen
- geistiger Verwirrung/Trägheit
- Depressionen
- Nervenleiden

- Halluzinationen
- Psychosen

Auch Epilepsie ist ein Stresszustand, bei dem auf beste, natürliche Nahrung, ausreichende Vitamin- und Mineralstoffversorgung geachtet werden muss. Alle prozessierten, denaturierten Nahrungsprodukte sollten unbedingt gemieden werden.

Nährstofftherapie – Beispiele aus der Praxis:

- Ein Kind hatte eindeutig Epilepsie und es bekam täglich 100 mg Pyridoxin (Vit.B^6) intramuskulär. Schon 5 Minuten nach der Behandlung zeigte das Enzephalogramm eine normale Schlafkurve. Das Kind bekam von nun an Nahrung mit genügend Vitamin B^6. Aufgrund dessen blieben die Beschwerden aus und das Kind war von seiner Krankheit befreit. In diesem Beispiel (und vielen anderen) zeichnet sich ab, dass es sich um einen angeborenen Mehrbedarf an Vitamin B^6 gehandelt haben dürfte (D.B. Coursin). Epileptiker weisen außerdem allgemein einen niedrigen Folsäurespiegel auf. Auch darauf ist zu achten.
- Anti-Baby-Pille – Nebenwirkungen/Depressionen: Frau H.G., 37 Jahre, Lehrerin, nahm seit mehr als 10 Jahren die Pille. Sie verfiel im Laufe der Zeit in immer stärker werdende Depressionen. Durch entsprechende Vitamin- und Mineralstoffgaben (vor allem Vitamin B^6) - also mit natürlichen Mitteln ohne jede Nebenwirkung - konnte Frau H.G. von ihren Depressionen befreit werden. Ganz offensichtlich war für den Abbau dieser Hormone (Pille), für einen intakten Stoffwechsel ein erhöhter Vitamin B^6-Bedarf erforderlich. Jedenfalls war der Bedarf höher, als Frau H.G durch die Nahrung zugeführt hatte. Vitamin B^6 hat nämlich bei der Funktion des Gehirns eine wichtige Aufgabe zu erfüllen. Deshalb zeigte sich dieser Vitamin-B^6-Mangel auch in der Psyche von Frau H.G. am deutlichsten (Dr.phil. Dr.med. C.C. Pfeiffer).
- Eine junge, psychisch kranke Frau wurde 18 Jahre lang in Europa schulmedizinisch erfolglos behandelt. Sie litt an Tobsuchtsanfällen, wurde aufgrund dessen 21 Mal in die Nervenheilanstalt eingeliefert, dort jedoch fortlaufend erfolglos behandelt. Danach wurde sie durch die orthomolekulare Medizin rehabilitiert. Nach der Nährstoff-Therapie konnte sie bei guter Betreuung und in geborgener Umgebung wieder ein normales Leben führen und das ohne chemische Medikamente. Dies jedoch nur bei täglicher Einnahme von bestimmten (nebenwirkungsfreien) Vitaminen und Mineralstoffen (Dr.phil. Dr.med. C.C. Pfeiffer).
- Dass Vitaminmangel erhebliche geistige Störungen verursachen kann, zeigte seinerzeit auch die einseitige Ernährung bei der spanischen Bevölkerung, die sich früher aufgrund ihrer Armut nur mit Mais ernährte. Viele Menschen bekamen damals aus vorerst unerklärlichen Gründen schwere Psychosen. Als man später die Ursache im Nährstoffmangel (Mangel an Vitamin B^3) entdeckt hatte, wurde bei diesen Menschen der B-Vitaminmangel ausgeglichen und rund ¾ dieser so genannten "Irren" in Spanien wurden dadurch "geheilt."

So gäbe es unzählige Beispiele aus der Ernährungs- und Nährstoffwissenschaft, der orthomolekularen Medizin, die tausendfach die Erfolge der Nährstofftherapie und somit die Notwendigkeit der Zufuhr von Vitaminen und Mineralstoffen auch bei psychischen Problemen in jeder Hinsicht bestätigen. Spezielle Nährstofftherapien sollten nur unter Anleitung eines Therapeuten in Anspruch genommen werden, weil zur Erzielung therapeutischer Effekte eine höhere Dosierung und die richtige Zusammensetzung der Substanzen erforderlich ist.

Psychische Erkrankungen und Quecksilber

Auch Quecksilber (Impfungen?) ist sehr schädlich für das Gehirn. Dessen ungeachtet werden heute massenhaft Impfungen mit quecksilberhaltigen Inhaltstoffen verabreicht. Auch 6 Monate alten Säuglingen werden Mehrfachimpfungen, später Sechsfachimpfungen verabreicht und dadurch diese zarten Körper mit Krebs fördernden Inhaltsstoffen schwer belastet. Diese Impfungen werden von Pharmazie und impffreudigen Medizinern als notwendig dargestellt, obwohl viele namhafte Experten darin mehr Geschäftstüchtigkeit als die Notwendigkeit sehen und viele dieser Impfungen mehr Schaden als Nutzen bringen können. Außerdem wurden viele dieser "propagierten" Viren, gegen die geimpft wird, nie in Reinkultur isoliert und wissenschaftlich nachgewiesen. Es handelt sich vielfach um Hypothesen.

Der "Wahnsinn" war früher die Krankheit der Hutmacher, als man den Filz für die Hüte noch mit Quecksilber herstellte. In Anbetracht dessen erscheint es auch nahe liegend, dass die durch Impfungen verursachte "Quecksilberüberflutung" der zarten Kinderkörper (auch Erwachsenen) geeignet ist, derartige (geistige) Gesundheitsstörungen zu verursachen, die früher oder später zum Ausbruch kommen können. Manche Menschen leiden auch durch das sich langsam zersetzende Amalgam der Zahnfüllungen unbemerkt an einer schleichenden Quecksilberverseuchung, was sich ebenfalls negativ auf das Gehirn auswirken kann. (Siehe auch Teilbereich Amalgam).

Auch Störungen im Hormonsystem können psychische Probleme verschiedener Art hervorrufen. Zum Beispiel die Überproduktion des Nebennierenmarkhormons Adrenalin kann Angstzustände und Psychoneurosen auslösen. Genauso kann mangelnde Produktion von Nebennierenrindenhormonen (z.B. Cortison) Depressionen und Apathie hervorrufen. Aber auch genetische Defekte können für verschiedene Symptome ähnlicher Art verantwortlich sein. Ist der Körper aber optimal mit Mikronährstoffen versorgt, sind die besten Voraussetzungen für einwandfreie Funktion aller Zellen und Organe gegeben, wodurch Fehlsteuerungen aller Art höchst wahrscheinlich ausbleiben werden.

Pharmazeutische Medikamente sind bei schweren psychischen Störungen in der momentanen Situation zur Beruhigung, Stilllegung des Patienten und Unterdrückung der Symptome wichtig, haben aber kaum eine Heilwirkung. Ganz im Gegenteil! Bei Langzeit- oder Dauereinnahme sind die Nebenwirkungen und Schädigung vieler wichtiger Organe enorm. Deshalb ist danach zu trachten, dass die chemischen Medikamente so bald wie möglich wieder abgesetzt werden können.

Die Alternative lautet deshalb: "Heilung von psychischen Erkrankungen durch vollwertige, natürliche Ernährung und Nährstofftherapie", gute psychische Betreuung, auch unter Einbindung der "offenen" Schulmedizin. Es gilt die Ursache zu erforschen und zu beheben.

Für dauerhaften Erfolg ist eine harmonische Umgebung, gute psychologische Betreuung der Patienten grundsätzlich unerlässlich und genauso wichtig, wie die Inanspruchnahme der richtigen Therapien.

Hyperaktivität – Konzentrationsstörungen, Ritalin oder Vitalstoffe?

Dass hyperaktive, unkonzentrierte Kinder lieber herumtollen, Fußball spielen, in ihrem Bewegungsdrang nur schwer zu bändigen sind, teilweise zu Gewaltbereitschaft neigen, sich in der Schule, bei den Hausaufgaben nicht richtig konzentrieren können, an Schreibschwächen leiden, bei Abschreibübungen immer dieselben Fehler machen usw., ist altbekannt. Oft wird aber festgestellt, dass es an und für sich intelligente Kinder mit einem überdurchschnittlich hohen IQ sind. Die Schulmedizin hat für dieses Verhalten aber sehr schnell eine Diagnose namens ADHS (Aufmerksamkeits-Defizit-Hyperaktivitäts-Syndrom), gleichzeitig auch ein entsprechendes (fragwürdiges Suchtmittel) Behandlungsmittel parat und das heißt gerne Ritalin.

Bereits im Jahre 1959 hat der Amerikaner D.G. Irvine bei Patienten mit psychischen Störungen entdeckt, dass ein gravierender Mangel an Vitamin B^6 und Zink vorlag. Er fand unter anderem heraus, dass seine Patienten in der Psychiatrie Vitamin B^6 und Zink über den Urin verloren, weshalb sie keine Vitamin B^6 Reserven hatten und an einem gravierenden Zinkmangel litten. Solche Patienten nennt man Pyrroliker, die teilweise auch im seelischen Bereich, zwischenmenschlichen Beziehungen große Probleme haben. Sie leiden meistens seit der Geburt an chronischem Vitamin B^6- und Zinkmangel. Seit 1960 veröffentlichte D.G. Irvine viele englischsprachige Publikationen über dieses Phänomen. Seine Erkenntnisse fanden auch durch die Arbeiten von Dr. Carl C. Pfeiffer Bestätigung, wurden dennoch unterdrückt, vor allem schulmedizinisch nicht angewendet und weiterverfolgt.

Der Facharzt für Innere Medizin/Umweltmedizin, Doz. Dr. sc. med. Bodo Kuklinski am Therapiezentrum für umweltmedizinische Erkrankungen in Rostock beschäftigt sich mit diesem Problem. So war in der Wissenschaftszeitschrift "raum&zeit" Nr. 128 zu lesen, dass laut Dr. Kuklinski

- Vitamin B^6 für den Nervenboten-Stoffwechsel unerlässlich ist, weil die Bildung des Nervenbotenstoffes Serotonin von der Verfügbarkeit des Vitamin B^6 abhängig ist
- Serotonin die psychische Stabilität reguliert, Stressempfindlichkeit herabzusetzen vermag
- für die Merkfähigkeit, Konzentration und ausgeglichenes Verhalten notwendig ist
- nachts das Schlafhormon bildet

- für einen normalen Blutdruck mitverantwortlich ist
- für die Darmbeweglichkeit und Peristaltik unerlässlich ist
- Kinder mit Serotoninmangel stressempfindlicher und ängstlicher sind
- Vitamin B^6 auch für die Bildung vieler anderer wichtiger Nervenbotenstoffe (Gamma-Amino-Buttersäure GABA), Adrenalin, Noradrenalin, Dopamin usw. unerlässlich ist
- GABA der wesentlichste Nervenbotenstoff im Gehirn für die Ruhigstellung ist
- bei Mangel oder Fehlen dieses Nervenbotenstoffes Kinder genauso wie Erwachsene überaktiv sind
- bei Vorliegen eines Vitamin B^6-Mangels der Organismus Fremdeiweiße nicht in körpereigene Eiweiße umwandeln kann
- Pyrroliker, Hyperaktive somit einen defizitären Nervenbotenstoff-Haushalt haben, weil nicht genügend gedächtnisaufbauende und aktivitätshemmende Nervenbotenstoffe erzeugt werden.

Und was macht die etablierte Schulmedizin? Sie verschreibt das äußerst fragwürdige Ritalin oder ähnliche Mittel. Dabei wäre dieses Problem offensichtlich ganz einfach behandel- und lösbar. Mit natürlichen Substanzen! Natürliche, vollwertige Ernährung dient bei allen Krankheiten als Basismedizin. Zusätzliche Mikronährstoffgaben fördern die Genesung, sind vielfach für eine Heilung unerlässlich.

Der Markt dieser fragwürdigen Substanzen (Ritalin & Co) ist aber erst in der Entstehungsphase. Derzeit wird an der Entwicklung von rund einem Dutzend neuer Präparate für "Zappelkinder" und "unruhige" Erwachsene gebastelt. In Deutschland bekommen derzeit rund 50.000 Kinder solche "Psychodrogen", die Ruhigstellung und Aufmerksamkeit beeinflussen sollten. Wie wär's denn mit Vitamin B^6 oder dem gesamten Vitamin B-Komplex und allen anderen wichtigen Vitalstoffen, die für eine ordnungsgemäße Funktion aller Zellen und Organe, auch des Gehirns notwendig sind? Dass Ritalin zumindest finanziell interessanter ist, scheint außer Frage zu stehen. Es führt zur Abhängigkeit mit erheblichen Entzugserscheinungen. Eine Heilung mit dieser Substanz ist bisher nicht bekannt geworden.

In den Vereinigten Staaten nehmen rund 5 Millionen Kinder Methylphendiat ein. Weigern sich Eltern den Kindern dieses medizinisch verordnete Mittel zu verabreichen, droht ihnen Anklage bei Gericht und der Entzug des Sorgerechts. Aber diese merkwürdige Gesetzgebung kommt nicht von ungefähr und trägt scheinbar ebenfalls die Handschrift der "Unsichtbaren Hand des Marktes". In Deutschland und Österreich haben wir schon ähnliche Zustände in Bezug auf die Verabreichung von unnötigen Chemotherapien und Durchführung unnötiger Operationen – zuletzt der Fall "Dominik" in der Uniklinik Münster.

Dyskalkulie – rechenschwache Kinder - ein Problem von Vitamin-B-Mangel?

Dyskalkulie, ein sehr stark verbreitetes Problem vieler so genannter rechenschwachen Kinder, für die 2 + 2 nicht 4 sondern vielleicht 5 ist, die Rechtecke und Quadrate nicht von einander unterscheiden können. Aufgrund dessen lastet auf diesen Menschen ein enormer Druck und ihr Leben ist von Misserfolg und Frustration geprägt. Manche leiden dermaßen darunter, dass sie psychisch erkranken, depressiv oder gar straffällig werden können. Auch das Familienleben leidet darunter und Mathematik wird zum Horror. Diesem Problem steht man schulmedizinisch offensichtlich hilflos gegenüber. Mit Dyskalkulietraining durch Fachpersonal wird versucht, die Situation zu verbessern.

Zumindest in der Naturheilkunde ist schon lange bekannt, dass die B-Vitamine, insbesondere gute Versorgung mit den Vitaminen B 1,3,5,6,12, auch Calcium und Magnesium für einen geordneten Gehirnstoffwechsel, die Denkfähigkeit, die Reizweiterleitung der Nerven unerlässlich ist und dass ein Mangel an verschiedenen B-Vitaminen (insbesondere B^6) ein Defizit an Gedächtnis aufbauenden Nervenbotenstoffen zur Folge hat. Ist es deshalb nicht logisch und nahe liegend, dass auch Dyskalkulie nicht zuletzt in einem Mangel der so wichtigen B-Vitamine und verschiedener Mineralstoffe begründet sein dürfte? Ebenfalls müsste in Betracht gezogen werden, dass die betreffenden Personen möglicherweise für einen geordneten Gehirnstoffwechsel und Ablauf der Gehirnfunktionen aufgrund genetischer Schwachstellen **einen überhöhten Bedarf an bestimmten B-Vitaminen und anderen wichtigen Vitalstoffen** haben könnten (siehe auch vorher angeführte Beispiele).

Gesunde, natürliche, vollwertige Nahrungsmittel, reich an Mikronährstoffen, Vermeidung von Industriekost, auch der handelsüblichen denaturierten Industrieöle und -fette müsste bei dieser Problembehandlung selbstverständlich sein. Eine gute Versorgung mit Vitamin C, dem Vitamin-B-Komplex, Calcium, Magnesium, Zink, Folsäure, ist grundsätzlich, insbesondere auch für geistige Gesundheit sehr wichtig. Doch daran denkt in der klassischen Schulmedizin offensichtlich niemand, weil für die Behandlung von Gesundheitsstörungen **grundsätzlich** chemisch-giftige Medikamente vorgesehen sind, ganz egal wie verheerend die Folgen und Nebenwirkungen auch sein können.

Unter dem finanziellen Aspekt gesehen, wäre es für die Pharmazie und Schulmedizin ja eine Katastrophe, wenn mit einfachen, aber gezielten Vitalstofftherapien eine Verbesserung der Situation oder gar Heilung erreicht werden könnte, was auch die Interesselosigkeit an solchen Therapien oder deren Verhinderung verständlicher macht. Das würde nämlich die Zerstörung des Psychopharmaka-Marktes bedeuten und viele schulmedizinische Behandlungen erübrigen. Will das wirklich jemand von den finanziellen Nutznießern des derzeitigen Systems?

Einen Versuch aus Eigeninitiative (der Eltern) unter Anleitung eines ganzheitlich praktizierenden Arztes oder Heilpraktikers müsste die Vitamin-Variante aber allemal wert sein, da natürliche Vollwertkost, angepasste Vitalstofftherapien niemals schaden können, dafür aber beim heutigen Vitalstoffdefizit ganz allgemein gesundheitsfördernd sind.

Rheumatismus – Arthrose – Gelenkserkrankungen

Die Geschichte des Rheumatismus ist so alt wie die Menschheit und immer mehr Menschen sind davon betroffen. Früher waren das Leben in der freien Natur, Höhlen, primitiven Hütten, Kälte, Nässe, schlechte Kleindung usw. die Ursachen. Heutzutage in den Industriestaaten ist es aber in erster Linie die Fehlernährung, der Vitalstoffmangel und die damit verbundenen schlechten Zell- und Organfunktionen, Dauerkaltreize durch ungünstige Kleidung. Wie auch viele andere chronische Erkrankungen, nimmt der Rheumatismus mit seinen zahlreichen Facetten und Varianten in unserer Wohlstandsgesellschaft stark zu. Ärztliche Behandlungen, Rehabilitation, Frühinvalidität und Arbeitsausfälle sind die Folgen. Abgesehen von Fehlbehandlungen, den zum Teil fast unerträglichen Schmerzen und Beschwerden, ist auch der volkswirtschaftliche Schaden enorm.

Rheuma und Gelenkserkrankungen können viele Ursachen haben:

- Ungesunde, denaturierte, vitaminarme Ernährung (gesundheitsschädliche Industriekost), Auszugsmehle, Fabrikzucker, Süßigkeiten usw., damit verbundener Vitalstoffmangel und schlechte Stoffwechsellage
- zuviel tierisches Fett und Eiweiß, hoher Fleisch- und Wurstkonsum führen zu starken Harnsäureablagerungen in den Gelenken, im Gewebe, im ganzen Körper (Fleischsuppe, Schweinefleisch, etc.)
- handelsübliche, denaturierte, hoch erhitzte Industrieöle und –fette belasten insbesondere den Fettstoffwechsel, aber auch den Gesamtstoffwechsel (Dr. Budwig – siehe Kapitel Ernährung, Teil "ÖLE UND FETTE")
- aufgrund ungesunder, denaturierter Nahrungsmittel (auch Stress, Ärger usw.) ist der Körper permanent übersäuert, unzureichend mit Mikronährstoffen versorgt
- die damit verbundenen Stoffwechselprobleme führen zu Degenerierung von Gewebe und Knochen
- ein evtl. genetisch bedingter Mehrverbrauch an Mikronährstoffen ist zu berücksichtigen
- Durchblutungsstörungen
- Übergewicht - Überbelastung des Gelenk- und Stützapparates
- schlecht gewählte, nicht der Jahreszeit und Temperatur angepasste Kleidung, Durchzug, Dauerkaltreize, Unterkühlung - der Grundstein für rheumatische Leiden

- einseitige Dauerbelastungen des Muskel- und Knochensystems, wie z.B. teilweise im Haushalt, am Arbeitsplatz, ständiges Sitzen - Auto fahren, mangelnder Ausgleich durch Gymnastik
- allgemeiner Bewegungsmangel durch Vollautomatisierung in unserem Komfortdasein
- auch psychische Probleme (Stress, Ängste, usw.) können solche Erkrankungen begünstigen oder hervorrufen (Psychogener Rheumatismus) - psychologischer Rat, Autogenes Training, Yoga usw. sind empfehlenswert.

Rheuma, die Schulmedizin und die Logik

Was ist Rheuma? Entzündungskrankheiten des Bewegungsapparates, Erkrankungen der Gelenke, des Gelenksknorpels und der Weichteile, vordergründig eine Stoffwechselerkrankung. Ein Schmerz, der aufgrund all der angeführten Umstände an jeder Körperstelle, ganz besonders aber an Gelenken, in der Wirbelsäule, im Bindegewebe jederzeit auftreten kann. Und die klassische Schulmedizin kennt am Anfang des 21. Jahrhunderts offensichtlich nach wie vor weder die Ursache, noch vernünftige und wirkungsvolle Heilmittel um dieser Krankheit entgegenzuwirken.

Nun aber die umwerfende Logik: Dessen ungeachtet, dass die Ursache dieser Krankheit (wie bei den allermeisten) aus schulmedizinischer Sicht nicht bekannt ist, werden die Patienten schulmedizinisch mit chemisch-giftigen Medikamenten behandelt, deren Struktur und Wirkungsweise wahrscheinlich von den meisten Medizinern ebenfalls nicht verstanden worden ist. Aber ausschließlich diese Behandlung soll dann selbstverständlich richtig sein, weil das der offiziellen, pharmazieorientierten Lehrmeinung entspricht, ganz egal wie richtig oder falsch das dann tatsächlich ist. Wie soll unter solchen Umständen (Ursache unbekannt) eine vernünftige Behandlung oder gar Heilung erfolgen können? Auch die zum Teil schweren Nebenwirkungen dieser Medikamente nimmt man einfach in Kauf und als Selbstverständlichkeit hin.

Was ist das für eine Medizin, die in dieser modernen Zeit die einfachsten Dinge nicht versteht, sich aber immer so gern mit ihrer "selbst kreierten Wissenschaftlichkeit“ brüstet? All die unzulänglichen Behandlungsmittel und -methoden, die nicht selten das Potenzial haben, mehr krank als gesund zu machen, werden von den Krankenkassen auch noch bezahlt. Wenn Naturheilkundler solche Patienten mit einfachen, natürlichen Mitteln (gesunder Ernährung, Vitalstoffen) und relativ geringem finanziellen Aufwand zu Gesundheit verhelfen, so scheint das schon eher ein „Verbrechen“ zu sein. Die "Bestrafung" erfolgt unverzüglich! Der Patient hat die Kosten der erfolgreichen naturheilkundlichen Behandlung selbst zu berappen und der Naturheiltherapeut ist jetzt erst recht ein „Scharlatan.“

In der Naturheilkunde hingegen sind die Hintergründe auch dieser Krankheit sehr wohl bekannt. Die rheumatischen Erkrankungen entstehen ebenfalls vordergründig aufgrund Jahrzehnte langer Fehlernährung, also vitalstoffarmer, denaturierter Industriekost, erhöhtem Fleisch-/Wurstkonsum usw., was grundsätzlich zu Vitalstoffarmut, Übersäuerung des Körpers und Stoffwechselproblemen in den Knochen, Gelenken und Weichteilen führt. **Arthritis, rheumatische Erkrankungen ganz allgemein, sind Vorboten vieler Stoffwechselentgleisungen und beginnender Erkrankungen.** In den jungen Jahren kann der Körper den vorherrschenden Vitamin- und Mineralstoffmangel sowie die Anhäufung schädlicher Stoffe relativ gut kompensieren, in dem er sich die zur Aufrechterhaltung des Stoffwechsels notwendigen, aber in der Nahrung zu wenig vorhandenen Vitalstoffe (Vitamine, Mineralstoffe, Spurenelemente) aus den "Speicher", nämlich den Knochen und dem Gewebe holt. Das führt im Laufe der Zeit logischerweise zu chronischem Vitalstoffmangel in allen Zellen und Organen, damit verbundener mangelhafter Zell- und Organfunktion, zu Substanzverlust, schlechtem Blut, einem ausgemergelten Körper. Das Gewebe, die Knochen, Gelenke, der gesamte Organismus leiden schwer darunter und die Degenerierung, mangelhafte Bildung der Gelenksflüssigkeit, Abbau des Gelenksknorpels setzen ein. Nach Jahrzehnten erst machen sich dann die ersten Symptome verschiedenster Zivilisationskrankheiten, z.B. auch Gelenksschmerzen, Arthrose, Rheumatismus, Gicht bemerkbar, weil der Körper aufgrund all der belastenden Faktoren schon lange nicht mehr in der Lage war, die für die Gesunderhaltung notwendigen Stoffwechsel- und Entgiftungsvorgänge aufrecht zu erhalten, Entzündungen zu verhindern.

Zu diesem Zeitpunkt sind aber nicht nur die Gelenke, sondern vielfach auch der gesamte Körper erkrankt, geschwächt und leidet ganz allgemein unter dieser Vitalstoffarmut. Deshalb muss spätestens nach Auftreten dieser Symptome auf beste, natürliche Ernährung umgestellt, der Vitalstoffhaushalt ergänzt, das Immunsystem wieder aufgebaut werden, was zu einem besseren Gesamtstoffwechsel führt. Der Körper kann dann in "Eigenregie" die "Reparatur" in Gang setzen, sofern ihm der erforderliche "Kraftstoff", nämlich genügend Mikronährstoffe zur Verfügung stehen. Chemische Medikamente schaden in solchen Fällen vielfach mehr als sie nützen. Bei gesunder, vollwertiger, natürlicher Ernährung und Unterstützung mit guten Naturheilpräparaten können auch rheumatische Erkrankungen unterbunden, positiv beeinflusst und geheilt werden. Dies soll aber immer unter Anleitung eines guten Therapeuten geschehen.

Beste, natürliche, vollwertige Ernährung ist (wie bei allen Krankheiten) auch bei rheumatischen Beschwerden oberstes Gebot. Denaturierte Industrienahrung, der Verzehr von tierischem Eiweiß, saure Getränke, Alkohol, Weißmehl, Fabrikzucker, denaturierte Industrieöle und –fette, das handelsübliche Salz, Spargel (hochgradig sauer), usw., sind bei diesen Erkrankungen in der orthomolekularen Medizin eine „Todsünde“! Insbesondere Fleisch beinhaltet sehr viel Harnsäure und unerwünschte Bestandteile, was zu starken Harnsäureablagerungen in den Gelenken führt. Betrachtet man die Behandlungen der Schulmedizin, so spielt die Ernährung laut ihrer Denk- und Handlungsweise offensichtlich eine unbedeutende Rolle, obwohl das Ernährungsproblem in Hinblick auf die Entstehung von Zivilisationskrankheiten (auch Rheumatismus) an den Universitäten bekannt ist, aber in der universitären Ärzteausbildung keine Berücksichtigung findet.

Auch bei Rheuma stellen die Übersäuerung, der vergiftete Körper und Vitalstoffarmut das Hauptproblem dar. Zu den im Körper eingelagerten Giften kommen täglich neue hinzu, über die „Nahrungsmittel“, Luft, Wasser, chemischen Medikamente usw. All das führt zu zusätzlichen Belastungen und Stoffwechselblockaden. Und was macht die Schulmedizin nach ihrer seltsamen Logik? Sie pumpt den vergifteten Körper und die schon überlastete Leber in Form von chemischen Medikamenten neuerdings mit „Gift“ voll. Entgiften wäre von Nöten, nicht neuerliche „Vergiftung!“

Einteilung der rheumatischen Formen (Hauptformen):

Weichteilrheumatismus: Bindegewebe und Muskeln im gesamten Körper können unerträglich schmerzen. Dazu kommen eine ganze Reihe Begleiterscheinungen, von Erschöpfungszuständen bis hin zu Depressionen.

Entzündlicher Gelenksrheumatismus: Es kommt in ganz unterschiedlichen Gelenken des Körpers zu immer wiederkehrenden oder ständig bestehenden chronischen Entzündungen in einem oder mehreren Gelenken.

Degenerativer Rheumatismus – Arthrosen – Abbau des Gelenksknorpels: Jede Arthrose hat ihren Ausgangspunkt in der Ernährung – Vitalstoffunterversorgung, was im Laufe der Zeit unter anderem auch zu mangelhafter Bildung von Gelenksflüssigkeit und einem Schaden am Knorpelüberzug führt. Der Knorpelschaden ist im Anfangsstadium nur auf eine kleine Fläche von vielleicht 2 Quadratzentimetern begrenzt und oberflächlich. Schon bald sind im Röntgenbild aber erste Knochenveränderungen erkennbar, wobei es sich um Knochenbezirke handelt, die direkt unter dem erkrankten Knorpel liegen. Diese zusätzlichen Veränderungen am Knochen sind ein entscheidendes Merkmal für das Frühstadium der Arthrose. Ohne diese Knochenveränderungen liegt medizinisch nur ein "Knorpelschaden" vor. Arthrose bedeutet hingegen immer Knorpelschaden mit Knochenveränderungen.

Im Spätstadium ist der Gelenkknorpel im erkrankten Bereich sogar vollständig abgerieben und verschwunden, wodurch der freiliegende Knochen direkt auf dem Knochen der Gegenseite reibt. Der so genannte Gelenkspalt ist verschwunden und im Röntgenbild kann man erkennen, dass sich die Knochen direkt berühren.

Bei der Entstehung von Arthrosen ist die mechanische Eigenschaft oder Bildung der Gelenksflüssigkeit erheblich beeinträchtigt und sie kann die Pufferfunktion zum Gelenksknorpel nicht mehr erfüllen. Diese schützende Gleitschicht in den Gelenken ist ein Flüssigkeitsfilm, der von der inneren Gelenkschleimhaut gebildet wird. Auch die Ernährung des Gelenkknorpels erfolgt durch den Kontakt mit der Gelenksflüssigkeit Sie dient als so genannter "Stoßdämpfer" um harte Bewegungen zu dämpfen, abzufangen. Dieser glatte, elastische Überzug (Gelenksflüssigkeit) schützt die Gelenke bei jeder Bewegung, ermöglicht somit einen tadellosen und schmerzfreien Bewegungsablauf und hat im Gelenk eine ähnliche Schmier- und Pufferfunktion wie z.B. das Öl in einem Motor. Bei ungenügender oder mangelhafter Bildung von Gelenkflüssigkeit ist auch die "Schmierung" mangelhaft, wodurch es zur Abnützung des Gelenksknorpels kommt. Schmerzen und die bekannten Bewegungsprobleme sind die Folgen. In Anbetracht dessen kann man sich gut vorstellen, wie gesund die ganzen Marathonläufe und andere harte Bewegungsabläufe für unsere Gelenke sind.

Die Anwendung chemischer Medikamente macht hier wenig Sinn. Die Schulmedizin lässt bei ihren Behandlungsmethoden außer acht, dass es für die unzureichende oder mangelhafte Bildung der Gelenksflüssigkeit eine **Ursache** geben muss. Was ist also zu tun? Die Lösung ist einfach! Man gibt dem Körper was er für einen optimalen Stoffwechsel sowie einwandfreie Zell- und Organfunktion benötigt, nämlich **gesunde, vollwertige, natürliche Nahrung, genügend Vitalstoffe**. Dann wird der Körper das Problem selbst beheben, sich selbst regenerieren, indem er wieder genügend und optimale Gelenksflüssigkeit bildet, sofern diese einfachen Maßnahmen noch rechtzeitig Anwendung finden. Ist die Abnützung des Gelenkknorpels schon zu weit fortgeschritten, werden vielfach Operationen (Gelenkersatz) notwendig, die aber durch **rechtzeitige** Ernährungsumstellung, gezielte Vitalstofftherapien grundsätzlich verhinderbar wären.

Ist die Krankheit aber so weit fortgeschritten, dass die Bewegungsfähigkeit schon sehr stark eingeschränkt ist, Fingergelenke versteift sind, ist eine Wiederherstellung nicht mehr möglich. Durch die Naturheiltherapien kann jedoch eine erhebliche Schmerzlinderung bewirkt werden. Bei Erkrankungen sollen rechtzeitig, also im Frühstadium Naturheiltherapien in Anspruch genommen werden, weil zu diesem Zeitpunkt noch sehr gute Heilungschancen bestehen und dadurch der Heilungsprozess effektiv unterstützt wird.

Gicht: Durch zuviel Harnsäure im Körper bilden sich Kristalle in Gelenken, Gelenkspalten. Schmerzen und Bewegungseinschränkungen, Gichtanfälle sind die Folge. Auch Gicht ist mit den richtigen naturheilkundlichen Therapien erfolgreich behandelbar.

Macht sich eine Gichterkrankung bemerkbar, so ist ebenfalls gesunde, vollwertige, natürliche Nahrung sowie ein ausgeglichener Säuren-Basen-Haushalt unerlässlich und die erste Medizin. Vermeidung von Fleisch, tierischem Eiweiß, Alkohol (säurehaltige Produkte) ist sehr wichtig. Weiter sind zusätzliche Mikronährstoffgaben von guter Qualität vorteilhaft. Speziell bei Gichterkrankungen sollten Fleisch, Wurst und auch bestimmte pflanzliche Produkte und Getränke (z.B. Spargel, Rotwein, Apfelsaft, Most usw.) nicht verzehrt werden. Allein der Verzehr von Spargel (hochgradig sauer) kann einen Gichtschub auslösen. Daher gehört zur Behandlung der Gichterkrankung ebenfalls eine Ernährungsberatung. Dies soll aber nicht mit irgendwelchen Diäten verwechselt werden.

Chronische Polyarthritis

Die chronische Polyarthritis ist eine chronisch verlaufende Entzündungskrankheit, eine fortschreitende Arthritis, anfänglich in den kleineren Gelenken mit invalidisierendem Charakter und vordergründig in einer Stoffwechselentgleisung begründet. Genetische Veranlagungen können eine Rolle spielen. Chronische Polyarthritis tritt vorwiegend zwischen dem 20. und 50. Lebensjahr auf, verläuft schleichend und kann sich über Jahre und Jahrzehnte hinziehen. Hauptsächlich sind schlanke Menschen und überwiegend Frauen davon betroffen. Es handelt sich in erster Linie ebenfalls um Spätfolgen mangelhafter Ernährung, schlechter Vitalstoffversorgung oder der Körper hat aufgrund genetischer Defekte einen erhöhten Bedarf an bestimmten Vitalstoffen, die ihm aber nicht zur Verfügung stehen.

Erste Symptome: Anfangs klagt der Patient über Spannungsgefühl und Versteifungsgefühl in den Finger- und Handgelenken, insbesondere am Morgen nach dem Aufwachen. Die Haut über den erkrankten Gelenken wird pergamentartig und glänzend. Im Verlauf der Erkrankung kommt es dann zu Schwellungen und teilweise fast unerträglichen Entzündungs- und Schmerzschüben in den betroffenen Gelenken und Körperteilen. Dieser Zustand wird begleitet von Schwäche, Müdigkeit, Appetitlosigkeit und Gewichtsverlust. Die Beschwerden verlaufen in unterschiedlichsten Formen. Meistens sind es schubweise sehr starke Schmerzen, dann erfolgt kurzfristige Besserung durch Abklingen der Beschwerden.

Nach anfänglicher spindelförmiger Auftreibung und Anschwellung der Grund- und Mittelgelenke, Finger und Zehen sowie der Hand- und Fußgelenke können später auch die größeren Gelenke (z.B. Hüftgelenke) betroffen sein. Die Röntgenbefunde sind anfangs meistens unauffällig. Aber bald schon sind in den befallenen Gelenken Osteoporose, Verschmälerung des Gelenkspaltes und arthrotische Veränderungen erkennbar. Dieser entzündliche Prozess führt im Laufe der Zeit zu Kapselschrumpfungen und schließlich zur Deformierung der Gelenke. Diese Veränderungen sind von starken Schmerzen begleitet und manchmal auch von abendlichen Temperaturerhöhungen.

Chronische Polyarthritis – mit chemischen Medikamenten nicht heilbar

Nach stärker werdenden Schmerzen sucht der Patient den Arzt auf. Chemische, meist schmerzstillende Medikamente und Cortison werden verordnet, somit die Symptome unterdrückt und der kranke Körper noch mehr belastet. Obwohl die Ärzte vielfach wissen, dass sie mit ihren chemischen Mitteln und Methoden in den meisten Fällen nicht in der Lage sind, eine Heilung oder Stabilisierung des Gesundheitszustandes dieser Patienten zu erwirken, setzen die Ärzte ihre Symptombehandlungen fort, anstatt die Patienten auf die wirksamen Mittel und Möglichkeiten der Naturheilkunde aufmerksam zu machen. Auch dies scheint ein Tatbestand nach dem Strafgesetzbuch (Unterlassung der Hilfeleistung) darzustellen, weil man aus Erfahrung der orthomolekularen Medizin weiß, dass wirkungsvolle naturheilkundliche Mittel und Methoden zur Verfügung stehen, diese von der Schulmedizin aber nicht angewendet werden.

Erst nach jahrelanger, erfolgloser chemischer Medikation und fortlaufend verschlechternder Gesundheitslage finden manche Menschen aus Eigeninitiative den Weg zur erlösenden Naturheilkunde. Im weit fortgeschrittenen Stadium sind die Finger meist nach innen gekrümmt, Zehen- und Fußgelenke versteift. Bewegungen sind nur mehr unter starken Schmerzen möglich, der Patient ist sozusagen arbeits-

und berufsunfähig oder gar ein Pflegefall. Doch so weit darf man es nicht kommen lassen! Das ist mit den richtigen Mitteln und Methoden bei rechtzeitiger Anwendung verhinderbar!

Bei den rheumatischen Erkrankungen aller Art verfügt die Naturheilkunde neben der Grundbehandlung, nämlich vollwertiger, natürlicher Ernährung und optimaler Vitalstoffversorgung über eine Vielzahl an individuell abgestimmten, nebenwirkungsfreien Therapiemöglichkeiten.

Zum Beispiel:

- Reinigung, Aktivierung der Entgiftungsorgane (Leber, Nieren, auch Blut)
- Neuraltherapie nach Dr. med. Ferdinand Huneke (Injektionen mit Procain, Lidocain – auch von der Schulmedizin anerkannt)
- Phytotherapie (Pflanzenheilkunde)
- Homöopathie
- Enzymgaben (oral als Tablette oder Injektion)
- Zellpräparate (Injektion von Organlysaten)
- Injektion von Reintoxinen
- orthomolekulare Therapie (Zufuhr von Nährstoffen, Vitaminen und Mineralstoffen etc.)
- Thymustherapie (Immunsystemregulierung)
- Magnetfeldtherapie
- Akupunktur

Die Magnetfeldtherapie kann hier als Erstmaßnahme und individuell einsetzbare Therapie - insbesondere zur unmittelbaren Schmerzlinderung – meistens mit mäßigem Erfolg - angewendet werden. Dabei soll aber auf die Verwendung eines guten Therapiegerätes geachtet werden. Es handelt sich um eine zusätzlich anwendbare Symptombehandlung.

Gelenkserkrankungen - die Schulmedizin

Auch die Schulmedizin spricht bei verschiedenen Erkrankungen des Bewegungsapparates (z.B. Polyarthritis usw.) von Autoimmunkrankheiten, bei denen der Organismus sich gegen das eigene Gewebe aggressiv verhalte und es zerstöre. Auch werden die degenerativen Erkrankungen wie Arthrosen als "Verschleißkrankheiten" dargestellt, was mit Verschleiß durch normale Benützung überhaupt nichts zu tun hat. Sobald aber von irgendeiner Seite die Feststellung kommt, dass das mit mangelhafter, denaturierter Ernährung und der damit verbundenen Vitalstoffunterversorgung/Übersäuerung zu tun habe, wird das von der Schulmedizin bezweifelt oder gar in Abrede gestellt. Obwohl sie selbst aber nicht genau weiß wie Rheuma, Arthrosen, Polyarthritis, Bandscheibenprobleme und andere Erkrankungen am Bewegungsapparat ursächlich entstehen, erlaubt sie sich zu behaupten, mit Ernährung habe es nichts oder kaum etwas zu tun. Die Schulmedizin vertritt groteskerweise die Meinung, außer Schmerz lindernder Medikamente, Bäder, Massagen und operativen Eingriffen gäbe es keine "wirksamen" Behandlungsmöglichkeiten. Wissende Naturheiltherapeuten beweisen durch Heilungen aber täglich das Gegenteil.

Erwähnenswert ist aber auch, dass bei genauerem Hinsehen der Beweis für die Erhaltung von Gesundheit durch vollwertige, natürliche Ernährung die westlichen Industriestaaten schon lange selbst erbracht haben: All die Zivilisationskrankheiten gibt es nämlich in jenen Ländern nicht, in denen die Menschen die westliche Industriekost nicht kennen. Diese Krankheiten gibt es eben nur dort, wo vorwiegend gesundheitsschädigende denaturierte, vitalstoffarme Industriekost konsumiert wird. Somit wäre auch der Kreis der Beweisführung geschlossen, denn das sind unumstößliche Tatsachen, die nicht manipuliert werden können.

Krankheiten vieler Art werden in der Schulmedizin mit dem zunehmenden Alter begründet. Teilweise auch die rheumatischen Erkrankungen. Deshalb sei auch hier erwähnt: Es gibt grundsätzlich keine Krankheiten die spezifisch durch das Altern entstehen. Sehr wohl entstehen hingegen Krankheiten im Alter aufgrund Jahrzehnte langer Fehlernährung und ungesunder Lebensführung. Die daraus resultierenden Folgen machen sich erst Jahrzehnte später durch Krankheiten bemerkbar und das ist etwas ganz anderes als altersbedingte Krankheiten. Aber die falsche, inzwischen festgefahrene, durch die Schulmedizin favorisierte These, dass Krankheiten durch das Alter zwangsläufig entstehen würden, hat auch sonst gravierende Folgen. Dadurch wird den Menschen die "Tatsache" vermittelt, dass Krankheit zwangsläufig mit dem Älterwerden verbunden und schicksalsbedingt sei. Somit leben auch schon jüngere Menschen fatalerweise mit der Einstellung und in der Erwartungshaltung, dass sich im Laufe des mittleren und späteren Lebensabschnittes zwangsläufig Krankheiten einstellen werden. Die Folge davon ist, dass die Menschen das als selbstverständlich hinnehmen und Krankheiten (durch gesunde Ernährung, Vitalstoffe) nicht vorbeugen sondern geradezu erwarten. Der Geist und das Unterbewusstsein wird dadurch auf Krankheit "programmiert". Geschieht dies einfach aus Unwissenheit oder hat diese "Gehirnwäsche" womöglich finanziellen Hintergrund? Die Folgen dieser psychischen Beeinflussung sind verheerend. Und dabei wäre das Problem so einfach zu beheben.

Wie wär's denn mit der Wahrheit? Gib dem Körper was er braucht, nämlich täglich beste, biologische Nahrung, genügend Vitalstoffe, überfordere ihn in keiner Weise, meide denaturierte Industriekost, dann hält er sich selbst gesund und ist auch in der Lage, sich bei Krankheiten selbst wieder zu regenerieren. Seelisches Wohlbefinden ist ebenfalls wichtig. So einfach ist Gesundheit aber auch Krankheit!

Da jene, die sich für unsere Gesundheit "verantwortlich" fühlen, nämlich die Politik, Pharmazie, Gesundheitsministerien, Gesundheitsbehörden, Krankenkassen offensichtlich außerstande sind, im Hinblick auf Heilung von Zivilisationskrankheiten vernünftige und wirksame Behandlungs- und Vorbeugungsmaßnahmen zu bewerkstelligen, die einfachsten Dinge nicht zuletzt aus wirtschaftlichen Gründen nicht begreifen wollen, können oder dürfen, ist es an der Zeit, dass die Menschen die Verantwortung für ihre Gesundheit selbst übernehmen, anstatt sie bedenkenlos der

Schulmedizin zu überlassen, sie sich selbständig informieren und an der Natur orientieren. Die Naturheilkunde gibt es seit Menschengedenken und sie hat an ihrer Wirksamkeit nichts eingebüßt.

LEONARDO DA VINCI sagte schon: "**In der Natur ist kein Irrtum, sondern wisse, der Irrtum liegt in dir!**" Leider wurde und wird die Natur und ihre Heilkunde nach wie vor von den Nutznießern des derzeitigen "Gesundheitssystems" ignoriert, verdrängt und in Verruf gebracht, anstatt sinnvoll genutzt.

Sie sollen aber weder der Schulmedizin noch der Naturheilkunde glauben sondern ausprobieren und sich eine Zeit lang konsequent an gesunde, vollwertige, naturbelassene Ernährung (z.B. 5-Elemente-Ernährung nach Jörg Krebber oder Prof. Kollath/Dr. Brucker/Dr. Budwig) halten. Eine Unterstützung mit guten Naturheilpräparaten unter Anleitung eines Naturheiltherapeuten ist sehr hilfreich. Dann werden Sie den wahren Wert vollwertiger, natürlicher Nahrung, guter Vitalstoffversorgung und deren Heilwirkung richtig kennen und schätzen lernen und zur Erkenntnis gelangen, dass Gesundheit als auch Krankheit tatsächlich in der Ernährung, Vitalstoffversorgung und Lebensführung liegt.

Neben den schon erwähnten Naturheiltherapien können auch verschiedene Säfte und Tees mit lindernder, heilender Wirkung eingenommen werden.

Säfte: Löwenzahnsaft, Brennnesselsaft, Wacholdersaft, Birkensaft, (3x täglich 1 Teelöffel bis 1 Esslöffel einnehmen)

Rheumatee: Spierstrauch/Geißbart, Weidenrinde, Goldrute, Arnika-Blüten, Johanniskraut, (1 Esslöffel dieser Mischung mit 1 Liter Wasser kalt ansetzen, bis zum Kochen erhitzen, ziehen lassen, abseihen, über den Tag verteilt warm trinken)

Blutreinigungstee: Schafgarbe, Ginster, Löwenzahn, Bohnenhülsen/-schalen, Wacholderbeeren (Zu gleichen Teilen mischen, 1 Teelöffel mit 1 Tasse Wasser kurz aufkochen, 3x täglich 1 Tasse Tee trinken)

Kräutertee mit diuretischer Wirkung: Brennnesselkraut, Petersiliensamen, Birkenblätter, Zinnkraut, Bruchkraut (Zu gleichen Teilen mischen, mit kaltem Wasser ansetzen und bis zum Kochen erhitzen, abseihen, täglich mehrmals 1 Tasse trinken)

Wer träumt nicht von Idealen wie "ewiger" Jugend und Schönheit, Gesundheit bis ins hohe Alter? Zu jeder Zeit war man praktisch in allen Kulturen auf der Suche nach einem langen Leben und "ewiger" Jungend. Überall sucht man nach Möglichkeiten, das jugendliche Aussehen möglichst lange zu bewahren oder wieder herzustellen. **Der Alterungsprozess lässt sich jedoch nicht verhindern, aber wesentlich verzögern, sodass wir uns jugendliches Aussehen sehr lange bewahren, Gesundheit, körperliche und geistige Vitalität bis ins hohe Alter erhalten können.** Man soll den natürlichen Alterungsprozess aber nicht durch unvernünftige Mittel und Methoden aufzuhalten versuchen, sondern diese natürliche Veränderung dankbar annehmen. Aber frühzeitiges Altern ist absolut verhinderbar. Die Methode ist einfach. Man versorgt den Körper nur mit dem Allerbesten. Die wichtigsten Grundvoraussetzungen sind:

- gesunde, vollwertige, naturbelassene Ernährung, weil diese vollwertigen Nahrungsmittel (Bio-Produkte) schadstoffärmer und reich an den für uns so wichtigen Vitaminen, Mikronährstoffen sind und in der richtigen Zusammensetzung einen ausgeglichenen Säuren-Basen-Haushalt gewährleisten.
- Vermeidung von Fertiggerichten, industriell bearbeiteter, denaturierter Nahrungsmittel, weil sie grundsätzlich (z.B. Auszugsmehle und daraus verarbeitete Produkte, Weiß-/Graubrot, Weißmehlprodukte, Süßigkeiten, Fabrikzucker, Torten usw.) nährstoffarm, mit vielen chemischen Substanzen versetzt und somit ungesund sind
- Vermeidung der handelsüblichen, denaturierten, hoch erhitzten Industrieöle und –fette, weil sie den Fettstoffwechsel und Gesamtstoffwechsel beeinträchtigen. Das scheint ein sehr wichtiger Aspekt zu sein, da lt. Dr. Budwig die denaturierten Industrieöle und -fette wie kein anderes Nahrungsmittel den gesamten Stoffwechsel beeinflussen, die vom Körper nicht verwertbaren Rückstände sich in den Zellen/unter der Haut einlagern und wie "Atemgifte" wirken (siehe Kapitel Ernährung, Teil "ÖLE UND FETTE").
- auf optimalen Vitamin- und Mineralstoffhaushalt achten, Defizite sollen ergänzt, überhöhte Schadstoff- und Schwermetallbelastungen ausgeleitet werden
- gute Zellaufbaukuren/Regenerationskuren können in Anspruch genommen werden
- regelmäßige Bewegung im richtigen Ausmaß an der frischen Luft, aber ohne Überforderung des Körpers (flottes Gehen, Gymnastik., Aerobic usw.)
- genügend Schlaf, keinen **übermäßigen** Stress
- genügend Flüssigkeit ist wichtig für einen gut funktionierenden Stoffwechsel. Als Hauptgetränk kann z.B. Kukicha-Tee (wirkt neutralisierend), Quellwasser,

stilles Mineralwasser oder frisch gepresste Fruchtsäfte (nicht zuviel – weil sauer – Fructose – schneller Zucker) Verwendung finden. Industriell hergestellte Fruchtsäfte, Kaffee und andere Flüssigkeiten sollten gemieden werden, weil sie unter anderem auch chemische Reiz- und Schadstoffe sowie Fabrikzucker oder chemische Süßstoffe beinhalten. Reines gutes Quellwasser ist schadstoffarm. Das übliche Leitungswasser ist mit chemischen Aufbereitungsmitteln wie z.B. Chlor, Fluor usw. versetzt, durch Hormon- Medikamentenrückstände und dergleichen aus dem Abwasser verunreinigt. Bei der Flüssigkeitsmenge orientieren Sie sich grundsätzlich am Durstgefühl. Der Körper signalisiert normaler Weise den Flüssigkeitsbedarf über den Durst.

- Wasser - Flüssigkeit ist auch für die Erhaltung glatter Haut bedeutungsvoll. Wassermangel führt zu Austrocknung der Zellen und fördert somit die Faltenbildung
- Flüssigkeitsdefizite führen oft zu Gehirnleistungsstörungen, weil dadurch der Elektrolythaushalt gestört wird. Für tadellose Gehirnleistung sind ebenfalls die B-Vitamine sehr wichtig, die u. a. in Korn- und Reisschalen reichhaltig vorhanden sind. Gehirntraining (Gehirnjogging), geistige Beschäftigung im Alter ist ebenfalls sehr wertvoll. (Konzentrations- Denkspiele usw.)
- Vermeidung von Alkohol, Tabak und anderer Suchtmittel
- ein gutes soziales Umfeld, in dem sich der Mensch wohl fühlt. Auch eine positive Lebenseinstellung ist sehr wichtig, denn die Psyche (Wohlgefühl) sowie negative/positive Denkweise haben einen erheblichen Einfluss auf den Alterungsprozess
- **"Wer rastet, der rostet",** lautet ein altes Sprichwort. Es ist also wichtig, im Fluss des Lebens zu bleiben, eine vernünftige, sinnvolle Tätigkeit (Hobby) auszuüben die Spaß macht, sich geistig und körperlich zu beschäftigen. Das ist eine der wichtigsten Regeln und gilt auch für den Ruhestand.
- vitaminreiche natürliche, die Haut schonende Körperpflegemittel verwenden.

Wer sich in seiner Lebensweise an diesen Grundsätzen orientiert, hat für seine Gesundheit und auch für die Bewahrung jugendlichen Aussehens sehr viel getan.

Zelltod und Zellverlust – Zellaufbau – körperliche und geistige Vitalität

Pro Sekunde sterben Millionen unserer Körperzellen. Aber Zelltod geht immer auch mit Zellregeneration einher und die absterbenden Zellen werden durch neue ersetzt. Im jugendlichen Alter sind diese Vorgänge meistens im Gleichgewicht und der Mensch befindet sich auf dem Höhepunkt seiner Kraft.

Mit zunehmendem Alter lässt der Zellaufbau nach. Insbesondere auch aufgrund ungesunder Ernährung, denaturierter Nahrungsmittel, Mikronährstoffunterversorgung, Übersäuerung, Stoffwechselproblemen, entstehen allmählich Zellverluste, und die Leistungsfähigkeit der Zellen/Organe lässt nach. In jenem Maße, in dem die Funktionsminderung unseres Zellsystems fortschreitet, entwickelt sich der Alterungsprozess. Deshalb ist gesunde, vollwertige, naturbelassene, vitamin- und mineralstoffreiche Ernährung, die eine gute Zellversorgung und Leistungsfähigkeit, aber auch einen ausgeglichenen Säuren-Basen-Haushalt gewährleistet, so wichtig. Je besser der Körper mit Mikronährstoffen versorgt, das Säuren-Basen-Gleichgewicht hergestellt ist, umso besser sind die Zell- und Organfunktionen und das wirkt sich positiv auf den Alterungsprozess aus.

Verbesserung des körperlichen und geistigen Gesundheitszustandes

Da ein gewisser Zellabbau mit zunehmendem Alter aber unvermeidlich ist, erscheint es sinnvoll, den Organismus auf dem Wege der Zellerneuerung neben natürlicher Vollwerternährung mit guten Vitalstoffprodukten (keine "Billigprodukte“) zu stärken und zu unterstützen. Dies scheint insbesondere für jene Menschen interessant zu sein, die sich nicht so gesund und vollwertig ernähren.

Die Firma vitOrgan z.B. hat erstklassige naturheilkundliche Präparate für den Zellaufbau, die Verlangsamung des Alterungsprozesses und gegen verschiedene spezifische Beschwerden entwickelt, die von Naturheilkundlern und ganzheitlich praktizierenden Ärzten mit großem Erfolg eingesetzt werden. Aus Anwendererfahrungen und Patientenbeispielen (vitOrgan) ist bekannt, dass bei solchen Zell-Kuren nicht nur die körperliche und geistige Vitalität gesteigert, der Alterungsprozess gehemmt wird, sondern der Gesundheitszustand der betreffenden Personen sich ganz allgemein verbessert hat. Klinisch gesehen ergaben diese speziellen Vitalstoffkuren eine deutliche Besserung des Allgemeinzustandes mit einhergehender Revitalisierung, auch bei älteren und kranken Menschen. Im Verlauf einer solchen Studie war auch auffallend, dass Beschwerden alter Menschen, wie Depressionen und Teilnahmslosigkeit schon bald verschwanden. Der im Alter charakteristische Verlust des Kurzzeitgedächtnisses sowie die allgemeine Intelligenz konnten mit Hilfe der Zelltherapie wesentlich verbessert werden. Solche Erfahrungen beruhen auch auf klinischen Tests und einer randomisierten Doppelblindstudie. (VitOrgan Synopse AntiAging)

Aufbautherapien – Altenpflege und -versorgung – Lebensverlängerung

In den vergangenen Jahrzehnten ist die Lebenserwartung deutlich gestiegen. Alt zu werden, scheint heute vielfach kein Problem mehr zu sein. Man bedenke aber die tragischen Umstände!

Der Schein trügt! Schauen wir etwas genauer hin, so drängt sich die Frage auf, was diese Lebensverlängerung denn nützt, wenn die Menschen Jahrzehnte an chronischen Krankheiten leiden, ab dem mittleren Alter Jahrzehnte lang chemische Medikamente schlucken, am Stock oder mit Krücken gehen, später im Rollstuhl und über lange Zeiträume bis zum Lebensende pflege- und hilfsbedürftig sind, kein aktives Leben mehr führen können? Ist das wirklich jene Lebenserwartung, die wir uns gewünscht haben und ist sie wirklich wertvoll? Ein hohes Alter zu erreichen ist sicher erstrebenswert, aber nicht in Krankheit und Pflegebedürftigkeit, wie wir es heute vorwiegend haben, sondern in Gesundheit und Vitalität. Das ist derzeit aber weit und breit - insbesondere bei schulmedizinischer Betreuung - nicht in Sicht!

Andererseits müssen wir feststellen, dass vermehrt relativ junge Menschen (zw. 40 und 60 Jahren) Herzinfarkte, Schlaganfälle erleiden, an Krebs erkranken und sterben. Da muss im "Gesundheitswesen" ganz allgemein und insbesondere in der medizinischen Betreuung doch einiges schief laufen.

Ein langes Leben, verbunden mit Gesundheit und Vitalität bis ins hohe Alter und **Verhinderung der Pflegebedürftigkeit** müsste doch das eigentliche Ziel und Ergebnis einer guten Medizin sein! Das wäre heute grundsätzlich möglich! Es bedarf der richtigen Methoden und Mittel, an denen die etablierte Medizin nach wie vor vorbeischaut und sich mit chemischer Medikation, Symptombehandlungen der Lebensverlängerung widmet, die vielfach mit Pflegebedürftigkeit, hohen Pflege- und Medikamentenkosten verbunden ist.

All die eingangs erwähnten Maßnahmen (vollwertige Ernährung, Mikronährstoffgaben, etc.), die für Gesundheit bis ins hohe Alter und Genesung unerlässlich sind, werden im täglichen Leben nur von wenigen berücksichtigt, am allerwenigsten durch die etablierte Medizin. **Genauso wenig findet das in den Krankenhäusern, Alters- und Pflegeheimen sowie in der privaten Pflege Beachtung. Das Problem ist, dass sich die Pflegenden - auch in der häuslichen Pflege, Familie - fast ausschließlich an der Schulmedizin orientieren, die in der Diagnose und Behandlung nach wie vor am Ernährungsproblem, der Übersäuerung und Unterversorgung an Vitalstoffen (Hauptproblem) vorbeischaut.** Die kranken Menschen werden vielfach mit industriell bearbeiteten, raffinierten, denaturierten Lebensmitteln ernährt. So z.B. Weißbrot, Weißmehlprodukten, Weißmehlspeisen, Fabrikzucker, raffiniertes Salz, polierter Reis anstatt Naturreis, handelsübliche, raffinierte, hoch erhitzte, chemisch behandelte und gesundheitsschädliche Öle/Koch- und Streichfette, teilweise Päckchen- und Dosensuppe sowie andere denaturierte Fertigprodukte, die aus ernährungsphysiologischer Sicht als "Abfallprodukte" gesehen werden können.

Fett ist ein lebensnotwendiger Stoff und im Alter besonders wichtig. Aber es müssen gute, natürliche, kalt gepresste, nicht erhitzte Öle mit den hochwertigen ungesättigten Fettsäuren sein, wie z.B. biologisches, kalt gepresstes Leinöl, Sonnenblumenöl, Diestelöl usw. Die "Öl-EIWEISS-KOST" von Dr. Budwig und das legendäre Budwig-Müsli sind besonders wertvoll. Probieren Sie es einfach aus – siehe auch Kapitel Ernährung, Teil "ÖLE UND FETTE" sowie Bücher von Dr. Johanna Budwig

"KREBS – Das Problem und die Lösung"
"ÖL-EIWEISS-KOST"

Zuviel Fleischspeisen, Fleischsuppen, zu wenig Gemüse sind weitere schädigende Faktoren. Allein schon in der Ernährung sind viele Faktoren zu verzeichnen, die der Gesundheit schaden, zu Vitalstoffarmut und einer Dauerübersäuerung des Körpers führen, wodurch er für die Verarbeitung/Verstoffwechselung dieser Produkte ununterbrochene Höchstleistung erbringen muss. Dafür bekommen sie aber jede Menge chemische Medikamente, die den Organismus zusätzlich belasten. Des weiteren kommt die Unterlassung von Immunsystem und Organismus stärkenden

Maßnahmen, wie Mikronährstoffgaben, biomolekulare Aufbaukuren hinzu. Somit schlägt das Ganze mehrfach negativ zu Buche. Die stärkenden, gesundheitsfördernden Maßnahmen werden in dieser modernen Medizin grundsätzlich unterlassen, dafür sind aber gesundheitsbeeinträchtigende Faktoren (ungesunde Ernährung, Vitalstoffarmut, chemische Medikamente) an der Tagesordnung. Woher soll der kranke, an Nährstoffen verarmte Körper unter diesen Bedingungen die für eine Genesung notwendige Energie nehmen, wenn der dafür notwendige "Kraftstoff" (Vitalstoffe) nicht zugeführt wird? Unter diesen Umständen ist eine Genesung leider nicht möglich.

Die "programmierte" Verschlechterung des Gesundheitszustandes

Und dann wundert man sich, dass trotz bester sozialer Pflege und schulmedizinischer Betreuung keine Besserung des Gesundheitszustandes der Pflegebedürftigen eintritt. Ganz im Gegenteil, man muss sich durch Unterlassung vollwertiger, naturbelassener Nahrung und Außerachtlassung der notwendigen Vitalstoffversorgung mit einer langsam fortschreitenden Verschlechterung des Gesundheitszustandes dieser Menschen abfinden. Irgendwann müsste doch allen auffallen, dass hier Grundsätzliches schief läuft, den Angehörigen genauso wie dem Pflegepersonal und Ärzten. Aber man hat uns in dieser Hinsicht das logische Denken abgewöhnt und fortlaufend den "blinden Glauben" an die Schulmedizin und Chemie suggeriert. Die wichtigsten (naturheilkundlichen) **Heil**maßnahmen werden in der universitären, symptomorientierten Medizin unterlassen.

Eine Krankheit, die im Laufe von Jahrzehnten entstanden ist, hat eine Ursache und vergeht nicht von selbst. Aber bei natürlicher Vollwerternährung, guter Vitalstoffversorgung und seelischem Wohlbefinden kann allmählich eine Verbesserung des Gesundheitszustandes eintreten. In der Regel können dann nach und nach verschiedene chemische Medikamente, deren Nebenwirkungen den Körper ebenfalls erheblich belasten, abgesetzt werden, was eine wesentliche Entlastung des Körpers (insbesondere Leber, Nieren) zur Folge hat und die Regenerierung des Körpers enorm erleichtert (Absetzen der Medikamente nur in Absprache mit dem Therapeuten).

Vermeide das "Gift" und du wirst gesund! Gib dem Körper was er für Gesundheit und Vitalität braucht, nämlich **beste, natürliche Nahrung und genügend Vitalstoffe!** Nur dann steht ihm die für eine Genesung notwendige Kraft und Energie zur Verfügung. Krankheit deutet immer auf Mangel hin, in welcher Form er auch immer bestehen mag (siehe auch Kapitel Ernährung sowie Vitamine und ihre Wirkung).

Die Einschätzung, dass rund die Hälfte aller Pflegebedürftigen bei natürlicher Vollwerternährung und guter naturheilmedizinischer Betreuung in relativ kurzer Zeit so weit genesen würden, dass sie sich wieder selbständig versorgen und ihr Leben meistern könnten, erscheint durchaus realistisch.

Anstatt aber über vernünftige, effektive und unweigerlich zu Gesundheit führende Maßnahmen (natürliche Vollwerternährung, optimale Vitalstoffversorgung, gutes soziales Umfeld, usw.) zu treffen, fordern politische Parteien, Organisationspräsidenten, Ärzteschaft etc. - wiederum zu Lasten der Allgemeinheit - unnötige Maßnahmen wie z.B. Pflegeversicherung, Beitragserhöhungen, Neuschaffung von Pflegebetten usw. Dass diese Maßnahmen aber vielmehr den finanziellen Interessen der Wirtschaft, Pharmazie und Ärzteschaft als der Gesundheit der Pflegebedürftigen dienen dürften, scheint niemanden zu stören. Man stellt sich auf immer mehr Kranke und Pflegebedürftige, ein "Meisterwerk" des heutigen, teilweise korrumpierten, chemisch-giftigen Gesundheitswesens ein.

Die Vergangenheit hat klar gezeigt, dass die bisher angewendeten, fragwürdigen "Gesundheits- und Verbesserungsmaßnahmen" keineswegs geeignet sind, die Genesung von Pflegebedürftigen zu fördern, sondern, dass eine langsam fortschreitende, aber stetige Verschlechterung des Gesundheitszustandes der Betroffen in Kauf genommen werden muss. Das macht doch deutlich, dass man auf falschen, ausgeleierten Geleisen und in die von den finanziellen Nutznießern vorgezeichnete, aber verkehrte Richtung fährt. Gesundheit ist einfach und machbar! Aber nicht mit denaturierten Nahrungsmitteln, Industriekost oder gar giftigen Pillen, die vielfach geeignet sind, erst richtig krank zu machen! (Nebenwirkungen lt. Statistik die vierthäufigste Todesursache in der industrialisierten Welt.)

Die richtige Atmung ist bei Kranken genauso wichtig wie bei Gesunden. Durch Atemübungen soll den Kranken eine langsame und Kraft spendende Atemtechnik vermittelt werden. Die gründliche Atmung bewirkt, dass der Körper optimal mit Sauerstoff versorgt wird und das bildet die Grundlage für die elektrischen Prozesse in den Zellen. Durch das Anhalten des Atems wird das Blut reichlich mit Sauerstoff versorgt, die Lungenbläschen können ebenfalls genügend Sauerstoff aufnehmen und das Lymphsystem wird aktiviert. Beim langsamen Ausatmen werden Giftstoffe über das Lymphsystem ausgeschieden. Im Laufe der Zeit kann bei den Kranken eine langsame Steigerung der Atemintensität erzielt werden. Die richtige Atmung ist neben natürlicher Vollwerternährung und optimaler Vitalstoffversorgung eine wertvolle Kraftquelle.

Blut - Schwangerschaft - Salz - „Jodüberlagerung" - Fluor

Das Blut

Auch das Blut als wichtigstes "Transportmittel" im menschlichen Körper kann nur das transportieren, was vorhanden ist und wozu es aufgrund seiner Beschaffenheit fähig ist. Leiden wir beispielsweise unter einem gravierenden Vitamin- und Mineralstoffmangel, leidet auch die Blutqualität und es werden auch dementsprechend wenig Nährstoffe und Sauerstoff zu den Zellen transportiert. Somit ist eine Unterversorgung der Zellen/Organe und unzureichende Zellatmung vorprogrammiert. Das Blut kann so die Zellen nicht entsprechend versorgen, ist mit Bakterien, Schadstoffen belastet, zähflüssig, verklumpt, was im Laufe der Zeit zu verschiedenen gesundheitlichen Problemen führen wird. Ungesunde Ernährung und mangelhafte Nährstoffversorgung wirkt sich in allen Belangen, auf alle Zellen und Organe negativ aus, auch auf das Blut.

Fehlen für die Blutbildung wichtige Mikronährstoffe wie z.B. „Eisen" und Vitamin C, B^6, B^{12}, Folsäure, kann dies mit der Zeit zu einer erheblichen Reduktion der roten Blutkörperchen, also zu niedrigem Hämoglobingehalt führen, der üblicherweise bei Frauen ungefähr bei 12 – 16 g/l liegt. Liegen hier über einen längeren Zeitraum stark eingeschränkte Werte vor, so sind dies deutliche Hinweise auf Anämie (Blutarmut) mit all den ernsthaften Folgen wie z.B. Erschöpfungszustände, Schwächeanfälle usw. Die Vitamine C, B^6, B^{12}, Folsäure sind – wenn teilweise auch nur in geringen Mengen – für die Blutbildung unerlässlich. Ist eines dieser Vitamine in unzureichender Menge vorhanden, so ist die Blutbildung gestört.

Blut und seine Funktion

Die Hauptfunktion des Blutes besteht darin, Sauerstoff und Nährstoffe zu Billionen Zellen des menschlichen Körpers zu transportieren und es erfüllt somit eine lebenswichtige Aufgabe. Im Körper eines erwachsenen Menschen sind ca. 6 - 8 Liter Blut, je nach Körpergewicht und Größe. Das Blut wird vom Herz ununterbrochen durch die ca. 28.000 Kilometer langen Arterien gepumpt. Sauerstoffreiches Blut verlässt die linke Herzkammer durch die Aorta (Hauptschlagader), wird durch die Blutgefäße gepumpt, gibt den Sauerstoff und die Nährstoffe an die Zellen ab und kehrt sauerstoffarm in den rechten Vorhof des Herzens zurück. Die rechte Herzkammer pumpt das Blut durch die Lunge, wo Kohlendioxid gegen Sauerstoff ausgetauscht wird. Von dort fließt das mit Sauerstoff angereicherte Blut in den linken Vorhof und wird neuerlich durch die ganzen Blutgefäße gepumpt - also ein „ewiger" Kreislauf, der die Zell- und Organversorgung sicherstellt.

Das Blut besteht aus:

- Plasma (gelbe Flüssigkeit)
- roten Blutkörperchen = Erythrozyten (mehrheitlich)
- weißen Blutkörperchen = Leukozyten
- Blutplättchen = Thrombozyten

Ein Kubikmillimeter Blut enthält:

- ungefähr 5 Millionen rote Blutkörperchen (Erythrozyten)
- 5.000 bis 10.000 weiße Blutkörperchen (Leukozyten-Körperpolizei). Sie produzieren auch Heparin, einen Stoff, der die Blutgerinnung hemmt
- zwischen 200.000 und 300.000 Blutplättchen (Thrombozyten)

Rote Blutkörperchen (Erythrozyten) – Hämoglobin

Rote Blutkörperchen enthalten eisenhaltige Proteine (Eiweißbausteine), die dem Blut die rote Farbe geben. Das Hämoglobin ist unter anderem für den Sauerstoff- und Nährstofftransport zuständig. Es bindet Sauerstoff, gibt ihn in den Blutgefäßen an die Zellen ab und nimmt dafür Kohlendioxid auf, das bei der Zellatmung frei gesetzt wird. Genauso unerlässlich wie der Sauerstoffaustausch ist die fortlaufende Nährstoffzufuhr zu den Zellen. Sind die roten Blutkörperchen in stark reduzierter Anzahl, oder ungenügend Mikronährstoffe vorhanden, so bedeutet das eine Unterversorgung aller Zellen, des gesamten Körpers.

Weiße Blutkörperchen - Leukozyten, Lymphozyten

Die weißen Blutkörperchen werden:

- im Knochenmark gebildet und sind Teil des Immunsystems
- sind die "Polizei" in unserem Blut
- bekämpfen Bakterien, Viren, Infektionen, körperfremde Stoffe
- bilden Antigene, um die in den Körper eingedrungenen Schädlinge bekämpfen zu können, wobei sie sich in derart geforderten Situationen stark vermehren, um die Angriffe möglichst effektiv und erfolgreich ausführen zu können
- verhindern - zumindest bis zu einem gewissen Maß - Zellentartung, die Bildung von Krebszellen
- „registrieren" nach Organtransplantationen das Transplantat als „Eindringling" - Fremdkörper und attackieren es, wodurch das Transplantat manchmal abgestoßen wird. In solchen Fällen wird die Aktivität der weißen Blutkörperchen medikamentös eingeschränkt. Diese Medikamente haben das Potenzial, Krebs zu fördern oder zu erzeugen.

Die einwandfreie Produktion und Funktion der weißen/roten Blutkörperchen ist von gesunder Ernährung und guter Mikronährstoffversorgung (Vitamin C, E, Folsäure usw.) abhängig.

Anämie – Blutkrankheit

Anämie stammt aus dem Griechischen und bedeutet Blutarmut (wörtlich Blutlosigkeit). Es ist eine Blutkrankheit, bei der die Zahl der roten Blutkörperchen (Erythrozyten-Sauerstoffträger) ungewöhnlich niedrig ist. Das Blut ist oft dick und "verklumpt" mit "freien Radikalen", Bakterien belastet. Patienten mit Anämie leiden unter verschiedenen Symptomen, die durch mangelhafte, unzureichende Sauerstoff- und Nährstoffversorgung der Zellen verursacht werden. Folgende Symptome sind Hinweise auf mangelhaftes Blut:

- Müdigkeit - Abgeschlagenheit
- Leistungsabfall
- blasse bis gelbliche Gesichtsfarbe
- Schwindelgefühle

Anämie - die Hauptursachen:

- ungesunde Ernährung mit denaturierten Nahrungsmitteln, Vitalstoffarmut, Mangel an Vitaminen, Mineralstoffen, Spurenelementen, Übersäuerung. Auch seelische Belastungen wirken allgemein hemmend auf das Immunsystem und können somit auch einen wesentlichen Einfluss auf die Blutbildung haben
- daraus resultierende Krankheiten verschiedenster Art können sich ebenfalls negativ auf die Produktion der roten und weißen Blutkörperchen auswirken
- Zerstörung von roten Blutkörperchen kann auch auf erblich bedingte Krankheiten zurückzuführen sein
- starker Blutverlust; oft ist dies bei Frauen der Fall, bei denen die Regelblutung außergewöhnlich stark ist, oder die Blutung sich bis zu 10 Tagen oder noch mehr verlängert hat. Stress, Vitalstoffunterversorgung und andere Faktoren können ebenfalls Mitursache für lange und starke Regelblutungen sein.

Eisenmangelanämie

Das ist die am weitesten verbreitete Form von Anämie und tritt bei starkem Eisenmangel auf. Dies kann während der Schwangerschaft oder in bestimmten Entwicklungsphasen der Kindheit der Fall sein, besonders aber, wenn die Ernährung zu wenig eisenhaltig ist, zu wenig Vitalstoffe beinhaltet oder bei immer wiederkehrendem, starkem Blutverlust (Periode). In solchen Fällen sind geeignete Eisengaben, am besten in Verbindung mit anderen Vitalstoffen (Vitamin C, B-Komplex, Folsäure) zu verabreichen. Eisen ist ein Spurenelement und essentieller (lebenswichtiger) Bestandteil des Blutfarbstoffes Hämoglobin.

Sojamilch ist ein hervorragender natürlicher Eisenspender. Eisenmangelanämie Betroffenen wird deshalb die eisenreiche Soja-Milch empfohlen. Diese enthält z.B. rund 30 Mal soviel Eisen wie Kuhmilch, zusätzlich Vitamin B, E, F, Lecithin. Auch Spirulina ist empfehlenswert, weil dieses Produkt reich an Eisen und vielen anderen wichtigen Vitalstoffen ist und sich ganz allgemein positiv auf die Blutbildung auswirkt.

Bei schwerwiegenden Fällen mit einem Hämoglobinwert unter 10 sind Nährstoff- und Eisengaben mittels Infusion von Vorteil, wobei der Körper mit den ersten Infusionen (allgemein stärkend) auf die Eisenaufnahme vorbereitet wird, denn in einem derart desolaten Zustand kann das Blut verschiedenste Eisengaben nur sehr schwer und langsam aufnehmen.

Ein Patientenbeispiel:

Frau K., 40 Jahre alt, war sehr blass, litt an chronischer Müdigkeit, Schwindelgefühlen und Verdauungsstörungen - also Verdacht auf Anämie. Eine Blutuntersuchung ergab einen Hämoglobinwert von 9,9 und Blutsenkungswerte von 32/66. Solche Werte liegen schon im kritischen Bereich weil eine starke Sauerstoff-Unterversorgung der Zellen vorliegt. In der ersten Woche bekam die Patientin 2 speziell zusammengesetzte Nährstoff-Infusionen zur allgemeinen Stärkung, die auch den Organismus auf die Eisenaufnahme vorbereiteten. In den darauf folgenden Wochen wurde ein gutes Eisenpräparat beigemischt. Nach 3 Wochen war der Hämoglobinwert schon auf 10,7 angestiegen und die Blutsenkungswerte besserten sich um die Hälfte und betrugen 18/32. Frau K. bekam insgesamt 15 Infusionen, ab der 3. Woche ergänzend dazu ein gutes Eisenpräparat zur oralen Einnahme. Nach 4 Monaten hatte Frau K. wieder ganz normale Blutwerte. Jeder, der die Materie kennt, weiß, dass solche Ergebnisse mit schulmedizinischen Maßnahmen kaum erreichbar sind.

Perniziöse Anämie (Resorptionsstörungen infolge Magenerkrankung)

Von dieser Krankheit sind hauptsächlich Menschen über 40 Jahren betroffen und sie wird unter anderem auch auf Vitamin B^{12}-Mangel zurückgeführt, der häufig durch ungenügende Vitamin B^{12}-Resorption verursacht wird und nicht durch Mangel an diesem Vitamin. Deshalb sind z.B. intravenöse Vitamin B^{12}-Gaben sehr wirkungsvoll und in vielen Fällen unbedingt notwendig.

Sichelzellenanämie

Die Sichelzellenanämie ist Folge eines erblichen Defekts bei der Hämoglobinsynthese. Der Körper kann also nicht genügend rote Blutkörperchen erzeugen. Heute wird dieser Defekt in erster Linie durch synthetisch hergestelltes Erythropoetin ausgeglichen. Dieses wird normalerweise in den Nieren gebildet und ist für die Produktion und das Wachstum der roten Blutkörperchen erforderlich. Mit wirkungsvollen Naturheiltherapien kann die Bildung roter Blutkörperchen effektiv unterstützt werden.

Schwangerschaft – Pille – verminderte Vitaminresorption

Den meisten Frauen dürfte nicht bekannt sein, dass die Pille und alle anderen Hormonpräparate als Schwangerschaftsverhütungsmittel einen sehr negativen Einfluss auf die Resorption (Verfügbarkeit) von Vitamin C, B^6, B^{12}, Folsäure und andere Mikronährstoffe haben können. Dabei wird die Pille weltweit von Millionen Frauen eingenommen. Das erhöhte Krebsrisiko hingegen ist allgemein bekannt, wird aber ignoriert. Vitamin C und andere Mikronährstoffe können die schädlichen Einflüsse dieser Hormone teilweise kompensieren. Deshalb ist es bei der hormonellen Verhütungsmethode äußerst wichtig, auf gesunde, vitalstoffreiche, vollwertige Ernährung zu achten, den Vitamin- und Mineralstoffhaushalt durch gute Vitalstoffpräparate zu ergänzen, erforderlichenfalls in entsprechenden Abständen zu prüfen und auszugleichen. Man muss dabei bedenken, dass die betroffenen Frauen aufgrund denaturierter Industriekost grundsätzlich schon zu wenig Vitalstoffe aufnehmen, für die Kompensierung der schädlichen Einflüsse durch die Pille aber ein erhöhter Vitalstoffbedarf gegeben ist.

Bei Schwangerschaft erhöhter Vitaminverbrauch!
Die Mutter ist mehr als doppelt belastet!
Die Natur liefert wieder einmal den Beweis!

Seit vielen Jahrzehnten weiß man, dass schwangere Frauen mehr Vitamin C und andere Mikronährstoffe benötigen. Das ergibt sich allein aus der Tatsache, dass die Mutter während der Schwangerschaft den eigenen Organismus und den des Kindes mit Vitaminen, Mineralstoffen, Spurenelementen, Enzymen (also allen Mikronährstoffen) zu versorgen hat. Sie unterliegt während der Schwangerschaft und Stillzeit einer Doppelbelastung.

In der Placenta gibt es einen Mechanismus, durch den Vitamin C und andere Nährstoffe aus dem Blut der Mutter in den Blutkreislauf des Fötus befördert werden und somit die optimale Nährstoffversorgung des Fötus automatisch gesichert ist. Wenn aber bei der Mutter schon eine Vitamin- und Mineralstoff-Unterversorgung gegeben ist, bedeutet das im Laufe der Zeit auch eine Unterversorgung mit Mikronährstoffen für das Kind. Das kann dann zu den verschiedensten, allseits bekannten Schwangerschaftsproblemen (z.B. Übelkeit, Abgeschlagenheit, Krankheit, Nervosität, Depressionen, Gereiztheit, usw.) und in extremen Fällen bis zum Abort führen, aber auch die gesundheitliche Entwicklung des Kindes dementsprechend negativ beeinflussen.

Vitamin C - vierfache Konzentration für das Kind

In einer Studie wurde festgestellt, dass die Ascorbinkonzentration (Vitamin C) im Blut der Nabelschnur das **Vierfache** der Vitamin C-Konzentration im Blut der Mutter beträgt. Das bedeutet, dass der Fötus in konzentrierter Form (4-fach) mit Vitamin C versorgt wird. Die Verwendung des Vitamin C aus dem Blut der Mutter zugunsten des Kindes setzt sich nach der Geburt fort, da das Ascorbin (Vitamin C) auch in hoher Konzentration in die Muttermilch abgegeben wird.

Auch in dieser Phase wird die hohe Vitaminverfügbarkeit und manchmal notwendige Ergänzung der Vitalstoffe wieder ganz besonders verdeutlicht! **Die Natur lebt uns mit unumstößlichem Wahrheitsgehalt vor**, was die Pharmazie, Schulmedizin und ernährungsindustriefreundliche Experten im Hinblick auf die optimale Vitamin- und Mineralstoffergänzung nach wie vor in Frage stellen und mit äußerst niedrigen Empfehlungen aufwarten, die vor allem keine therapeutische Wirkung haben können! Erinnern Sie sich doch an ihre Schwangerschaften! Welcher Arzt hat Ihnen denn im Rahmen der Untersuchungen wirklich gesunde Ernährung (außer viel Obst und Gemüse essen) und ein gutes Vitalstoffpräparat empfohlen? Der Beweis für den erhöhten Verbrauch ist auch durch viele klinische Tests erbracht worden und außerdem auch eine Sache der Logik! Wie soll denn dieser Mehrbedarf gedeckt werden, wenn nicht durch vollwertige, naturbelassene Lebensmittel und gute Vitalstoffpräparate? Die meisten Schwangeren ernähren sich dazu noch ungesund mit Industriekost (Weiß-/Graubrot, Auszugsmehlprodukten, Fertigprodukten, Süßigkeiten, schlechten Ölen/Fetten usw.). Manchmal ist es vorteilhaft, Vitamin C und andere wichtige Vitalstoffe auch bei so genannter gesunder Ernährung zusätzlich zuzuführen, auch wenn die Schulmedizin grundsätzlich eine gegenteilige Haltung einnimmt. Sie weigert sich in dieser Hinsicht das zur Kenntnis zu nehmen, wofür die Natur den untrüglichen Beweis liefert.

Schwangerschaft - seelisches Befinden - Stress und andere Faktoren

Nicht nur die körperliche, sondern auch die geistig-seelische Entwicklung des Kindes beginnt im Mutterleib, bereits von der ersten Stunde (der Zeugung) an. Deshalb sollte neben der guten Nährstoffversorgung auch ein gutes und angenehmes soziales Umfeld, Friede, Liebe, Freude, Harmonie gegeben sein.

Ist die Mutter aber während der Schwangerschaft zusätzlich durch psychische Probleme jeglicher Art belastet, wie z.B. in der Ehe, Partnerschaft, Nachbarschaft, Streit, Mobbing am Arbeitsplatz usw., wirken sich diese Umstände nicht nur sehr negativ auf die seelische Entwicklung des Kindes aus, sondern rauben auch dem Köper der Mutter noch die restlichen Vitamin-Mineralstoffreserven und somit die letzte Kraft. Und hier beginnen dann ernsthafte Probleme. Zur Bewältigung solcher Problemsituationen kann manchmal die Hilfe eines guten Therapeuten vorteilhaft sein, bei dem sich die Betroffenen aussprechen können und auch vernünftige Möglichkeiten einer Problemlösung aufgezeigt bekommen.

Entspannungstechniken, wie z.B. Autogenes Training, Yoga usw. können in solchen Situationen manchmal sehr hilfreich sein. Auch hier kommt es wieder auf den Instruktor an. Viel Gefühl, Verständnis und Einfühlungsvermögen sind erforderlich.

Schwangerschaft, Vitamin- und Mineralstoffversorgung und -rückgang

Bei Schwangerschaften, in denen Frauen üblicherweise nur geringe Mengen Vitamin C zu sich nahmen, hat man Testberichten zufolge eine stetige Abnahme der Vitamin C-Konzentration im Blutplasma festgestellt. Bis zum Ende der Schwangerschaft war ein Vitamin C-Rückgang von 11 mg pro Liter Blut auf 3,5 mg zu verzeichnen; das sind ca. 66%. *(ermittelter Durchschnitt bei 246 Frauen)*. Auch das ist ein deutlicher Hinweis auf die Notwendigkeit der Mikronährstoffergänzung.

Ein niedriger Wert der Vitamin C-Konzentration im Blut steht außerdem nachweislich im Zusammenhang mit dem Auftreten von Blutgerinnungsstörungen bei Neugeborenen.

Die optimale Vitamin- und Mineralstoffversorgung ist nicht nur für die Entwicklung des Kindes so wichtig, sondern auch für die Stabilität und Gesundheit der Mutter. Insbesondere auch die B-Vitamine, Folsäure, Zink, Calcium, Magnesium sollten in ausreichendem Maße vorhanden sein, da fehlende Substanzen des Vitamin-B-Komplexes enorme Auswirkungen auf die Psyche von Mutter und Kind (Depressionen usw.) haben können. Insbesondere schwangere Frauen neigen oft zu Gemütsschwankungen und ähnlich gelagerten Problemen. Hierbei spielen die Vitamin-B-Versorgung und andere Vitalstoffe eine wesentliche Rolle. Das ist ganz besonders wichtig bei Menschen, die grundsätzlich zu Schwermütigkeit und Depressionen neigen *(siehe auch "Psychische Erkrankungen – Nährstofftherapie - Hyperaktivität")*.

Zusammengefasst bedeutet dies also:

- Gesunde, ausgewogene, vollwertige, natürliche Ernährung, biologisches Gemüse, Vollkornbrot, Vollkorngetreide, Naturreis, Getreidebrei, Müsli nach Dr. Budwig, Hülsenfrüchte, Salat, Rohkost nach Verträglichkeit, da sie schwer verdaulich ist, Früchte, Obst in Maßen (Fruchtzucker = schneller Zucker), je nach Verträglichkeit, auch gekocht usw. (siehe auch Kapitel Ernährung)
- Vermeidung der denaturierten, handelsüblichen, hoch erhitzten, chemisch behandelten Industrieöle und -fette, weil sie lt. Dr. Budwig den gesamten Stoffwechsel beeinträchtigen. Rückstände der schädlichen Trans-Fettsäuren solcher Fettstoffe, die über die Muttermilch auf das Kind übertragen wurden, konnten ebenfalls bei Säuglingen nachgewiesen werden. (Münchner Kinderärzte - siehe auch Kapitel Ernährung, Teil ÖLE UND FETTE).
- Vermeidung denaturierter Industriekost und Auszugsmehle sowie daraus verarbeitete Produkte wie Weiß-/Graubrot, möglichst kein Fabrikzucker, wenig Süßigkeiten, Torten, stark gesüßte Getränke usw.

- ausreichende Ergänzung des Vitamin- und Mineralstoffhaushaltes in ausgewogener Form mit guten Produkten
- für ein angenehmes soziales Umfeld sorgen
- ausreichend frische Luft, Sauerstoff tanken
- viel (vernünftige) Bewegung, insbesondere gehen, spazieren in frischer, gesunder Luft, schwimmen usw.

Besprechen Sie alles mit Ihrem Arzt und/oder Heilpraktiker. Sollte Ihr Arzt mit zusätzlichen Vitamin- und Mineralstoffgaben nicht einverstanden sein oder Ihnen davon abraten, ist es Ihre eigene Entscheidung, auf wen Sie hören: auf den in dieser Hinsicht unerfahrenen/unwissenden Schulmediziner oder den erfahrenen und gut ausgebildeten Naturheilkundler. Im Zweifelsfalle aber verlassen Sie sich immer auf ihr Gefühl. Viele Schulmediziner haben für **Natursubstanzen - auch mit wissenschaftlich fundierter Wirkung -** manchmal nicht viel übrig. Oft fällt diese oder eine ähnliche Bemerkung: "Sie können's ja nehmen, es wird Ihnen aber nicht viel bringen, schade um's Geld, mit viel Obst und Gemüse ist der Bedarf gedeckt!" Dieses Problem wurde aber Kapitel Ernährung ausdrücklich behandelt.

Sie haben im Zweifelsfall die Möglichkeit, zusätzlich einen Heilpraktiker aufzusuchen, den Arzt zu wechseln, oder die Vitamin- und Mineralstoffsubstanzen trotz ablehnender Haltung des Arztes einzunehmen, weil das in angemessener Dosierung nicht schaden kann. Verwenden Sie aber keine "Billigprodukte". Eine fachliche Beratung beim Naturheilarzt/Heilpraktiker ist aber immer von Vorteil!

Einer Studie von *Javert* und *Stander* zufolge, sollten schwangere Frauen zur Erhaltung eines guten Gesundheitszustandes (auch des Kindes) täglich mindestens 200 mg Vitamin C (auch andere Vitamine und Mineralstoffe) einnehmen. **Mit großer Wahrscheinlichkeit liegt bei Vitamin C die optimale Dosis - insbesondere während der Schwangerschaft und Stillzeit - bei ungefähr 1000 mg. Der Vitamin-B-Komplex, inklusive Folsäure, Magnesium, Calcium, Zink, sind neben den essentiellen Aminosäuren genauso wichtig.**

Schwangerschaft – Folsäuremangel – Missbildungen

Folsäuremangel während der Schwangerschaft ist Hauptursache für schwere körperliche Missbildungen des Kindes, wie z.B. "offener Rücken" und "gespaltenes Rückenmark". Der Fötus benötigt dieses Vitamin für eine störungsfreie Bildung des Rückenmarks und Wirbelsäulenkanals, die in den ersten 6 Wochen der Schwangerschaft gebildet werden. Da Frauen in den ersten Wochen meistens nicht wissen, dass sie schwanger sind, sollten sie im gebärfähigen Alter lt. US-amerikanischen Gesundheitsbehörden täglich mindestens 400 mcg Folsäure einnehmen, um so schwerwiegenden Geburtsfehlern vorzubeugen.

Der oberste Sanitätsrat in Österreich und die Folsäureempfehlung

Am 5. Juli 2002 war im VN-Magazin zu lesen: „Allein in Österreich kommen jedes Jahr rund 100 Kinder mit "offenem Rücken" zur Welt. Bei dieser gefürchteten Missbildung tritt am unteren Rücken das Rückenmark aus und sie wäre in drei von vier Fällen durch die Einnahme von Folsäure - einem Vitamin - leicht zu verhindern. Der Oberste Sanitätsrat in Österreich empfiehlt daher Frauen, die schwanger werden wollen, in den letzten Wochen davor und den ersten Wochen einer Schwangerschaft Folsäure einzunehmen.“

Die Herren des Obersten Sanitätsrats haben nun die Problematik von Folsäuremangel vor und während einer Schwangerschaft sowie die daraus resultierenden, schweren Gesundheitsschäden teilweise – wenn auch wesentlich verspätet – ebenfalls mitbekommen.

Nun die Frage an den "Obersten Sanitätsrat": Was empfiehlt er den Frauen im gebärfähigen Alter (außer Verhütung), die überraschend schwanger werden, vielleicht heute Nacht, übermorgen, oder in einer Woche, also zu jedem unvorhergesehenen Zeitpunkt? Ist es bei diesen Frauen egal, wenn sie missgebildete Kinder (z.B. mit "offenem Rücken) zur Welt bringen? Warum also empfiehlt der so "verantwortungsvolle Oberste Sanitätsrat" nur jenen Frauen die Einnahme von Folsäure, die schwanger werden wollen, nicht aber jenen im gebärfähigen Alter und das sind alle , die es jederzeit werden können? Welch verantwortungslose Handlungsweise!

Übrigens: Welch "weise Erkenntnis", die in der Zellularmedizin/orthomolekularen Medizin schon lange gepredigt und praktiziert wird. Jetzt, nach langer Zeit hat dies auch die Schulmedizin begriffen und lobpreist es als eigene Neuigkeit, obwohl in der Naturheilkunde schon lange darauf hingewiesen wird, dass Vitamin C, der Vitamin-B-Komplex, Folsäure, Magnesium, Calcium, Selen und andere Mikronährstoffe grundsätzlich, insbesondere aber während der Schwangerschaft von größter Bedeutung sind.

Die Kuriosität der ganzen Sache ist aber auch, dass der Oberste Sanitätsrat (Österreich) die Einnahme von Folsäure nur ein paar Wochen vor der geplanten Schwangerschaft und ein paar Wochen danach einzunehmen empfiehlt. Was ist denn mit den restlichen 8 Monaten Schwangerschaft, Stillzeit? Braucht da die Mutter und das Kind keine Folsäure mehr, auch wenn das Rückenmark und der Wirbelsäulenkanal grundsätzlich schon gebildet sind? Das Kind wächst doch 9 Monate im Mutterleib und genauso lange (auch während der Stillzeit) muss es über den Organismus der Mutter ernährt werden. Der Oberste Sanitätsrat tut so, als ob Folsäure nur für das Rückenmark und in den ersten paar Wochen wichtig wäre! Er sollte sich dringend des Rollenspiels der Vitamine-/Mikronährstoffe kundig machen! In Anbetracht der vielfältigen Wirkung von Folsäure (z.B. Blutbildung etc.) ist es also nur logisch und selbstverständlich, dass auch die Versorgung mit Folsäure (und auch anderen Mikronährstoffen) über die gesamte Zeit der Schwangerschaft und auch Stillzeit andauern sollte.

Dass dies am Anfang der Schwangerschaft am wichtigsten ist, bleibt unbestritten. Je besser die Mutter während der Schwangerschaft und somit auch das Kind mit Mikronährstoffen versorgt sind, umso besser ist die Gesundheit des Kindes gewährleistet. Dies betrifft aber nicht nur Folsäure. Es müsste der gesamte Vitamin-B-Komplex, sowie Vitamin C, D, E, Beta-Carotin, Calcium, Magnesium, Zink, Selen, zugeführt werden. Besonders die Vitamine B^6 und B^{12} im optimalen Verhältnis sind notwendig, weil sich diese mit **Folsäure** ideal ergänzen und außerdem für die Blutbildung wichtig sind.

Weiß denn der Oberste Sanitätsrat nicht, dass

Folsäure ein multifunktionelles Vitamin ist, dieses und andere Mikronährstoffe auch für viele andere Bereiche sehr wichtig sind und das während der gesamten Schwangerschaft und Stillzeit, nicht nur im ersten Monat? Welch kurzsichtige (verantwortungslose?) Denk- und Handlungsweise! *(Wirkung von Mikronährstoffen siehe Kapitel Vitamine und Mineralstoffe).*

Erkennen Sie, wie durchlöchert der Bedarf an Mikronährstoffen von der Schulmedizin auch hier wieder dargestellt wird? Was für ein Motiv verbirgt sich denn dahinter? Logisch ist es nicht zu erklären! Allein aus wirtschaftlicher Sicht von Pharmazie und Schulmedizin würde das Ganze schon verständlicher. Haben die Mediziner Angst, Mütter und Kinder könnten zu gesund werden und keine medizinischen "Dienstbarkeiten" mehr in Anspruch nehmen? Ist das mit ein Grund für die "vorsichtigen Empfehlungen" für Substanzen, die der Gesundheit dienlich sind oder Missbildungen verhindern können? Dafür haben sie bei jeder Kleinigkeit die großzügigsten Empfehlungen bei chemisch-giftigen Medikamenten.

Schwangerschaft - Erbinformationen - Fehlgeburten - Missbildungen

Ebenfalls sehr wichtig ist, dass beide Elternteile schon vor der Empfängnis gesund sind, sich gesund und vollwertig, natürlich ernähren, weil auch in gesundheitlicher Hinsicht die Erbinformationen auf das Kind übertragen werden und somit die besten Voraussetzungen bestehen, ein gesundes Baby zur Welt zu bringen. Ein vernünftiger Lebensstil, gesunde, vollwertige, natürliche Ernährung, ausschließlich beste, natürliche Öle/Fette, optimale Mikronährstoffversorgung, kein Tabak und kein Alkohol schon vor der Zeugung, insbesondere aber während der Schwangerschaft sollte selbstverständlich sein. Leider ist heutzutage manchmal das Gegenteil der Fall. Es ist erschreckend, in welch hoher Anzahl heute Kinder mit den verschiedensten Missbildungen und schweren Schäden an inneren Organen zur Welt kommen, die wahrscheinlich in mangelnder Mikronährstoffversorgung, ungesunder Ernährung, Lebensführung (Tabak, Alkohol, denaturierte Nahrungsmittel usw.) begründet sind.

Viele Anhaltspunkte gibt es dafür, dass ein Zusammenhang zwischen Folsäuremangel, aber auch Magnesium-, Zink-, und Selenmangel bei der Mutter und Missbildungen des Kindes besteht. Deshalb wird mit allem Nachdruck auf die Notwendigkeit natürlicher, vollwertiger, vitalstoffreicher Ernährung vor, während und nach der Schwangerschaft hingewiesen. Manchmal kann auch eine naturheilkundliche Betreuung während dieser Zeit sehr wichtig sein. Die Einnahme einer breit gefächerten, guten Nahrungsergänzung mit wissenschaftlichem Hintergrund erscheint wichtig oder gar notwendig zu sein. Dabei ist insbesondere auf eine genügend hohe Vitamin C-Konzentration (mindestens 300 – 1000 mg), Vitamin D sowie den Vitamin-B-Komplex, Folsäure, Calcium, Magnesium, Zink, Selen zu achten. Die essentiellen Aminosäuren sollten ebenfalls Berücksichtigung finden. Es gibt keinen vernünftigen Grund – insbesondere bei der heutigen denaturierten Industrienahrung – eine gute Nahrungsergänzung zu verneinen.

Auch eine Überprüfung im Hinblick auf Überbelastung an giftigen Schwermetallen kann bedeutsam sein, was mittels Blutanalyse, Haar-Mineralanalyse gut feststellbar ist. Eventuelle Schadstoffüberbelastungen, die sich ebenfalls negativ (z.B. Quecksilber - Amalgam) auf das Kind auswirken können, sind mit schonenden Therapien ausleitbar.

Im Buch der Medizinjournalistin Lynne McTaggart, "Was Ihnen die Ärzte nicht erzählen" ist beispielsweise das Ergebnis einer Studie über das *Foresit* Ernährungs- und Nahrungsergänzungsprogramm nachzulesen. Aus dieser Studie mit 418 Ehepaaren geht hervor, dass 89 % dieser Gruppe, die das *Foresit* Ernährungs- und Nahrungsergänzungsprogramm in Anspruch nahmen, ein gesundes Baby zur Welt brachten.

- Es kam kein Baby vor der 36. Woche zur Welt
- es gab keine Fehlgeburten
- keine Missbildungen
- keine perinatale Toten
- keines wog weniger als 2,4 kg
- es gab auch keine Babys, für die eine Spezialbehandlung in Anspruch genommen werden musste

Auch an solchen Studien ist ebenfalls erkennbar, wie wichtig gesunde Ernährung, sowie ein ausgeglichener Mikronährstoffhaushalt ist und dass es nicht nur um Folsäure geht. Es steht aber außer Frage, dass auch eine wesentlich bessere und breiter gefächerte Vitalstoffversorgung möglich ist als durch diese Diät, was wahrscheinlich zu noch besserer Gesundheit der Mutter und des Kindes beitragen würde. Wenn die Mutter mit Mikronährstoffen gut versorgt ist, in guten sozialen Verhältnissen lebt, geht es auch dem Kind gut. Ist hingegen bei der Mutter ein Mangel an Vitalstoffen gegeben, ist auch das Kind mangelhaft versorgt. Dass mangelhafte Mikronährstoffversorgung des Kindes zu mangelhaft ausgebildeten Organen führen kann, scheint außerdem nur logisch.

In der Schulmedizin finden die wichtigsten Vorsorge-Maßnahmen (z.B. optimale Vitalstoffversorgung) aber nach wie vor keinen Platz. Sie verlässt sich ausschließlich auf ihre Untersuchungen, die offensichtlich weder Missbildungen noch anderen gesundheitlichen Schäden an den Kindern vorbeugen oder sonst die Gesundheit des heranwachsenden Babys positiv beeinflussen. Auch die ständig steigende Anzahl krank geborener Kinder bestätigt dies. Was hat denn diese "zurückhaltende" Empfehlung der Schulmedizin hinsichtlich Mikronährstoffgaben oder gar das Abraten davon für einen merkwürdigen Hindergrund, wo man doch weiß, dass gute Produkte nicht schaden können, sondern positive Wirkung haben? Es geht hier grundsätzlich aber nicht um ein paar einzelne Substanzen sondern um eine ausgeglichene, unterstützende Vitalstoffversorgung.

Es wird nochmals ausdrücklich auf den Verzicht von Alkohol, Drogen und Tabak während der Schwangerschaft und Stillzeit hingewiesen, weil diese Suchtmittel schwere gesundheitliche Auswirkungen auf das Kind haben können.

Der „Murks" mit dem Salz – die „Reinigung"

Wasser und Salz sind für unser Leben unverzichtbar miteinander verbunden und beide sind lebenswichtig. Im Zuge der Modernisierung und Industrialisierung hat der Mensch mit den Manipulationen auch dem Salz arg zugesetzt, es in erster Linie der industriellen Verwendung angepasst und diesen wertvollen Naturstoff durch (Raffinierung) „Reinigung" - wie man das so schön aber falsch bezeichnet - zerstört. Zur Erlangung der handelsüblichen chemischen "Reinheit" wird das Salz - in seiner Urform mit rund 70 wertvollen Begleitstoffen - in vielen komplizierten technischen Verfahren "gereinigt." Lebenswichtige Mineralien und Spurenelemente werden als „Verunreinigungen" bezeichnet und ausfiltriert, sodass fast nur noch reines und schädliches Natrium-Chlorid übrig bleibt. Wieder einmal eine von der Industrie „geprägte" und den Richtlinien von Codex Alimentarius ("internationales Richtlinienwerk für Lebensmittel") entsprechende Erfindung, die für die menschliche Gesundheit Nachteile erkennen lässt. Codex Alimentarius, ist ein ebenfalls im "Gesundheitssystem" mitwirkendes "Vehikel" der ganz besonderen Art, das uns merkwürdigerweise fortlaufend vor gesundheitsfördernden Vitaminen und Mineralstoffen „schützen" will, mit den vielen denaturierten und mit Chemie versetzten Nahrungsmitteln sowie den vielfach tödlichen Nebenwirkungen der massenhaft verordneten chemischen Medikamente aber kein Problem zu haben scheint. Nicht umsonst wird "Codex Alimentarius" als Tarnorganisation der Pharma-Industrie bezeichnet.

Einzelne dieser wichtigen ausfiltrierten Mineralien werden dann gewinnbringend an die Industrie (z.B. Chip-Industrie) verkauft. Das "Überbleibsel" vom ursprünglichen Salz, nämlich Natrium-Chlorid wird dann unter Beimengung von hoch giftigem (künstlichem) Jod, Fluor und ein paar Kräutern den Menschen vorgesetzt und als „gesundes" Produkt verherrlicht, wobei diese Jod-Beimengungen lt. vieler Wissenschaftler und Ärzte völlig überflüssig und eher geeignet sind, der Gesundheit zu schaden als zu nützen. In Deutschland sollen zwischenzeitlich mehr als 10% der Bevölkerung daran erkrankt sein (Dagmar Braunschweig-Pauli).

Auch hier stellt sich wieder das Erscheinungsbild, dass die Gesundheit der Menschen weit hinter den wirtschaftlichen Interessen der Industrie angesiedelt ist. Wäre es nicht vernünftiger, das für den menschlichen Konsum benötigte Salz in seiner Urform, Ganzheit zu belassen, und nur bei dem für die die industrielle Verwendung vorgesehenen Salz (das ist der Großteil, rund 95%) die Mineralstoffe und wertvollen Nebensubstanzen heraus zu filtrieren"? **Es hat doch einen tieferen Grund, dass die Natur das Salz in dieser ganzheitlichen Form geschaffen hat. Die Natur macht**

keine Fehler, sie reagiert lediglich im Laufe der Zeit auf die Fehler der Menschen!

Dieses für Industriezwecke "zurecht gestutzte Salz", das mehr ein „Abfallprodukt" als Lebensmittel zu sein scheint, wirkt ohne die vielen, natürlichen, ausgleichenden Mineralstoffe/Spurenelemente (Calcium, Kalium, Magnesium usw.) auf den lebendigen Organismus sehr aggressiv und belastend. Der Körper ist jedenfalls bestrebt, diese unnatürliche und aggressive Substanz schnellstmöglich wieder auszuscheiden.

Natursalz - Verringerung gesundheitsschädlicher Wirkung

Seit Jahrzehnten ist in Medizinkreisen bekannt, dass viele Menschen so genannte "Salzprobleme", also überhöhte Natrium-Chlorid-Werte haben. Dass der Organismus damit die unterschiedlichsten Probleme hat, wissen wir alle. Doch kaum ein Schulmediziner ist bisher auf die Idee gekommen, die Patienten vor diesem teilweise mit künstlichem Jod und aluminiumhaltigen Rieselhilfsstoffen angereicherten Industriesalz zu warnen und ihnen die Verwendung von unraffiniertem Meersalz, echtem natürlichem Kristallsalz oder Ursteinsalz zu empfehlen. Alternativen (weniger schädlich) wären z.B. fermentierte "Salzpasten" und Soßen wie Ume Paste, Ume Su, Shoyu usw.

Dadurch würde die Problematik des Salzes wesentlich verringert. Das ändert aber nichts daran, dass mit Salz grundsätzlich sparsam ungegangen werden soll. Unraffiniertes Meersalz, natürliches Kristallsalz oder Ursteinsalz beinhalten nicht nur Natrium-Chlorid, sondern Dutzende jener Mineralstoffe und Spurenelemente, aus denen unser Körper besteht, die er zur Aufrechterhaltung des Stoffwechsels braucht und die auch zur Harmonisierung bei der Verarbeitung des Salzes durch den Organismus beitragen. Auch die problematischen Substanzen wie das künstliche Jod, das umstrittene Fluor und die belastenden, aluminiumhaltigen Rieselhilfsstoffe sind im natürlichen Meersalz nicht vorhanden.

Salz und die Leitfähigkeit

Auch durch unseren Körper fließt Energie/Elektrizität, die materiell nicht wahrnehmbar ist. Es ist messbarer Strom, der ausreichen würde, um eine elektrische Glühbirne zum Leuchten zu bringen.

Für jeden Denkvorgang, jede Reaktion unseres Organismus benötigen wir unter anderem die im Salz enthaltenen Elemente Kalium und Natrium. Kein Gedanke, keine Handlung könnte ohne diese wichtigen Elemente umgesetzt werden. Das unraffinierte Meersalz und Kristallsalz sind somit neben Wasser und Sauerstoff ein Lebensmittel erster Kategorie. Kalium und Natrium sind jene Bestandteile in unserem Organismus, die die Bioelektrizität aufrecht erhalten und somit für die Weiterleitung sämtlicher "Befehle" unerlässlich sind. Die Leitfähigkeit von Salz wird im Physikunterricht anhand von Wasser und Salz veranschaulicht, in dem eine Glühlampe an 2 Elektrodrähten angeschlossen wird. Die Enden der Drähte (unterbrochener Stromkreis) werden in ein Glas mit destilliertem Wasser getaucht. Über eine Batterie wird Strom zugeführt. Doch die Glühbirne erhellt sich nicht. Gibt man aber nur eine kleine Prise Salz dazu, leuchtet die Glühbirne sofort.

Salz und die "so gesunden" Zusätze Jod und Fluor

Das handelsübliche Salz wird überall als gutes und dem "Reinheitsgebot" (Codex Alimentarius) entsprechendes „Nahrungsmittel" in vielen Varianten angepriesen: z.B. als Kochsalz, Tafelsalz, Speisesalz, jodiertes-fluoriertes Salz usw. Unter Zunutzemachung verkaufspsychologischer Raffinesse wird so dem Kunden in verschleierter Form das Bild eines gesunden Nahrungsproduktes vorgetäuscht. Doch bei genauerem Hinsehen stellt sich heraus, dass es das gar nicht ist. Die Zugaben von hochtoxischem Jod oder Fluor werden als gesundheitlich vorteilhaft dargestellt, weil dieses beigemengte Jod für die Schilddrüse und Fluor für die Zähne notwendig sein soll. Tatsache ist aber, dass beide Elementverbindungen (Jod und Fluor) die Giftigkeit des Natrium-Chlorid noch zusätzlich erhöhen und diese Beimengungen lt. vieler Ärzte und Wissenschaftler überflüssig oder gar schädlich sind.

Dieses Jod wird außerdem aus hochgiftigen Abfallprodukten wie Autokatalysatoren, Druckerfarben und Röntgenkontrastmitteln hergestellt und die Menschen werden damit völlig unnötiger Weise auch über die meisten anderen Nahrungsmittel massenhaft beglückt. Zwischenzeitlich wurde auch ein neues Verfahrenskonzept zur Jodgewinnung entwickelt: Jodrückgewinnung aus röntgenkontrastmittelhaltigen Krankenhausabwässern.

Die vor Jahren in Gang gesetzte Jod-Mangel-These führte zur Jodierung der meisten Nahrungsmittel, allen voran aber von Salz. Grundsätzlich wird in unseren Regionen insbesondere bei gesunder Ernährung über die Nahrung ausreichend Jod und Fluor aufgenommen. Im Bedarfsfall kann natürliches Jod (z.B. aus Algen) unter Prüfung und Anleitung eines Therapeuten zusätzlich zugeführt werden, da gute Algenprodukte zusätzlich viele andere wichtige Mikronährstoffe beinhalten.

Dass es Jodmangelgebiete gibt, soll hier nicht außer Frage gestellt werden, aber Deutschland, Österreich, Schweiz usw. gehören nicht dazu. Sollte in bestimmten Fällen ein Jodmangel bestehen, kann dieser durch individuell angepasste Gaben von natürlichem Jod (z.B. Algen) ausgemerzt werden, anstatt mit Produkten, die aus hochgiftigem Recyclingmaterial erzeugt wurden. Dasselbe (Verwendung von natürlichem Jod) gilt auch für die tatsächlichen Jodmangelgebiete. Individuelle Jodgaben machen im Hinblick auf Gesundheit mehr Sinn, als die flächendeckende, universelle und massenhafte Zuführung von künstlichem Jod, wie wir es heute haben. In finanzieller Hinsicht hingegen ist es für die Chemie- und Ernährungsindustrie, indirekt auch für die Schulmedizin (Erkrankungen) sicher eine sehr interessante Sache. Die Begründung unseres "Gesundheitssystems", warum unsere Nahrungsmittel jodiert werden müssen, halten unwiderlegbaren medizinischen Fakten nicht stand. Laut Dagmar Braunschweig-Pauli steht anhand medizinischer Quellen fest, dass die Jodierung unserer Nahrungsmittel für jedermann ein großes Gesundheitsrisiko darstellt.

Die "Zwangsjodierung" – gesundheitsschädlich - Beeinflussung von Geist und Psyche?

Dass Jod ein lebenswichtiges Spurenelement ist, das täglich zugeführt werden muss, bleibt unbestritten. Wir brauchen es aber vordergründig in seiner natürlichen Form in Lebensmitteln wie Fisch, Zwiebeln, Knoblauch, Rettich, Weißkraut, Blaukraut, Grünkohl, Brokkoli, Kartoffeln, Spinat, Brunnenkresse, Algen usw. Der Jodbedarf wird bei vernünftiger Ernährung grundsätzlich durch die Nahrung gedeckt. Deshalb erscheint es sinnwidrig und fahrlässig, nicht zuletzt im Sinne der Jod-Industrie die Menschen unter dem Deckmantel Gesundheit flächendeckend mit jodiertem Salz und anderen jodierten Nahrungsmitteln zu überlagern. Durch die Vielzahl an jodierten Produkten ist es wahrscheinlich, dass es zu einer Kumulation des Jods und damit zu einer Potenzierung der gesundheitsschädigenden Wirkung kommt.

Interessant, dass die Schulmedizin einerseits sich gegen die Einnahme von gesundheitsfördernden Vitalstoffpräparaten mit der Begründung wehrt, durch gesunde Nahrung sei der Vitalstoffbedarf gedeckt, andererseits und kurioserweise die Meinung (der Industrie, Jodhersteller?) vertritt, dass ausgerechnet beim Spurenelement Jod der Bedarf durch die Nahrung nicht gedeckt sein soll und deshalb zusätzlich über fast alle damit angereicherten Lebensmittel (mit hoch giftigen Recyclesubstanzen) massenhaft) zugeführt werden müsste. Des Ganzen aber noch nicht genug, werden die Verbraucher über jodiertes Tierfutter in Form von Fleisch-/Milchprodukten und Eiern zwangsläufig einer nicht deklarierten zusätzlichen Zwangsjodierung ausgesetzt. Dutzendfach Jod durch die tägliche Nahrungsaufnahme! Jod, Jod, und nochmals Jod! Jod ist ein Spurenelement und deshalb nur in "Spuren" erforderlich, nicht massenhaft, wie wir es heute haben! Außerdem gibt es keine wissenschaftliche Untersuchung, die einen Jodmangel konkret bestätigen kann. Wem (außer der Jodindustrie?) ist denn diese massenhafte Jodzuführung wirklich dienlich?

Es gibt nur noch wenige industrialisierte Nahrungsmittel, über die wir nicht direkt oder indirekt mit Jod "vergewaltigt" werden. Aufgrund dieser massenhaften Jodierung von Nahrungs- und Tierfuttermitteln ist die Jodaufnahme der Menschen total außer Kontrolle geraten, was auch die Annahme rechtfertig, dass viele Menschen aufgrund dessen einer gesundheitsschädlichen Überjodierung ausgesetzt sind. Was ist das für eine (verantwortungslose und von profitierenden Wirtschaftskreisen beeinflusste?) Medizin und Politik? Die von den Verantwortlichen ausschließlich positive Darstellung der Jodierung täuscht auch nicht zufällig darüber hinweg, dass Jod gefährliche, tödliche Risiken und Nebenwirkungen haben kann. Die Jod- und Fluor-Industrie wird diese Unterstützung der Schulmedizin und Politik zu danken wissen. Es ist immer erfreulich, wenn zwei aus einer Sache profitieren können. Die Politik durch die Steuerabgaben angesiedelter Betriebe, die Jod-Hersteller durch den Absatz und die Ärzte nicht zuletzt durch mehr Kranke?

Die dargestellte Notwendigkeit von zusätzlichem Jod und Fluor wirft auch andere Fragen auf! Warum werden dann einerseits getrocknete Algen (natürliche Produkte) aus dem Verkehr gezogen, weil ihr Jodgehalt zu hoch sein soll, wir andererseits aber durch die Beimengung von Recycling-Jod in den meisten Nahrungsmitteln "zwangsversorgt" und überlagert werden, auch wenn wir es nicht benötigen und dieses zusätzliche künstliche Jod geeignet ist, der Gesundheit zu schaden? Auch hier kommt wieder deutlich zum Ausdruck, dass die Schulmedizin in Gesundheits- und Ernährungsfragen keine wirklich vernünftige eigene Meinung zu haben scheint, sondern sich – aus welchen Gründen auch immer - jener der Chemie-, Ernährungs- und Pharmaindustrie anschließt oder anschließen muss? Dass die Ernährungs-, Chemie- und Pharmaindustrie sich mehr an ihren eigenen finanziellen Vorteilen zu orientieren gewillt ist, als an dem was für die Gesundheit der Menschen wichtig wäre, ist hinlänglich bekannt. Erkennen Sie worum es hier geht? In allen wirtschaftlichen Bereichen des Lebens muss der Absatz funktionieren, so auch in der Jod- und Fluorindustrie, auch wenn die Produkte viele gesundheitliche Risiken in sich bergen und nicht zuletzt mehr geeignet sind, krank als gesund zu machen. Spannt man aber die Gesundheitspolitik "vor den Karren", wird Vieles salonfähig was sonst nicht möglich wäre. Und die tiefe Verbundenheit zwischen Politik - Pharmazie - Schulmedizin - Industrie (allein schon aufgrund der Steuerabgaben) ist hinlänglich bekannt.

Seit in der Schweiz die Jodierung von Salz/Lebensmittel aufgehoben wurde, sind statistischen Erkenntnissen zufolge, die Schilddrüsenerkrankungen angeblich um rund 40% zurückgegangen! Dass derartige Erkenntnisse in der Pharma-Republik Deutschland und anderen "Vorzeigeländern nicht bekannt" sind oder sein dürfen, ist nicht verwunderlich.

Dass Jod und Fluor geeignet sind den Geist und die Psyche des Menschen zu beeinflussen, wissen wir unter anderem aus den medizinischen Experimenten, die schon unter Hitler an Menschen durchgeführt wurden. Auch diese mögliche Beeinflussung von Geist und Psyche wird den Menschen in unverantwortungsvoller Weise verschwiegen. Oder steckt gar eine Absicht dahinter?

Die Medizinjournalistin Dagmar Braunschweig-Pauli bringt in ihrem Buch "Die Jod-Lüge – Das Märchen vom gesunden Jod" die Fakten und Hintergründe dieser als notwendig dargestellten aber äußerst fragwürdigen Zwangsjodierung auf den Tisch. Propagiert und befürwortet wird die ganze Jodgeschichte – wie könnte es anders sein – natürlich vom deutschen, wahrscheinlich durch die Chemie- und Ernährungsindustrie inspirierten "Gesundheitsamt." Dadurch sollen in Deutschland mehr als 10% der Bevölkerung teilweise bereits schwer erkrankt sein. Dass das aus fragwürdigen Produkten hergestellte künstliche Jod in dieser Menge und Konzentration für die meisten Menschen gesundheitsschädigende Wirkung haben kann, scheint mehr eine Frage der Vernunft als der Medizin zu sein.

Verschiedenste Krankheiten sollen möglicherweise durch Jod ausgelöst werden: Allergien, Akne, Atemwegserkrankungen, Depressionen, Hyperaktivität, Impotenz, Kropf, Morbus Basedow, Schilddrüsenerkrankungen, Schlafstörungen usw.

Schauen Sie doch hinein in die für Ihre Gesundheit sehr wertvollen Bücher von Dagmar Braunschweig-Pauli:

- ***"Die Jod-Lüge – Das Märchen vom gesunden Jod" (Herbig Verlag)***
- ***"Jod-Krank, der Jahrhundertirrtum (Verlag Norbert Meissing, D 76663 Bad Schönborn)***

- ***"Krankmacher Jod – Die Chronik eines Jahrhundertskandals" (Verlag Norbert Meissing, D 76663 Bad Schönborn)***

Sie wollen einen guten Rat? Sie können das jodierte "Industrie-Kochsalz" (es hat viele Namen), das noch bei Ihnen Zuhause steht, unverzüglich in den Mülleimer schmeißen und sich das nur geringfügig teurere unraffinierte, nicht jodierte Meersalz im Naturkostladen kaufen. Dadurch können Sie wenigstens einen Teil der „Zwangszuführung" von künstlichem Jod verhindern. Das natürliche Meersalz ist nur unwesentlich teurer und in Anbetracht der geringen Jahresverbrauchsmenge von ein paar Pfund für den Privathaushalt auch für "Kleinverdiener" verkraftbar. Entscheiden Sie selbst, ob Sie Ihrer Gesundheit für ein paar Euro möglicherweise etwas Gutes tun wollen. Achten Sie beim Einkauf nach Möglichkeit auf jodfreie, biologische Nahrungsmittel, die Sie am ehesten im Bio-Laden erhalten.

Weiter ist zu berücksichtigen, dass handelsübliches "Kochsalz" vielfach nicht deklarierungspflichtige Konservierungsstoffe, z.B. Magnesiumcarbonat, Calciumcarbonat, so genannte "E-Stoffe" wie E 535, E 536, E 540, E 550, E 551, E 552, E 553b, E 570, E 572 und Aluminiumhydroxid für verbesserte Streu- und Rieselfähigkeit enthält. Dass schwermetallhaltige Substanzen sich im Gehirn ablagern können und geeignet sind, Demenz und Alzheimer zu fördern, ist hinlänglich bekannt. Ebenso muss auf der Verpackung nicht angeführt sein, ob es sich um die Beimengung von natürlichem oder künstlichem Jod handelt.

Anstatt all dieser Beimengungen von überflüssigen und schädlichen Stoffen, brauchen wir das SALZ in seiner URFORM, unraffiniert, mit all den wichtigen Begleitstoffen wie Calcium, Magnesium, Kalium, dutzenden Spurenelementen, so wie die Natur es uns zur Verfügung gestellt hat. In der natürlichen Form kann der Körper all die Mineralien am besten aufnehmen, verwerten und die Hauptsubstanzen des Salzes, nämlich Natrium und Chlorid wesentlich besser verarbeiten.

- Auch Bio-Produkte können Jodsalz enthalten!
- **Alle bekannten Bio-Verbände außer DEMETER erlauben die Verwendung von Jodsalz bei der Produktion!**
- Alle Verbände erlauben aber den Einsatz von jodhaltigem Kraftfutter in der Bio-Landwirtschaft! In Anbetracht der Fragwürdigkeit und Überlagerung von Jod dürfte das im Bio-Landbau nicht statthaft sein. **Der Ruf der Bio-Landwirtschaft ist gefährdet.**
- Biologische Wintermilch z.B. kann (Norwegen) pro Liter bis zu 365 Mikrogramm Jod enthalten, da zusätzlich auch noch jodhaltige Algen verfüttert werden!

Die "Zwangsjodierung" zieht immer weitere Kreise. Hier wären die Bio-Verbände gefordert, in Anbetracht der Jodüberlagerung mehr Verantwortungsbewusstsein an den Tag zu legen und hinsichtlich Jod-Verwendung strengere Gesetze zu fordern oder selbständig (Qualitätskonkurrenz) strengste Maßstäbe anzulegen!

Vitamine - Mineralstoffe - Notwendigkeit - Wirkung

Vitamine – lebenswichtige Substanzen

Vitamine sind organische Verbindungen/Substanzen, die wir grundsätzlich über gesunde, vollwertige Nahrung und Nahrungsergänzungsmittel aufnehmen. Der Körper benötigt sie in verschiedenen Mengen für den Stoffwechsel, zum normalen Wachstum und zur Aufrechterhaltung oder Wiederherstellung der Gesundheit. Sie sind unerlässlich für den gesamten Körperbau, die Stabilität der Gewebestrukturen, für alle Organ- und Stoffwechselfunktionen und ein intaktes Immunsystem. Bei der Verbindung der Vitamine mit Proteinen (Eiweiß) werden nämlich Enzyme aufgebaut, die Millionen wichtige chemische Reaktionen im ganzen Organismus aktivieren und fördern. Liegt ein Vitamin- oder Mineralstoffmangel vor, laufen viele dieser Reaktionen unvollständig oder gar nicht mehr ab, wodurch der Stoffwechsel und somit die Zell- und Organversorgung wesentlich beeinträchtigt ist, was auf Dauer zur Anfälligkeit von Krankheiten führt.

Nur wer die multifunktionellen Verbindungen, Zusammenhänge und Abläufe von Enzymen, Vitaminen, Mineralstoffen und Spurenelementen kennt, kann ihren tatsächlichen Wert und ihre Notwendigkeit im Hinblick auf Gesundheit erkennen. Diese Erkenntnisse machen auch die Notwendigkeit gesunder, natürlicher und vollwertiger Nahrung deutlich. Jene, die diese Zusammenhänge verstanden haben, werden sich gesund ernähren, sich auch dieser Vitalstoffe in Form von guten Präparaten bedienen und nicht mehr bereit sein, weiterhin den Körper unnötigerweise Weise mit chemischen Pillen zu belasten und zu schädigen. Gute Vitalstoffpräparate können als Basis-Gesundheitsschutz grundsätzlich empfohlen werden, insbesondere jenen, die sich nicht so gesund ernähren.

Die Schulmedizin weiß zumindest teilweise um die Notwendigkeit der Mikronährstoffe Bescheid, wendet diese Erkenntnisse in der Behandlung von Krankheiten aber größtenteils nicht an, sondern widmet sich der chemischen Symptombehandlung. Nahrungsergänzung hält sie trotz der mikronährstoffarmen Industriekost ebenfalls für überflüssig und ist bei Anwendung solcher Produkte auf eine sehr geringe Dosierung fixiert (insbesondere bei Vitamin C). Vitamine in zu geringer Dosierung können aber nach Überzeugung der orthomolekularen Medizin in therapeutischer Hinsicht nicht viel bewirken, sind aber besser als gar nichts. Vitamine sind größtenteils sehr empfindlich und gehen vielfach auch durch Lagerung, Kochen, Schälen oder Schneiden der Lebensmittel verloren.

Laut orthomolekularer Medizin ist die Dosierung der Vitamine (insbesondere Vitamin C) von der Weltgesundheitsorganisation (WHO) sowie der Deutschen Gesellschaft für Ernährung (DGE) - aus welchen Gründen auch immer - eindeutig zu niedrig angesetzt. Für eine höhere Dosierung spricht auch, dass nach derzeitigen Erkenntnissen der menschliche Körper Vitamin C nicht selbst erzeugen kann und er dadurch auf die Zufuhr über die Nahrung angewiesen ist. Insbesondere beim Konsum von denaturierter Industriekost scheint eine gute Nahrungsergänzung wichtig zu sein. Zur besseren Selbstbeurteilung sollte man auch wissen, dass das Komitee der WHO sich vorwiegend aus Personen zusammensetzt, die im Bereich der Pharmazie/Schulmedizin/Großkonzerne/Politik angesiedelt sind, wie zum Beilspiel:

- Persönlichkeiten aus der obersten Etage der Pharmaunternehmen
- pharmagetreuen Wissenschaftlern, Professoren
- hochrangigen Politikern, die teilweise auch in den Aufsichtsräten der Pharmaunternehmen sitzen usw.
- einer relativ geringen Anzahl (unter Umständen auch keine) Vertreter aus dem naturheilkundlichen Bereich und der orthomolekularen Medizin.

Da durch diese Umstände von vorn herein schon ein Ungleichgewicht, eine eklatante Einseitigkeit (Pharmazie und ihre Befürworter) gegeben ist, muss man sich über die Abstimmungsergebnisse ganz allgemein und auch über die vom Komitee fest - gesetzte Dosierung der Vitamine nicht mehr wundern. Bei der "Deutschen Gesellschaft für Ernährung" und "Codex Alimentarius", die als Sprachrohr der Pharma- und Ernährungsindustrie bezeichnet werden, sind die Verhältnisse ähnlich gelagert.

Die deutsche Gesellschaft für Ernährung (DGE) erklärte über viele Jahre, die tägliche Gabe von 75 mg Vitamin C zur Aufrechterhaltung der Gesundheit sei ausreichend. Es hat sich aber heraus gestellt, das es für diese Vitamin C-Empfehlung der DGE von 75/100 mg täglich, nach wie vor keine stichhaltige wissenschaftliche Studie gibt.

Die orthomolekulare Medizin beruft sich hingegen auf tiefgründige Studien, die Ergebnisse aus der Erfahrungsmedizin, den mit Natursubstanzen geheilten Patienten und vertritt deshalb die Meinung, dass die von der WHO derzeit festgelegte Obergrenze von täglich 100 mg Vitamin C zu niedrig angesetzt ist. Sollten durch den Einsatz von Vitalstoffen therapeutische Effekte erzielt werden, bedarf dies einer hoch dosierten Anwendung, die unter Anleitung eines Therapeuten erfolgen soll.

Deutsche Gesellschaft für Ernährung (DGE) und Codex Alimentarius - Tarnorganisationen der Pharma- und Ernährungsindustrie?

Auch Dr. med. Brucker (und viele andere) warf der DGE vor, Sprachrohr der Nahrungsmittelindustrie zu sein. Dies erscheint insbesondere dann gerechtfertigt, wenn der Präsident der DGE (Pudel 1993) sich dazu herablässt, für McDonalds Werbung zu betreiben, wo man doch weiß, wie abträglich diese Kost der Gesundheit war und ist.

Dazu ein weiteres Beispiel: Die Landesversicherungsanstalten beauftragten Dr. med. Brucker die von ihnen herausgegebene Schriftenreihe Nr. 5 "Gesund durch richtige Ernährung" dem Erkenntnisstand moderner Ernährungsforschung anzupassen. Als die überarbeitete Ausgabe 1984 erschien, war es – wie könnte es anders sein – die "Deutsche Gesellschaft für Ernährung" (DGE), welche massiv gegen diese wichtigen Ernährungsbroschüren protestierte. Die zuständigen Amtspersonen und Ämter waren dem massiven Vorgehen und dem mächtigen Druck der (industrie- und pharmaziehörigen?) DGE nicht gewachsen, wodurch unverständlicherweise die restlichen 20.000 Exemplare dieser Schrift eingezogen wurden.

Dr. Brucker aber gab nicht auf. Er veröffentlichte dieselbe Schrift im Rahmen der Kleinschriften beim emu-Verlag mit einer wesentlich höheren Auflage und dem Hinweis, dass hinter den Ernährungsfragen nicht so sehr medizinisch-ärztliche sondern gesundheitspolitische und noch mehr WIRTSCHAFTLICHE Fragen stecken würden (siehe Buch "Dr. med. Max Otto Brucker – Der Gesundheitsarzt, von Siegfried Pater).

Die berühmte "Schwester" der DGE, nämlich Codex Alimentarius scheint auf derselben Ebene zu arbeiten, dasselbe Ziel zu verfolgen und ebenfalls mehr Diener der Pharmazie als des Volkes zu sein.

Interessant ist auch, dass die Schulmedizin in der Behandlung und Vorbeugung die Notwendigkeit und Wirksamkeit der Vitamine-/Mikronährstoffe nach wie vor ohne vernünftige Begründung ignoriert, selbst aber über keine effektiven Vorbeugungsmaßnahmen verfügt und in der Behandlung der "Volkskrankheiten" weiterhin auf dem wenig erfolgreichen Einsatz von symptomunterdrückenden, chemisch-giftigen Medikamenten beharrt. Das damit verbundene gute Geschäft wird von niemanden in Frage gestellt und das von Jahr zu Jahr zunehmende Gesundheitsdesaster ist allgegenwärtig.

Es ist ebenfalls unbestritten, dass auch hinter der naturheilkundlichen Medizin und ihren Produkten ein großes Geschäft steckt, aber mit dem Unterschied, dass diese Mittel gesundheitsförderndes Potenzial haben, oder bei ordnungsgemäßer Anwendung zumindest keinen gesundheitlichen Schaden anrichten, im Gegensatz zu den meisten chemischen Medikamenten.

Würde sich die Naturheilkunde nur einen Bruchteil des Versagens der Schulmedizin/Pharmazie (z.B. 24.000 Präparate ohne Heilwirkung - vierthäufigste Todesursache durch mögliche Nebenwirkungen, immer mehr Kranke usw., täglich tausende Tote im Zuge von Krebsbehandlungen) leisten, hätte man ihr den Betrieb schon längst gänzlich eingestellt. Die Mächtigsten der Mächtigen können sich eben alles erlauben und leisten, ohne dafür die Verantwortung und vor allem die Konsequenzen tragen zu müssen. Unter dem besonders geschützten Deckmantel "Gesundheitssystem" ist wohl alles möglich.

Wir Menschen müssen wieder lernen, sich mit den vielfältigsten Wirkungen auseinanderzusetzen, welche die natürliche Ernährung, Vitamine, Mineralstoffe, Spurenelemente und Enzyme auf unseren Körper haben. Die zusätzliche Zufuhr von Mikronährstoffen ist nicht nur von der Schulmedizin verunglimpfte Quacksalberei, sondern Teil fachlich begründeter Naturheilmedizin. Fortlaufend werden Schwerkranke von Naturheiltherapeuten mit diesen Substanzen geheilt, wo zuvor die Schulmedizin jahrelang versagt hat. Der geheilte Patient ist der ehrlichste Beweis für die Wirksamkeit einer Substanz, eines Medikamentes! *(Siehe auch "Vitamine und ihre Wirkung")*

Unterteilung der Vitamine

Es gibt 13 von Wissenschaftlern identifizierte Vitamine und sie werden nach ihren Lösungseigenschaften in

a) fettlösliche und
b) wasserlösliche unterteilt.

Fettlösliche Vitamine:

Die Vitamine A, D, E und K sind fettlöslich. Diese sollen, aber müssen nicht unbedingt mit fetthaltigen Nahrungsmitteln aufgenommen werden, da ja auch im Körper eingelagertes Fett vorhanden ist. Diese Vitamine müssen auch nicht jeden Tag zugeführt werden, da sie in den Fettdepots des Körpers gespeichert werden. Man sollte in erster Linie biologische, kalt gepresste (native) Pflanzenöle mit den hoch ungesättigten Fettsäuren verwenden, weil diese Fette gesund und notwendig sind, vom Organismus leicht verarbeitet und verstoffwechselt werden können.

Wasserlösliche Vitamine

Wasserlösliche Vitamine sind jene der B-Gruppe und Vitamin C. Diese können – mit Ausnahme einiger B-Vitamine - nicht gespeichert werden und müssen deshalb regelmäßig durch die Ernährung zugeführt, womöglich täglich ergänzt werden. Bei den heutigen Ernährungsgewohnheiten (denaturierte Industrienahrung) und Stresssituationen ist der Bedarf aus der Nahrung allein kaum noch zu decken.

Vitamine und ihre Wirkungen

Vitalstoffgaben in therapeutischer Form sollen immer in Absprache mit einem Therapeuten erfolgen.

Vitamin C

- Unzureichende Versorgung mit Vitamin C ist lt. umfangreichen Studien namhafter Wissenschaftler ein wesentlicher Grund für das Auftreten von Arteriosklerose, geschwächter Blutgefäße, und verschiedener Herz-/Kreislauferkrankungen, Infekten usw.
- ist einer der wichtigsten Stoffe für die Gesundheit ganz allgemein, hat eine tragende Rolle für ein gut funktionierendes Immunsystem, kann Krebs- und Tumor hemmend wirken, ist ein wichtiges Antioxidanz
- ist unerlässlich für die Bildung und Erhaltung von Kollagen, einem Protein, das viele Körperstrukturen aufbaut, stabilisiert und auch eine wesentliche Rolle beim Aufbau von Knochen, Bindegewebe und Zähnen spielt
- ist das Fundament für die Stabilität der Blutgefäße, des Herzmuskelgewebes, der Kollagenfasern; sehr wichtig auch bei Venenleiden *("Panzergewebe" in den Blutgefäßwänden)*
- wirkt zusammen mit Vitamin E und Beta-Karotin Blut verdünnend. Es verringert die Gefahr von „Geldrollenbildung" (Verklebung) der roten Blutkörperchen und auch Thrombosebildung
- ist wichtig für die Eisenaufnahme, Blutbildung. Dies ist insbesondere bei Anämie-Patienten zu berücksichtigen
- ist bei Schilddrüsenkrankheiten sehr wichtig, weil Vitamin C für die Herstellung des Schilddrüsenhormons Thyroxin benötigt wird. Bei Vitamin C-Mangel wird dieses Hormon logischerweise nur in reduziertem Umfang hergestellt.
- ist bei Osteoporosebehandlung sowie anderen so genannten „Verschleiß- und Abbaukrankheiten" eine wichtige Grundsubstanz
- ist eines der wichtigsten Antioxidanzien im Körper überhaupt. *(Anmerkung: Antioxidanzien sind Stoffe, welche die in anderen Substanzen ablaufenden oxidativen und damit schädlichen Reaktionen unterbinden)*
- schützt durch das Abfangen von Sauerstoffradikalen viele biologische Wirkstoffe wie Vitamin A, E, Folsäure, Biotin und Pantothensäure vor der Zerstörung durch Oxidationsvorgänge

- verhindert die Bildung von Nitrosaminen (karzinogene Wirkung) und stellt daher einen Schutzfaktor gegen Magenkarzinome und andere Karzinome dar
- ist ein wichtiger Biokatalysator für viele Stoffwechselvorgänge, wie z.B. beim Abbau von Cholesterin
- stärkt die Abwehrkräfte, beschleunigt die Wundheilung. In verschiedenen Kliniken verabreicht man Patienten schon vor der Operation täglich 2 Gramm Vitamin C und mehr. Die Erfahrung hat gezeigt, dass Operationswunden bei guter Vitamin C-Versorgung rascher heilen.
- ist für die Entgiftung, Hormonproduktion notwendig
- ist für den Glucosestoffwechsel bei Diabetikern sehr wichtig

Anmerkung: Das gewöhnliche Ascorbinsäure-Pulver sollte nicht verwendet werden, da es aufgrund des Säuregehaltes zu Magen- und Darmreizungen kommen kann.

Empfehlung: Gepuffertes Vitamin C (z.B. gepuffertes Vitamin Ester-C mit Bioflavonoiden, entsäuert, ist gut verträglich). Wichtig wäre es, zusätzlich den Vitamin-B-Komplex, Folsäure, Zink, Selen, Calcium, Magnesium usw. einzunehmen.

Nahrungsquellen:

Besonders reich an Vitamin C sind Hagebutten, Zitrusfrüchte, Paprika, Johannisbeeren, frische Erdbeeren, Honigmelonen, Ananas, Spinat, Petersilie, usw. Gerade im grünen Chlorophyll ist reichlich Vitamin C enthalten. Broccoli, Rosenkohl Grünkohl, Wirsing enthalten wesentlich mehr Vitamin C als z.B. Obst. Außerdem hat Gemüse einen höheren basischen Wert, der dem Obst fehlt.

Anmerkung: Die Acerolakirsche ist der reichhaltigste Vitamin C-Spender. Sie wird auf Plantagen in Südamerika angebaut und beinhaltet ca. 30 % Vitamin C, wird in erster Linie in Nahrungsergänzungen, vereinzelt auch in Fruchtsäften angeboten. Bei Fruchtsäften in Plastikflaschen verflüchtigen sich die Vitamine relativ rasch.

Mangelerscheinung:

- Skorbut ist eine typische Vitamin C-Mangelkrankheit und war im 18. Jahrhundert die häufigste Krankheit der Seefahrer, die heute nur noch selten auftritt.
- Herz-/Kreislauferkrankungen (geschwächte Blutgefäßwände usw.)
- Herzinfarkt, Schlaganfall
- Durchblutungsstörungen
- Herzrhythmusstörungen, Herzschwäche, Atemnot, Ödeme
- Infektionskrankheiten
- Osteoporose, Arthrose
- Zahnkrankheiten, Zahnfleischbluten, Parodontitis

Risikogruppen:

- Menschen, die sich ungesund, mit vitalstoffarmer Industriekost ernähren, übermäßig Alkohol konsumieren, Raucher, Diabetiker.

- Menschen, die chemische Medikamente einnehmen, denn das sind "Vitamin-C-Räuber", insbesondere Schmerzmittel, Antidepressiva, Blutverdünnungsmedikamente, die "Pille", Cortison usw.

Hinweis:

Bei Schilddrüsenerkrankungen ist ebenfalls darauf Bedacht zu nehmen, dass Vitamin C für die Herstellung des Schilddrüsenhormons Thyroxin notwendig ist. Bevor bei Schilddrüsenerkrankungen mit einer Substitution eines künstlichen Schilddrüsenhormons begonnen wird, sollte immer eine Basisversorgung mit Vitamin C sichergestellt werden, da sonst die Grundvoraussetzungen für einen guten allgemeinen Stoffwechsel und auch Schilddrüsenstoffwechsel nicht gegeben sind. Auch an die evtl. notwendige Zuführung von natürlichem Jod mit Algen, Knotentang, sowie anderer wichtiger Vitamine und Mineralstoffe soll gedacht werden.

Empfehlenswerte Tagesdosierung als Nahrungsergänzung:

- Laut Erkenntnisse der orthomolekularen Medizin liegt die tägliche Bedarfsmenge bei ca. 300 mg bis zu 1 Gramm täglich
- je nach Aktivität und Lebensstil kann der Bedarf bei gesunden Erwachsenen entsprechend höher sein,
- bei Risikogruppen und Patienten kann die Bedarfsmenge während einer Therapie wesentlich über 3.000 mg täglich liegen (z.B. bei Infusionen).

Nebenwirkungen – Überdosierung:

Bei Vitamin C ist grundsätzlich keine Obergrenze bekannt. Eine Überdosierung bei solchen und auch um einiges größeren Mengen ist nicht möglich. Es sind keine derartigen Fälle mit unerwünschten Nebenwirkungen bekannt.

Ausnahme: Weit überhöhte Dosis an Vitamin C könnte bei Darmempfindlichkeit zu Durchfall führen.

Bei verschiedensten Krankheitsbildern wird Patienten Vitamin C von 40 – 60 Gramm (60.000 mg) intravenös verabreicht. In Spezialkliniken in den USA werden Krebspatienten im fortgeschrittenen Stadium bis zu 200.000 mg (200 g) pro Tag intravenös verabreicht. Dies zeigt auch deutlich, dass die Behauptungen über Nebenwirkungen von Vitamin C in höherer Dosierung (z.B. über 100 mg) einfach erfunden wurden.

Die "Wertigkeit" der von der Deutschen Gesellschaft für Ernährung festgelegten täglichen Obergrenze von 100 mg wird dadurch ebenfalls verdeutlicht. Eine im Jahre 1994 durchgeführte Untersuchung über den täglichen Mindestbedarf von Vitamin C am National Institut of Health (Nationales Gesundheitsinstitut der USA) hingegen ergab, dass die tägliche Mindestmenge an Vitamin C für gesunde Männer schon ab 25 Jahren 210 mg beträgt.

Die früher häufig genannte mögliche "Nebenwirkung", die Erhöhung der Oxalsäureausscheidung, Gefahr der Bildung von Nierensteinen des Oxalat-Typs, trifft nicht zu. Tests ergaben, dass auch bei einer Dosierung von 15 Gramm täglich, die Oxalsäuerausscheidung nicht anstieg.

Aspirin! Bei Aspirineinnahme erhöhte Vitamin C-Ausscheidung!

Die regelmäßige Einnahme von ***Aspirin*** kann die Vitamin C - Ausscheidung verdreifachen! So kann also die häufige Einnahme von Aspirin die Vitamin C-Armut begünstigen und enorm verstärken!

Vitamin D (Calciferol)

- Vitamin D spielt bei der Bildung des Knochensystems eine wesentliche Rolle. Deshalb bekommen Kleinkinder, um der Erkrankung Rachitis, verbogenen Knochen, verkrümmter Wirbelsäule und O-Beinen vorzubeugen, Vitamin D. Menschen aller Altersgruppen sollten mit ausreichend mit Vitamin D versorgt sein
- ist wichtig für die Calcium- und Phosphoraufnahme sowie den Übertritt vom Verdauungstrakt in die Blutbahn, spielt beim Muskelstoffwechsel eine wesentliche Rolle und sorgt dafür, dass genügend Baustoff für die Knochen zur Verfügung steht und eingelagert wird
- ist somit für die Knochenstabilität unentbehrlich und hat vorbeugende Wirkung gegen Osteoporose. Vitamin D-Gaben gehören neben Vitamin C und anderen Substanzen zur Standardbehandlung bei Osteoporose (siehe Teil Osteoporose)
- spielt beim Abbau der Calciumablagerungen in den Arterienwänden eine große Rolle und ist somit wesentlicher Bestandteil der Basistherapie bei Arteriosklerose
- Frauen sind oft nach der Menopause von Vitamin D- und Vitamin C-Mangel, auch von Mineralstoffmangel betroffen. Dies ist bei Therapien und auch in der Vorsorge zu beachten
- *Aphacalcidol* ist ein Aufbaustoff von Vitamin D und wirkt Blutdruck senkend
- Vitamin D hat positive Eigenschaften hinsichtlich Verhinderung von Darmkrebs
- ist neben anderen Substanzen ein geeignetes Therapiemittel bei Psoriasis (Schuppenflechte)
- ist für die Regelung des Stoffwechsels von Calcium und Phosphat verantwortlich und somit für den Aufbau der Knochen und Zähne von großer Bedeutung
- kann nur bei genügender Sonneneinwirkung durch den menschlichen Körper selbst erzeugt werden. Bei Menschen die wenig Sonnenlicht bekommen (z.B. Dunst über den Industriestädten, Nebel), ist Vitamin D-Mangel wahrscheinlich. Bewohner solcher Orte leiden oft unter Vitamin D-Mangel
- bei Vitamin D-Gaben ist wichtig, dass auch genügend Calcium zugeführt wird. Vitamin D sorgt für die Speicherung von Calcium u.a. in den Knochen. Daher sollte Vitamin D und Calcium gleichzeitig gegeben werden, sonst sinkt unter Umständen der Blutcalciumspielgel ab.

Mangelerscheinungen:

Knochenwachstumsstörungen, Osteoporose, Muskelschwäche, Muskelkrämpfe, schlechtes Gebiss, Brennen im Mund, Kehle

Risikogruppen:

Menschen mit Magen-/Darmerkrankungen (verminderte Aufnahme), zu geringer Sonneneinwirkung, die verschiedene chemische Medikamente einnehmen, besonders Cholesterinsenker, Cortison, Magensäure bildende Mittel (verminderte Aufnahme über die Magenschleimhaut).

Empfehlenswerte Tagesdosierung als Nahrungsergänzung:

Jugendliche: 1,125 mcg, (45 IE)

Gesunde Erwachsene: 3,25 mcg, (130 IE)

Patienten – Risikogruppen: 15 mcg, (600 IE)

Nahrungsquellen:

Milch, Thunfisch, Lachs, Heilbutt, Avocado, Pfifferlinge, Eigelb, Leber, u.a.m. Pflanzliche Produkte sollten gegenüber tierischen bevorzugt werden. Fisch ist ebenfalls gut.

Überdosierung:

Vitamin D ist fettlöslich und kann deshalb im Körper gespeichert werden. Deshalb kann übermäßige Zufuhr zu Appetitverlust, Nierenschäden, Lethargie sowie Vergiftungserscheinungen führen.

Vitamin A (Retinol)

- ist ein fettlösliches Vitamin und kommt vorwiegend in tierischem Fett vor
- Karotinoide sind eine wichtige Stoffgruppe für viele Stoffwechselfunktionen. Bisher wurden rund 500 Karotinoide entdeckt. Ungefähr 60 davon haben Vitamin A-ähnliche Wirkungen
- stärkt die Sehkraft; ist wichtig für den Aufbau des Sehpigmentes in den Retina-Zellen der Augen
- schützt vor Augenerkrankungen, vor allem Beta-Carotin zusammen mit Vitamin E, C und Selen
- fördert das Wachstum
- stärkt das Immunsystem und die Abwehrkraft
- unterstützt die Entwicklung von Zellen und Gewebe
- ist wichtig für die Eileiter und andere Teile der Fortpflanzungsorgane, die Schleimhaut des Magens, Dünndarms, Dickdarms und der Gallenblase
- ist ein wichtiges Antioxidaz und Radikalenfänger

- spielt ein große Rolle bei der Gesunderhaltung von Haut, Schleimhäuten, Knochen, Zähnen, Haaren und Nägel
- wird vor allem auch in der Krebsverhütung eingesetzt, spielt insbesondere beim **Schutz der Lunge** eine wesentliche Rolle, weil die Lunge ein Schleimhautorgan ist. Vitamin A sorgt dafür, dass in diesem Zellsystem die Oberfläche der Lunge widerstandsfähig und feucht gehalten wird
- hat Blut verdünnende Wirkung und wirkt der Verklumpung der Blutplättchen entgegen, sorgt für gute Fließeigenschaften des Blutes, beugt somit der Thrombosenbildung vor
- höhere Konzentration an Vitamin A im Blutspiegel hat eine schützende Wirkung vor Schlaganfällen
- Patienten mit hohen Vitamin A-Werten erholen sich erfahrungsgemäß nach Schlaganfällen schneller

Vitamin A-Unterversorgung:

Es wird vermutet, dass eine latente Unterversorgung an Vitamin A unter anderem eine Erhöhung des Risikos für bestimmte Krebserkrankungen wie z.B. Brust-, Gebärmutter-, Dickdarm-, Prostata-, Lungenkrebs in sich birgt, aber auch auf Herzerkrankungen und Schlaganfall Auswirkungen haben kann.

Hinweise auf Vitamin A-Mangel können sein:

Nachtblindheit, Bindehautentzündungen, Verhornung der Augenbindehaut, Hauterkrankungen, raue, trockene Haut, Schuppenbildung, Entzündungen - Erkrankungen im Magen-Darm Trakt, usw.

Risikogruppen:

- Menschen mit Magen-/Darmerkrankungen
- Menschen die häufig Abführmittel verwenden
- Menschen, die sich Abmagerungsdiäten unterziehen - insbesondere bei fettarmer Diät (welch ein Unsinn) wird die Aufnahme von Vitamin A (fettlöslich) vermindert.

Anmerkungen zur fettarmen Diät:

Fett ist lebensnotwendig und hat mit Übergewicht überhaupt nichts zu tun. **Einzig und allein die Qualität der Fette/Öle** (Verbrennung) **ist ausschlaggebend.** Öle/Fette sind für das gesamte Zellsystem, den Fettstoffwechsel und Gesamtstoffwechsel enorm wichtig, sofern man ausschließlich gute biologische, kalt gepresste Öle mit den hochwertigen, ungesättigten Fettsäuren, wie z.B. Leinöl, Sonnenblumenöl, usw. verwendet.

Die handelsüblichen, denaturierten, chemisch haltbar gemachten Industrieöle hingegen sollten gemieden werden, weil der Organismus angeblich außerstande ist, diese denaturierten Fette ordnungsgemäß zu verwerten. Sie werden in den Zellen, Organen, unter der Haut abgelagert und wirken dort als "Atemgifte" (Dr. Budwig – siehe auch Abschnitt ÖLE UND FETTE).

Nahrungsquellen:

Nahrungsmittel tierischer Herkunft, z.B. Milch, Butter, Käse, Leber, Lebertran, Eigelb usw.

Tierische Produkte können durch den Konsum von betakarotinhaltigen Nahrungsmitteln wie z.B. gelb-rotes Gemüse/Früchte, Karotten, gelbe Paprika, grünes Blattgemüse, Spinat, Petersilie usw. ersetzt werden.

Empfehlenswerte Tagesdosierung als Nahrungsergänzung:

Kinder/Jugendliche: 500 bis 1000 IE (295 – 590 mcg)

Gesunde Erwachsene: 1500 bis 8000 IE (885 – 4720 mcg)

Risikogruppen: 8000 bis 20.000 IE (4720 - 11.800 mcg)

Anmerkungen:

Anstatt Vitamin A wird Provitamin A (Beta-Carotin) zur Einnahme empfohlen, weil der Körper nur soviel dieser Substanz in reines Vitamin A umwandelt, wie er tatsächlich braucht, der Rest wird ausgeschieden und es sind keinerlei Probleme bekannt.

Reines Vitamin A sollte nur in der vom Therapeuten verordneten Dosis eingenommen werden, weil es bei übermäßiger Dosierung zu verschiedenen gesundheitlichen Problemen führen kann, wie z.B. Kopfschmerzen, Übelkeit, Schwindelanfällen, Gelbsucht, Hautausschlägen, Vergiftungen usw.

Vitamin A-Vergiftungen durch Überdosierung können jedoch nur auftreten, wenn auf Dauer die tägliche Zufuhr von ca. 50.000 bis 100.000 internationale Einheiten überschritten wird. Das wäre ungefähr das 10 bis 30fache einer üblichen Tageszufuhr. Derart hohe Dosen können grundsätzlich nur bei therapeutischen Maßnahmen erreicht werden.

Provitamin A (Beta-Carotin)

Das Provitamin A ist kein Vitamin sondern eine Vorstufe mit Vitamincharakter und es muss vom Körper zuerst in seine biologisch wirksame Form umgewandelt werden. Dieses sehr lichtempfindliche Carotinoid wird nur von Pflanzen synthetisiert.

Beta-Carotin

- wird nur in jener Menge in Vitamin A umgewandelt, in der es der Körper benötigt
- hat somit dieselben Vorteile wie reines Vitamin A, ist deshalb auch in höherer Dosierung unbedenklich
- hat sonst dieselben Wirkungen wie Vitamin A
- kann bei hoch dosierter Einnahme über einen längeren Zeitraum, die Haut gelblich verfärben

Beta-Carotin, Nahrungsquellen:

Farbiges (rot-gelb, grün) Gemüse und Früchte, z.B. Spinat, Petersilie, grüne Blattsalate, Broccoli, Grünkohl, Karotten, Paprika, Kresse, Kürbis u.a.

Empfehlenswerte Tagesdosierung als Nahrungsergänzung:

Kinder/Jugendliche: 500 bis 1000 IE (295 – 590 mcg)

Gesunde Erwachsene: 1500 bis 8000 IE (885 – 4720 mcg)

Risikogruppen: 8000 bis 20.000 IE (4720 - 11.800 mcg)

Vitamin E (Tokopherol)

Die Wirkung von Vitamin E ist so umfassend und effektiv, dass es für fast alle Stoffwechselbereiche und für Gesundheit ganz allgemein unerlässlich ist.

- ist ein sehr wichtiges Antioxidanz (insbesondere in Bezug auf Krebsheilung/ -vorbeugung)
- ist von größter Wichtigkeit für ein gesundes Herz
- macht die Innenwände der Arterien widerstandsfähiger, stabiler
- aus der Grundlagenforschung ist bekannt, dass Menschen mit einem niedrigen Vitamin E-Spiegel ein viermal höheres Risiko haben, an der koronaren Herzerkrankung zu sterben als jene, die eine ausreichende Konzentration im Blut hatten
- ist bei Durchblutungsstörungen wichtig, beeinflusst die Blutviskosität positiv
- ist an der Muskel- und Gewebebildung, sowie an der Bildung der roten Blutkörperchen beteiligt
- fördert die Elastizität und Stabilität des Bindegewebes
- hat eine wichtige Funktion für die hormonellen Systeme bei Mann und Frau, z.B. wichtig bei Menstruationsbeschwerden, bei Beschwerden in den Wechseljahren (Menopause)
- hat positive Wirkung bei den Wechseljahren des Mannes, bei Impotenz
- ist wichtig bei Diabetes mellitus (Zuckerkrankheit) – hat die Eigenschaft den Insulinbedarf zu senken
- wirkt auch bei rheumatischen Erkrankungen entzündungshemmend und hat heilende Wirkung
- verhindert Oxidation von Vitamin A und Fetten
- begünstigt die Wundheilung

Anmerkung:

Im Journal der Amerikanischen Ärztegesellschaft von 1997 wurde berichtet, dass tägliche Gaben von 200 mg Vitamin E das geschwächte Immunsystem älterer Menschen besonders effektiv unterstützen. In krassen Fällen wird mit einer Tagesdosis bis zu 900 mg sehr erfolgreich therapiert.

Risikogruppen:

- Menschen mit Herz-/Kreislauferkrankungen, Knochen-/Gelenkserkrankungen, Arthritis, Arthrose, Neurodermitis, usw.
- Menschen mit erhöhter Infektanfälligkeit, die kränklich sind. Hier ist aber nicht nur Vitamin E wichtig, sondern (neben Ernährungsumstellung) eine breit gefächerte Gabe von Mikronährstoffen notwendig.

Einnahmeempfehlung - Mangelerscheinungen:

Aufgrund des breiten Wirkungsspektrums von Vitamin E sind Vitamin E-Gaben grundsätzlich sinnvoll. Die Funktionalität von Vitamin E ist so umfassend, dass es zur Verhinderung fast aller Krankheiten notwendig ist, insbesondere bei der Krebserkrankungen (auch Vorbeugung), bei Herz-/Kreislauferkrankungen, auch Knochen-/ Gelenkserkrankungen, usw.

Nahrungsquellen:

Vitamin E kommt in erster Linie in Getreidekernen, Pflanzenölen (Sonnenblumenöl, Distelöl, Olivenöl, Weizenkeimöl u.a.m). Weizenkeimen, Soja, Nüsse, Eigelb, Milchprodukten vor.

Empfehlenswerte Tagesdosierung als Nahrungsergänzung:

Kinder und Jugendliche 50 – 100 IE (33 – 67 mg)

Gesunde Erwachsene 130 - 600 IE (87 – 402 mg)

Risikogruppen 600 – 1000 IE (401 – 670 mg)

Bei Überdosierung sind Kopfschmerzen, Schwindelgefühle, Muskelschwäche möglich. Bei einer Einnahme bis zu 1200 IE (ca. 900 mg) täglich ist eine Überdosierung nicht möglich.

Vitamin K (Phylochin)

- regt die Bildung des Enzyms Prothrombin an, welches zur Fibrinbildung beiträgt. Fibrin ist für die Blutgerinnung sehr wichtig
- hat eine wichtige Funktion beim Zuckerstoffwechsel
- ist äußerst wichtig für die Knochenbildung und den Knochenstoffwechsel. Internationale klinische Forschungen haben in jüngster Zeit zum Ergebnis geführt, das Vitamin K genauso zur Grundbehandlung von Osteoporose gehört wie Vitamin C und D.
- ist wichtig für die Leberfunktion und Vitalität

Bei gesunden erwachsenen Menschen ist der Bedarf an Vitamin K gewöhnlich durch gesunde, ausgewogene Vollwerternährung gedeckt. Verdauungsstörungen können jedoch zu einer unzureichenden Resorption (Aufnahme) von Vitamin K und somit zu leichten Störungen der Blutgerinnung führen.

Die reichhaltigsten Vitamin K-Quellen sind:

Blaue Luzerne und Fischleber. Diese werden vorwiegend für die Herstellung von Vitamin K-Präparaten verwendet. Aber auch grünes Blattgemüse, Sojabohnenöl, Eigelb, Leber, Kohl, Spinat, Brokkoli beinhalten Vitamin K. Es sollen die pflanzlichen Produkte bevorzugt werden.

Vitamin B^1 (Thiamin)

- ist notwendig für einen geordneten Kohlehydrat- und Zellstoffwechsel
- hat eine wesentliche Bedeutung im Nervenstoffwechsel und ist an vielfältigen Funktionen im Nervensystem beteiligt, z.B. Reizübertragung auf die Nervenzellen
- spielt eine große Rolle bei der Synthese (Erzeugung) von Nerven regulierenden Substanzen
- ist wichtig bei Multipler Sklerose, schützt die Nervenstrukturen - Myelinscheiden.
- hat beim Diabetiker Schutzfunktion gegen Neuropathie (Degeneration der peripheren Nerven)
- ist wichtig für die körperliche und geistige Leistungsfähigkeit
- ist unerlässlich für die optimale Funktion des motorischen Reizleitungssystems (Geruchs-, Tast-, Sehsinn, gezielte Bewegungen)
- ist wichtig für optimalen Zellenergiehaushalt des Herz-Kreislaufsystems, insbesondere für den Herzmuskel, weil dieser und auch andere Zellsysteme aufgrund der ernormen Leistung einen hohen Verbrauch an Bioenergie haben

Mangelerscheinungen:

- Appetitlosigkeit, Abmagerung, Blutarmut, Herzschwäche, Lähmungserscheinungen
- Müdigkeit, verminderte geistige und körperliche Leistungsfähigkeit
- Muskelschwund
- Herzstörungen - Atemnot
- Halluzinationen, Neigung zu Depressionen, nervöse Störungen
- Überempfindlichkeit
- Nervenentzündungen
- Beinkrämpfe
- Schwindel
- Schlaflosigkeit
- Störung der Magen- und Darmfunktion, usw.

Anmerkungen:

Bei chronischem Alkoholismus besteht eine verminderte Vitaminaufnahme bzw. Nährstoffresorption. Der Thiaminspiegel im Blut von Erwachsenen sollte nicht unter 2,0 µg pro 100 ml Blut liegen.

Bei der Zubereitung (erhitzen) der Nahrungsmittel wird das Vitamin B^1 teilweise zerstört, insbesondere durch langes, starkes Erhitzen, durch Backpulver, usw. Deshalb ist der Konsum von frischem Vollkorn-Getreidebrei wichtig, sofern er (etwas schwer verdaulich) vertragen wird.

Raffinierte Nahrungsmittel wie Weißmehl, geschälter, polierter Reis, Fabrikzucker usw. sollten gemieden werden, weil sie nur wenig oder gar kein Vitamin B^1 enthalten und allgemein arm an Mikronährstoffen sind. Sie haben außerdem säuernde Wirkung und der Körper verbraucht für die Verstoffwechselung dieser Produkte sehr viele Vitalstoffe (aus dem "Körperdepot"). Die denaturierten Nahrungsmittel sollten durch Vollkornmehl, Naturreis, etc. ersetzt werden.

Nahrungsquellen:

Naturreis (Thiamin ist konzentriert in Reisschalen enthalten), Vollkorngetreide, Weizenkeime, Kartoffeln, Hefe, Nüsse, Hülsenfrüchte, Beerenfrüchte, grünes Blattgemüse, Bierhefe, Fleisch, Eier, Milch. Pflanzliche Produkte bevorzugen.

Empfohlene Aufnahme von Vitamin B^1 bei:

- Multipler Sklerose
- Polyneuropathien (Taubheitsgefühl in den Nerven)
- Lebererkrankung
- Alkoholismus – Aufnahme stark gestört
- Darmerkrankungen
- Schwangerschaft
- Diäten
- Leistungssport
- anderen hohen körperlichen Belastungen
- älteren Menschen

Bedarf und Zufuhr:

Vitamin B^1 sollte dem Körper - insbesondere bei ungesunder Ernährung (vorwiegend Industriekost) - wegen des relativ hohen Bedarfs und der sehr geringen Speichermöglichkeit im Körper regelmäßig zugeführt werden. Jegliche physische und psychische Belastung des Körpers führt zu höherem Bedarf an Vitamin B^1.

Empfehlenswerte Tagesdosierung als Nahrungsergänzung:

Die Deutsche Gesellschaft für Ernährung (DGE) empfiehlt für Jugendliche und Erwachsene eine zusätzliche Vitamin B^1-Aufnahme von 1,1 – 1,6 mg täglich. Auch diese Dosierung scheint viel zu niedrig angesetzt zu sein. Es gibt für diese Dosierungsempfehlung keine wissenschaftlichen Beweise.

Die orthomolekulare Medizin empfiehlt im Hinblick auf die vielfältige Wirkung und den vielfältigen Verbrauch des Vitamin B^1 (Nerven, Reizweiterleitung, Herz, Zucker-Stoffwechsel usw.) eine wesentlich höhere Dosis, nämlich 20 - 40 mg täglich. Patienten können die Dosierung in Absprache mit dem Therapeuten wesentlich erhöhen. Auch bei hundertfacher Dosierung sind bisher keine unerwünschten Nebenwirkungen bekannt geworden.

Vitamin B^2 (Riboflavin)

- ist äußerst wichtig für alle Stoffwechselvorgänge. Die Stoffwechselfunktion ganzer Zellsysteme und Organe sind von Vitamin B^2 abhängig
- beeinflusst durch vielfältige Funktionen den Stoffwechsel von Kohlenhydraten, Aminosäuren, Fettsäuren und anderen Vitaminen
- ist für die Bildung und Funktion der roten Blutzellen, den Sauerstofftransport sowie für die Bildung von Antikörpern notwendig.
- ist ein sehr wichtiges Trägermolekül für den Energietransport in jede Zelle
- ist Teil der Flavoproteine und wichtiges Coenzym der Zellatmungskette
- ist wichtig für die Gesunderhaltung der Schleimhäute, Haut, besonders in Verbindung mit Vitamin A oder Beta-Carotin
- ist wichtig für den Eiweißstoffwechsel und die Gewebebildung
- ist auch während der Schwangerschaft für die normale Entwicklung des Kindes notwendig
- ist im Verhältnis zu den anderen Vitaminen relativ stabil und hitzebeständig
- begünstigt die Erhaltung guter Sehfähigkeit

Nahrungsquellen:

Vollkornprodukte, Naturreis, dunkelgrünes Gemüse, Brokkoli, Spinat, Blattsalat, Avocados, Hefe, Eier, Milch, Käse, Fleisch, Leber, wobei die tierischen Produkte (säuernd) gemieden werden sollten.

Mangelerscheinungen:

- Hautkrankheiten
- Risse in den Mundwinkeln, Entzündungen an Zunge, Lippen, Mundhöhlen
- Wachstumsstörungen
- Blutarmut – Leistungsabfall – Schwindelgefühl

Risikogruppen:

- Vitamin B^2-Mangel tritt vor allem bei älteren Menschen, bei Diabetes, Alkoholismus, Darmentzündungen und denaturierter Nahrung auf
- Frauen, die hormonelle Empfängnisverhütungsmittel einnehmen

- Menschen, die Antibiotika einnehmen
- Bei Dialysepatienten wird das wasserlösliche Vitamin B^2 wie auch andere wasserlösliche Zellfaktoren durch die Blutreinigung ausgewaschen. Deshalb ist insbesondere bei Dialysepatienten vitalstoffreiche, biologische Vollwerternährung und eine zusätzliche Vitalstoffversorgung wichtig, was in der schulmedizinischen Betreuung kaum Beachtung findet.

Empfehlenswerte Tagesdosierung als Nahrungsergänzung:

Kinder/Jugendliche: 2 mg

Gesunde Erwachsene: mindestens 7 mg

Risikogruppen: bis zu 30 mg

Vitamin B^3 - Niacin (Nikotinsäure und Nicotinamid ist Niacin)

- ist ein multifunktionales Vitamin und beeinflusst unzählige Funktionen und Stoffwechselvorgänge im menschlichen Organismus
- der menschliche Körper kann es selbst synthetisieren, in den meisten Fällen aber nicht ausreichend. Es gelangt sehr schnell über den Darm und das Blut in die Zellen um dort zu wirken.
- spielt eine zentrale Rolle bei vielen Stoffwechselprozessen, optimiert den Stoffwechsel von Kohlenhydraten, Fetten und Eiweißen
- kann bei hoher Dosierung die Blutfette senken
- ist ein wichtiger Zellschutzfaktor gegen Arteriosklerose, verringert die Cholesterinproduktion in den Körperzellen, insbesondere in der Leber
- ist für den Transport von Zellenergie und als Zellbrennstoff für das Herz-/ Kreislaufsystem sehr wichtig
- ist beteiligt an der Produktion von Geschlechtshormonen - wichtig für normale Sexualfunktion
- ist als Coenzym an vielen Oxidations- und Reduktionsvorgängen beteiligt
- unterstützt den Magen-Darm-Trakt; ist sehr wichtig für die Verdauungsvorgänge (Magensäure, Gallenflüssigkeit)
- ist an mindestens 200 Enzymreaktionen beteiligt
- unterstützt die Reparatur geschädigter Erbinformationen
- ist für die optimale Funktion des Nervensystems notwendig
- ist auch bei Erkrankungen der Haut und von Schleimhäuten sehr wichtig

Hinweis:

Bei Schizophrenie, Lernstörungen, Neuralgie (Nervenschmerzen) und Depressionen, Erkrankungen an Schleimhäuten, können Vitamin B^3-Gaben von wesentlicher Bedeutung sein. Aufgrund der vielfältigen und übergreifenden Funktionen der B-Vitamine wird aber die Gabe des gesamten Vitamin-B-Komplexes empfohlen.

Mangelerscheinungen:

Appetitlosigkeit, Verdauungsstörungen, Erbrechen, Schlaflosigkeit, Kopfschmerzen, schwerer Durchfall, Verwirrungszustände, erhöhte Reizbarkeit, depressive Verstimmung, Störungen des zentralen Nervensystems, usw.

Eine schwere Mangelerkrankung ist Pellagra – Sonnenbrand ähnlicher Ausschlag, Juckreiz und entzündliche Haut.

Risikogruppen:

- Personen mit einseitigen Diäten, bei chronischem Durchfall, Alkoholismus
- Menschen mit Leberkrankheiten, bei denen der Vitamin B^3-Stoffwechsel gestört ist
- Menschen, die starken psychischen Belastungen ausgesetzt sind oder an Nerven- und Gedächtnisstörungen leiden
- Menschen mit Tumorerkrankungen. Vitamin B^3 wird nach wie vor auch als Inhibitor (Hemmstoff - verhindernd wirkend) für Tumorerkrankungen diskutiert, wirkt durchblutungsfördernd.

Dosierung - Anmerkungen:

Patienten mit Stoffwechselstörungen, Herzschwäche, Herzrhythmusstörungen usw. sollten mit einer geringen Dosis von täglich ca. 20 mg beginnen und dann langsam steigern. Vitamin B^3 hat auch einen positiven Effekt auf die Entspannung der Blutgefäßwände, welche bei Herz-/Kreislaufpatienten langsam herbeigeführt werden sollte.

Bei empfindlichen Menschen kann eine Dosis von 50 mg täglich am Anfang zu einer vorübergehenden Hautrötung führen, bis sich der Körper an dieses wertvolle Vitamin gewöhnt hat.

Der Organismus kann Vitamin B^3 aus der Aminosäure Tryptophan selbst herstellen, manchmal aber in ungenügender Menge. Dies ist insbesondere bei Patienten und gestressten Menschen sowie mangelhafter Ernährung (Industriekost) der Fall.

Nahrungsquellen:

Vollkornprodukte, Naturreis, Sojabohnen, Haferflocken, Gemüse, Kartoffeln, Erbsen, Nüsse, Leber, Geflügel, Fleisch, Thunfisch, Lachs usw., wobei tierische Produkte (säuernd) gemieden werden sollten.

Empfehlenswerte Tagesdosierung als Nahrungsergänzung:

Kinder/Jugendliche: ca. 20 mg

Gesunde Erwachsene: 40 - 100 mg

Patienten/Risikogruppen: bis zu 200 mg und mehr

Vitamin B^5 (Pantothensäure)

- spielt eine wesentliche Rolle im Energiestoffwechsel für alle wesentlichen Zellfunktionen und ist für die Verarbeitung und Umwandlung der Nahrungsbestandteile in Bioenergie unerlässlich
- hat eine wichtige Schutzfunktion für die Nerven und Schleimhäute
- wirkt entscheidend mit bei der Energiefreisetzung aus Eiweißstoffen, Fetten und Kohlenhydraten
- verhindert Rückstaus im Zellstoffwechsel
- ist an der Produktion von Hormonen (Adrenalin), Nervenbotenstoffen (Acetylcholin, Dopamin) und Enzymen beteiligt
- ist für die Ausscheidung von Stoffwechselabbauprodukten und medikamentösen Substanzen wichtig

Mangelerscheinungen:

Kopfschmerzen, Müdigkeit, Muskelkrämpfe, Kribbeln in Händen und Füßen, verringerte Abwehrkräfte, usw.

Nahrungsquellen:

Kommt in fast allen Lebensmitteln vor: Vollkornprodukte, Hülsenfrüchte, Milch, Eier, Innereien, Fleisch, Fisch, tierische Produkte (säuernd) eher meiden

Anwendungsbereiche - Hinweise:

Mangel an Pantothensäure ist meistens mit Defiziten anderer B-Vitamine verbunden, weshalb grundsätzlich der gesamte Vitamin-B-Komplex zugeführt werden sollte. Sehr hohe Dosen, z.B. 1 Gramm Vitamin B^5 pro Tag kann Folgendes bewirken:

- Senkung des LDL-Cholesterinspiegels und der Triglyceride (die Aminosäuren, ungesättigten Fettsäuren spielen hier ebenfalls eine wesentliche Rolle)
- HDL-Cholesterin kann aber erhöht werden
- wirkt sich bei Colitis ulcerosa (entzündliche Darmerkrankung) positiv aus
- ist wichtig bei Lupus erythematodes (Autoimmunkrankheit – Erkrankung des Gefäßbindegewebes, z.B. Ausschlag im Gesicht)
- ist bei Allergien, Hauterkrankungen sehr wichtig (fördert die Bildung des körpereigenen Cortisons)
- unterstützt die Infektabwehr

Risikogruppen:

Diabetiker, Dialysepatienten und Personen, die erhöhtem psychischem oder körperlichem Stress ausgesetzt sind.

Empfehlenswerte Tagesdosierung als Nahrungsergänzung:

Kinder/Jugendliche: ca. 20 mg

Gesunde Erwachsene: mindestens 30 mg

Patienten/Risikogruppen: 200 mg und mehr

Vitamin B6 (Pyridoxin)

- ist wichtig für die Bildung der Nukleinsäuren im Zellkern (Erbsubstanz, Erbmaterial)
- ist notwendig für den Nerven- und Gehirnstoffwechsel
- begünstig die Übertragung von Nervenimpulsen
- hat eine hohe Effizienz im Hinblick auf psychische Störungen
- hat die Fähigkeit Homozystein, einen Risikofaktor für Arteriosklerose zu neutralisieren
- fördert die Abwehrleistung des Körpers gegen Infektionen und gewisse Krebszellen
- spielt eine zentrale Rolle im Stoffwechsel der Aminosäuren
- ist notwendig für die Bildung von Haut, Nerven, roten Blutkörperchen
- ist wichtig für das Bindegewebe und die Elastin-Quervernetzung in den Blutgefäßwänden
- begünstigt die Steuerung und Teilung von Zellen
- ist wichtig für Frauen, welche die "Pille" nehmen und Dialysepatienten (erhöhter Verbrauch – erhöhte Ausscheidung)
- **sehr wichtig während der Schwangerschaft, weil durch Wachstum und Zellaufbau beim Fötus ein sehr hoher Verbrauch an Vitamin B6 gegeben ist**
- ist wichtig für die Abwehr von Infektionen
- hilft bei der Aufnahme von Fetten im Körper und deren Verarbeitung
- ist wichtig bei der Umwandlung von Glykogen zu Zucker.

Mangelerscheinungen:

Niedergeschlagenheit, Kopfschmerzen, Schwindelgefühl, Hautveränderungen, Hautkrankheiten, rissige, wunde Mundwinkel, neurologische Störungen, Wachstumsstörungen, Übelkeit, Anämie, erhöhte Infektanfälligkeit, Nervenreizungen und -entzündungen, Sehnenscheidenentzündungen. Darmerkrankungen z.B. führen zu einer Störung der Resorption (Aufnahme).

Anmerkung:

Darmerkrankungen z.B. führen zu einer Störung der Resorption (Aufnahme) aller Mikronährstoffe.

Risikogruppen - Anwendungsbereiche:

- Schwangere, z.B. Erbrechen bei Schwangerschaft (erhöhter Verbrauch an Vitamin B6)
- bei Einnahme der Pille oder von Medikamenten (erhöhter Verbrauch an Vitamin B6)

- Dialysepatienten, da bei der Blutreinigung viele wichtige wasserlösliche Substanzen (auch Vitamin B^6) ausgeschwemmt werden
- Menschen mit Konzentrationsschwäche, Geistesschwäche (Demenz), Epilepsie
- Anämiepatienten (Blutarmut)
- Diabeteskranke (Verhinderung von Nervenschädigungen)
- Menschen mit rheumatischen Erkrankungen
- bei Hyperaktivität
- bei Albträumen und fehlender Traumerinnerung
- bei Schlafstörungen
- bei Unruhezuständen
- bei Alkoholismus (erhöhter Verbrauch)

Tumorerkrankungen: Bei verschiedenen Tumorerkrankungen wurde ein niedriger Vitamin B^6-Spiegel festgestellt. Bei einem Mangel an Vitamin B^6 ist immer auch eine geschwächte Immunabwehr gegeben. Diesbezügliche Zusammenhänge mit Tumorentstehung werden vermutet.

Nahrungsquellen:

Vollgetreideprodukte, Naturreis, Kartoffeln, Karotten, Erbsen, Kohl, Brokkoli, Avocados, Spinat, grüne Bohnen, Obst, Bananen, Fleisch, Leber, Fisch. Pflanzliche Produkte sollen bevorzugt werden.

Bedarf - Zufuhrempfehlungen:

Der Mindestbedarf wird von zahlreichen Faktoren (Ernährung, physischer, psychischer Stress) beeinflusst. Um Mangelerscheinungen zu vermeiden, wird vielfach eine Zufuhr von ca. 2 mg pro Tag empfohlen, was aber nicht ausreichend erscheint.

Empfehlenswerte Tagesdosierung als Nahrungsergänzung:

Kinder/Jugendliche: 1 - 5 mg

Gesunde Erwachsene: 10 - 40 mg

Patienten, Risikogruppe: 40 – 100 mg

Vitamin B^{12} (Cobalamin)

- spielt eine wesentliche Rolle im gesamten Stoffwechsel
- ist wichtig für die Bildung von Proteinen und roten Blutkörperchen (besonders für Frauen wegen der Monatsblutung)
- ist für die Funktion des Nervensystems, insbesondere bei depressiv veranlagten Menschen sehr wichtig
- ist bei der Abwehr von Infektionen und gegen Krebs bedeutsam
- spielt in der Entgiftung, beim Abbau von Schadstoffen eine wesentliche Rolle
- ist für den Folsäurestoffwechsel wichtig – ergänzt sich ideal mit Folsäure

- ist an der Bildung des Zellfaktors Cholin beteiligt
- ist für eine gute Verdauung, Nährstoffaufnahme und -verarbeitung von großer Bedeutung
- ist bei Defekten im Magen-/Darmbereich hilfreich
- hat als Cofaktor von Enzymen in den Mitochondrien ("Kraftwerke" der Zellen) eine wesentliche Bedeutung
- kann im Darm hergestellt und in verschiedenen Körperzellen, vor allem in der Leber gespeichert werden.
- ist meistens in ungenügender Menge vorhanden

Mangelerscheinungen:

Am häufigsten erkranken Menschen über 60 Jahren an Vitamin B^{12}-Mangel. Es treten gerne folgende Störungen auf:

- chronische Müdigkeit, Niedergeschlagenheit, Schwindelgefühl
- Stimmungsschwankungen, Depressionen - laut epidemiologischen Hinweisen kann schon ein geringer Mangel an Vitamin B^{12} zu psychischen Störungen, aber insbesondere zu Depressionen führen.
- Verdauungsstörungen, chronische Verstopfung
- Perniziöse Anämie (Blutarmut) durch Dezimierung der roten Blutkörperchen,

Nahrungsquellen:

Getreideprodukte, Gemüse, Soja, Fisch, Leber, Nieren, mageres Fleisch, Eier, Milchprodukte. Cobalamin (Vitamin B^{12}) ist in erster Linie in Nahrungsmitteln tierischen Ursprungs vorhanden. Als tierisches Produkt sollte Fisch bevorzugt werden.

Anmerkung: Das Vitamin B^{12} kann durch mäßiges Kochen kaum zerstört werden, da es sehr hitzebeständig ist.

Nebenwirkungen - Überdosierungen:

Bei oraler Zufuhr sind bisher weder Nebenwirkungen noch Überdosierungen bekannt.

Risikogruppen:

Langzeit-Antibiotika-Patienten, weil Antibiotika die für die Herstellung von Vitamin B^{12} erforderlichen Darmbakterien zerstören.

Menschen mit Magen-/Darmerkrankungen (gestörte Aufnahme über den Darm)

Raucher und Personen, die sehr starken Schadstoffbelastungen ausgesetzt sind, weil Vitamin B^{12} auch für die Schadstoffentgiftung wichtig ist.

Empfehlenswerte Tagesdosierung als Nahrungsergänzung:

Kinder/Jugendliche: 10 mcg

Gesunde Erwachsene: 20 – 80 mcg

Risikogruppen: 80 – 200 mcg

Vitamin H (Biotin)

- ist unverzichtbar für einen tadellosen Ablauf des Zucker- und Fettstoffwechsels
- ist an der Bildung von Eiweißen beteiligt
- ist für die Umwandlung von Nahrungsenergie in Körperenergie erforderlich
- ist wichtig für den Stoffwechsel von Kohlenhydraten, Eiweißen und Fetten
- hat besondere Bedeutung für das Wachstum von Haut, Haaren und Nägeln
- es sind bisher 9 Enzyme bekannt, die von Biotin abhängig sind

Nahrungsquellen:

Biotin kommt in fast allen Nahrungsmitteln vor, besonders aber in **Naturreis, Soja,** Eier, Milch, Leber, Weizen.

Mangelerscheinungen:

- Müdigkeit, Appetitlosigkeit, Muskelschmerzen
- raue Haut, Hauterkrankungen
- psychische Störungen

Bei psychischen Störungen sollte Biotin zusammen mit Vitamin C und anderen Vitaminen aus dem B-Komplex gegeben werden. Dies insbesondere bei Einnahme von Antiepileptika, weil durch verminderte Resorption oder erhöhte Ausscheidung der Biotinspiegel und B-Vitaminspiegel absinkt.

Empfehlenswerte Tagesdosierung als Nahrungsergänzung:

Kinder und Jugendliche: 20 – 40 mcg

Gesunde Erwachsene: 60 – 200 mcg

Patienten: 200 – 500 mcg

Nebenwirkungen sind keine bekannt.

Folsäure

- **ist eine multifunktionelle Substanz, bei der am häufigsten ein Mangel besteht.** Aufgrund seiner Multifunktionalität ist Folsäure aber für jede einzelne Zelle lebenswichtig
- ist für das Zusammenwirken mit anderen Vitaminen (B^6, B^{12}) erforderlich
- ist sehr wichtig bei der Bildung der Erbsubstanz (DNA) im Zellkern.
- ist besonders wichtig für die Bildung der roten Blutkörperchen. Ein optimaler Folsäurespiegel ist zusammen mit den Vitaminen $B^{6,\ 12}$, Vitamin C und Eisen für die Sauerstoffversorgung aller Zellen von großer Bedeutung
- ist bei Dialysepatienten, Parkinsonpatienten und Niereninsuffizienz unerlässlich (erhöhter Verbrauch, Verlust durch die Dialyse)

- ist an der Bildung und Funktion der weißen Blutkörperchen (Körperpolizei) beteiligt und deshalb für das Immunsystem sehr wichtig
- verhindert Thrombopenie (bessere Viskosität des Blutes)
- ist sehr wichtig bei der Behandlung bestimmter Anämieformen (Blutarmut) und für die Bildung gesunder, roter Blutkörperchen
- ist für kräftiges Haar, gute Magen-Darm-Tätigkeit notwendig
- ohne Folsäure kann der Magen weder Salzsäure noch Verdauungsenzyme bilden
- Folsäure und Biotin müssen vorhanden sein, damit Pantothensäure (Vitamin B^5) funktionsfähig werden kann
- Folsäure ist sehr hitze- und lichtempfindlich
- wird für die Bildung von körpereigenem Protein (Eiweiß) und Hämoglobin benötigt
- Folsäuremangel verändert die Darmschleimhaut, sodass die Aufnahme der Nährstoffe behindert wird und kann auch zur Schädigung der Fortpflanzungsorgane beitragen
- ist mit zunehmendem Alter besonders wichtig. Folsäuremangel kann neben Mangel an anderen wichtigen B-Vitaminen ($B^{1, 3, 5, 6, 12}$) zu Demenz und geistigen Störungen führen
- schwerer Folsäuremangel hat gestörte Zellteilung und Zellatmung, gestörtes Wachstum zur Folge
- Folsäuremangel während einer Schwangerschaft, vor und während der ersten 6 Wochen kann Missbildungen wie offenen Rücken und gespaltene Wirbelsäule beim Kind zur Folge haben
- ein Mangel an Folsäure, Vitamin $B^{6,12}$ begünstigt einen erhöhten Homocysteinspiegel, somit Herz-/Kreislauferkrankungen, Arteriosklerose

Nahrungsquellen:

Vollkornprodukte, Naturreis, grünes Blattgemüse, Spinat, Brokkoli, Hülsenfrüchte, Nüsse, Milch, Bierhefe, Innereien, Fleisch, Fisch Hefe. Tierische Produkte (säuernd) sollten eher gemieden werden.

Mangelerscheinungen:

Aufnahmestörungen durch Veränderungen der Darmschleimhaut

- Häufige Müdigkeit, Krankheit, Abwehrschwäche, Schwindelgefühl, Wachstumsstörungen
- Blutarmut, gestörtes Blutbild, verringerte Antikörperbildung
- Depressionen, Reizbarkeit, Vergesslichkeit

Anmerkungen:

Chemische Medikamente sind Folsäurevernichter!

Bei allen psychischen Erkrankungen und neurologischen Störungen ist für ausreichende Zufuhr von Folsäure zu sorgen. Aber nicht nur Folsäure, sondern der gesamte Vitamin-B-Komplex ist für gute Funktion des Gehirns und das gesamte Nervensystem von größter Wichtigkeit!

Folsäure wird in allen Lebensmitteln durch Lagerung (Zimmertemperatur) und beim Kochen zerstört. Das ist mit ein Grund dafür, dass die meisten Menschen einen Mangel an diesem lebenswichtigen und sehr empfindlichen Vitamin haben. Alkohol und Medikamente beeinträchtigen die Resorption (Aufnahme) ebenfalls.

Risikogruppen:

- Schwangere - weit erhöhter Verbrauch zu Gunsten des Kindes (bei Mangel schwere Gesundheitsschädigungen des Kindes, offener Rücken usw.)
- Frauen bei hormoneller Empfängnisverhütung über einen längeren Zeitraum
- Menschen mit Magen-/Darmerkrankungen (gestörte Aufnahme)
- Langzeit-Antibiotikapatienten, Dialysepatienten
- Menschen mit übermäßigem Alkoholkonsum

Empfehlenswerte Tagesdosierung als Nahrungsergänzung:

Jugendliche 30 – 60 mcg

Gesunde Erwachsene 90 – 400 mcg

Frauen im **gebärfähigen** Alter 400 mcg

Coenzym Q^{10} (Ubichinon)

- ist ein wichtiger Bioenergieträger und spielt eine wesentliche Rolle im Energiehaushalt aller Zellen
- stellt Bioenergie für alle Muskelzellen und Zellsysteme, auch das Herzmuskelgewebe zur Verfügung
- kann bei der Behandlung von Herzkrankheiten große klinische Bedeutung haben, z.B. bei Herzschwäche, Herzrhythmusstörungen
- verbessert die Pumpfunktion des Herzens; das Herzmuskelgewebe hat aufgrund seiner ununterbrochenen Arbeitsleistung einen sehr hohen Verbrauch an Coenzym Q^{10}
- hat eine Schlüsselrolle in der Atmungskette
- ist ein lebenswichtiger Bestandteil der Mitochondrien (Kraftwerke der Zellen), eine besonders hohe Konzentration von Coenzym Q^{10} ist im Herz, Leber, der Niere und Bauchspeicheldrüse vorhanden
- hat eine wichtige Aufgabe als "Radikalenfänger" im Fettgewebe und unterstützt dabei das Vitamin E in derselben Aufgabe
- wirkt entzündungshemmend und wird daher auch bei Magengeschwüren und anderen Erkrankungen eingesetzt

Anmerkung:

Der Körper kann Coenzym Q^{10} selbst herstellen, jedoch nur, wenn die Vitamine B^{12}, B^{6}, Pantothensäure, Nicotinsäure, Folsäure und die Aminosäure Phenylalanin ausreichend vorhanden sind. Die körpereigene Herstellung ist also eine sehr unsichere Sache. Außerdem nimmt die Biosynthese (Herstellung) mit zunehmendem Alter ab.

Sehr auffallend ist vor allem die starke und sehr frühe Verringerung der Konzentration von Coenzym Q^{10} im Herzen, zumal diese Substanz für den Stoffwechsel des Herzens von großer Bedeutung ist. Eine solche Abnahme kann schon ab dem 40. Lebensjahr eintreten (Herzversagen, Herzinfarkt sind schon im Alter zwischen 40 und 60 Jahren sehr häufig).

Bei Herz-/Kreislauferkrankungen sollte grundsätzlich eine biologische Therapie erfolgen. Coenzym Q^{10}-Gaben müssten bei Herzschwäche, Herz-/Kreislauferkrankungen allgemein zur Basisbehandlung gehören.

Nahrungsquellen:

Vollgetreide, Gemüse, Spinat, Nüsse, Fische, Lachs, Sardinen, Rindfleisch

Risikogruppen: Menschen mit Herzschwäche, Herzrhythmusstörungen, Angina Pectoris.

Empfehlenswerte Tagesdosierung als Nahrungsergänzung:

Kinder und Jugendliche: 2 – 6 mg

Gesunde Erwachsene: 7 – 30 mg

Patienten/Risikogruppen: 30 – 150 mg

Carnitin (L-Carnitin ist das natürliche Carnitin - eine vitaminähnliche Substanz)

- **für Carnitingaben sollte ausschließlich das natürliche Carnitin, also das L-Carnitin verwendet werden, nicht aber das D-Carnitin. Nur die L-Form kommt in der Natur vor und übernimmt wichtige Funktionen im Organismus.**
- bei der chemischen Herstellung von Carnitin entsteht ein Gemisch aus D- und L-Form und kann deshalb nicht empfohlen werden. Bei der biotechnischen Herstellung durch Bakterien entsteht dagegen nur das wertvolle L-Carnitin. Der menschliche Körper kann L-Carnitin aus den beiden Aminosäuren L-Lysin und L-Methionin bilden.
- täglich produziert der Organismus etwa 16 Milligramm L-Carnitin. Als Hilfsstoffe bei dieser Synthese werden die Vitamine C, B^{6}, B^{12}, Niacin, Folsäure, Eisen sowie verschiedene Enzyme benötigt. Ein Mangel eines einzigen dieser Stoffe kann zu einer eingeschränkten Produktion führen.
- das körpereigene Carnitin hat eine wesentliche Bedeutung für einen geregelten Fettstoffwechsel und die Verbrennung der körpereigenen Fette

- schwerer Carnitinmangel hat den Zusammenbruch der Fettverbrennung zur Folge (ist eher selten der Fall)
- der Energiestoffwechsel des Herzens ist von der Fettverbrennung und somit auch von Carnitin abhängig
- da der Herzmuskel auf besonders gute Fettverbrennung angewiesen ist, ist die Carnitin-Konzentration im Herzmuskel 100-mal höher als im Blut
- schwerer Carnitinmangel führt daher zur Herzmuskelerkrankung mit Fettansammlung im Herz
- Carnitin ist ein wichtiges Mittel gegen Herzrhythmusstörungen
- Carnitin hat auch besonderen Wert bei der begleitenden Behandlung von Diabetes
- Carnitin ist kein verbotenes Dopingmittel, sondern eine natürliche, vitaminähnliche Substanz
- Ergebnisse neuester Untersuchungen besagen, dass bereits geringe Dosen von Carnitin zur Stärkung des Immunsystems beitragen und auch bei älteren Menschen mit neurologischen Störungen dadurch die Hirnleistung verbessert werden kann
- Sportler mit hohen Ausdauerleistungen haben erhöhten Verbrauch an Carnitin. Der Verbrauch von Carnitin ist oft höher als es durch die Synthese hergestellt wird, weshalb zusätzliche Gaben leistungssteigernd wirken und empfehlenswert sind.
- sehr wenig Carnitin enthält die pflanzliche Nahrung, weshalb bei Vegetariern ein latenter Carnitinmangel entstehen kann
- starker Carnitinmangel wird in erster Linie durch fehlende Eigenbildung im Körper hervorgerufen und ist genetisch bedingt
- auch erhöhte Ausscheidung mit dem Urin kann zu Carnitinmangel führen
- schwerer Carnitinmangel verläuft tödlich, wenn er nicht behandelt wird; dies kann durch zusätzliche Carnitingaben erfolgen

Anmerkung:

Insbesondere bei Personen, die ein Antiepileptikum einnehmen, an chronischen Nierenerkrankungen leiden, Dialyse-Patienten usw., ist eine Überprüfung/Ergänzung des Carnitinspiegels sehr wichtig, weil sie durch die Medikamente und Behandlung vermehrt Carnitin verlieren.

Risikogruppen: Dialysepatienten, Epileptiker, Alkoholiker, Patienten mit Drogenmissbrauch und Leberzirrhose, Sportler

Empfehlenswerte Tagesdosierung als Nahrungsergänzung:

Gesunde Erwachsene: ca. 30 – 100 mg

Risikogruppen/Patienten mit Herzschwäche 400 - 1000 mg

Sport treibende ca. 1000 mg

- Ausdauersportler führen täglich teilweise bis zu 4 g und mehr Carnitin zu (verbesserte Sauerstoffaufnahme)
- bei der Behandlung von Altersdemenz haben sich ca. 2 g als wirksam erwiesen
- die Körperreserven betragen 20 – 25 g
- täglich gehen über den Urin ca. 70 mg verloren.

Mineralstoffe und ihre Wirkung

Mineralstoffe und Spurenelemente haben für die Gesundheit eine ebenso große Bedeutung wie die Vitamine. Ein Mangel an diesen wichtigen Substanzen liegt häufig vor.

Mineralstoffe sind lebensnotwendig für den menschlichen Körper, weshalb wir eine ausreichende Versorgung sicherstellen sollten. Nur dann können die Stoffwechselvorgänge richtig ablaufen. Sie sind wichtige Biokatalysatoren, die in vielen Stoffwechselschritten unzählige Funktionen haben und dienen unter anderem der Aktivierung von Enzymen und Hormonen, der Regulation des Wasserhaushaltes, dem Knochenaufbau usw. Die Bedarfsmenge an Mineralien ist individuell verschieden und von vielen Einflüssen abhängig, z.B. Lebensweise, Stress, Ernährung, körperlichen Belastungen, Sport, Schwangerschaft, Stillzeit, Krankheiten, usw.

Fehlbestände an Mineralstoffen und Spurenelementen können mittels Blut- oder der medizinischen Haar-Mineralanalyse ermittelt werden. Aufgrund der Laboranalysen kann der Therapeut dann individuell die richtige Dosis und Dauer der Behandlung festlegen.

Magnesium

- ist aus Sicht der orthomolekularen Medizin aufgrund seiner vielfältigen Wirkung einer der wichtigsten Mineralstoffe überhaupt
- spielt eine Schlüsselrolle in der normalen Herz-/Kreislauffunktion, hat große Bedeutung für die Funktion der Nervenreize und ist wichtig für optimalen Herzschlag
- beeinflusst Nervenimpulse und die Muskelkontraktion (auch Herzmuskel) positiv
- ist Bestandteil verschiedener Enzyme und an vielen Stoffwechselvorgängen beteiligt
- Studien besagen, dass Magnesium zur Normalisierung von erhöhtem Blutdruck beitragen kann. Hypertoniker haben häufig einen niedrigen Magnesiumspiegel
- niedriger Magnesiumspiegel kann Krämpfe, Nervosität verursachen

Hinweise:

- Magnesium ist Bestandteil verschiedener Enzyme und an vielen Stoffwechselvorgängen beteiligt
- Alkohol ist ein potentieller "Magnesiumräuber." Eine Flasche Wein "verschlingt" den normalen Magnesiumbedarf für eine Woche

- bei der Einnahme von Diuretika (harnsteigernde Medikamente) muss auch das dadurch ausgelöste Absinken des Magnesium- und Kaliumspiegels berücksichtigt werden, weil dadurch Magnesium und andere Mineralstoffe ausgeschwemmt werden

Mangelerscheinungen:

Herzrhythmusstörungen, hoher Blutdruck, spastische Muskelbewegungen, Krämpfe, Zittern

Risikogruppen:

Menschen mit Erkrankungen der Bauchspeicheldrüse, Magen-/Darmerkrankungen, die Diuretika einnehmen oder Dialysepatienten, Schwangere durch Magnesiumentzug für den Knochenaufbau und das Wachstum des Kindes.

Nahrungsquellen: Gemüse, Soja, Obst, Aprikosen, Bananen, Grapefruit, Bohnen, Spinat, Kohl, Nüsse Milch, Käse,

Empfehlenswerte Tagesdosierung als Nahrungsergänzung:

Kinder und Jugendliche: 20 mg

Gesunde Erwachsene: 30 - 180 mg

Patienten/Risikogruppen: 180 - 500 mg

Calcium

- in der orthomolekularen Medizin ist Calcium nach Magnesium ebenfalls einer der wichtigsten Mineralstoffe
- ist für den Knochen- und Skelettaufbau in Verbindung mit Vitamin D besonders wichtig, auch für die Zähne
- gehört zu den 10 häufigsten Mineralien der Erde
- ist für viele lebenswichtige Funktionen zuständig
- ist Bestandteil vieler Enzyme für Transportvorgänge in die Zellen
- ist für die Reizleitung in den Nerven und Muskeln von großer Bedeutung
- ist wichtig für die Blutgerinnung
- begünstigt zahlreiche Funktionen im Herz-Kreislauf-System, z.B. regelmäßigen Herzschlag

Hinweise:

- ungefähr 99% des Calciums im menschlichen Organismus (ca. 1 Kilogramm) befindet sich in den Knochen
- Calcium gehört grundsätzlich zur Vorbeugung von Osteoporose. Die Zufuhr von Calcium zusammen mit Vitamin D, C und anderen Natursubstanzen ist sehr wichtig. Besonders Frauen die sich nicht so gesund ernähren, sollten nach der Menopause täglich die optimale Menge Calcium, aber auch Vitamin D und C einnehmen

- bei Calciumgaben ist auch auf ausreichende Verfügbarkeit von Vitamin D zu achten, das es ansonsten zu einer verminderten Calciumresorption und somit zu einer Störung des Calcium-Stoffwechsels kommt

Mangelerscheinungen: Nasenbluten, Zahnfleischbluten, Muskelkrämpfe, Knochenmissbildung, verzögertes Wachstum, Knochenbrüchigkeit

Risikogruppen:

Menschen die sich ungesund ernähren, an Erkrankungen des Verdauungstraktes, Entzündungen leiden, während der Schwangerschaft und Stillzeit durch erhöhten Verbrauch für das Wachstum des Kindes.

Nahrungsquellen: Gemüse, Bohnen, Kohl, Spinat, Nüsse, Mandeln, Milch, Milchprodukte

Empfehlenswerte Tagesdosierung als Nahrungsergänzung:

Kinder/Jugendliche: ca. 10 mg

Gesunde Erwachsene: 30 - 120 mg

Patienten/Risikogruppen: 120 mg und mehr

Kalium

- nimmt eine zentrale Stelle für den Energiegewinn im Zellstoffwechsel ein
- ist wichtig für die Energieverwertung und optimale Herzfunktion, für die Nervenreizleitung und Aktivierung der Muskelzellen, da Kalium in alle elektrischen Energieprozesse eingebunden ist
- verbessert die Reizfähigkeit der Nerven und Muskeln
- höhere Zufuhr wirkt Blutdruck senkend. Hypertoniker sollten sich deshalb kaliumreich ernähren
- regelt mit anderen Stoffen den Wasserhaushalt in den Zellen

Hinweise:

- Kaliumüberschuss wird von gesunden Nieren problemlos über den Urin ausgeschieden
- fortlaufender Gebrauch von Abführmitteln ist einer der häufigsten Gründe für chronischen Kaliummangel
- Herzmedikamente, Diuretika, Wasser ausscheidende Medikamente führen ebenfalls zu Kaliummangel
- häufiges Erbrechen führt durch den übermäßigen Verlust von Magensaft zum Verlust von Calcium und weiterer Mineralien. Darauf ist besonders auch bei Ess-Brechsucht Bedacht zu nehmen

Mangelerscheinungen: Durchfall, Verstopfung, allgemeine Verdauungsstörungen, Muskelschwäche, unregelmäßiger Herzschlag.

Risikogruppen: Dialysepatienten, Patienten die Diuretika einnehmen und mit dem Urin vermehrt Kalium (und auch andere Mineralstoffe) ausscheiden, Patienten mit Niereninsuffizienz.

Nahrungsquellen: Vollkorngetreide, Gemüse, Obst, Hülsenfrüchte, insbesondere Avocados, Bananen, Aprikosen, Fisch, Fleisch (pflanzliche Produkte bevorzugen).

Empfehlenswerte Tagesdosierung als Nahrungsergänzung:

Der tägliche Bedarf wird bei gesunder Ernährung meistens durch die Nahrung abgedeckt. Für Erwachsene kann eine Tagesdosis von 20 - 60 mg empfohlen werden. Patienten mit entsprechend hoher Kaliumausscheidung (Dialyse usw.) benötigen dementsprechend mehr.

Phosphor

- hat für den Stoffwechsel aller Zellen eine überragende Bedeutung, weil der Organismus ohne ausreichend Phosphat keine Energie erzeugen kann
- ist Bestandteil von Enzymen, die eine Vielzahl von Stoffwechselreaktionen steuern
- verbindet sich in Knochen und Zähnen mit Calcium
- beeinflusst die Verwertung von Kohlenhydraten, Proteinen

Hinweise:

- Der Bedarf hängt von verschiedenen Faktoren ab, z.B. von der Calciumaufnahme und der Versorgung mit Vitamin D
- Grundsätzlich wird über die Nahrung genügend Phosphor aufgenommen.
- Phosphate kommen praktisch in jedem Nahrungsmittel vor

Mangelerscheinungen treten selten auf und sind familiär bedingt (Phosphatdiabetes) oder können bei wiederholter Hämodialyse auftreten.

Symptome können sein: Knochenschmerzen, Knochenerweichung bis hin zur Rachitis. Diese Menschen befinden sich meistens ohnehin in therapeutischer Behandlung.

Natrium

Der Natriumhaushalt wird über die Niere geregelt.

- ist für die Leitfähigkeit („Elektrizität“) im Körper und das Gleichgewicht der Körperflüssigkeiten verantwortlich
- ist besonders wichtig für die Reizleitung und Übertragung von Nervenreizen und die Muskelfunktionen
- kann Auswirkungen auf die Regulation des Blutdruckes haben
- spielt bei der Produktion der Magensäure eine Rolle

Hinweise:

- Natriumüberschuss wird bei gesunden Nieren über den Urin ausgeschieden und belastet die Nieren stark
- Nierenkranke sollten besonders auf salzarme Kost achten und nur **un**raffiniertes Meersalz oder Kristallsalz anstatt das übliche Kochsalz verwenden *(siehe auch Bereich Salz)*
- es wird in erster Linie durch das Salz in den Speisen aufgenommen. Deshalb ist bei vielen Menschen eine überhöhte Natriumkonzentration feststellbar

Mangelerscheinungen:

- Niedriger Blutdruck, Herzjagen, Muskelkrämpfe
- Austrocknung der Haut und Organe, Muskelschwäche
- gestörte Reizübertragung, Reizleitung der Nerven. Dies führt zu eingeschränkter Muskelkontraktion
- mangelhafte Magensäureproduktion
- Appetitlosigkeit

Natriummangel tritt sehr selten auf, weil wir durch die Lebensmittel/Speisen sehr viel Natrium aufnehmen.

Risikogruppen: Patienten, die an starker und langwieriger Diarrhöe (es gibt Erkrankungen die mit langwierigen Durchfällen einhergehen) leiden und solche die sehr stark schwitzen (Sport, warme Umgebung, harte Arbeit)

Nahrungsquellen: Salz - verwenden Sie natürliches Meersalz, Kristallsalz, Ume Paste, Ume Su.

Eisen

Eisen spielt bei der Blutneubildung eine wesentliche Rolle.

- wird zur Bildung von Hämoglobin, dem Farbstoff der roten Blutkörperchen benötig, der für den Sauerstofftransport erforderlich ist
- spielt für die Muskelfunktion eine erhebliche Rolle (Myoglobin)
- ist wichtiger Bestandteil von Enzymen und für die Steuerung des Immunsystems und Wachstums sehr wichtig

Hinweise:

- chronischer Eisenmangel führt zu Anämie und somit zu einer Unterversorgung der Zellen mit Sauerstoff
- Frauen haben aufgrund der Menstruation einen doppelt so hohen Eisenbedarf als Männer
- Vitamin C verbessert die Eisenresorption (Aufnahme)
- Kaffe und Schwarztee behindern die Eisenaufnahme

- bei stark unterschrittenen Hämoglobin-/Eisenwerten ist eine Behandlung mit speziellen Infusionen empfehlenswert
- einseitige Ernährung kann zu Eisenmangel führen
- Eisenmangel vermindert die Aktivität wichtiger Enzyme und äußert sich unter anderem auch durch Müdigkeit
- zu viel Eisen hat schädigende Wirkung auf Herz, Leber u.a.

Mangelerscheinungen: Anämie (Blutarmut), blasse Haut, Müdigkeit, Antriebslosigkeit, Infektanfälligkeit, kränklich, Störungen in der Muskulatur.

Risikogruppen: Menschen, bei denen die Eisenaufnahme im Darmtrakt gestört ist, bei Blutungen im Magen-Darm-Trakt, Frauen aufgrund der monatlichen Blutung, insbesondere wenn sie lange dauert und/oder sehr stark ist. Menschen, die sich grundsätzlich mit denaturierter Industriekost ernähren.

Nahrungsquellen: Vollkorngetreide, Hülsenfrüchte, allerlei Gemüse, besonders grünes Blattgemüse, Spinat, Rote Beete, Kresse, Hülsenfrüchte, Eier, Fleisch, Innereien.

Empfehlenswerte Tagesdosierung als Nahrungsergänzung:

Für Frauen mit langen und starken Monatsblutungen ist es empfehlenswert, die Eisenzufuhr um ca. 10 mg zu ergänzen. Dabei sollen aber nicht die "billigen" Eisenoxid- oder Eisensulfid-Produkte verwendet werden, sondern beispielsweise das Eisenfumarat.

Kupfer

- fördert die Eisenaufnahme und die Produktion des roten Blutfarbstoffes Hämoglobin
- ist Bestandteil mehrerer Enzyme und somit für den Stoffwechsel sehr wichtig
- ist Bestandteil eines Enzyms, das für Bildung des dunklen Pigments Melanin benötigt wird
- ist für die Netzwerkbildung des Kollagens in den Blutgefäßwänden erforderlich

Kupfermangel ist für bestimmte Formen der Anämie mitverantwortlich, spielt auch bei Herzerkrankungen, Unfruchtbarkeit und bei Bauchspeicheldrüsenfunktionsstörungen eine Rolle.

Kupferüberschuss kann zu Ekzemen, Nieren- u. Leberkrankheiten führen, ebenfalls zu Schizophrenie, Depressionen und anderen psychischen Störungen. Kupferüberbelastung wird gelegentlich auch mit Rheuma, Diabetes, Herzerkrankungen in Verbindung gebracht; stark kupferhaltiges Wasser kann insbesondere Säuglingen schaden.

Bei entsprechenden Symptomen ist eine labormäßige Prüfung empfehlenswert und wichtig.

Mangelerscheinungen: Verminderte Pigmentierung der Haut, Blutarmut.

Risikogruppen: Unterernährte Kinder – in erster Linie in Entwicklungsländern.

Nahrungsquellen: Vollkorngetreide, Obst, Gemüse, Nüsse, Leber.

Empfehlenswerte Tagesdosierung als Nahrungsergänzung: Ungefähr 300 mcg täglich. In therapeutischer Form nur in Absprache mit dem Therapeuten.

Spurenelemente

Grundsätzliches: Die Funktionen der Spurenelemente sind unwahrscheinlich vielfältig und deshalb sehr wichtig, aber auch wenig erforscht. Es sind nur wenige spezifische Mangelerscheinungen bekannt.

Zink

- ist einer der bedeutendsten Spurenstoffe mit vielfältigem Wirkungsbereich
- ist sehr wichtig für die Bildung vieler Enzyme und Aktivierung dutzender Enzymsysteme
- steuert Tausende Stoffwechselvorgänge, teils im Alleingang, in weiterer Folge in Kombination mit verschiedenen anderen Wirkstoffen
- spielt bei der Verdauung eine Rolle
- ist an der Speicherform und Steuerung der Insulinproduktion beteiligt
- ist an der Bildung von Keratin beteiligt, für Haut, Haare Nägel sehr wichtig - kann Haarausfall verhindern
- ist wichtig für die Funktion der Schilddrüse, Nieren und Gehirn
- regt die Funktion der Thymusdrüse an. In therapeutischer Anwendung kann die Funktion auch in höherem Alter wieder bis zu 80% hergestellt werden.
- wirkt appetitanregend – kann in vorsichtiger Dosis auch bei Magersucht hilfreich sein

Hinweise:

- ausreichende Zinkzufuhr ist für das Immunsystem und insbesondere auch bei Krebs- und Herzerkrankungen sehr wichtig. Bei Zinkmangel kommt die Selbstregulation des Immunsystems aus dem Gleichgewicht
- Zink zusammen mit Mangan, dem Vitamin-B-Komplex usw. kann sich auch bei psychischen Erkrankungen sehr positiv auswirken
- Zink wird auch in der Behandlung von Leberzirrhose eingesetzt
- die Behandlung von offenen Beinen mit Zinksulfat kann zu verblüffenden Erfolgen führen
- Zinkmangel kann das Wachstum beeinträchtigen, in gravierenden Fällen zu Zwergwuchs führen
- Patienten, Schwangere und Stillende haben einen höheren Verbrauch

- treten Geruchs- und Geschmackstörungen auf, so kann dies auf Zinkmangel hindeuten
- ein weit überhöhter Zinkspiegel könnte zu Immunstörungen führen
- Feststellung des Zinkspiegels kann entweder mittels Haar-Mineralanalyse oder Blutanalyse erfolgen

Nahrungsquellen:

Haferflocken, Kürbiskerne, Nüsse, Erdnüsse, Blattgemüse, Wurzelgemüse, Kohl, Pilze, Orangen, Pfirsiche, Sesamsaat, Bierhefe, Weizenkeime, Milchprodukte.

Empfehlenswerte Tagesdosierung als Nahrungsergänzung:

Kinder und Jugendliche: 2 – 5 mg

Gesunde Erwachsene: 10 - 30 mg

Patienten mit Zinkmangel: 30 – 50 mg.

Zinn

Zinn ist ebenfalls ein lebensnotwendiges Spurenelement, dem in manchen Belangen vielleicht zu wenig Bedeutung beigemessen wird

- ist ebenfalls für den Haarwuchs sehr wichtig
- beeinflusst die Nierenfunktion

Hinweise:

- bei Tierversuchen mit Ratten hat sich herausgestellt, dass sich bei Zinnentzug ihr Wachstum verzögerte. Sie verloren die Haare und litten an Appetitlosigkeit.
- ein überhöhter Zinnspiegel kann genauso schädlich sein und ähnliche Störungen hervorrufen
- Zinnmangel wird teilweise auch mit Bluthochdruck in Zusammenhang gebracht
- Zink hat auch in schweren Fällen von Psoriasis gute Wirkung gezeigt. (Dr. Pflugbeil)
- normalerweise wird der sehr geringe Zinnbedarf durch die Nahrung gedeckt

Jod

Jod ist (im richtigen Ausmaß) für die Produktion der Schilddrüsenhormone notwendig.

- 80% vom Jodbestand des Menschen sind in der Schilddrüse enthalten
- vollwertige, naturbelassene, gesunde Nahrung stellt in der Regel die erforderliche Tagesdosis an Jod zur Verfügung.
- **es wurde festgestellt, dass es im jodreichsten Land Japan auch die höchste Rate an Kehlkopfkrebserkrankungen gibt und in jodarmen Ländern entsprechend weniger.**

Anmerkungen - Jodmangel:

- für den von Industrie und Gesundheitsbehörden verkündeten Jodmangel in unseren Breitengraden (Deutschland, Österreich, Schweiz usw.) gibt es keinen stichhaltigen Beweis, weshalb diese "übermäßige Zwangsjodierung" (Förderung der Jod-Industrie?) über das Salz und die meisten Nahrungsmittel von vielen Experten als überflüssig und gesundheitsschädigend angesehen wird.
- lang andauernder Jodmangel kann eine Kropfbildung zu Folge haben, weil nicht genug Schilddrüsenhormon gebildet werden kann.
- die Schilddrüse versucht einen evtl. Jodmangel durch Wachstum auszugleichen, das heißt, die Hormon produzierenden Zellen der Schilddrüse vergrößern sich - es entsteht ein Kropf. Das kann aber auch andere Ursachen haben.
- schwerer Jodmangel (eher selten der Fall) kann in der Schwangerschaft beim Kind zu irreparablen geistigen Entwicklungsstörungen und auch zu Zwergwuchs führen.
- im Zweifelsfalle Jodspiegel überprüfen lassen, nicht einfach Jod zuführen, da es sich um eine hochgiftige Substanz handelt!
- Fehlbestände können dann gezielt mit **natürlichem** Jod anstatt Recycling-Jod aus hochgiftigem Abfall ausgeglichen werden. *(Siehe auch Bereich "Natursalz - vom "Weißen Gold" zum „Weißen Gift veredelt" – Jod und Fluor.)*

Nahrungsquellen:

Champignons, Spinat, Möhren, Broccoli, Fischöl roh, Seelachs, Meeresalgen (sehr gute und natürliche Jodquellen). Die Meeresalgen sind unter anderem auch sehr eisenhaltig und daher auch als Nahrungsergänzung geeignet (Mineralstoffe).

Chrom

- ist ein essentielles Spurenelement
- ist ein sehr wichtiger Mineralstoff für Diabetiker (GTF Chrom)
- ist wichtig für die Funktion (Insulinerzeugung) der Bauchspeicheldrüse
- ist notwendig für den Kohlenhydratstoffwechsel und das Zusammenspiel zwischen Zucker und der Insulinversorgung

Hinweise:

- Unterversorgung mit Chrom dürfte viele Menschen betreffen, da die Aufnahme aus den Nahrungsmitteln teilweise schlecht funktioniert
- der Chrombedarf hängt von der Höhe der Kohlenhydratzufuhr ab
- erhöhte Zuckerzufuhr, Süßigkeiten usw. können zu Chrommangel führen
- Es wird vermutet, dass chronisch knappe Chromversorgung für die Entstehung von Diabetes, insbesondere Altersdiabetes mit verantwortlich ist
- mit zunehmendem Alter nimmt der Chromgehalt im Organismus ab

- während der Schwangerschaft kann sich der Chromwert in den weißen Blutkörperchen um bis zu 50% verringern, was zu „Schwangerschaftsdiabetes“ führen kann.

Nahrungsquellen: Vollkorngetreide, Naturreis, Bierhefe, Käse, Milchprodukte, Fleisch

Empfehlenswerte Tagesdosierung als Nahrungsergänzung:

Gesunde Erwachsene: 10 – 40 mcg

Diabetiker: 40 – 200 mcg.

Selen (siehe auch Kapitel Krebs, Teil Selen)

- ist ein essentielles (lebenswichtiges) Spurenelement
- ist ein sehr wichtiges Antioxidanz als Schutz vor "Freien Radikalen", insbesondere in Verbindung mit Vitamin E
- ist Bestandteil des Enzyms Gluthationperoxidase (Zellschutz)
- kann wesentlich zur Verringerung der Nebenwirkungen von Chemotherapeutika beitragen

Hinweise:

- ein niedriger Selenspiegel im Blut ist ein Hinweis auf erhöhtes Risiko, an Krebs zu erkranken
- bei Personen mit koronarer Herzerkrankung, Herzinfarkt, Krebs, Leberzirrhose wurde immer wieder ein niedriger Selengehalt im Blut festgestellt
- Statistiken zufolge ist bei Herz-/Kreislaufpatienten mit einen niedrigem Selengehalt die Sterblichkeitsrate entsprechend höher
- schwerer Selenmangel kann bei Menschen zu krankhafter Vergrößerung des Herzens, sowie zu schweren Gelenkserkrankungen führen (Keshan-Krankheit)
- auch bei rheumatischen Erkrankungen liegen meist niedere Selenspiegel vor
- mit zunehmendem Alter erscheinen Selengaben zur Unterstützung des Immunsystems besonders wichtig, weil der Selenspiegel in der Regel fortlaufend abnimmt
- Forschungsberichten zufolge kann Selen in Verbindung mit anderen Mikronährstoffen bei Aids den Krankheitsfortschritt wesentlich verlangsamen, wirkt als Gegenmittel bei chronischen Schwermetallbelastungen wie Quecksilber, Blei, Cadmium

Risikogruppen:

Selen hat so eine umfassende Schutzwirkung, dass alle Menschen auf einen entsprechend hohen Selenspiegel achten sollten.

Menschen mit

- geschwächtem Immunsystem

- Diabetes mellitus
- Erkrankungen der Bauchspeicheldrüse
- rheumatischen Erkrankungen
- Leberkranke
- Menschen mit Darmerkrankungen
- bei Augenerkrankungen u.a.m.

Nahrungsquellen: Zwiebeln, Knoblauch, Naturreis, Vollgetreide, Gemüse, insbesondere Brokkoli, Fisch

Empfehlenswerte Tagesdosierung als Nahrungsergänzung:

Gesunde Erwachsene: 20 – 100 mcg

Patienten und Risikogruppen langsame Steigerung bis zu 400 mcg (immer unter Anleitung eines Therapeuten).

Mangan

- ist an der Aktivierung von Enzymen beteiligt, die mit dem Stoffwechsel der Erbinformationen in Verbindung stehen
- ist wichtiger Bestandteil von Enzymsystemen für verschiede Stoffwechselvorgänge (Kohlenhydrate, Fett). Ein Mangel kann daher zu schweren Ausfallserscheinungen führen
- ist wichtig für die Entwicklung von Bindegewebe, Knochenbau, Knorpelbildung

Hinweise:

- Mangan ist für den Diabetiker hinsichtlich Glukoseverwertung von Bedeutung.
- Manganmangel kann bei psychischen Störungen, Depressionen eine Rolle spielen
- starker, langzeitiger Manganmangel kann zu Wachstumsstörungen, Knochendegeneration, Unfruchtbarkeit u.a. führen (bei Tierexperimenten festgestellt)

Nahrungsquellen: Vollgetreideprodukte, Gemüse, Erbsen, Petersilie, Nüsse, Avocados usw.

Empfehlenswerte Tagesdosierung als Nahrungsergänzung:

Gesunde Erwachsene: 1 – 6 mg.

Fluor

Die Hauptaufgabe liegt im Aufbau der Knochen und Zähne. Fluor ist in der Natur weit verbreitet, weshalb unter normalen Umständen zusätzliche Gaben von Fluor nicht erforderlich sind (Fluor ist ein hochaggressives Gift). Auch der Fluorzusatz im

Salz und der Zahnpasta erscheinen überflüssig oder gar schädlich, weil es in fast allen Lebensmitteln enthalten ist.

Ergänzende Fluorgaben bei der Behandlung von Osteoporose ist nach wie vor sehr umstritten und wurde schon vor Jahrzehnten mit Wirbelkörperfrakturen in Verbindung gebracht (siehe auch Teil Osteoporose); bei überhöhter Fluorzufuhr wird es in hohen Mengen in den Knochen gespeichert. Langfristig wird dadurch die Gesundheit des Skeletts beeinträchtigt.

Fluorüberschuss wirkt sich möglicherweise Krebs fördernd aus.

Molybdän

- ist für viele enzymatische Reaktionen im Zellstoffwechsel erforderlich
- unterstützt den Eisenstoffwechsel
- ist wichtig für den Harnsäurestoffwechsel (Gicht)

Molybdänmangel wurde häufig bei impotenten älteren Männern nachgewiesen.

Nahrungsquellen: Vollwertgetreide, Gemüse, insbesondere Erbsen, Spinat, Blattgemüse allgemein

Empfehlenswerte Tagesdosierung als Nahrungsergänzung:

Gesunde Erwachsene: 4 – 20 mcg
Patienten und Risikogruppen: 20 – 50 mcg

Cholin

- ist Bestandteil von Lezithin
- kann vom Körper selbst synthetisiert werden, wenn die Aminosäure Methionin in ausreichendem Maße vorhanden ist
- ist unter anderem auch wichtig für den Stoffwechseltransport und die optimale Nährstoffversorgung der Zellen
- wirkt sich auch positiv auf das vegetative Nervensystem (Psyche) aus

Hinweise:

- Mangelerscheinungen wurden bisher kaum beobachtet, da Cholin grundsätzlich in der Nahrung ausreichend vorkommt
- Cholinmangel führt zu Fettleber, weshalb Cholin bei der Behandlung der so genannten Fettleber eingesetzt wird; sie ist die Vorstufe der Leberzirrhose
- Cholingaben sind grundsätzlich nicht notwendig. Cholin wird aber bei Erkrankungen fallweise therapeutisch eingesetzt

Aminosäuren

Aminosäuren sind Bausteine von Eiweißmolekülen und für unseren Körperaufbau, die Stabilität des Bindegewebes und insbesondere auch der Arterienwände sehr wichtig. Sie werden in essentielle und nicht-essentielle unterteilt. Die essentiellen kann der Körper nicht selbst herstellen, weshalb sie regelmäßig zugeführt werden müssen. Die nicht-essentiellen kann der Körper selbst herstellen. Sind die Aminosäuren nicht in ausreichendem Maße vorhanden, so können diese Mangelzustände zu gesundheitlichen Beschwerden und Krankheiten führen.

Bei wirklich gesunder und **vollwertiger, naturbelassener** Ernährung und vernünftigem Lebensstil dürfte der tägliche Bedarf durch die Nahrungsaufnahme gedeckt sein. Diese Umstände treffen aber auf die wenigsten Menschen zu. Deshalb kann eine tägliche Ergänzung der Aminosäuren empfohlen werden.

Glutamin:

- ist für gute Gehirnleistung und die Weiterleitung von Informationen innerhalb des Gehirn-Zellsystems unerlässlich
- beeinflusst die Gehirnatmung positiv
- spielt bei den Entgiftungsprozessen des Körpers eine wesentliche Rolle
- wirkt entzündungshemmend
- fördert die Muskelleistung und -erholung sowie den Aufbau von neuem Muskelgewebe

Die menschlichen Muskelzellen bestehen zu rund 60% aus der Aminosäure Glutamin. Es ist vorwiegend in Vollkorn, Sojabohne und Mais enthalten.

Lysin:

Lysin ist eine essentielle (lebensnotwendige) Aminosäure und sollte (am besten täglich) mit der Nahrung zugeführt werden.

- ist ein wichtiger Baustein für das Kollagenmolekül, den Muskelaufbau und deshalb in relativ großen Mengen erforderlich.
- ist unerlässlich für die Stabilität der Blutgefäße, insbesondere der Koronararterien und auch des Bindegewebes. (Herz-/Kreislauferkrankungen)

- hat außerdem die Eigenschaft, dass es sich wie eine "Folie" um die Lipoproteine (Fettpartikel) legt und so deren Ablagerung in den Arterienwänden zu unterbinden hilft.
- fördert die Durchblutung, stimuliert die Fettverbrennung, hemmt den Alterungsprozess
- stimuliert das Wachstumshormon und ist somit ein wichtiger "Anti-Aging-Stoff"

Empfehlenswerte Tagesdosierung als Nahrungsergänzung:

- Gesunde Erwachsene 100 – 500 mg täglich
- Bei Risikogruppen (insbes. Herz-Kreislaufpatienten) ist eine Steigerung bis zu 4000 mg täglich unbedenklich
- Auch bei höheren Dosierungen sind bisher keine unerwünschten Nebenwirkungen bekannt geworden.

Prolin:

Auch Prolin ist eine wichtige Aminosäure, weil sie im Hinblick auf die Stabilitätsmoleküle eine ähnliche Funktionen hat wie Lysin. Prolin kann vom Körper selbst produziert werden, jedoch nicht immer in ausreichendem Maße. Bei Patienten mit Herz-Kreislaufproblemen kann dies zu mangelhafter Kollagenproduktion führen und somit zur Instabilität der Blutgefäße beitragen.

Empfehlenswerte Tagesdosierung als Nahrungsergänzung:

- Gesunde Erwachsene 100 – 500 mg täglich
- Bei Risikogruppen (insbes. Herz-Kreislaufpatienten) ist eine Steigerung bis zu 4000 mg täglich unbedenklich
- Auch bei höheren Dosierungen sind bisher keine unerwünschten Nebenwirkungen bekannt geworden.

Karnitin

Karnitin wird wegen der Strukturähnlichkeit mit den Aminosäuren abgehandelt. Karnitin ist im Stoffwechsel hauptsächlich für den Transport der langkettigen Fettsäuren zuständig, um sie den Zellen zur Energiegewinnung zur Verfügung zu stellen. Bei einem Karnitinmangel gibt es einen Rückstau im Fettstoffwechsel und den Zellen steht keine optimale Verwertung der Energiesubstanz zur Verfügung. Dies wirkt sich dann insbesondere in jenen Zellsystemen aus, die einen sehr hohen Energieverbrauch haben (z.B. Herzmuskelzellen)

Es liegen zahlreiche Studien über die Bedeutung von Karnitin bei Patienten mit Herzinsuffizienz vor. Der Körper kann Karnitin aus der Aminosäure Lysin, zusammen mit Vitamin C, B^1 und B^6 selbst herstellen. Vielfach reicht das aber nicht aus, insbesondere bei ungesunder, denaturierter Industrienahrung und wenn eine dieser Substanzen fehlt.

Empfehlenswerte Tagesdosierung als Nahrungsergänzung:

- Gesunde Erwachsene 50 – 150 mg täglich
- Risikogruppen (insbesondere Patienten mit Herzschwäche) bis zu 500 - 1000 mg täglich.
- Auch bei höheren Dosierungen sind bisher keine unerwünschten Nebenwirkungen bekannt geworden.

Arginin

- ist der natürliche Trägerstoff für das Molekül Stickoxid. Es wird im Organismus von der Aminosäure Arginin abgespalten und es entfaltet eine vielseitige Wirkung im Stoffwechsel
- hat eine wichtige Funktion für normalen Blutdruck
- ist ein natürlicher Blutverdünner
- spielt zusammen mit Stickoxid eine wesentliche Rolle in der Weiterleitung von Nervenreizen
- trägt zur Verbesserung der Sexualfunktion der Männer bei
- stärkt die Immunabwehr des Körpers
- stärkt die Muskelkraft und fördert den Heilungsprozess

Arginin kann vom Organismus selbst hergestellt werden, jedoch nicht immer in ausreichender Menge.

Empfehlenswerte Tagesdosierung als Nahrungsergänzung:

Gesunde Erwachsene 50 – 150 mg täglich

Risikogruppen (insbes. Bluthochdruck-Patienten) bis zu 3000 mg täglich, wenn notwendig auch mehr.

Auch bei höheren Dosierungen sind bisher keine unerwünschten Nebenwirkungen bekannt geworden.

Cystein

- ist für zahlreiche Stoffwechselfunktionen notwendig
- ist an der Kollagenbildung beteiligt
- trägt zur Verbesserung der Elastizität des Körpergewebes bei
- ist ein wirksames Antioxidanz und für die körpereigene Abwehr von Krankheiten sehr wichtig

- ist für die dreidimensionale Ausbildung verschiedener Eiweißstrukturen notwendig.

Empfehlenswerte Tagesdosierung als Nahrungsergänzung:

Gesunde Erwachsene: 50 – 150 mg täglich

Patienten und Risikogruppen 500 - 1000 mg täglich

In dieser Dosierung sind bisher keine unerwünschten Nebenwirkungen bekannt geworden.

Taurin

- ist insbesondere im Herzmuskel, in den weißen Blutzellen und Nervenzellen zu finden.
- wirkt sich positiv auf die Herztätigkeit und den Blutkreislauf aus.
- sorgt für bessere Fettverbrennung
- hat eine sehr gute Wirkung hinsichtlich Leberentgiftung bei hoch toxischer Überbelastung

Viele Studien besagen, dass vorwiegend Patienten mit Herzmuskelschwäche an einer Taurin-Unterversorgung leiden.

Da der Herzmuskel ununterbrochen (lebenslang) einer ganz enormen Belastung ausgesetzt ist, wird insbesondere Patienten mit Herzmuskelschwäche die tägliche Einnahme von mindestes 200 mg Taurin empfohlen. In schweren Fällen ist eine Steigerung bis zu 400 mg möglich. Unerwünschte Nebenwirkungen sind nicht bekannt.

Histidin

- ist für körperliche, geistige Fitness und optimales Zellwachstum wichtig
- spielt beim Aufbau von Hämoglobin eine Rolle
- bewirkt Elastizität der Blutgefäße und wirkt somit Blutdruck senkend

Histidin ist in Käse und grünem Blattgemüse enthalten (homogenisierte Käseprodukte sollten gemieden werden, weil die natürliche Struktur zerstört wurde). Gegen biologischen Bergkäse, Ziegenkäse in normalem Maße ist hingegen nichts einzuwenden.

Fachausdrücke aus der Medizin

Adipositas: Fettsucht, Fettleibigkeit

Allergie: Überhöhte Reaktion und Überempfindlichkeit von Mensch und Tier gegen bestimmte Stoffe, die für die meisten Lebewesen kein Problem darstellen. Allergien können auf ein fehlgesteuertes Immunsystem zurückgeführt werden. Bei Allergikern hat der Körper Probleme, gefährliche von harmlosen Substanzen zu unterscheiden, wobei der Organismus falsch reagiert.

Allopathie: Bezeichnung für Schulmedizin

Amphetamin: Substanz, die das Zentralnervensystem anregt und die Stimmungslage bis zur Euphorie hebt; bei länger dauernder Anwendung kommt es zu Erschöpfung, es tritt Gewöhnung ein, was zu Dosissteigerung und Sucht führt

Amylnitrite (Poppers): Hochtoxische Gasstoffe, eine Sexdroge, die zur Zeit der "Aids-Entstehung" in den 80er Jahren in den USA fast ausschließlich in der homosexuellen Szene verwendet wurden. Sie wirken immunotoxisch, zytotoxisch, cancerogen

Amylnitrite: Flüchtige, explosive Flüssigkeit mit Gefäß erweiternder, kurzfristig Blutdruck senkender und spasmolytischer Wirkung. Diese wurden von den Homosexuellen zur missbräuchlich sexuellen Stimulation verwendet (Poppers)

Anabolika: Männliche Hormone, die speziell den Eiweißstoffwechsel fördern; werden gerne verbotener Weise von Spitzensportlern zur Leistungssteigerung, für den Muskelaufbau verwendet.

Anämie: Blutarmut mit Mangel an rotem Blutfarbstoff (Blutplättchen) und der roten Blutkörperchen

Anamnese: Die gesamte Vorgeschichte einer Krankheit und deren Verlauf

Anästhesie: Narkose und andere Verfahren zur Herbeiführung der Schmerzunempfindlichkeit, wie dies z.B. bei Operatio-

Schmerzunempfindlichkeit, wie dies z.B. bei Operationen erforderlich ist.

Anatomie: Lehre vom Körperbau der Lebewesen und somit Teilgebiet der Medizin- und Naturwissenschaft.

Antigen: z.B. Bakterien oder artfremde Eiweißstoffe, gegen die der Körper Abwehrstoffe, also Antikörper erzeugt.

Antikörper: Abwehrstoff, der vom Körper speziell gegen jedes einzelne Antigen gebildet wird.

Antioxidanzien: Organische Verbindungen (versch. Mikronährstoffe), die dem Organismus zugeführt werden, um unerwünschte Oxydation zu verhindern. Antioxidanzien haben die Fähigkeit, freie Radikale abzufangen und somit andere Stoffe vor unerwünschter Oxydation zu schützen.

Arthritis: Gelenksleiden – Gelenkserkrankung und -degeneration

Asthenie: Allgemeine Körperschwäche, Kraftlosigkeit

Ätiologie: Lehre der Krankheitsursachen

Axone: Vom Zellkörper wegleitender Fortsatz der Nervenzelle

AZT (Azidothymidin): **Aids-Medikament**, greift das Knochenmark an, hemmt die Reifung von Blutzellen im Knochenmark und hemmt die Bildung von Antikörpern gegen bakterielle Erreger, beeinträchtigt die Zellatmung in den Mitochondrien, schädigt die DNA, führt zu schwersten Veränderungen des Blutbildes, ist lt. Experten vielfach gefährlicher als HIV selbst, macht lt. "Concord-Studie" offensichtlich die Menschen krank, führt lt. vieler Experten bei genügend langer Einnahme zum Tod, je höher die Dosis, umso schneller.

Blutplasma: Hauptbestandteil des Blutes in Form einer gelblichen Flüssigkeit, in der Millionen von Zellen schwimmen. Plasma besteht zu 90% aus Wasser. Der Rest sind Proteine, Ionen und verschiedene andere Stoffe.

Blutsenkung Die Blutsenkungsgeschwindigkeit gilt als Maßstab für die entzündliche Reaktionslage des Körpers. Sie ist im Hinblick auf Früherkennung von entzündlichen Erkrankungen ein deutlicher Hinweis auf beginnende oder bereits eingetretene Störungen

B-Lymphozyten: Vorstufe der Immunglobulin bildenden Mastzellen im Blut und Bestandteil der weißen Blutkörperchen. Sie produzieren als Träger der humoralen Immunität Antikörper-Antigene.

Cotrimoxazol (TMP/SMX): Doppelt chemotherapeutischer Folsäurehemmer, der die Produktion jeglicher Erbsubstanz vermindert

DNA (auch DNS): **Desoxyribonukleinsäure,** Träger der genetischen Information, des Erbmaterials. Ein großes Molekül, bestehend aus einer variablen Folge der vier Nukleinsäurebasen Adenin, Thymin, Guanin und Cytosin, welche durch Zuckermoleküle (Desoxyribose) miteinander verbunden sind. Die DNS-Moleküle liegen in den Zellen meistens paarweise vor oder bilden eine Doppelspirale (Doppelhelix)

Elektroenzephalogramm: (EEG) Messgerät zur Messung der Gehirntätigkeit, beim Messen von tonisch-klonischen Krämpfen wie bei Epilepsie usw. (vielfach hohe Fehlerquote) Eignung zur Feststellung und Lokalisierung von Gehirntumoren

Elektrokardiogramm: (EKG) Elektronisches Gerät, das bei Herzproblemen eingesetzt wird, um die Herztätigkeit (Herzrhythmus) in Form einer EKG-Kurve aufzuzeichnen (hohe Fehlerquote im Hinblick auf den tatsächlichen Gesundheitszustand)

Elisa-Aids-Test: Aids-Testverfahren mit einer unwahrscheinlich hohen Fehlerquote - eine Methode, mit der eine angebliche "HIV-Infektion" festgestellt werden soll. Laut Dr. Kremer kann dieser Test aufgrund seiner Beschaffenheit gar nicht messen was er eigentlich messen sollte **(siehe Kapitel Krebs und Aids - die tödlichen Irrtümer)**

Empirisch: Erfahrungsgemäß

Enzephalopathie: Nicht entzündliche, diffuse Erkrankung oder Schädigung des Gehirns

Enzyme: Wirken als Katalysatoren, beschleunigen chemische Reaktionen im Organismus und steuern fast alle Stoffwechselabläufe. Deshalb sind die Enzyme so wichtig. Für optimale Enzymbildung ist ein ausgeglichener Vitamin-/Mineralstoffhaushaushalt und somit natürliche, gesunde Ernährung erforderlich.

Erythrozyten: Rote Blutkörperchen, **ca. 5.000.000 pro Kubikmillimeter** Blut. Sie entstehen im Knochenmark und transportieren Sauerstoff/Nährstoffe zu den Zellen.

Fibrinogen: Blutplasmaprotein; ist für die Blutgerinnung zuständig. Fibrinogen wird im Körper in das schwer lösliche Fibrin umgewandelt, das für die Blutgerinnung zuständig ist.

Glutathion: Ein Tripeptid, das je ein Molekül Glycin, Cystein und Glutaminsäure enthält. Glutathion ist nur in gesunden Zellen als Redoxsystem vorhanden, hat ein sehr hohes Potenzial an Oxydationsreduktion und eine äußerst positive Wirkung auf die Zellatmung. Glutathion ist ein Katalysator für Zellatmung, Zellteilung und Zellwachstum. Bei der Krebszelle ist das stoffwechselaktive und lebenserhaltende Glutathion ausgefallen. Deshalb ist bei Krebs die Gabe von Glutathion und Selen so wichtig.

Granulozyten: Eine Untergruppe der weißen Blutzellen, die einen großen Anteil bei der Infektabwehr darstellen, insbesondere bei Entzündungen. Die Granulozyten machen Jagd auf Bakterien und andere Schädlinge, die in unseren Körper eingedrungen sind und vertilgen diese. Sie wandern auch von den Blutgefäßen ins Gewebe und setzen dort ihre "Jagd" fort.

Hämoglobin: Rote Farbstoff des Blutes, ein eisenhaltiges Protein und Bestandteil der roten Blutkörperchen.

Helferzelle: Lymphozyt, der an der Bildung von Antikörpern beteiligt ist

Hypertonie: Bluthochdruck (schulmedizinisch – essentieller Bluthochdruck = Ursache unbekannt)

Hypochondrie: Krankhaftes Misstrauen gegenüber der eigenen Gesundheit. Diese Menschen befürchten, immer an irgendeiner Krankheit zu leiden, obwohl medizinisch nichts nachgewiesen werden kann.

Hypotonie: Niedriger Blutdruck, Absinken des Blutdruckes (eines Druckes) oder einer Spannung unter die Norm

Immunsupression: Abschwächung oder Unterdrückung einer Immunreaktion

Immunsupressiv: Immunreaktion abschwächend oder unterdrückend

Inokulationsversuche: Einbringung, Übertragung, Impfung von Erregern oder Zellmaterial in einen Organismus oder ein anderes Nährmedium

Interferon: Hemmstoff der Virussynthese, der sich nach Eintritt eines Virus in eine Zelle aufgrund der Wechselwirkung zwischen beiden bildet und den Organismus vor Virusinfektionen schützen soll

Intoxikation: Vergiftung

Irreversibel: Nicht umkehrbar, nicht rückgängig zu machen

Kaposi-Sarkom: Häufigster Tumor beim "vollständigen Erscheinungsbild" Aids. Dieser Tumor wurde in den 80er Jahren in den USA fast ausschließlich bei Schwulen festgestellt, die Poppers als Sexdroge konsumierten.

Ketonkörper: Giftige Zwischenprodukte des Zucker- u. Fettstoffwechsels

Kollagenfasern: Elastische Fasern im Bindegewebe, den Arterien und Blutgefäßen. Sie sind für die Stabilität des gesamten Gewebes, auch der Blutgefäße verantwortlich

Korrelation: Beziehung - Verhältnis oder Wechselbeziehung funktioneller Art zwischen verschiedenen Organen bzw. Organteilen des Körpers

Leukämie: Blutkrebs. Krankhafte Vermehrung der weißen Blutkörperchen.

Es gibt 2 Leukämieformen: die lymphatische und myeloische, beide können chronisch oder akut verlaufen.

Leukozyten: Weiße Blutkörperchen, die mit anderen Faktoren/Einheiten zusammen das Immunsystem bilden und für die Infektionsabwehr zuständig sind. **Ein Kubikmillimeter Blut beinhaltet ca. 10.000 weiße Blutkörperchen**. Sie bekämpfen, „fressen" Bakterien, Krankheitserreger und vermehren sich stark bei Infektionen, Allergien usw. zur körpereigenen Krankheitsabwehr.

Liposarkom: Fettgewebekrebs, aggressiv, bösartig

Lymphe: Gewebeflüssigkeit, die dem Stoffwechsel im Gewebe dient.

Lymphknoten: Teil des Lymphgefäßsystems. Sie dienen als Filter für Bakterien und Körpergifte. Dort werden auch Lymphozyten (weiße Blutkörperchen-(Bakterienjäger)) gebildet.

Lymphosarkom: Bösartige Geschwulst der Lymphknoten

Lymphozyten: Hauptform der weißen Blutkörperchen; wird in den Lymphknoten gebildet. Lymphozyten werden in B-Lymphozyten und T-Lymphozyten unterteilt.

Lymphozytose: Krankhafte Vermehrung der Lymphozyten (weißen Blutkörperchen) im Blut.

Megalozyten Krankhaft vergrößerte Erythrozyten, die in erster Linie bei Leukämie und fortschreitender Krebsgeschwulst auftreten

Mikrophagen: Killerzellen, die durch den Körper wandern und Antigene (Schädlinge) verschlingen

Monozyten: Die größten Blutzellen; haben einen Durchmesser von 12 bis 20 Mikrometer. Sie werden im Knochenmark gebildet und wandern nach ihrem Transport über das Blut in das Gewebe und verschiedenen Organe, wo sie sich zu Makrophagen umwandeln. Ihre Aufgabe ist die Beseitigung von Bakterien, Fremdkörpern, Zelltrümmern und sonstigen Abfallstoffen.

Mortalität: Sterblichkeitsrate

Osteoblasten: Knochenbildungszellen. Sie produzieren die Knochengrundsubstanz, das Knochengewebe

Osteoklasten: Sorgen für den Knochenabbau. **Osteoblasten und Osteoklasten sind für den Ausgleich beim Knochenbau so wichtig, weil ein ständiger Auf- und Abbau im Knochen stattfindet.**

Osteozyten: Vom fertigen Knochengewebe umschlossene Osteoblasten

Parasitär: Schmarotzerhaft, durch Schmarotzer entstanden

Parasiten: Schmarotzer,- pflanze,-tier

PCP: Primär-chronische Polyarthritis (Rheuma)

PcP: Pneumocystis-carinii-Pneumonie, durch Pneumocystis-carinii (Protozoe oder Pilz) verursachte Lungenentzündung

PCR: Polymerase Kettenreaktion

Phosmet: Ein Organophosphat, ist ein Insektizid, das in England, Nordirland und der Schweiz bei Rindern gegen die Dasselfliege eingesetzt wurde. Die Bauern wurden per Gesetz verpflichtet, die Nacken ihrer Rinder mit Phosmet einzureiben. Das Gesetz wurde später zurück genommen. Dieser Substanz wird heute aber ein großer Schuldanteil an der Entstehung der **BSE-Seuche** zugeschrieben. Die Regierungen verharmlosen den Schuldanteil, weil sonst Milliarden-Schadenersatzklagen anstünden. Genau in diesen Ländern ist aber die BSE-Seuche ausgebrochen.

Poppers (engl. "Knaller"): Schnell wirksame amyl- und isobutylhaltige Mittel, wobei Amylnitrit das häufigste ist, ein die Gesundheit schädigendes, Unheil bringendes Gas, das als immun-

schädigendes, Unheil bringendes Gas, das als immunsupressive, Krebs auslösende Substanz gilt und in den 80er Jahren in der Schwulen-Szene als Sexdroge konsumiert wurde. Poppers werden direkt aus der Flasche oder von einem getränkten Tuch inhaliert.

Wirkung: Energieschub, sexuelle Erregung, schnellerer Herzschlag, fallender Blutdruck.

Szenenamen: "Flüssiges Gold", "Rave", "Amyl", "Snappers", "Rush."

Prävalenz: Anzahl der Erkrankungsfälle einer bestimmten Krankheit, Häufigkeit eines bestimmten Merkmals innerhalb einer bestimmten Zeit

Progredient: Fortschreitend, progressiv

Proteine: Eiweiße, die in der belebten Natur vielfältig vorkommen und im Organismus verschiedenste Aufgaben haben. Sie bestehen aus einer Kombination von verschiedenen Aminosäuren.

Psoriasis: Schuppenflechte

Puls: Rhythmische Ausdehnung der Arterien, erzeugt durch die Druckwelle aufeinander folgender Blutstöße, die bei regelmäßiger Kontraktion (Zusammenziehung) des Herzens erzeugt werden. Die (gesunden) Arterien gleichen elastischen Schläuchen und dehnen sich bei jedem Pulsschlag.

Quickwert:: Ein Begriff, der nach dem Arzt Dr. Quick, aus dem Jahr 1894 benannt ist. Quickwert ist die Zeitspanne, in der das Blutplasma unter Zusatz von Thrombokinase gerinnt.

Radikale, freie: Sauerstoffhaltige und aggressive Moleküle (Bausteine), die Zellen angreifen und schädigen, sowie Eiweißbausteine zerstören. Sie werden in den meisten Körperzellen als Nebenprodukte des Stoffwechsels gebildet.

Resorption: Aufnahme bestimmter gelöster Stoffe in den Organismus, z.B. Vitamine, Mikronährstoffe usw.

Retroviral: Von Retroviren stammend, durch Retroviren bedingt

Retrovirus: (angeblicher) Erreger von Tumorerkrankungen und Aids

Rezidivierend: wiederkehrend

Rheuma: Erkrankung der Gelenke, Muskeln und Sehnen mit oft sehr schmerzhaften Begleiterscheinungen und Bewegungsbeeinträchtigungen.

Ribavirin: Wird bei Hepatitis C, Lassa-Fieber eingesetzt, ist ein Virostatikum, das die Replikation verschiedener DNA- und RNA Viren hemmt

RNA: **Ribonukleinsäure,** Biopolymer aus Ribonukleotideineinheiten, das in allen Organismen und Viren vorkommt

Sarkom: Bösartiger, aggressiver Tumor (Krebs)

Sinusitis: Stirnhöhlen-/Nebenhöhlenentzündung.

Sklerose: Krankhafte Verkalkung/Verhärtung von Organen, z.B. Arterien, Blutgefäße

Spasmus: Verkrampfungen – Muskelkrämpfe

Symbiose: Zusammenleben zweier artverschiedener Organismen mit gegenseitigem Nutzen

Symptom: Anzeichen, Merkmal einer Krankheit

Therapieresistent: Widerstandsfähigkeit in Bezug auf eine Behandlung. Der Patient spricht auf die Behandlung nicht an.

Thrombose: Verstopfung eines oder mehrer Blutgefäße durch einen Thrombus (Blutgerinnsel), der aufgelöst werden muss. Thrombosen bilden sich meistens in den Beinen und können sehr schmerzhaft sein.

Thrombozyten: Blutplättchen, zw. 200.000 und 300.000 pro Kubikmillimeter Blut. Bestandteil der roten Blutkörperchen.

Thymus: Die Thymusdrüse ist von großer Bedeutung für die Entwicklung des Immunsystems und wird deshalb auch „primäres Immunorgan“ genannt. In ihr entstehen nämlich Lymphozyten und Antikörper (T-Lymphozyten).

T-Lymphozyten: Sind Killerzellen. Die Thymusdrüse produziert einen Faktor, wodurch die T-Lymphozyten in Killerzellen umgebildet werden.

Tonsillen: Mandeln

Tonus: Spannungszustand der Muskeln, der durch den Einfluss der Nerven ständig aufrecht erhalten wird.

Toxin: Von Bakterien, Tieren und Pflanzen ausgeschiedene Giftstoffe.

Toxizität: Giftigkeit einer Substanz

Trophik: Bezeichnung des Ernährungszustandes des Gewebes

Trypsin: Ein Enzym, das in der Bauchspeicheldrüse gebildet wird.

Vivisektion: Tierversuche

Westernblot-Test: Aids-Test, der zusätzlich zum Elisa-Aids-Test verwendet wird - ebenfalls ungeeignet, weil das HI-Virus nie einwandfrei isoliert wurde und somit das Standard fehlt (siehe ebenfalls Kapitel Krebs und Aids – die tödlichen Irrtümer)

Literaturverzeichnis

1. „Das Vitaminprogramm"/Prof. Linus Pauling
2. „Schicksal aus der Küche"/Dr. med. M.O. Brucker
3. "Unsere Nahrung unser Schicksal"/Dr. med. M.O.Brucker
4. „Zucker, Zucker/Dr. med. M.O. Brucker
5. „Die Ordnung unserer Nahrung"/Prof. Dr. med. Werner Kollath
6. „Mikronährstoffe im 21. Jahrhundert"/Peter Kohr & Angelika Kluza
7. Vital Plus/Dr. med Karl Pflugbeil
8. "Futter fürs Volk"/Volker Angers u.a,
9. Gesundheitsmagazin "SENSO", Heft 4/2001
10. "Handbuch der Naturheilkunde"/Köhnlechner
11. „Das Medizinkartell"/Kurt Langbein und Bert Ehgartner
12. „Was Ärzte Ihnen nicht erzählen"/Lynne Mc Taggart
13. "Impfen – Das Geschäft mit der Angst"/Dr. Buchwald
14. "Impfschutz – Irrtum oder Lüge"/Simone Delarue
15. "Impfen – Völkermord im Dritten Jahrtausend"/ Stefan Lanka, Karl Krafeld u.a.
16. "klein-klein-aktuell" (Verlag)
17. www.aegis.ch
18. www.datadiwan.de/
19. Natur & Heilen, 5/2000
20. Natur & Heilen, 6/2001
21. www.raum& zeit.com – Interview mit Dr. Heinrich Kremer
22. "raum&zeit" Nr. 102, Ehlers Verlag
23. "raum&zeit" Nr. 113, Ehlers Verlag
24. "raum&zeit" Nr. 114, Ehlers Verlag
25. "raum&zeit" Nr. 116, Ehlers Verlag
26. "raum&zeit" Nr. 117, Ehlers Verlag
27. "raum&zeit" Nr. 118, Ehlers Verlag
28. "raum&zeit" Nr. 123, Ehlers Verlag
29. "raum&zeit" Nr. 125, Ehlers Verlag

30. "raum&zeit" Nr. 126, Ehlers Verlag
31. „raum&zeit“ Nr. 128 Ehlers Verlag
32. "raum&zeit Nr. 32, Ehlers Verlag
33. „Die stille Revolution der Krebs- und AIDS-Medizin“/Dr. Heirnich Kremer
34. "Mythos HIV/Michael Leitner
35. www.aids-info.net
36. "Trau keinem Doktor"/Dr. med. Roberts S. Mendelsohn
37. "Männermacht Medizin – wie Ärzte die Frauen beherrschen"/Dr. Robert S. Mendelsohn
38. "Das Medizin-Syndikat"/Kurt G. Blüchel
39. "Heilen verboten – töten erlaubt"/Kurt G. Blüchel
40. "Krankheit auf Rezept"/Peter Sichrovsky
41. "Die Pharma Story – Der große Schwindel"/Hans Ruesch
42. "Die nackte Herrscherin – Die Entkleidung der medizinischen Wissenschaft"/Hans Ruesch
43. "Die Fälscher der Wissenschaft"/Hans Ruesch
44. "Der große Schwindel – Betrug und Fälschung in der Wissenschaft"/Frederico Di Trocchio
45. "Naturheilverfahren & Lebensthemen/Verlag Dagmar Fischer, Weiler i.A., Hefte 9, 10
46. „Gesund und fit ins hohe Alter Dank Chelat-Therapie“/Arline und Harald Brecher
47. "Kranker Patient – guter Patient"/Peter Kummer/Dr. Jens Collatz
48. „Warum kennen Tiere keinen Herzinfarkt – aber wir Menschen"/Dr. Mathias Rath
49. "Fortschritte der Zelluarmedizin"/Dr. Matthias Rath
50. www.drrath.com
51. www.natuerlich-gegen-Krebs.de
52. „Chemotherapie heilt Krebs und die Erde ist eine Scheibe“/Lothar Hirneise
53. „Schach dem Krebs“/Dr. med. Dr. phil. Johannes Kuhl
54. „Leben ohne Krebs“/A.J. Lodwijkx
55. www.krebstherapien.de
56. www.strahlenskandal.de

57. „Fragwürdige Chemotherapie“/Ralph W. Moss

58. „Erfolgreiche Krebsabwehr durch Ursachenbekämpfung“/Dr. Seeger und Ing. S. Wolz

59. „Leitfaden für Krebsleidende“/Dr. Seeger

60. www.krebs-kompass.de/ (Der Krebskompass)

61. "Öl – Eiweiß – Kost"/Dr. Johanna Budwig

62. „Krebs – Das Problem und die Lösung“/Dr. Johanna Budwig

63. „Preventing Breast Cancer”/Dr. John W. Golfmans

64. "Osteoporose"/Prof. Dr. med. Reiner Bartl

65. "Die Jod-Lüge"/Dagmar Braunschweig-Pauli

66. "Krankmacher Jod – Die Chronik eines Jahrhundertskandals"/Dagmar Braunschweig-Pauli

67. www.people.blinx.de/sems/pfau/brief11_Teil1.htm (Pfau e.V. Karlsruhe, Amalgam-Rundbrief 11. Mai 1998)

68. www.people.blinx.de/sems/sgh_berlin.htm (Berliner Selbsthilfegruppe Amalgamgeschädigter)

69. www.amalgam-info.ch/ (Verein Amalgam-Geschädigter Schweiz)

70. www.zentrum-der-gesundheit.de/

71. vitOrgan Synopse AntiAging - Studienergebnisse - Tests - Patientenerfahrungen

Wichtiger Hinweis

Es wird ausdrücklich darauf hingewiesen, dass alle in diesem Buch angeführten Erkenntnisse und Ratschläge sorgfältig geprüft wurden, diese aber nicht die Einholung eines kompetenten medizinischen Rates ersetzen.

Alle Leserinnen und Leser sind für ihr eigenes Handeln selbst verantwortlich. Somit erfolgen alle Angaben in diesem Buch ohne jegliche Gewährleistung oder Garantie von Seiten des Verlages oder des Autors. Eine Haftung des Autors, des Verlages, bzw. deren Beauftragten und Mitwirkenden für Personen-, Sach- und Vermögensschäden ist ausgeschlossen.

Danksagung

Aufrichtiger Dank sei hier all jenen Forschern, Wissenschaftlern, Ärzten und Idealisten ausgesprochen, die aufgrund ihrer ganzheitlichen Denkweise, Ehrlichkeit und ihrem Idealismus trotz massivem Widerstand der vorherrschenden und dogmatischen medizinischen Lehrmeinung alte/neue Wege beschritten haben. Die hervorgebrachten Erkenntnisse und Fakten über die Notwendigkeit ausgeglichener, vollwertiger, natürlicher Ernährung und der naturheilkundlichen Medizin sind in dieser schwierigen Zeit für die kranken Menschen besonders wertvoll.

Dieser Dank richtet sich auch an alle Journalisten und Autoren, die durch Weitsicht, Mut und aufwändige Recherchen im Hinblick auf unser dogmatisches "Gesundheitssystem" die dringend notwendige Aufklärungsarbeit leisten und die Erkenntnisse, Ungereimtheiten und Widersprüche durch ihre Lektüren der breiten Öffentlichkeit vermitteln.

Besonderer Dank sei an dieser Stelle aber Herrn Dieter Ondreka für seine fachkundige Unterstützung bei der Entstehung dieses Buches ausgesprochen. Herr Ondreka ist Heilpraktiker und betreibt in Weil am Rhein eine Naturheilpraxis.

Josef Bechter im Oktober 2004

INDEX

H

I

J

K

L

M

N

O

P

Q

R

S

T

SENSEI Verlag – wir sorgen uns um Ihre Gesundheit

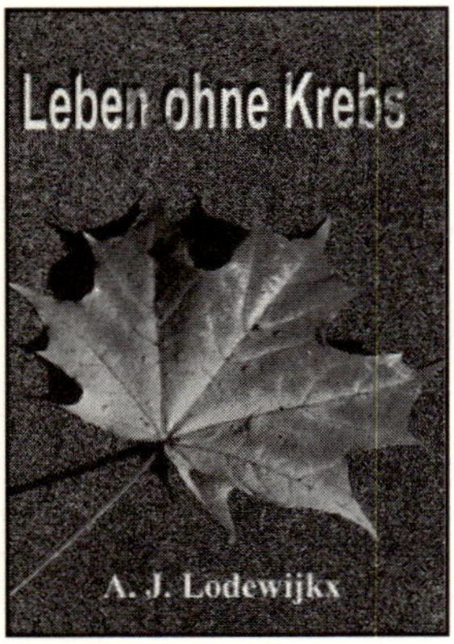

Leben ohne Krebs
Der Holländer A.J. Lodewijkx beschäftigt sich schon seit über 30 Jahren intensiv mit der Krebsproblematik. Er hat sich in dieser Zeit intensiv mit den Forschern Budwig, See-ger, Warburg, Jung, Kuhl, Wendt, Issels, Spengler und Koch beschäftigt. Dabei fand er einen roten Faden der Therapie heraus, welchen er in seiner Therapien seit nunmehr drei Jahrzehnten erfolgreich einsetzt. Wer sich als Leser darüber informieren will, wie Krebs entsteht und warum Ernährung und Entgiftung eine zentrale Rolle in allen Krebstherapien spielt, für den ist dieses Buch ein Juwel. Zusätzlich klärt der Autor auf, wie er Krebs diagnostiziert bzw. welche Methoden er zur Therapiekontrolle anwendet. A5, 224 Seiten nur € 20,40.

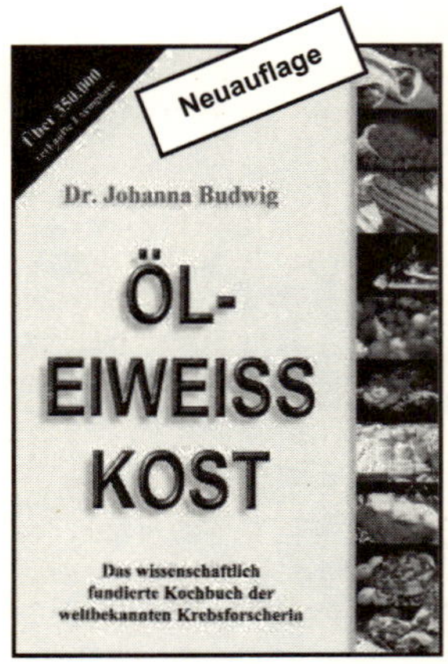

Öl-Eiweiß Kost,
In diesem Buch geht es um die Praxis der erfolgreichen Krebstherapie. Es werden mehr als 160 Menüvorschläge präsentiert und auf wenigen Seiten noch einmal alle wichtigen Ernährungsschritte erklärt. E. Clement, Magazin *Regeneration:* "Diese einfache Therapie hat gegenüber all den anderen zwei Nachteile:
1. sie sieht zu einfach aus, klingt nicht gelehrt;
2. sie erfordert eine persönliche Anstrengung, ein Umdenken. Sie ist aber die einzig biologisch vollwertige Methode." Dieses Buch ist das Praxisbuch zum erfolgreichen Titel von Frau Dr. Budwig: ***Krebs - das Problem und die Lösung***. A5, 180 Seiten nur € 15,30.

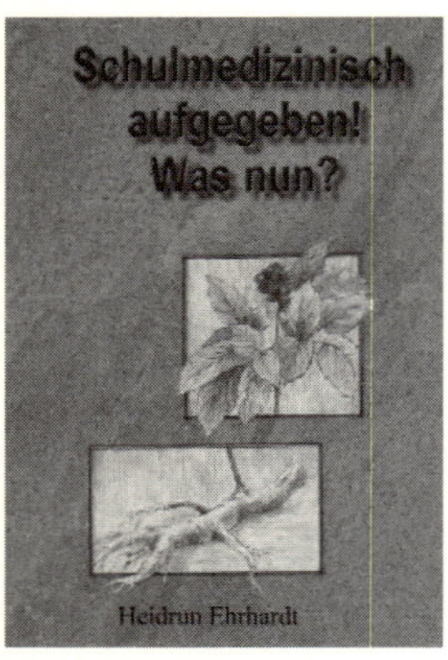

Schulmedizinisch aufgegeben - was nun?

Heidrun Ehrhardt hatte keine Hoffnung mehr. Schulmedizinisch austherapiert und beide Lungen voller Metastasen, bot man ihr noch einen Versuch mit einer Hochdosischemotherapie an, welchen sie dankend ablehnte und sich für einen biologischen Weg entschied. Lernen auch Sie von der Autorin, dass:
* Krebs in jedem Stadium der Krankheit zu besiegen ist und man auch dann die Hoffnung nicht aufgeben sollte, wenn dies die Ärzte schon längst getan haben.
* Krebs bei weitem nicht die gefährliche Krankheit ist als die sie immer wieder dargestellt wird und die Diagnose bzw. die Therapien oftmals schlimmer sind als die Erkrankung. * Krebs in einem späten Stadium nur dann geheilt werden kann, wenn man ganzheitliche Therapien anwendet. * Krebs nicht von anderen, sondern nur von einem selbst geheilt werden kann. * Krebs mit vielen Therapien sehr erfolgreich behandelt werden kann und nicht nur mit Chemotherapie und Bestrahlung. A5. 340 Seiten nur € 18,90.

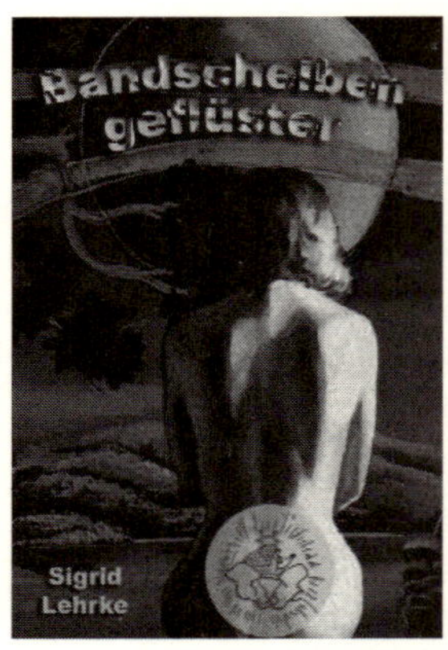

Rückenschmerzen?

„Viele Menschen kennen ihr Auto wie ihre Westentasche und pflegen es auch gut. Würde eine Werkstatt den noch funktionierenden Auspuff erneuern wollen, gäbe es Protest. Man würde noch andere Fachleute dazu befragen und sich mehrere Angebote einholen. Sagt aber ein Arzt, dass eine Operation notwendig ist, erkundigen sich die wenigsten, was es da noch auf dem Markt der Möglichkeiten gibt." Humorvoll lebt die Protagonistin vor, wie sie die Volkskrankheit Nummer eins, Rückenschmerzen, für sich und ihre persönliche Ent - Wicklung nutzt. Trotz Gesundheitsreform und unterschiedlicher schulmedizinischer Meinungen, lässt sich die Autorin einige Weisheiten von ihrer Bandscheibe flüstern und lebt ohne die empfohlene OP ein angenehmes Leben. Ein ideales Geschenkbüchlein! 244 Seiten handliches Format nur € 11,90